U0300756

公共场所卫生监测评价与健康促进指导手册

主　审　宋伟民　宋　宏　申屠杭

主　编　何蔚云　冯文如

副主编　李彩苋　石同幸　杨轶戬　江思力
　　　　蒋琴琴　吕嘉韵

编　者　（按姓氏拼音排序）
　　　　步　犁　范淑君　冯文如　何蔚云
　　　　江思力　蒋琴琴　李彩苋　吕嘉韵
　　　　刘鹏达　刘世强　施　洁　石同幸
　　　　吴　燕　肖　明　杨轶戬　郑睦锐

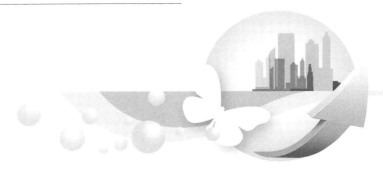

人民卫生出版社
·北京·

图书在版编目（CIP）数据

公共场所卫生监测评价与健康促进指导手册 / 何蔚云，冯文如主编 . —北京：人民卫生出版社，2021.1
　ISBN 978-7-117-31135-9

　Ⅰ.①公… Ⅱ.①何… ②冯… Ⅲ.①公共卫生 – 卫生管理 – 手册②健康教育 – 手册　Ⅳ.①R126.4–62
②R193–62

中国版本图书馆 CIP 数据核字（2021）第 006224 号

人卫智网	www.ipmph.com	医学教育、学术、考试、健康，购书智慧智能综合服务平台
人卫官网	www.pmph.com	人卫官方资讯发布平台

公共场所卫生监测评价与健康促进指导手册
Gonggong Changsuo Weisheng Jiance Pingjia yu
Jiankang Cujin Zhidao Shouce

主　　编：何蔚云　冯文如
出版发行：人民卫生出版社（中继线 010-59780011）
地　　址：北京市朝阳区潘家园南里 19 号
邮　　编：100021
E - mail：pmph @ pmph.com
购书热线：010-59787592　010-59787584　010-65264830
印　　刷：三河市延风印装有限公司
经　　销：新华书店
开　　本：710×1000　1/16　印张：27
字　　数：469 千字
版　　次：2021 年 1 月第 1 版
印　　次：2021 年 5 月第 1 次印刷
标准书号：ISBN 978-7-117-31135-9
定　　价：80.00 元

打击盗版举报电话：010-59787491　E-mail：WQ @ pmph.com
质量问题联系电话：010-59787234　E-mail：zhiliang @ pmph.com

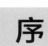

序

　　《公共场所卫生监测评价与健康促进指导手册》是目前较为全面、系统介绍公共场所卫生的一部书籍。本书根据近年来最新的公共场所相关卫生法律、法规和标准，对公共场所的卫生监测和评价以及健康管理和促进等内容进行了全面的整理归纳和分类，既有总的要求，也有不同场所的个性化介绍，内容涉及公共场所的设计建设、竣工验收、日常运营各阶段，涵盖设计卫生要求、管理卫生要求和卫生监测评价要求。公共场所卫生监测评价是一项技术性、科学性和经验性等较强的工作。本书集监测技术、评价方法、评价标准、卫生管理和实际案例于一体，是比较全面综合的专业用书。本书反映了当前公共场所卫生监测评价和健康管理的理念、技术与方法的新水平，具有先进性、科学性和可操作性。本书的出版对提升公共场所卫生监测评价水平，对有关部门和专业开展实际工作具有规范和指导作用，同时也为公共场所卫生和管理提供了有力的技术支撑。本书涉及卫生监测评价技术、公众卫生知识普及等诸多方面内容，公共场所相关建设者、经营管理者、卫生监督监管人员、卫生检测评价人员、公众个体等均能从书中找到自己感兴趣的内容。

　　本书的编写人员具有丰富的公共场所卫生监督监测实践经历，理论与实际相结合是本书相得益彰之处。除了理论介绍外，还附有案例展示及范例介绍，以实用为目的，起到很好的实际指导作用。

复旦大学　宋伟民

2020 年 8 月

随着我国经济社会的发展和人民生活水平的提高,公共场所已成为人们日常生活中不可或缺的组成部分。公共场所因其在一定的时间和空间内,接纳不同来源和数量的人群,具有复杂性和多样性的卫生学特征,如人员混杂,流动性大,致病因素传播迅速;设备和物品重复使用,容易导致交叉污染;影响人体健康的因素多,来源复杂等。因此,公共场所卫生状况的好坏直接影响公众健康,如果公共场所卫生质量没有得到保证,就有可能成为疾病传播的地方。因此,公共场所也是开展健康教育和健康促进工作的重要领域。

我国由于各地区经济发展的不平衡,存在一些公共场所设计和建筑布局未能满足卫生要求、从业人员素质和管理水平参差不齐等问题。一方面,有些公共场所在设计和建设过程中忽略了卫生安全的要求,部分场所卫生设施与其经营规模不相适应;部分场所店面装潢富丽堂皇,但缺乏配套的清洁消毒设施;还有部分公共场所是在旧城市基础上见缝插针建立起来的,选址与布局不尽合理;部分场所是原有旧建筑改造,先天条件不足,这些情况都制约了公共场所卫生条件和水平的提高,对公共场所卫生工作带来很大的隐患。另一方面,卫生管理水平和从业人员素质与公共场所的发展不相匹配,只注重表面的整洁而忽视本质的卫生内容,导致卫生问题频频出现。如近几年曝光的"一条毛巾抹到底""酒店布草没有一客一换"等现象,造成交叉和重复污染,对公众健康造成潜在危害。而新冠肺炎疫情的发生对人群密集的公共场所更是严峻的考验。

国家多年来一直关注公共场所卫生与健康影响,制定和发布了一系列公共场所卫生规范和技术标准,但目前市面上关于公共场所卫生的相关材料比较散乱,缺乏系统性的指导手册。本书以公共场所卫生管理条例及其实施细则为主导,综合多年来国家、卫生部门及相关行业发布的公共场所卫生管理规范、公共场所设计卫生规范和公共场所卫生检验方法等为核心的公共场所卫生标准体系,从公共场所卫生学特征,公共场所设计和卫生管理,公共场所卫生监测评价,公共场所突发卫生事件处置以及消毒处理、健康防护等方面进行归纳分类系统解读;同时选取具有代表性的公共场所,如轨道交通、游泳场所、住宿场所、美容美发场所、沐浴场所等,结合其各自的卫生学特点,分析其存在的健康危害因素及不同阶段的卫生学评价要点进行分类叙述,并结合相应场所的特点详细介绍卫生监测评价过程及健康促进措施。本书附有相关公共场所事件及案例展示,并结合公共场所卫生监测评价的工作实际经验,编写可操作性较强的不同阶段公共场所卫生学评价范例,以供卫生监测评估人员参考。另一方面,本书立足公共场所卫生检测评价的同时,力求从公共场所健康教育和健康促进的角度,在公共场所设计、验收及运营不同阶段的工作给出了相应的原则及具体的建议,以满足不同目标人群如监督机构、检测机构、经营机构以及公众个体的不同需求。

本书编者大多是从事公共场所卫生监测评价和卫生监督工作多年的专业人员,具有丰富的专业知识和实践经验。本书从实用出发,理论联系实际,对公共场所卫生检测评价机构(疾控机构或第三方检测机构)的卫生监测评价活动、公共场所设计建设及经营机构的规范性卫生管理以及公众个体的健康教育具有一定的指导意义。诚然由于编者工作范围存在局限性,书中难免有疏漏和不足,敬请读者批评指正。

编 者

2020 年 8 月

目　录

第二部分 各论

第三部分　卫生学评价范例

附 录

第一部分

总论

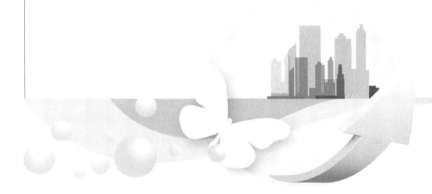

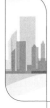

第一章
公共场所卫生及健康促进概述

第一节　公共场所卫生学特征

一、公共场所基本概念

广义的公共场所是指供公众进行工作、学习、社交、休息、娱乐、体育、参观、旅游和满足部分生活需求所使用的一切公用建筑物、场所及其设施。

《公共场所卫生管理条例》所称公共场所,包含七类 28 种,指根据公众生活活动和社会活动需要,人工建成的具有多种服务功能的封闭式、开放式或移动式的公共建筑设施。供公众进行学习、工作、休息、文体、娱乐、参观、旅游、交流、交际、购物、美容等活动之用。

二、公共场所分类

根据 1987 年 4 月 1 日国务院颁布的《公共场所卫生管理条例》中规定,依法进行卫生许可,开展卫生监督和检测的公共场所共有七类 28 种:

1. 住宿与休闲场所(8 种)　宾馆、饭馆、旅店、招待所、车马店、咖啡馆、酒吧、茶座。
2. 洗浴与美容美发场所(3 种)　公共浴室、理发店、美容店。
3. 文化娱乐场所(5 种)　影剧院、录像厅(室)、游艺厅(室)、舞厅、音乐厅。
4. 健身休闲场所(3 种)　体育场(馆)、游泳场(馆)、公园。
5. 文化交流场所(4 种)　展览馆、博物馆、美术馆、图书馆。
6. 购物场所(2 种)　商场(店)、书店。
7. 就诊与交通场所(3 种)　候诊室、候车(机、船)室、公共交通工具。

近几年,随着政府职能转变和行政审批制度改革,以及"放管服"服务的要求,国务院先后对公共场所范围进行了调整。2012 年《国务院关于第六批取消和调整行政审批项目的决定》(国发〔2012〕52号),取消了对"公园、体育场馆、公共交通工具卫生许可",并在2016年2月6日发布国务院令《国务院关于修改部分行政法规的决定》(国务院令第666号),对《公共场所卫生管理条例》第八条公共场所许可范围进行了修订;2016年国务院《关于整合调整餐饮服务场所的公共场所卫生许可证和食品经营许可证的决定》(国发〔2016〕12号),取消地方卫生部门对饭馆、咖啡馆、酒吧、茶座4类公共场所核发的卫生许可证,有关食品安全许可内容整合进食品药品监管部门核发的食品经营许可证,由食品药品监管部门一家许可、统一监管。目前,依法进行卫生许可的公共场所共有七类21种,不包含公园、体育场馆、公共交通工具、饭馆、咖啡馆、酒吧、茶座7种场所。

2011年修订实施的《公共场所卫生管理条例实施细则》(以下简称《实施细则》)第二十二条规定,公共场所卫生监督的具体范围由省、自治区、直辖市人民政府卫生行政部门公布,各省先后发布的公共场所监督范围稍有不同,如广东省将足浴、美甲店、地铁候车厅,江苏省、陕西省将足浴场所,上海市将棋牌室,浙江省将温泉浴、足浴、婴儿洗浴等场所纳入公共场所卫生监督范围。

三、公共场所的卫生学特征

公共场所在一定时间和空间内,接纳和服务于不同来源和数量的人群,因而公共场所具有以下卫生学特征:

(一)人员混杂,流动性大,利于致病因素传播

公共场所绝大多数是多功能的综合应用实体,如宾馆、购物广场、娱乐场所等,在短时间内人群高度密集,男女老幼,体质强弱和处在不同生理状态下的人员互相接触,彼此交往,人员流动和交替较快,可能混杂了不同病原体的携带者,容易引发疾病传播和快速大量播散。譬如流行性感冒等呼吸道传染病在冬春季节易发,影剧院等人群密集公共场所是最容易传播的场所。

(二)设备和物品重复使用,容易污染

公共场所内有大量设施、器械和供人们使用的物品,反复被多人使用和触摸,像浴室拖鞋,理发用具,毛巾等,容易造成交叉污染,危害人群身体健康,如拖鞋被真菌污染传播"足癣"等;有些设备长期运作,难以清洗消毒,如公共场所使用的集中空调冷却水反复循环使用,容易滋生军团菌,通风管道密闭曲折,难以清洗,容易积垢污染等。

(三)影响人体健康的因素多,来源复杂

不同类型的公共场所其卫生设施、卫生条件相差较大,服务项目也极

其庞杂各不相同,因此,危害人体健康的因素很多,既有病原体污染,也有物理因素和化学因素污染,来源也极为广泛,有外界传入,也有公共场所自身产生。危害因素发生途径和作用方式多种多样,也存在叠加作用造成人体伤害。

(四)公共场所卫生设计和布局对卫生质量起着关键性作用

公共场所选址设计阶段,其选址、各建筑单体布局以及单体建筑的内部设计等是否符合卫生要求将直接影响建成后的公共场所卫生质量。如果在设计和建设过程忽略了卫生安全的要求,出现诸如选址与布局不尽合理;卫生设施与其经营规模不相适应;缺乏配套的清洁消毒设施等先天条件不足,都会制约公共场所卫生水平的提高,对公共场所卫生工作带来很大的隐患。建成后,即使再采取措施消除这些健康危害隐患,也需要付出巨大的经济代价,并且效果并不一定好。

第二节 公共场所健康教育与健康促进

一、健康教育与健康促进

健康教育与健康促进是素质教育的重要内容,是解决社会特别是公共卫生问题的重要手段。

1. 健康教育的概念 健康教育是通过有计划、有组织、有系统的社会教育活动,使人们自觉地采纳有益于健康的行为和生活方式,消除或减轻影响健康的危险因素,预防疾病,促进健康,提高生活质量。美国健康教育委员会把健康教育比喻成:"架起健康知识和健康行为之间的桥梁",通过教育人们树立健康意识,养成良好的健康行为。

2. 健康促进的内涵 健康促进目前公认的是 1986 年世界卫生组织(WHO)加拿大渥太华第一届国际健康促进大会上提出的定义:"健康促进是促使人们维护和改善他们自身健康的过程,是协调人类与环境的战略,规定了个人与社会对健康各自所负有的责任"。健康促进包括健康教育和环境支持。

健康促进的主要内涵包括:健康促进涉及整个人群的健康和人们生活的各个方面,而不是仅仅针对某些疾病或者某些疾病的危险因素;健康促进主要是直接作用于影响健康的病因或危险因素的活动或行动;健康促进不仅作用于卫生领域,还作用于社会各个领域,应采取多部门多学科多专业的广泛合作;健康促进特别强调个体与组织的有效和积极参与。

3. 健康教育与健康促进的关系 健康促进是健康教育以及能促进行

为与环境改变的政策、法规、组织的结合体,是影响、教育人们健康的一切活动的全部过程。健康教育是健康促进的组成部分之一。政策、法规、组织以及其他环境的支持也是健康促进的组成部分,且需要与健康教育相互结合。没有健康教育,健康促进将成为徒有虚名的概念。但如果健康教育得不到有效的环境支持,其效果也是有限的。

(1) 健康教育需要健康促进的指导和支持:健康教育的工作目标是改善人民的健康相关行为。但由于人类行为极其复杂,受到多方面因素的影响,仅靠健康信息传播不足以实现这一目标,行为的改变还需要一定的环境助力,包括政策支持,社会认同,协调个人、社会、机构、政府等在健康促进中的利益和行动,组成强大的联盟和社会支持体系,共同实现健康目标。

(2) 健康促进需要健康教育来推动和落实:健康促进战略的开展不能凭空实现,必须依靠健康教育的具体活动,推动健康促进战略的实施及其目标的实现,离开了健康教育谈论健康促进只能是一纸空文。制定有利于健康的公共政策涉及各相关社会群体的行为,如加强社区行动涉及社区领袖和社区成员的行为,调整公共卫生服务方向涉及卫生系统成员和管理群体的行为,创造健康支持环境则需要依靠全体社会成员的行为变化。因此,健康教育的对象在这个意义上由笼统的群体细分为多种类型,也促使健康教育的认识、策略和方法得以深化发展。

根据"健康教育"和"健康促进"的内涵,在全社会倡导建立文明卫生的生活方式,摒弃不良的行为习惯,是一项庞大的系统工程,不仅包括健康教育的行为干预内容,还需要强调行为改变所需要的组织、政策、经济、法律等各项支持政策。这表明健康促进不仅仅是卫生部门的事情,而且还是社会参与和多部门合作的社会系统工程。

二、公共场所健康教育和健康促进对象及内容

健康教育和健康促进的领域非常广泛。公共场所作为人们日常生活中不可或缺的组成部分,其卫生状况的好坏直接影响公众健康,因此,公共场所也是开展健康教育和健康促进工作的重要领域。

根据上述健康教育和健康促进的内涵,健康促进必须运用行政或组织的手段,广泛协调社会各部门以及社会、家庭和个人等不同主体,使其履行各自对健康的责任,共同维护和促进健康。对于公共场所来说,要保证公共场所的卫生状况,促进健康,必须依赖各方的配合与努力,至少包括:①完善的法律法规、标准规范;②执法监管(卫生监督、监测);③建设者及经营者的责任;④从业人员的教育;⑤公众个体的自我保护。

1. 公共场所健康教育和健康促进的目标人群至少包括:

（1）公共场所卫生监督人员。

（2）公共场所卫生监测评价技术人员。

（3）公共场所建设者及经营者。

（4）公共场所从业人员。

（5）进入公共场所活动的公众个体。

2. 公共场所健康教育和健康促进的主要内容作为公共场所健康促进的系统工程，从广义来说至少包括：

（1）制定、颁布和实施公共场所相关法律、法规、规章、制度和卫生标准规范，保证公共场所卫生监管有法可依。

（2）培养合格的公共场所卫生监督人员及卫生监测评价技术人员，保证公共场所卫生的有效监管。

（3）公共场所建设者及经营者的培训：从公共场所设计、建筑布局到竣工运营全过程始终满足卫生安全的要求，保证场所卫生设施、设备与其经营规模相适应；建立卫生管理架构，制定卫生管理制度，完善禁烟、安全标志，消防疏散通道通畅，应急措施健全，积极营造健康环境。

（4）公共场所从业人员的培训：注重提高从业人员素质，公共场所经营单位加强对从业人员进行健康知识培训、复训，考核合格上岗。

（5）公众个体的宣传教育：各类公共场所开展卫生科普宣传，培养公众在公共场所内健康文明的卫生习惯，自觉维护自身的健康权益。

从狭义来说，按照《公共场所卫生管理条例》及相关规定，公共场所健康教育包括监督和指导公共场所经营单位对从业人员进行健康知识培训、复训，考核合格上岗。各类公共场所开展卫生科普宣传。禁烟、安全标志明显，消防疏散通道通畅，应急措施健全，积极营造健康环境。

上述第 4 和第 5 点是目前公共场所健康教育的常规项目，第 1~3 点是目前公共场所健康教育和健康促进缺少关注的方面，但也是公共场所得以健康运行的基础，需要进一步加强。公共场所健康教育和健康促进的发展方向，是通过公共场所健康教育和健康促进满足不同层次的需求，达到建设健康公共场所的目标。

第三节　公共场所卫生监测评价及相关标准

一、公共场所卫生监测评价

（一）公共场所卫生监测评价的概念

公共场所卫生监测是指依据公共场所卫生标准和规范，选择若干有代表性的卫生监测点,采用物理、化学和生物学方法,在公共场所现场或者实验室条件下,准确测定公共场所环境以及公共用品用具中与健康有关的指标,用以评价公共场所卫生安全状况,发现公共场所存在的卫生安全隐患。

卫生学评价是指依照相关的卫生法律法规、卫生标准和技术规范,运用科学的卫生评价方法,通过现场卫生学调查、工程卫生分析等卫生技术手段对公共场所的选址、设计、工程竣工各阶段进行卫生评价,发现可能存在的卫生问题,并提出科学、合理、可行的卫生控制措施,达到预防、控制和消除公共场所可能产生或存在的健康危害因素,确保公共场所在运营过程各项卫生指标和措施符合国家相关卫生要求和技术标准,保障人群健康。

（二）公共场所卫生监测评价的意义

开展公共场所卫生监测评价是公共场所健康促进系统工程的核心工作,主要表现为:

1. 公共场所卫生监测评价工作是公共场所卫生管理的重要抓手　公共场所人群相对集中,流动性大,接触密切;设备物品供公众重复使用,易造成疾病特别是传染病的传播。同时,公共场所种类繁多,其建筑结构、使用功能以及存在的环境因素也不尽相同,产生的健康问题也多种多样。有必要开展卫生监测评价工作,通过现场调查和检测,发现公共场所可能存在的卫生问题,识别并评估场所内可能存在的有害因素对人群健康的影响,并提出科学、合理、可行的卫生防控措施,保障人民群众的健康权益。

2. 公共场所卫生监测评价工作促进经营单位加强自身管理　通过卫生监测评价工作,发现公共场所存在的卫生问题,指导和促进公共场所经营单位改善卫生设施、加强自身管理,并进一步评价控制措施的有效性,不断提高服务质量,改善公共场所卫生水平。

3. 公共场所卫生监测评价工作为制定公共卫生政策提供科学依据　通过长期有效卫生监测评价,揭示公共场所有害因素的产生及变化规律,为预防、控制和消除健康危害因素,制定公共卫生政策提供科学依据。

公共场所种类繁多,监测指标、评价方法复杂多样,检测工作既有现场快速检测,又有部分指标需要实验室才能完成。因此,监测评价工作必须严密组织,预先了解监测评价对象的基本情况,制订详细的工作方案,才能确保监测评价工作的顺利完成。同时,应遵循抽样调查原则和成本效益原则,在开展卫生监测时,检测指标、现场布点均须执行相关的卫生标准和规范要求,以最小有效工作量达到监测目的,避免卫生资源的浪费和增加经营单位的成本。

（三）公共场所卫生监测评价的依据

《公共场所卫生管理条例》及其《实施细则》明确规定:公共场所经营者

应当保持公共场所空气流通,室内空气质量应当符合国家卫生标准和要求;公共场所采用集中空调通风系统的,应当符合公共场所集中空调通风系统相关卫生规范和规定的要求。公共场所经营者提供给顾客使用的生活饮用水、用品用具应当符合国家相关标准要求。公共场所经营者应当按照卫生标准、规范的要求对公共场所的空气、微小气候、水质、采光、照明、噪声、顾客用品用具等进行卫生检测,检测每年不得少于一次。当然,公共场所经营单位一般不具备检测能力,可以委托具备检测资质的检验机构进行检测,检测结果应当在醒目位置如实公示。公共场所经营者申请卫生许可证时,应当提交公共场所卫生检测或者评价报告;使用集中空调通风系统的,还应当提供集中空调通风系统卫生检测或者评价报告。

《公共场所卫生管理条例》及其《实施细则》还明确规定:县级以上地方各级人民政府卫生健康行政部门应当建立健全公共场所卫生监测体系,组织对公共场所健康危害因素进行监测、分析,为制定法律法规、卫生标准和实施监督管理提供科学依据;县级以上地方各级人民政府卫生健康行政部门应当加强公共场所卫生监督抽检,并将抽检结果向社会公布。

二、公共场所卫生标准的发展过程

新中国成立以来,国家和卫生部门十分重视公共场所卫生的法制建设,1955 年颁布了《理发业卫生监督暂行条例》《公共浴室卫生监督暂行条例》,1956 年卫生部和国家体委联合颁布了《游泳场所卫生管理办法》,对公共场所卫生状况的改善起到了一定的推动作用。特别是 1987 年 4 月 1 日,国务院颁布了《公共场所卫生管理条例》,随后,卫生部颁布了《公共场所卫生管理条例实施细则》和公共场所卫生标准,我国公共场所卫生工作进入了一个崭新的历史时期,公共场所卫生管理工作由过去的行政管理转变为法制管理,从一般的感官卫生检查转变为有明确卫生指标的监测检验,使我国公共场所卫生管理走上了科学管理的轨道。

公共场所卫生标准是为了贯彻《公共场所卫生管理条例》及其《实施细则》而制定的标准,其规定了公共场所各项卫生指标和限量值要求、公共场所建筑设计所要遵循的卫生规范等,以预防和控制公共场所各种有毒有害因素以及传染性疾病对人群健康的影响。公共场所卫生标准是强制性的国家标准,公共场所经营单位以及相关的监测监督部门,都必须严格执行卫生标准要求,确保人民群众在公共场所活动的卫生安全。

国家卫生行政部门和国家质量监督技术部门等先后配套出台的一系列公共场所卫生标准和检测方法包括:1987 年制定了《公共场所卫生监督监测要点》,1988 年颁布了第一套《公共场所卫生标准》(GB 9663~9673—1988),

1996 年对《公共场所卫生标准》进行第一次修订,对公共场所按场所类别(旅店业、文化娱乐、公共浴室、理发美容、游泳、体育场所、图书馆、商场、候诊室、公共交通等候室、公共交通工具以及饭馆等)分别制定颁布了 12 个公共场所卫生标准(GB 9663~9673—1996、GB 16153—1996),对公共场所微小气候、空气质量、水质要求、用品用具等分别规定了相应的卫生指标与限值;与此相配套,原卫生部于 1998 年颁布施行《公共场所卫生监测技术规范》(GB/T 17220—1998)、2000 年颁布施行《公共场所卫生标准检验方法》(GB/T 18204.1~30—2000)。

随着集中空调通风系统的广泛使用,卫生问题越来越突出。为控制使用集中空调通风系统的公共场所卫生质量,原卫生部于 2003 年颁布了《公共场所集中空调通风系统卫生管理办法》(2006 年修订),2012 年发布《公共场所集中空调通风系统卫生规范》(WS 394—2012)等一系列卫生标准和评价规范。

这些标准的颁布实施,体现了我国公共场所卫生管理的科学化、法治化和规范化。实践已经证明,卫生监督机构、检验机构、公共场所经营单位认真贯彻落实公共场所卫生法规和标准要求,就能促进公共场所卫生质量的提高,公共场所卫生面貌明显改善。

随着我国社会经济快速发展,生活方式越来越多元化,对公共场所的卫生要求也越来越高,实施 20 多年的公共场所卫生标准在内容和指标方面已不能满足卫生监督管理和疾病防控的需要。如随着室内装饰装修材料的广泛使用,室内挥发性有机物、苯、氡等浓度增高引发的公共场所健康危害事故日益引起人们的关注,但卫生标准并没有相应的限值要求;再比如,游泳场所泳池水有效氯浓度是动态变化的,容易受环境温度以及泳客数量等多种因素影响,应给予一定的波动范围,但卫生标准中规定为 0.3~0.5mg/L,范围太窄,在实际工作中难以精准控制。还有一些项目在标准中制定了限值要求,但没有规定相应的检测方法,如顾客用品用具规定了致病菌不得检出,但致病菌种类繁多,不可能全部检测,但公共场所卫生标准并没有明确以哪些致病菌作为指示菌,并制订相应的检测方法,致使各地在开展监测工作时缺乏可操作性。卫生部门于 2009 年启动公共场所卫生标准和检验方法的修订工作,先后于 2013 年发布《公共场所卫生检验方法》(GB/T18204.1~6—2013/2014),2019 年发布《公共场所卫生指标与限值要求》(GB 37488—2019)等一系列公共场所新国标。

三、监测评价相关的卫生标准

现行公共场所卫生标准主要由 5 项卫生要求标准加上 7 项方法标准

构成。

（一）公共场所卫生要求标准

1.《公共场所卫生指标及限值要求》GB 37488—2019（实施日期：2019-11-01）。

2.《公共场所设计卫生规范》（GB 37489—2019），该规范由 5 部分组成：

（1）《公共场所设计卫生规范　第 1 部分：总则》（GB 37489.1—2019）（实施日期：2019-11-01）。

（2）《公共场所设计卫生规范　第 2 部分：住宿场所》（GB 37489.2—2019）（实施日期：2019-11-01）。

（3）《公共场所设计卫生规范　第 3 部分：人工游泳场所》（GB 37489.3—2019）（实施日期：2019-11-01）。

（4）《公共场所设计卫生规范　第 4 部分：沐浴场所》（GB 37489.4—2019）（实施日期：2019-11-01）。

（5）《公共场所设计卫生规范　第 5 部分：美容美发场所》（GB 37489.5—2019）（实施日期：2019-11-01）。

3.《公共场所卫生管理规范》（GB 37487—2019）（实施日期：2019-11-01）。

4.《公共场所集中空调通风系统卫生规范》（WS 394—2012）（实施日期：2013-04-01）。

5.《人防工程平时使用环境卫生标准》（GB/T 17216—1998）（实施日期：1998-10-01）。

（二）公共场所卫生检验及评价方法标准

公共场所卫生检验及评价方法标准共有 7 项：

1.《公共场所卫生检验方法》（GB/T 18204—2013/2014），该检验方法分为 6 个部分：

（1）《公共场所卫生检验方法　第 1 部分：物理因素》（GB/T 18204.1）（实施日期：2014-12-01）。

（2）《公共场所卫生检验方法　第 2 部分：化学污染物》（GB/T 18204.2）（实施日期：2014-12-01）。

（3）《公共场所卫生检验方法　第 3 部分：空气微生物》（GB/T 18204.3）（实施日期：2014-12-01）。

（4）《公共场所卫生检验方法　第 4 部分：公共用品用具微生物》（GB/T 18204.4）（实施日期：2014-12-01）。

（5）《公共场所卫生检验方法　第 5 部分：集中空调通风系统》（GB/T 18204.5）（实施日期：2014-12-01）。

（6）《公共场所卫生检验方法　第 6 部分：卫生监测技术规范》（GB/T

18204.6)（实施日期：2014-12-01）。

2.《公共场所卫生学评价规范》（GB/T 37678—2019）（实施日期：2019-12-01）。

3.《公共场所卫生综合评价方法》（WS/T 199—2001）（实施日期：2002-01-01）。

4.《公共场所空气中可吸入颗粒物（PM_{10}）测定方法—光散射法》（WS/T 206—2001）（实施日期：2002-05-01）。

5.《公共场所集中空调通风系统卫生学评价规范》（WS/T 395—2012）（实施日期：2013-04-01）。

6.《公共场所集中空调通风系统清洗消毒规范》（WS/T 396—2012）（实施日期：2013-04-01）。

7.《从业人员预防性健康检查　沙门菌、志贺菌检验方法》（WS/T 454—2014）（实施日期：2014-10-01）。

四、现行公共场所卫生标准的主要特点

（一）标准替代情况

在卫生要求方面,《公共场所卫生管理规范》（GB 37487—2019）、《公共场所卫生指标及限值要求》（GB 37488—2019）、《公共场所设计卫生规范》（GB 37489—2019）的发布实施,分别替代了1996版GB 9663~9673—1996、GB 16153—1996等12个公共场所卫生标准。原标准中的指标及限值整合成《公共场所卫生指标及限值要求》（GB 37488—2019）;原标准中的经常性卫生要求和设计卫生要求,整合成《公共场所卫生管理规范》（GB 37487—2019）和《公共场所设计卫生规范》（GB 37489—2019）,对公共场所设计和日常管理提出了规范、详细、全面的要求,并进一步增强了日常监督管理的法律效力。

在检验方法方面,《公共场所卫生检验方法》（GB/T 18204—2013/2014）全部替代GB/T 18204.1~30-2000和部分替代GB/T 17220-1998。

（二）标准结构变化

1996版公共场所卫生标准是按场所制定标准,按照旅店业、文化娱乐、公共浴室、理发美容、游泳、商场、候诊候车、公共交通工具等12个场所,每个场所一个卫生标准,如《旅店业卫生标准》《游泳场所卫生标准》等。同时,每个标准又按各个指标如温度、湿度、CO、CO_2等的标准限值、经常性卫生要求、设计卫生要求等进行制定。现行标准按综合性分类标准进行制定,按指标限值、卫生管理、设计要求、检验方法、卫生评价要求等,分别制定完成《公共场所卫生指标及限值要求》《公共场所卫生管理规范》《公共场所设计卫

生规范》《公共场所卫生检验方法》《公共场所卫生学评价规范》等。现行公共场所卫生标准与原标准相比,更清晰简洁,适用范围也更宽广,尚未纳入法定范围的公共场所也可以参照使用。

（三）标准中指标及限值主要技术变化

1. 指标数量增加

（1）室内空气指标:随着公共场所装修装饰材料的大量使用,其中可能含有苯、甲苯、二甲苯等化学性物质,其对健康产生的影响越来越受到关注,新标准中增加了苯、甲苯、二甲苯、总挥发性有机物（TVOC）、臭氧（O_3）、氡等指标,对室内装饰装修污染物限量方面提供了明确的标准限值。

（2）游泳场所及沐浴场所:沐浴用水增加嗜肺军团菌不得检出的要求,游泳场所增加了化合性余氯、臭氧（使用臭氧消毒时）、氧化还原电位、氰尿酸（使用二氯异氰尿酸钠和三氯异氰尿酸消毒时）、三卤甲烷等指标。

（3）公共用品用具:检测项目在细菌总数、大肠菌群、金黄色葡萄球菌基础上,增加了真菌总数指标。增加了棉织品 pH 要求。

2. 要求更加严格　普遍提高了公共场所新风量卫生要求,原标准仅对住宿场所、文化娱乐场所、公共交通工具、饭馆有新风量的要求,其他场所无要求。新标准修订为:对有睡眠、休憩需求的公共场所室内新风量不小于 $30m^3/(h \cdot 人)$,其他场所室内新风量不应小于 $20m^3/(h \cdot 人)$,实现了对公共场所的全覆盖。

沐浴用水增加嗜肺军团菌不得检出的要求,对控制沐浴水军团菌污染所导致的疾病传播十分重要。

游泳场所浑浊度由 5NTU 提高到 1NTU,pH 由 6.5~8.5 提高到 7.0~7.8,菌落总数由 1 000CFU/ml 提高到 200CFU/ml,总大肠菌群由 18 个 /L 提高到不得检出 /（CFU/100ml 或 MPN/100ml）。现行标准中游泳场所卫生指标数量和要求均大幅提高,我国游泳池水水质要求已接近国外发达国家和国际泳联的标准。

3. 增加了推荐性卫生指标要求　与原有卫生标准均为强制性标准不同,现行标准增加了推荐性指标,将部分新增加指标或原有部分指标调整为推荐性执行。如新增室内空气中的总挥发性有机物（TVOC）、臭氧（O_3）、氡为推荐性指标,温度、湿度、风速、除有救援要求的游泳池区域水面和有阅读需求、理发美容工作台面以外的公共场所采光照明、除有睡眠、休憩需求以外的公共场所噪声均调整为推荐性要求,使卫生标准更具有可操作性。

4. 增加了公共场所集中空调通风系统的卫生学指标　明确规定公共场所集中空调通风系统应符合《公共场所集中空调通风系统卫生规范》（WS 394—2012）要求。

5. 增加了公共场所顾客用品用具的种类　原标准采用列举法列明了公共用品用具,对名单以外的公共用品用具,如公共场所提供的话筒、电话等物品,无法从法律层面强制要求达到相应的限值标准要求。新标准除了列举明确各类常规公共用品用具类型,还增加了兜底项目,即"其他用品用具"。只要属于《公共场所卫生管理条例》及其《实施细则》规定范围的公共场所中,提供给顾客重复使用的,并且与皮肤、黏膜等接触的物品,均需要符合卫生标准要求。

一系列新标准的修订实施,提出了更高的卫生要求,有利于进一步提高公共场所卫生质量和管理水平,有效保护公共场所从业人员和顾客身体健康。

五、室内空气质量标准的相互关系

除了《公共场所卫生指标及限值要求》(GB 37488—2019),与建筑室内空气质量相关的标准还有室内空气质量标准、室内空气污染物卫生标准和民用建筑工程室内环境污染控制规范 3 类。《室内空气质量标准》(GB/T 18883—2002)是由原国家质量监督检验检疫总局、原卫生部和国家环境保护总局批准发布;室内空气污染物卫生标准包含《室内空气中细菌总数卫生标准》《居室空气中甲醛的卫生标准》等一系列卫生标准(GB/T 17093~17097、GB/T 16127、GB/T 16146、GB/T 18262),是由原卫生部以及中国预防医学科学院等相关单位组织制订;《民用建筑工程室内环境污染控制标准》(GB 50325—2010)是由中华人民共和国住房和城乡建设部批准发布。不同阶段的各类标准存在交叉引用的关系。

《民用建筑工程室内环境污染控制规范》(GB 50325—2010)由住房和城乡建设部于 2010 年 8 月 18 日发布,自 2011 年 6 月 1 日起实施。2013 年 6 月 24 日进行了修订,最新版本《民用建筑工程室内环境污染控制标准》(GB 50325—2020)经住房和城乡建设部 2020 年 1 月 16 日以第 46 号公告批准发布,2020 年 8 月 1 日起实施,主要是用于民用建筑工程中主体材料和装饰装修材料产生的室内环境污染控制;《室内空气中细菌总数卫生标准》等一系列室内空气污染物卫生标准分别于 1995 年和 1997 年发布,根据污染物类别和建筑使用功能分别给出了室内环境各污染物的限值与检验方法,在此基础上形成了《室内空气质量标准》(GB/T 18883—2002),《室内空气质量标准》规定了室内空气质量参数及检验方法,适用于住宅和办公建筑,其他室内环境可参照执行。

(李彩苋　冯文如　何蔚云)

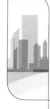

第二章
公共场所卫生监测

第一节　公共场所卫生指标及限值要求

根据《公共场所卫生指标及限值要求》(GB 37488—2019),公共场所卫生监测评价的主要内容有:物理因素、室内空气质量、生活饮用水、游泳池水和沐浴用水、集中空调通风系统、公共用品用具卫生质量等。

一、物理因素

公共场所卫生监测的物理因素包括室内温度、相对湿度、风速、采光照明、噪声等指标。

1. 室内温度　公共浴室和游泳场(馆)室内温度宜达到表 2-1 的要求。其他公共场所冬季采用空调等调温方式的,室内温度宜设置在 16~20℃;夏季采用空调等调温方式的,室内温度宜设置在 26~28℃之间。

表 2-1　公共浴室和游泳场(馆)室内温度要求

场所类别			温度 /℃
公共浴室	更衣室、休息室		≥25
	浴室	普通浴室(淋、池、盆浴)	30~50
		桑拿浴室	60~80
游泳场(馆)			池水温度 ±(1~2)

2. 相对湿度　带有集中空调通风系统的游泳场(馆)相对湿度不宜大于 80%;其他带有集中空调通风系统的公共场所,相对湿度宜在 40%~65%之间。

3. 风速　宾馆、旅店、招待所、理发店、美容店及公共浴室的更衣室、休息室风速不宜大于 0.3m/s,其他公共场所风速不宜大于 0.5m/s。

4. 采光照明

(1) 公共场所宜充分利用自然采光,室内游泳馆自然采光系数不宜低于 1/4,其他利用自然采光的公共场所室内自然采光系数不宜低于 1/8。

(2) 游泳场(馆)游泳池区域的水面水平照度不应低于 200lx,美容店、理发店工作面照度不应低于 150lx,其他有阅读需求的公共场所照度不应低于 100lx。

5. 噪声

(1) 对有睡眠、休憩需求的公共场所,环境噪声不应大于 45dB(A 计权),且空调、排风设施、电梯等运行所产生的噪声对场所环境造成的影响不应高于设备设施关闭状态时环境噪声值 5dB(A 计权)。

(2) 候诊室、候车(机、船)室及公共交通工具客舱环境噪声宜小于 70dB(A 计权);影剧院、音乐厅、录像厅(室)、游艺厅、舞厅等娱乐场所及轨道交通站台环境噪声宜小于 85dB(A 计权);其他场所的环境噪声宜小于 55dB(A 计权)。

二、室内空气质量

1. 新风量、二氧化碳　对有睡眠、休憩需求的公共场所,室内新风量不应小于 $30m^3/(h·人)$,室内二氧化碳浓度不应大于 0.10%;其他场所室内新风量不应小于 $20m^3/(h·人)$,室内二氧化碳浓度不应大于 0.15%。

2. 细菌总数　对有睡眠、休憩需求的公共场所,室内空气细菌总数不应大于 $1\ 500CFU/m^{3*}$ 或 $20CFU/皿^{\#}$);其他场所室内空气细菌总数不应大于 $4\ 000CFU/m^{3*}$ 或 $40CFU/皿^{\#}$(* 采用撞击法采样时,# 采用沉降法采样时)。

3. 一氧化碳、可吸入性颗粒物(PM_{10})、甲醛、苯、甲苯和二甲苯　公共场所室内空气中的一氧化碳、可吸入性颗粒物(PM_{10})、甲醛、苯、甲苯和二甲苯浓度应符合表 2-2 要求。

表 2-2　公共场所室内空气中一氧化碳、PM_{10}、甲醛、苯、甲苯和二甲苯卫生要求(GB 37488)

单位:mg/m^3

指标	要求	指标	要求
一氧化碳	≤10	苯	≤0.11
可吸入性颗粒物	≤0.15	甲苯	≤0.20
甲醛	≤0.10	二甲苯	≤0.20

4. 臭氧、总挥发性有机物(TVOC)、氡(^{222}Rn)　公共场所室内空气中的臭氧、总挥发性有机物(TVOC)、氡浓度宜达到表 2-3 要求。

表 2-3　公共场所室内空气中臭氧、总挥发性有机物、氡卫生要求（GB 37488）

指标	要求
臭氧 /(mg·m^{-3})	≤0.16
总挥发性有机物 /(mg·m^{-3})	≤0.60
氡 /(Bq·m^{-3})	≤400

5. 氨　理发店、美容店室内空气中氨浓度不应大于 0.50mg/m^3；其他场所室内空气中氨浓度不应大于 0.20mg/m^3。

6. 硫化氢　使用硫磺泉的温泉场所室内空气中硫化氢浓度不应大于 10mg/m^3。

7. 地下空间　除地铁站台、地铁车厢外，公共场所是地下空间的，其室内空气质量应符合《人防工程平时使用环境卫生要求》（GB/T 17216）。

三、生活饮用水

公共场所提供的生活饮用水包括市政集中式供水、自备集中式供水、二次供水。生活饮用水水质应符合下列基本要求，保证饮用安全。

1. 生活饮用水中不得含有病原微生物。
2. 生活饮用水中化学物质不得危害人体健康。
3. 生活饮用水中放射性物质不得危害人体健康。
4. 生活饮用水的感官性状良好。
5. 生活饮用水应经消毒处理。

公共场所提供的生活饮用水应符合《生活饮用水卫生标准》（GB 5749）的要求，并满足方便、及时、足量的需要。

考虑到公共场所提供的饮用水以市政供水为主，本书省略了生活饮用水水质非常规指标及限值要求，只列出饮用水中水质常规指标及限值要求（表 2-4）、消毒剂常规指标及要求（表 2-5），对自备集中式供水或者其他需要进行非常规指标检测的，可以参考《生活饮用水卫生标准》（GB 5749）。

表 2-4　水质常规指标及限值[《生活饮用水卫生标准》（GB 5749—2006）]

指标	限值
1. 微生物指标[①]	
总大肠菌群[(MPN·100ml^{-1}) 或 (CFU·100ml^{-1})]	不得检出
耐热大肠菌群[(MPN·100ml^{-1}) 或 (CFU·100ml^{-1})]	不得检出
大肠埃希氏菌[(MPN·100ml^{-1}) 或 (CFU·100ml^{-1})]	不得检出
菌落总数 /(CFU·ml^{-1})	100

续表

指标	限值
2. 毒理指标	
砷 /(mg·L^{-1})	0.01
镉 /(mg·L^{-1})	0.005
铬(六价,mg·L^{-1})	0.05
铅 /(mg·L^{-1})	0.01
汞 /(mg·L^{-1})	0.001
硒 /(mg·L^{-1})	0.01
氰化物 /(mg·L^{-1})	0.05
氟化物 /(mg·L^{-1})	1.0
硝酸盐(以 N 计,mg·L^{-1})	10 地下水源限制时为 20
三氯甲烷 /(mg·L^{-1})	0.06
四氯化碳 /(mg·L^{-1})	0.002
溴酸盐(使用臭氧时,mg·L^{-1})	0.01
甲醛(使用臭氧时,mg·L^{-1})	0.9
亚氯酸盐(使用二氧化氯消毒时,mg·L^{-1})	0.7
氯酸盐(使用复合二氧化氯消毒时,mg·L^{-1})	0.7
3. 感官性状和一般化学指标	
色度 / 铂钴色度单位	15
浑浊度 /NTU- 散射浑浊度单位	1 水源与净水技术条件限制时为 3
臭和味	无异臭、异味
肉眼可见物	无
pH	不小于 6.5 且不大于 8.5
铝 /(mg·L^{-1})	0.2
铁 /(mg·L^{-1})	0.3
锰 /(mg·L^{-1})	0.1
铜 /(mg·L^{-1})	1.0
锌 /(mg·L^{-1})	1.0
氯化物 /(mg·L^{-1})	250

指标	限值
硫酸盐 /(mg·L^{-1})	250
溶解性总固体 /(mg·L^{-1})	1 000
总硬度(以 CaCO$_3$ 计,mg/L)	450
耗氧量(COD$_{Mn}$ 法,以 O$_2$ 计,mg·L^{-1})	3 水源限制,原水耗氧量 >6mg/L 时为 5
挥发酚类(以苯酚计,mg·L^{-1})	0.002
阴离子合成洗涤剂 /(mg·L^{-1})	0.3
4. 放射性指标[②]	指导值
总 α 放射性 /(Bq·L^{-1})	0.5
总 β 放射性 /(Bq·L^{-1})	1

① MPN 表示最可能数;CFU 表示菌落形成单位。当水样检出总大肠菌群时,应进一步检验大肠埃希氏菌或耐热大肠菌群;水样未检出总大肠菌群,不必检验大肠埃希氏菌或耐热大肠菌群。

② 放射性指标超过指导值,应进行核素分析和评价,判定能否饮用。

表 2-5　饮用水中消毒剂常规指标及要求[《生活饮用水卫生标准》(GB 5749—2016)]

消毒剂名称	与水接触时间	出厂水中限值 /(mg·L^{-1})	出厂水中余量 /(mg·L^{-1})	管网末梢水中余量 /(mg·L^{-1})
氯气及游离氯制剂(游离氯)	至少 30min	4	≥0.3	≥0.05
一氯胺(总氯)	至少 120min	3	≥0.5	≥0.05
臭氧(O$_3$)	至少 12min	0.3	—	0.02 如加氯, 总氯≥0.05
二氧化氯(ClO$_2$)	至少 30min	0.8	≥0.1	≥0.02

四、游泳池水、沐浴用水

1. 人工游泳池、沐浴用水原水及补充用水水质应符合 GB 5749—2016 的要求。

2. 人工游泳池水水质应符合表 2-6 的要求;池水温度宜控制在 23~30℃之间;三卤甲烷(THMs)浓度不宜高于 200μg/L。

3. 天然游泳池水质应符合表 2-7 的要求。

表 2-6 人工游泳池水质指标卫生要求（GB 37488）

指标	要求	备注
游泳池水浑浊度 /NTU	≤1	—
pH	7.0~7.8	—
游离性余氯 /(mg·L⁻¹)	0.3~1.0	使用氯气及游离氯制剂消毒时要求
化合性余氯 /(mg·L⁻¹)	≤0.4	使用氯气及游离氯制剂消毒时要求
浸脚池游离性余氯 /(mg·L⁻¹)	5~10	—
臭氧 /(mg·m⁻³)	≤0.2	使用臭氧消毒时要求,水面上方 20cm 空气中浓度
氰尿酸 /(mg·L⁻¹)	≤50	使用二氯异氰尿酸钠和三氯异氰尿酸消毒时要求
氧化还原电位（ORP)/mV	≥650	采用氯和臭氧消毒时
尿素 /(mg·L⁻¹)	≤3.5	—
菌落总数 /(CFU·ml⁻¹)	≤200	—
大肠菌群 [(MPN·100ml⁻¹) 或 (CFU·100ml⁻¹)]	不得检出	—
其他毒理指标	按 GB 5749 执行	根据水质情况选择

表 2-7 天然游泳池水质指标卫生要求（GB 37488）

指标	要求
pH	6.0~9.0
透明度 /cm	≥30
漂浮物质	无油膜及无漂浮物
有毒物质	按 GB 3838—2002 Ⅰ类、Ⅱ类和Ⅲ类水或按 GB 3097—1997 第一类和第二类执行

4. 沐浴用水中不得检出嗜肺军团菌,池水浊度不应大于 5NTU。浴池水温宜控制在 38~40℃之间。

五、集中空调通风系统

公共场所集中空调通风系统应符合《公共场所集中空调通风系统卫生规范》（WS 394）的要求。

集中空调通风系统卫生监测评价的内容主要包括两部分:一是空调通

风系统本身的卫生要求,包括冷却水和冷凝水及风管内表面;二是空调通风系统产品,包括新风量和送风的卫生质量。

1. 新风量　运行时的新风量要求与设计要求一致。也分两个层次,宾馆、饭店等场所,新风量不应小于 $30m^3/(h·人)$,其他场所,新风量不应小于 $20m^3/(h·人)$。

2. 冷却水和冷凝水　冷却水来源于冷却塔,冷凝水主要来源于空调机组和风机盘管的滴水盘。要求冷却水和冷凝水不得检出嗜肺军团菌。

3. 空调通风系统送风　对空调通风系统送风的卫生监测评价内容包括 PM_{10}、细菌总数、真菌总数、β-溶血性链球菌、嗜肺军团菌 5 个指标(见表 2-8)。关于嗜肺军团菌要注意的是,空调送风中不得检出,但嗜肺军团菌项目不作为许可的必检项目,即公共场所在办理卫生许可证时,不需检测送风中的嗜肺军团菌。只有在两种情况下才需要考虑检测该项目,一是冷却塔中的冷却水检出了嗜肺军团菌,在这种情况下,嗜肺军团菌可存在于冷却水形成的气溶胶中,通过新风口进入空调系统,参与空调系统空气循环;二是场所发现了军团菌病人或疑似病人,病原体可通过空调系统回风进入空调系统,参与空调系统空气循环。以上两种情况,送风中有存在嗜肺军团菌污染的风险。

表 2-8　送风卫生要求(WS 394)

项目	要求
PM_{10}	$≤0.15mg/m^3$
细菌总数	$≤500CFU/m^3$
真菌总数	$≤500CFU/m^3$
β-溶血性链球菌	不得检出
嗜肺军团菌(不作为许可的必检项目)	不得检出

4. 风管内表面　卫生规范规定了风管内表面积尘量、细菌总数、真菌总数 3 项指标的卫生要求(表 2-9)。

表 2-9　风管内表面卫生要求(WS 394)

项目	要求
积尘量	$≤20g/m^2$
细菌总数	$≤100CFU/cm^2$
真菌总数	$≤100CFU/cm^2$

六、公共用品用具

公共场所的公共用品用具包括杯具、棉织品、卫生洁具、鞋类等,主要对

外观、微生物指标提出了卫生质量要求（表 2-10），棉织品的 pH 应在 6.5~8.5
之间。

表 2-10　公共场所公共用品用具卫生要求

公共用品用具	外观	细菌总数	大肠菌群[a]	金黄色葡萄球菌[a]	真菌总数／（CFU·50cm^{-2}）
杯具	表面光洁、无污渍、无水渍、无异味、无破损	≤5CFU/cm^2	不得检出	—	—
棉织品	清洁整齐、无污渍、无破损、无毛发、无异味	≤200CFU/25cm^2	不得检出	不得检出	—
洁具	表面光洁、无污渍、无异味	≤300CFU/25cm^2	不得检出	—	—
鞋类	表面清洁、无破损、无污渍、无异味	≤300CFU/25cm^2	—	—	≤50
美容美发工具	表面清洁、无异味	≤200CFU/25cm^2	不得检出	不得检出	—
修脚工具	表面清洁、无异味	≤200CFU/25cm^2	不得检出	不得检出	≤50
其他用品用具	表面清洁、无污渍、无破损、无异味	≤300CFU/25cm^2	不得检出	—	—

[a] 大肠菌群、金黄色葡萄球菌在与检验方法相对应的采样面积内该指标不得检出。

第二节　公共场所主要卫生指标的卫生学意义

一、物理因素指标

1. 温度　空气温度是最重要的微小气候因素。人体在代谢过程和生活中要不断与周围环境进行能量交换，即与室内外环境进行热交换。公共场所气温会随着环境气温的变化而变化，而机体也可以通过复杂的体温调节机制来增减产热量和散热量，以达到身体内部的恒定和稳定性。当机体体温调节系统长期处于紧张工作状态时往往会影响神经、消化、呼吸和循环等系统的稳定，降低机体各系统的抵抗力，使患病风险增高。

2. 相对湿度　相对湿度决定于空气中水蒸气含量。空气湿度对人体健康的影响，一方面是通过影响人体热平衡，另一方面是间接影响室内微生物的生长从而对人体健康产生影响。室内湿度过低或过高时都会影响人的舒适感,湿度较大还有助于室内环境中微生物生长繁殖,加剧微生物污染,导致呼吸系统或消化系统多种疾病的发生。

3. 风速 不同的风速对人体有着不同的影响。适宜的室内气流对人体皮肤能产生良好的作用,有利于体温调节,促进机体代谢。夏季气流过小,机体热量难以散发,可加剧机体过量的热蓄积,增加高气温对人体的危害;冬季气流太大,可加速和加大机体的散热量,加重低气温对人体健康的不良影响。另外,适宜的室内气流还有利于室内的通风换气,净化室内空气,保持室内空气的洁净度。

公共场所微小气候(气温、相对湿度、风速)既是卫生指标,也是人体舒适指标。

4. 采光照明 采光和照明过于强烈或昏暗,对人体产生不良的刺激,不仅对全身一般生理状况有不良影响,而且由于视功能的过度紧张可导致全身疲劳。适宜的采光和照明可减少视力疲劳,提高舒适度。合理的采光和照明,能有效地调节人体的生理活动和物质代谢,使视功能和神经系统处于舒适状态,协调全身的紧张度。从环保节能的角度出发,公共场所宜充分利用自然采光。自然采光不足时,应保证人工照明的卫生要求,照度充足、均匀,光谱接近日光光谱,不形成浓影和眩目。

5. 噪声 噪声并非单纯的物理学概念,且不仅限于一些强烈的杂乱无序的声音,凡是影响工作、学习或睡眠休息以及一切不受欢迎的声音,都应视为噪声。噪声主要影响听力和心理状态,噪声可造成心理紧张,影响自主神经系统和内分泌系统。噪声还可造成交感神经系统紧张引起心动过速、血压升高、胃肠活动受抑制、出冷汗、面色发青等。噪声对脑力劳动者影响最大,国际标准化组织(ISO)规定,对脑力劳动者噪声限制平均水平为45dB(A),最大不可超过65dB(A)。

6. 新风量 新风量对室内空气卫生质量有重要影响。新风量是指从室外引入室内的新鲜空气,区别于室内回风。当人们长时间工作、生活在封闭的公共场所空间中,可导致一氧化碳、二氧化碳、可吸入颗粒物、挥发性有机物等污染物浓度增加,空气质量恶化。人体长期处在这样的环境中,会出现头痛、胸闷、易疲劳等"室内综合征"症状,还容易引发呼吸系统和神经系统等疾病。增加新风量是改善室内空气品质的重要手段,充足的新鲜空气可以提供呼吸所需要的氧气、调节室内微小气候、稀释室内污染物,营造良好健康的公共场所环境。特别是流感、新冠肺炎流行期间,采用集中空调通风系统的公共场所,应采用全新风运行方式,并加强通风管道、过滤装置的清洁消毒工作,确保新风的量和质均能满足卫生要求。

新风量的设置一般可根据二氧化碳浓度来确定,室内二氧化碳浓度被认为是评价空气清洁度的综合指标。一个成年人每天呼吸的空气量大约是 $10m^3$,其中氧气占 21%,二氧化碳占 0.032%;在人的呼出气中,二氧化碳占 4%~5%,氧气占 15%~16%。在长时间逗留的公共场所空间中(如宾馆、旅店等),要达到二氧化碳浓度不超过 0.1%,需要确保每人每小时有不少于 $30m^3$ 的新鲜空气;对于逗留时间较短的场所(如商场、展览馆等),要达到二氧化碳浓度不超过 0.15%,需要确保每人每小时有不少于 $20m^3$ 的新鲜空气。

二、空气质量指标

1. 一氧化碳　一氧化碳是公共场所空气中最为常见的有毒气体,其主要来源于人群吸烟、室内取暖煤炉、燃气泄漏。WHO 推荐,空气中一氧化碳的浓度应以人体血中 COHb 不超过 2% 为主要限值指标。相关研究表明,当空气中一氧化碳的浓度为 $15mg/m^3$ 时,血中 COHb 为 1.97%(接近 2%),按照环境卫生基准资料,一氧化碳浓度为 $15mg/m^3$ 时,人群仅可暴露 1h;当一氧化碳浓度为 $10mg/m^3$ 时,血中 COHb 为 1.7%,对普通人群影响不大,但对周围性血管病患者,如动脉硬化病患者和肺心病等肺部疾病患者的危害较大。

2. 二氧化碳　公共场所空气中的二氧化碳主要来自人体呼出气和香烟烟气。成人每小时呼出约 22L 二氧化碳。文献资料表明,人群聚集的公共场所空气中二氧化碳的浓度与细菌总数、可吸入颗粒物等污染物浓度成正相关,因此,许多国家把室内二氧化碳浓度作为评价空气清洁度的综合指标。

文献资料指出,清洁的大气中二氧化碳浓度为 0.03%~0.04%,室内空气二氧化碳在 0.07% 以下时属于清洁空气,此时人体感觉良好;当浓度在 0.07%~0.10% 时属于普通空气,个别敏感者会感觉有不良气味;当浓度在 0.10%~0.15% 时属于临界空气,室内空气的其他性状开始恶化,人们开始有不舒适感。从卫生学要求,室内二氧化碳浓度在 0.07% 以下是最佳状态,最高不应超过 0.15%。

3. 甲醛　国际癌症研究机构已确定其为一类致癌物质,能引起鼻咽癌、白血病。甲醛具有强刺激性,它是室内建筑材料、装饰材料和家具等产生的有害气体。甲醛对人体的影响主要表现在刺激、过敏、肺功能异常、肝功能以及免疫功能异常等方面。长期接触低浓度甲醛,会引起神经系统和呼吸系统症状,短时间接触会出现呼吸系统症状和眼刺激症状。文献报道,室内甲醛浓度 $>0.12mg/m^3$ 时,对人体健康有影响,对人体健康无影响的浓度 $<0.06mg/m^3$。美国 LEED 绿色建筑评估体系、加拿大、芬兰等国对居室中甲醛的最高容许浓度要求较高,均在 $0.08mg/m^3$ 以下,WHO、英国、日本、中国

香港等建议室内(居室、卧室和工作室)甲醛浓度限值为 ≤0.10mg/m³。

4. 可吸入颗粒物 可吸入颗粒物是指粒径 ≤10μm 以下的颗粒,它可以进入人体上、下呼吸道,特别是进入下呼吸道,颗粒物粒径越小,在呼吸道内沉积愈深,危害越大,而多数污染物和微生物均吸附在 ≤10μm 粒径颗粒中,因此该指标具有重要的卫生学意义。可吸入颗粒物、二氧化碳和空气细菌总数三者之间有密切关系,是综合评价室内空气污染的重要指标。

公共场所室内空气中可吸入颗粒物主要来源于生活燃料、吸烟、使用驱蚊剂以及由室外进入到室内的颗粒物。人员活动频繁、通风除尘不良、空调过滤材料不能及时更换都可使室内尘埃粒增加。这些尘埃经常是支气管哮喘过敏原,并有加重呼吸道疾病的作用,也可引起各种呼吸道炎症。相关研究表明,长期暴露在 PM_{10} 浓度为 0.20mg/m³ 的环境下,可引起人群呼吸道患病率、人群就诊率、小学生呼吸和免疫功能、小学生鼻咽喉炎患病率增加,并能诱导孕妇胎盘 AHH 酶活性增加,长期暴露在 0.10~0.15mg/m³ 范围内对健康无显著危害。日本、美国规定室内日平均标准为 0.15mg/m³。

5. 苯、甲苯、二甲苯 据报道,大气中 80% 的苯及其同系物(甲苯、二甲苯等)来源于汽车尾气,在自然通风条件下,室内大约有 70% 的苯及其同系物来源于室外的汽车尾气。在日常生活中,由于各种含苯溶剂的大量应用,导致室内外环境空气中苯的普遍存在。室内装修、家用化学品的使用、吸烟等均可导致室内空气中苯系物的种类和数量增加。

苯能麻醉和刺激呼吸道,并在体内神经组织及骨髓中蓄积;干扰骨髓造血干细胞的生长和分化,破坏造血功能;甲苯和二甲苯主要引起中枢神经系统的损伤及黏膜刺激;长期接触苯及其同系物会造成严重后果。《香港地区办公室及公共场所室内空气质量管理指南(2000)》规定苯的标准为 0.11mg/m³,苏联《工业企业设计卫生标准》(CH 245)规定二甲苯的浓度限值为 0.20mg/m³。我国公共场所卫生标准采用《室内空气质量标准》GB/T 18883 要求,苯≤0.11mg/m³、甲苯≤0.20mg/m³、二甲苯≤0.20mg/m³。

6. 臭氧 室内臭氧(O_3)的主要来源是室外光化学污染产物,室内 O_3 浓度与本地区室外 O_3 浓度密切相关。室内臭氧消毒器、紫外灯和某些办公用具(如复印机)也可导致臭氧的污染。

O_3 的毒性主要表现为对呼吸系统的强烈刺激和损伤,能引起上呼吸道炎症。长期接触一定浓度的 O_3 易引发上呼吸道感染。英国推荐的室内空气质量标准规定 O_3 平均浓度为 0.2mg/(m³·h),澳大利亚、日本、中国香港推荐标准 O_3 平均浓度为 0.12mg/(m³·h),我国《环境空气质量标准》(GB 3095—1996)二级标准规定 O_3 平均浓度为 0.16mg/(m³·h),《室内空气质量标准》(GB/T 18883)和《公共场所卫生标准及限值要求》等效采用了这一限值。

7. 总挥发性有机化合物 随着化学品和各种装饰材料的广泛使用,室内挥发性有机化合物(VOCs)的种类不断增加。因此提出用总挥发性有机物(TVOC)作为室内空气质量(IAQ)指标,评价暴露 VOC 产生的健康和不舒适效应。

TVOC 的值包括不同范围的化合物,化合物的范围没有确切的定义。按照 WHO(1989)的定义,挥发性有机化合物(VOC)是指常压下沸点范围在 50~260℃之间的化合物。《公共场所卫生指标及限值要求》(GB 37488)和《室内空气质量标准》(GB/T 18883)对 TVOC 定义为利用 TenaxGC 或 TenaxTA 采样,非极性色谱柱(极性指数小于 10)进行分析,保留时间在正己烷和正十六烷之间的挥发性有机化合物。

VOC 确定和怀疑的危害主要包括五个方面:嗅味不舒适(确定)、感觉性刺激(确定)、局部组织炎症反应(怀疑)、过敏反应(怀疑)、神经毒性作用(怀疑)。《室内空气质量标准》(GB/T 18883)规定 TVOC 浓度的限值为 $0.60mg/m^3$,公共场所要求按同样限值。

8. 氡 氡(Rn)通常的单质形态是氡气,为无色、无嗅、无味的惰性气体,具有放射性。当吸入体内后,氡发生衰变的 α 粒子可在人的呼吸系统造成辐射损伤,引发肺癌。地基以及建筑材料是室内氡的最主要来源。如花岗岩、砖砂、水泥及石膏之类,特别是含放射性元素的天然石材,最容易释出氡。多数国家室内空气中氡浓度当量水平在 200~600Bq/m³,《室内空气质量标准》(GB/T 18883)规定室内空气中氡浓度的限值为 400Bq/m³(年平均),公共场所要求按同样限值,适应我国情况。

9. 氨 氨是一种无色气体,具有强烈刺激性气味,对人体的眼、鼻、喉等有刺激作用,眼部接触造成流泪,短期内吸入大量氨气可能发生呼吸道刺激症状。氨的溶解度较大,易溶于上呼吸道的水分中,因而吸入后仅很小的一部分能够到达肺组织。室内氨污染可来自于含氨防冻剂的建筑材料释放、含脲醛树脂的胶合板释放、人体分泌(排泄)物等。美容美发店使用的烫、染发剂大多数含有氨的成分,在染烫加热过程中,含有的化学物质遇热后更容易释放出氨。

苏联工业企业设计卫生标准(CH 245—71)中规定,居民住宅区大气中氨的浓度限值为 $0.20mg/m^3$。我国公共场所卫生标准规定,理发店、美容店室内空气中氨浓度不应大于 $0.5mg/m^3$,其他场所不应大于 $0.20mg/m^3$。

10. 空气细菌总数 公共场所空气细菌主要来源于人们的活动。实验证明,空气微生物附集于固体或液体颗粒上而悬浮于空气中,特别是湿度大、灰尘多、通风不良、日光不足的情况下,细菌生存时间和致病性可以保持较长时间。公共场所空气中存在的病原微生物主要有结核分枝杆菌、白喉杆菌、溶血性链球菌、金黄色葡萄球菌、脑膜炎双球菌、流感病毒等,带菌飞沫可喷射至 1.5~2m 远处,这些小滴可在空气中悬浮 4~6h,引起以呼吸道传染病为主的多种传染病传播。对公共场所微生物的污染程度作出数量上的限制是十分必要的,由于目前以病原体作为直接评价指标在技术上还有一定困难,所以仍以细菌总数作为室内空气细菌的评价指标。

三、生活饮用水水质指标

公共场所饮用水一般采用市政供水或乡镇集中式供水,水质较为稳定,但应注意经管道长距离输送,以及二次供水造成的二次污染问题,应特别关注消毒剂余量以及消毒剂消耗造成微生物生长繁殖问题。

1. 微生物指标　菌落总数、总大肠菌群、耐热大肠菌群、大肠埃希氏菌是判断水体是否存在污染、污染程度及其能否安全使用的重要微生物指标。

（1）定义

菌落总数:是指 1ml 水样在营养琼脂培养基中,于有氧条件下 37℃培养 48h 后,所含菌落的总数（CFU/ml 计）。

总大肠菌群:是指一群在 37℃培养 24h 能发酵乳糖,产酸产气的需氧和兼性厌氧的革兰氏阴性无芽孢杆菌。

耐热大肠菌群:用提高培养温度的方法将自然环境中的大肠菌群与粪便中的大肠菌群分开,在 44.5℃仍能生长的大肠菌群。

大肠埃希氏菌:广泛存在于人和温血动物的肠道中,能够在 44.5℃发酵乳糖产酸并且 IMViC 试验结果符合 ++－－ 或 －+－－ 的革兰氏阴性无芽孢杆菌,以此作为粪便污染指标评价卫生状况,推断样品中肠道致病菌污染的可能性。

（2）意义:一般未受污染的饮用水水体细菌数量很少,若菌落总数检出数量增多,表明水质可能受到污染,检出数量越大,污染越严重。因而,菌落总数可作为饮用水中微生物污染状况的指示菌,并可判断水厂的净化消毒效果。菌落总数检验采用标准平皿计数法,方法简便易行。

总大肠菌群包括外环境中的不耐热的大肠菌群和来自人与温血动物粪便中的耐热大肠菌群,总大肠菌群可以指示肠道传染病传播的可能性,但不是专一的菌属。而在耐热大肠菌群中,有一些符合某种生化结果特征的革兰氏阴性无芽孢杆菌为大肠埃希氏菌,大肠埃希氏菌中绝大部分都是非致病性的,只有极少一部分能引起腹泻,被称为致泻性大肠埃希氏菌。

因而,菌落总数和总大肠菌群可以作为评价水处理效果、供水系统清洁度、完整性和是否形成生物膜的指示菌。消毒合格的水质不应该有总大肠菌群检出,一旦检出则表明水处理不当,在输配水系统和储水装置中检出,则提示有细菌再生,可能有生物膜形成或水管存在渗漏污染。检出总大肠菌群,应进一步分析检测,检出耐热大肠菌群可认为水质直接或间接受到了比较近期的粪便污染。检出大肠埃希氏菌,可认为是被粪便污染的指标,可能有肠道病原菌的存在。

2. 消毒剂余量 我国目前常用饮用水消毒剂以含氯制剂为多,主要有:氯气及游离氯制剂、一氯胺、二氧化氯等。饮用水投加消毒剂并维持输配水管网中消毒剂余量,主要是为了杀灭水中微生物,并防止管网系统可能产生的污染以及微生物的再生长,抑制管道中生物膜的形成和过度生长。但是,水体中存在的有机污染物,以及天然腐殖质等都可与含氯制剂等消毒剂反应生成消毒副产物,对人体健康造成潜在风险,而且会影响饮用水的口感、气味、颜色等,造成消费者厌恶而投诉。因此,应严格控制消毒剂使用量,既要保证饮用水卫生安全,又不应超量使用造成余量过高而产生危害。

四、游泳场所检测指标

1. 浑浊度 浑浊度是反映游泳池物理性状的一项指标,也可以说是水中的能见度或透明度,可直接反映水中污染物的情况,反映游泳池水处理装置的过滤精度以及循环状况。浑浊度降低不仅仅意味着水的透明度增加,同时也代表水的洁净程度,游泳池水中构成浑浊度的物质还可能会伤害眼球。作为感官性指标,其超标表示池水浑浊度过大,不易看到池底,容易引发安全事故。美国、德国、国际泳联和 WHO 规定浑浊度 <1NTU,我国GB 37488 规定限值为≤1NTU。

2. pH 值 生活饮用水 pH 值的允许范围为 6.5~8.5,对人们的饮用和健康均不受影响,但在游泳池水处理中,调节池水的 pH 很重要。大多数消毒剂的杀菌作用与 pH 有关,因此必须使 pH 值保持在有利于消毒剂有效发挥作用的最佳范围内,美国、加拿大、国际泳联、WHO 规定 pH 为 7.2~7.8,我国GB 37488 将 pH 规定为 7.0~7.8。

3. 游离性余氯 游离性余氯是指水中的 ClO^-、$HClO$、Cl_2 等,杀菌速度快,杀菌力强,但消失快,又叫自由性余氯。使用氯气及游离氯制剂(如次氯酸钠、二氯异氰尿酸钠或三氯异氰尿酸)进行游泳池水消毒时,游泳池内必须保持一定量的游离性余氯来维持池水的持续杀菌作用。在制定该指标时,既要充分保证游泳池水质消毒,又要控制余氯的浓度以避免对人体产生伤害,同时在池水处理时有更好的操作性,规定限值为 0.3~1.0mg/L。

4. 化合性余氯 化合性余氯是指水中氯与氨的化合物,包括 NH_2Cl、$NHCl_2$ 及其他氯氨类化合物,具有强烈刺激性,会引起结膜炎和鼻黏膜炎。

游泳池水中化合性余氯浓度过高表明水中氨超标,说明游泳池的负荷过大或游泳者带入的污染物浓度过高。世界各国对游泳池水中化合性余氯限值均有规定:WHO《游泳池水环境规程》建议化合性余氯不超过游离性余氯水平的一半,理想值不超过 0.2mg/L,德国、英国、美国、意大利、瑞士、挪威相关标准中化合性余氯的最高限值分别为 0.2mg/L、0.2mg/L、0.2mg/L、0.3mg/L、0.4mg/L、0.5mg/L。我国游泳池水化合性余氯规定限值为≤0.4mg/L。

5. 臭氧 臭氧是游泳池水质处理中最强的氧化剂和消毒剂,目前游泳池水使用臭氧消毒的越来越多。臭氧的密度大于空气、不稳定、易挥发、有毒性,会引起人体不适及其他不良反应。在使用臭氧消毒时,应关注臭氧可能逸出水面对人体产生的毒性作用,臭氧的标准值为水面上方 20cm 不超过 0.2mg/m^3。

6. 尿素 尿素是氨基酸分解代谢的最终产物,游泳池水中的尿素含量是游泳池水质检测的主要项目之一,过高时会对游泳者身体造成危害,尿素释放出的氨与氯消毒剂形成氯胺类物质,使游泳者产生厌恶感,刺激皮肤、眼角膜,腐蚀头发,高尿素使氯形成结合态,此时即使大量投放氯消毒效果也很差。降低水中尿素的浓度无法用过滤、加药等常规手段处理,一般只能用换水方法解决,尿素超标与游泳人数过多以及未及时补充新水有关,规定限值为≤3.5mg/L。

7. 氰尿酸 目前许多游泳池消毒使用二氯异氰尿酸钠或三氯异氰尿酸。二氯异氰尿酸钠和三氯异氰尿酸消毒剂均是有机化合物,其在水中分解成氰尿酸和氯,其中的氰尿酸是稳定剂,能使水中的次氯酸浓度维持稳定,从而产生消毒作用持久的效果。但由于氰尿酸不易分解和去除,易在水中集聚,当其浓度增高到一定程度时,反而会抑制次氯酸的消毒效果,并对人体产生潜在危害。WHO 推荐游泳池水中氰尿酸的含量≤100mg/L。美国、澳大利亚、英国规定的限值分别为 50mg/L、100mg/L、200mg/L,我国公共场所标准中的氰尿酸浓度限值为≤50mg/L。

8. 氧化还原电位 氧化还原电位(ORP)表示水中氧化或还原的电动势(电位),ORP 值是水溶液氧化或还原能力的测量指标,能体现消毒剂的活性,用来度量游泳池水中氯和臭氧的消毒效果,已成为国际间水质标准的指标,WHO 1971 年将 ORP 值列入饮用水水质标准的参考指标。我国公共场所限值规定为 ORP≥650mV。

9. 菌落总数 菌落总数是了解池水消毒效果的主要指标。菌落总数中的细菌大部分是非致病性,仅菌落总数高没有太大的卫生学意义,但其比较直观,细菌越少,水质卫生就越好。

10. 大肠菌群 该菌群主要来源于人畜粪便,具有指示菌的一般特征,故以此作为粪便污染指标评估游泳池水的卫生质量,也是为了掌握池水可能受肠道致病菌污染的状况。

11. 三卤甲烷　三卤甲烷(THMs)是氯与水中有机物反应生成的主要挥发性卤代烃类化合物,包括三氯甲烷、一溴二氯甲烷、二溴一氯甲烷、溴仿。是水加氯消毒过程的消毒副产物,是一种潜在的致癌物质,游泳者可能通过吞咽、吸入、皮肤吸收而使游泳池水中的三卤甲烷进入人体。我国《生活饮用水卫生标准》(GB 5749—2006)中对三氯甲烷的规定限值为60μg/L。关于三卤甲烷的限值,国际泳联和德国的规定最为严格(20μg/L),美国和英国的规定分别为80μg/L和100μg/L,日本和WHO的限值均为200μg/L。结合我国游泳池场所实际情况,既保证人体安全,又不会给游泳池经营者造成太大的经济压力,作为推荐性指标,规定限值为不宜高于200μg/L。

五、集中空调通风系统指标

1. 微生物指标

(1) 细菌总数:空调管道中的微风速、适宜温湿度和尘埃为细菌提供了良好的生存环境,细菌可存在于空调系统的过滤器、冷却盘管、冷凝水水盘、管道、冷却塔、加湿器中。细菌总数超标,可能含有致病微生物,可能使人致病;同时,空调系统中有微生物繁殖,可产生次级污染物,造成人体危害。检出的细菌总数越高,说明空调系统被微生物污染越严重。考虑到空调系统内易于微生物的生存,规定空调系统送风中的细菌总数限值为500CFU/m³,风管内表面细菌总数限值为100CFU/cm²。

(2) 真菌总数:真菌具有真核,是一种真核细胞型微生物,种类超过10万;真菌的基本结构是孢子和菌丝,孢子是繁殖器官,而菌丝是生长器官;真菌在环境中的适宜生存条件是空气湿润、温暖、阴暗;空调系统内真菌大多数是嗜温性(10~35℃);主要存在于冷却塔、通风管道、冷水盘管部位。

真菌的种类很多,但引起人或动物感染的仅占极少部分。真菌可引起真菌感染、变态反应性疾病。如2012年,美国发生的真菌性脑膜炎患者,超过300人,死亡病例25人。真菌的孢子和菌丝能引起鼻炎、哮喘、外源性过敏性肺泡炎等。WHO1990年提出室内空气中的真菌指标为1 500CFU/m³;空调系统中的环境适合真菌生长,因此将空调送风中真菌总数规定为500CFU/m³,风管内表面真菌总数规定为100CFU/cm²。

(3) β- 溶血性链球菌:细菌总数包括致病微生物,因此有细菌的地方都可能含有致病微生物。可以通过空气介质传播的致病微生物都有可能污染空调系统,因此空调系统中可能存在致病微生物。致病微生物种类繁多,每个都进行检测是不可能的,也是不现实的;以β- 溶血性链球菌作为空调送风致病微生物的代表,指标限值为不得检出。

(4) 嗜肺军团菌:是一种需氧的无芽孢革兰氏阴性杆菌,长 1~20μm,宽 0.3~0.9μm。军团菌在环境中自然存在,在天然的水体中能生存几个月,在普通的自来水中可存活 1 年以上,适宜繁殖的水温条件为 35~40℃。其主要存在于空调系统冷却水和冷凝水中,据报道,空调冷却塔检出率在 50% 以上,洗浴用水、温泉水中也有较高的检出率。考虑到操作性和存在状况,仅对冷却水、冷凝水、沐浴用水、空调送风提出该指标要求。同时,军团菌有多种种型,具有传染性,其中危害最大的是嗜肺军团菌,公共场所卫生标准规定,公共场所沐浴用水、集中空调通风系统冷却水、冷凝水、空调送风均不得检出嗜肺军团菌。

2. 积尘量　指集中空调风管内表面单位面积灰尘的量。微小的砂粒、树叶、微生物等会随着风一起吸入到管道内,在进风管道内壁底部堆积;回风口将室内空气中的粉尘、纤维、微生物等直接随着回风进入回风管道;空调系统风管积尘含有微生物和化学污染物,是污染物对健康危害的一个重要载体。综合考虑到我国室外空气污染以及空调系统污染状况、空调系统清洗间隔和成本以及对健康危害,标准规定风管内表面积尘量不得大于 $20g/m^2$。

六、公共用品用具指标

1. 微生物指标　公共用品用具的微生物指标包括:细菌总数、大肠菌群、金黄色葡萄球菌、真菌总数等项目。

公共用品用具中的微生物主要来源于空气细菌沉降或者人体接触吸附。公共场所适宜的温湿度和尘埃为微生物提供生存环境,微生物生存时间和致病性可以保持较长时间。公共用品用具中病原微生物可引起皮肤、黏膜等接触性感染的疾病传播。因此,对公共用品用具微生物的污染程度作出数量上的限制十分必要。

(1) 细菌总数:细菌总数作为污染的评价指标,无法区分污染的微生物种类,但该指标检测方法简便、快速,可作为用品用具清洗消毒效果、储存、运输过程卫生措施和管理的简单衡量指标。细菌总数超标,有可能受到污染,检出的细菌总数越高,说明被微生物污染越严重。

(2) 大肠菌群:大肠菌群可作为用品用具受到粪便污染的指标,大肠菌群广泛存在于人畜粪便以及与人类活动有关的外界环境中,它的检出标志着用品用具直接或间接受到粪便的近期或远期污染,可以指示肠道传染病传播的可能性,比细菌总数具有更为广泛的卫生学意义。

(3) 金黄色葡萄球菌:为一种革兰氏染色阳性球形细菌,显微镜下排列成葡萄串状,常见于皮肤表面及上呼吸道黏膜、化脓性创口,空气以及污水等环境中也存在。金黄色葡萄球菌本身不会对人体健康产生危害,其繁殖过程中产生的肠毒素是主要的致病因子。金黄色葡萄球菌产生的肠毒素具有极强的耐热性,在 100℃加热条件下仍能存活 30min 不失去其活性,人体摄入带有达到致病量肠毒素的食物 2~6h 后,出现恶心、呕吐和腹泻、腹痛、绞痛等急性胃肠炎症状。公共场所使用的公共用品用具等有可能因使用者的个人卫生习惯不良、或有皮肤创口而受到金黄色葡萄球菌等致病菌污染。标准限值要求棉织品、美容美发工具、修脚工具金黄色葡萄球菌不得检出。

(4) 真菌总数:真菌包括霉菌、酵母菌等,公共场所人群健康状况不一,有可能患有足癣等真菌感染,其使用公共场所提供的鞋类,或接受修脚服务等过程会导致物品污染,若清洁消毒工作不落实,或者消毒剂浓度和消毒时间不足,均可能导致真菌总数超标。标准限值规定鞋类、修脚工具真菌总数为 $\leq 50CFU/50cm^2$。

2. pH 值　棉织品的 pH 是指棉织品中残留的酸碱含量,通过对棉织品的水萃取液进行测定。棉织品在洗涤过程中会使用洗衣粉、漂白粉、柔顺剂和酸粉等洗涤剂,若没有充分过水漂清,会造成洗涤剂残留,对人体皮肤造成刺激。目前,棉织品外送洗服务越来越普遍,媒体曾曝出部分地下洗涤作坊使用强碱来漂白棉织品,而强碱性物质残留,会对人体的皮肤造成强烈的刺激和腐蚀作用。GB 18401《国家纺织产品基本安全技术规范》规定 B 类直接接触皮肤的产品 pH 为 4.0~8.5,GB 37488 规定棉织品的 pH 应在 6.5~8.5之间。

第三节　公共场所卫生监测基本要求

《公共场所卫生检验方法》(GB/T 18204—2013/2014),分为 6 个部分,分别对公共场所的物理因素、化学污染物、空气微生物、公共用品用具微生物、集中空调系统及其卫生监测技术做了规范要求。

一、检测频次和样品量要求

(一)有休息需求的宾馆、饭店、旅店、招待所等场所

1. 空气卫生状况监测要求

(1) 监测频次:空气质量监测为 1 天,上、下午各监测 1 次;经常性卫生监测为随机监测。

(2) 监测样本量:客房数量≤100 间的场所,抽取客房数量的 3%~5% 进

行监测;客房数量 >100 间的住宿场所,抽取客房数量的 1%~3% 进行监测;且每个场所监测的客房数量不得少于 2 间。每间客房布 1 个监测点。

(3)测点距离:测点距地面高度 1~1.5m,距墙壁不小于 0.5m,室内空气温度测点还应距离热源不小于 0.5m。

2. 水质卫生状况监测

(1)饮水监测:按 GB 5749 执行,本书不做详细介绍。

(2)沐浴水监测频次:随机监测。

(3)沐浴水监测样本量:随机选择 5 间客房,各采集沐浴水样 500ml。

(二)文化娱乐场所:影剧院、音乐厅、录像厅(室)、游艺厅、歌舞厅等

1. 影剧院、音乐厅、录像厅(室)等空气卫生状况监测

(1)监测频次:空气质量监测为 1 天,在 1 天中监测 1~2 场,每场开映前 10min、开映后 10min 和结束前 10min 各监测 1 次;经常性卫生监测只随机监测 1 场,开映前 10min、开映后 10min 和结束前 10min 各监测 1 次。

(2)监测样本量:座位数量 <300 个的场所布置 1~2 个监测点,座位数量 300~500 个的场所布置 2~3 个监测点,座位数量 500~1 000 个的场所布置 3~4 个监测点,座位数量 >1 000 个的场所布置 5 个监测点。

(3)测点距离:测点距地面高度 1~1.5m,距墙壁不小于 0.5m,室内空气温度测点还应距离热源不小于 0.5m。

2. 游艺厅、歌舞厅等空气卫生状况监测

(1)监测频次:空气质量监测为 1 天,在 1 天中营业的客流高峰和低峰时各监测 1 次;经常性卫生监测为随机监测。

(2)监测样本量:室内面积不足 50m² 的设置 1 个测点,50~200m² 设置 2 个测点,200m² 以上设置 3~5 个测点。

(三)公共浴室、游泳馆等场所

1. 空气卫生状况监测

(1)监测频次:经常性卫生监测在场所营业的客流高峰期监测 1 次。

(2)监测样本量:室内面积不足 50m² 的设置 1 个测点,50~200m² 设置 2 个测点,200m² 以上设置 3~5 个测点。(场所面积按照不同功能分别计算,比如更衣室、休息室、浴室、游泳池等)

2. 游泳池水卫生状况监测

(1)监测频次:人工游泳场经常性卫生监测在场所营业的客流高峰时段监测。

(2)监测样本量:儿童泳池布置 1~2 个监测点,成人泳池面积 ≤1 000m² 的布置 2 个监测点,成人泳池面积 >1 000m² 的布置 3 个监测点。

(3)样品采集:采集泳池水面下 30cm 处水样 500ml。

3. 沐浴水卫生状况监测

(1) 监测频次:经常性卫生监测为随机监测。

(2) 监测样本量:随机选择 5 个淋浴喷头,每个喷头采集 500ml 水样;在沐浴池选择 3 个采样点,采集水面下 30cm 处水样 500ml。

(四) 美容店、理(美)发店等场所空气卫生状况监测

1. 监测频次　空气质量监测为 1 天,在 1 天营业时间内监测 2~3 次;经常性卫生监测为随机监测。

2. 监测样本量　座(床)位数量 <10 个的场所布置 1 个监测点,座(床)位数量 10~30 个的场所布置 2 个监测点,座(床)位数量 >30 个的场所布置 3 个监测点。

(五) 体育场(馆)空气卫生状况监测

1. 监测频次　经常性卫生监测为随机监测。

2. 监测样本量　观众座位数量 <1 000 个的场所布置 2 个监测点,座位数量 1 000~5 000 个的场所布置 3 个监测点,座位数量 >5 000 个的场所布置 5 个监测点。

(六) 展览馆、博物馆、图书馆、美术馆、商场(店)、书店、候车(机、船)、餐饮场所等空气卫生状况监测

1. 监测频次　经常性卫生监测为客流高峰时段随机监测 1 次。

2. 监测样本量　营业面积 <200m² 的场所设置 1 个监测点,营业面积 200~1 000m² 的场所布置 2 个监测点,营业面积 >1 000m² 的场所设置 3 个测点。

二、选点原则及布点要求

1. 选点原则

(1) 选择人群停留时间较长的地点,但不能影响人群正常活动,避开人流通风道和通风口。

(2) 根据被测的面积大小可用均匀布点

1) 室内 1 个监测点的布在中央,适用于面积较小(<50m²)场所,如单间客房、理发室、游艺厅等。

2) 2 个监测点的设置在室内对称点上,适用于 50~200m² 场所,如博物馆、图书馆、舞厅(200m² 以下)、音乐茶座、公共浴室的更衣室、候诊室、大型理发美容院等。

3) 3 个监测点的设在室内对角线四等分的 3 个等分点上,5 个测点的按梅花布点,适用于 200m² 以上的商场、书店,博物馆、美术馆、图书馆,1 000 座以上的影剧院,车站、码头、机场等候室等。

4) 其他的按均匀布点原则设置。

（3）高层建筑物宜设上、中、下三个立体检测平面。

（4）化学污染物和物理因素监测点应离墙不小于 0.5m，高度为 1.0~1.5m。微生物监测点应离墙不小于 1.0m，高度为 1.2~1.5m。室内空气温度监测点还应距离热源不小于 0.5m。

2. 检测结果表达

（1）物理因素、室内空气中化学污染物：检测区域各监测点测量值的算数平均值表示。

（2）空气微生物指标：检测区域各监测点测量值的最大值表示，沉降法除外（以平均值表示）。

三、采样及检测

公共场所各卫生指标的检测可以分为现场快速检测及现场采样送实验室检测两个部分。现场快速检测方法最常用于物理指标的定量检测，如空气温度、湿度、噪声、风速、场强等；另外，某些电化学方法及分光光度法原理的仪器也在公共场所现场快速检测中使用，如一氧化碳、二氧化碳、甲醛、可吸入颗粒物等的现场快速检测；但微生物指标及部分化学指标（氨、苯、甲苯、二甲苯、总挥发性有机物等）还是要通过现场采样后送到实验室进行检测。

（一）物理因素

1. 公共场所物理因素多采用现场快速检测方法进行测定，检测方法详见表 2-11。

2. 室内新风量检测方法　室内新风量检测方法有两种：示踪气体法和风管法，其中风管法又分为皮托管法和风速计法两种方法。

（1）示踪气体法

1）选用原则：示踪气体法适用于非机械通风且换气次数小于 5 次 /h 的公共场所（或无机械通风系统的场所）。

2）原理：示踪气体法即示踪气体（tracer gas）浓度衰减法，常用的示踪气体有 CO_2 和 SF_6。在待测室内通入适量示踪气体，由于室内外空气交换，示踪气体的浓度呈指数衰减，根据浓度随着时间变化的值，计算出室内的新风量和换气次数。

3）示踪气体的选择：无色、无味、使用浓度无毒、安全、环境本底低、易采样、易分析的气体，装于 10L 气瓶中，气瓶应有安全的阀门。示踪气体环境本底水平及安全性资料见表 2-12。

4）测量步骤

① 用尺测量并计算出室内容积 V_1 和室内物品（桌、沙发、柜、床、箱等）总体积 V_2。

表 2-11　物理因素的检测方法

检测指标	检测标准	检测范围	检测方法	备注：可使用便携式仪器进行现场检测
空气温度	GB/T 18204.1—2013	0~50℃	玻璃液体温度计法	玻璃液体温度计
		0~60℃	数显式温度计法	数显式温度计
相对湿度	GB/T 18204.1—2013	在 -10~45℃条件下，测量范围为 10%~100%	干湿球法	干湿球温度计
		露点温度为 -45~60℃	氯化锂露点法	数显式湿度计
		0~60℃条件下，电阻式温度计的相对湿度测量范围为 10%~90%，电容式湿度计的相对湿度测量范围为 0%~100%	电阻电容法	数显式湿度计
室内风速	GB/T 18204.1—2013	测量范围为 0.1~10m/s；在 0.1~2m/s 范围内，其测量误差不大于 ±10%	热电式风速计法	指针式热电风速计 数显式热电风速计
室内新风量	GB/T 18204.1—2013	适用于非机械通风且换气次数小于 5 次/h 的公共场所	示踪气体法	袖珍或轻便型气体浓度测定仪
		皮托管法测量新风管风速范围为 2~30m/s；风速计法测量新风管风速范围为 0.1~10m/s	风管法	标准皮托管 微压计 热电风速计
噪声	GB/T 18204.1—2013	A 声级，30~120dB	数字声级计法	玻璃液体温度计或数显式温度计 数字声级计
照度	GB/T 18204.1—2013	量程下限不大于 1lx，上限不小于 5 000lx；示值误差不超过 ±8%	照度计法	数字照度计
大气压	GB/T 18204.1—2013	800~1 064hPa	空盒气压表法	空盒气压表

注：物理因素中除新风量检验方法外，同一指标如果有两个或两个以上检验方法时，可根据技术条件选择使用，但以第一法为仲裁法。

表 2-12　示踪气体环境本底及毒性水平表

气体名称	毒性水平	环境本底水平（单位：mg/m^3）
一氧化碳	人吸收 50mg/m^3，1h 无异常	0.125~1.25
二氧化碳	作业场所时间加权容许浓度 9 000mg/m^3	600
六氟化硫	小鼠吸入 48 000mg/m^3，4h 无异常	低于检出限
一氧化氮	小鼠 LC_{50} 1 059mg/m^3	0.4
三氟溴甲烷	作业场所标准 6 100mg/m^3	低于检出限

② 计算室内空气体积，见式（2-1）

$$V = V_1 - V_2 \qquad\qquad 式（2-1）$$

式中：

V—室内空气体积，单位为立方米（m^3）；

V_1—室内容积，单位为立方米（m^3）；

V_2—室内物品总体积，单位为立方米（m^3）。

③ 如果选择的示踪气体是环境中存在的（如 CO_2），应首先测量本底浓度。

④ 关闭门窗，用气瓶在室内通入适量的示踪气体后将气瓶移至室外，同时用电风扇搅动空气 3~5min，使示踪气体分布均匀，示踪气体的初始浓度应达到至少经过 30min，衰减后仍高于仪器最低检出限。

⑤ 打开测量仪，在室内中心点记录示踪气体浓度。

⑥ 根据示踪气体浓度衰减情况，测量从开始至 30~60min 时间段示踪气体浓度，在此时间段内测量次数不少 5 次。

⑦ 调查检测区域内设计人流量和实际最大人流量。

5）结果计算

① 换气次数计算见式（2-2）。

$$A = \frac{l_n(c_1 - c_0) - l_n(c_1 - c_0)}{t} \qquad\qquad 式（2-2）$$

式中：

A—换气次数，单位时间内由室外进入到室内的空气总量与该室内空气总量之比；

C_0—示踪气体的环境本底浓度，单位为毫克每立方米（mg/m^3）或 %；

C_1—测量开始时示踪气体浓度，单位为毫克每立方米（mg/m^3）或 %；

C_t—时间为 t 时示踪气体浓度，单位为毫克每立方米（mg/m^3）或 %；

t—测定时间，单位为小时（h）。

② 新风量计算见式（2-3）。

$$Q = \frac{A \times V}{P} \qquad \text{式(2-3)}$$

式中：

Q—新风量，单位时间内每人平均占有由室外进入室内的空气量，单位为立方米每人小时 [m³/(人·h)]；

A—换气次数；

V—室内空气体积，单位为立方米(m³)；

P—取设计人流量与实际最大人流量两个数中的高值，单位为人。

（2）风管法

1）选用原则：风管法适用于机械通风系统场所，皮托管法测量风管风速范围为 2m/s-30m/s，电风速计法测量风管风速范围为 0.1~10m/s。

2）原理：在机械通风系统处于正常运行或规定的工况条件下，通过测量新风管某一断面的面积及该断面的平均风速，计算出该断面的新风量。如果一套系统有多个新风管，每个新风管均要测定风量，全部新风管风量之和即为该套系统的总新风量，根据系统服务区域内的人数，便可得出新风量结果。

3）布点要求：

① 检测点所在的断面应选在气流平稳的直管段，避开弯头和断面急剧变化的部位。

② 圆形风管测点位置和数量：将风管分成适当数量的等面积同心环，测点选在各环面积中心线与垂直的两条直径线的交点上，圆形风管测点数见表 2-13。直径小于 0.3m，流速分布比较均匀的风管，可取风管中心一点作为测点。气流分布对称和比较均匀的风管，可只取一个方向的测点进行检测。

表 2-13　圆形风管测点数

风管直径 /m	环数 / 个	测点数（两个方向共计）
≤1	1~2	4~8
>1~2	2~3	8~12
>2~3	3~4	12~16

③ 矩形风管测点位置和数量：将风管断面分成适当数量的等面积矩形（最好为正方形），各矩形中心即为测点。矩形风管测点数见表 2-14。

4）测量步骤

① 测量风管检测断面面积(S)，按表 2-13 或表 2-14 分环 / 分块确定检测点。

② 皮托管法测定新风量测量步骤如下：

表 2-14 矩形风管测点数

风管断面面积 /m²	等面积矩形数 / 个	测点数 / 个
≤1	2×2	4
>1~4	3×3	9
>4~9	3×4	12
>9~16	4×4	16

检查微压计显示是否正常,微压计与皮托管连接是否漏气。

将皮托管全压出口与微压计正压端连接,静压管出口与微压计负压端连接。将皮托管插入风管内,在各测点上使皮托管的全压测孔对着气流方向,偏差不应超过 10°,测量出各点动压(P_d)。重复测量一次,取算术平均值。

将玻璃液体温度计或电阻温度计插入风管中心点处,封闭测孔待温度稳定后读数,测量出新风温度(t)。

调查机械通风服务区域内设计人流量和实际最大人流量。

③ 风速计法测定新风量测量步骤如下:

按照热电风速仪使用说明书调整仪器;将风速仪放入新风管内测量各测点风速,以全部测点风速算术平均值作为平均风速;

将玻璃液体温度计或电阻温度计插入风管中心点处,封闭测孔待温度稳定后读数,测量出新风温度(t);

调查机械通风服务区域内设计人流量和实际最大人流量。

5) 结果计算

① 皮托管法测量新风量的计算见式(2-4)。

$$Q = \frac{\sum_{i=1}^{n}(3\,600 \times S \times 0.076 \times K_p \times \sqrt{273+t} \times \sqrt{p_d})}{p} \qquad 式(2\text{-}4)$$

式中:

Q—新风量,单位为立方米每人小时[m³/(人·h)];

n——一个机械通风系统内新风管的数量;

S—新风管测量断面面积,单位为平方米(m²);

K_p—皮托管系数;

t—新风温度,单位为摄氏度(℃);

P_d—新风动压值,单位为帕(Pa);

P—服务区人数,取设计人流量与实际最大人流量 2 个数中的高值,单位为人。

② 风速计法测量新风量的计算见式(2-5)。

$$Q = \frac{\sum_{i=1}^{n}(3\,600 \times S \times \overline{V})}{P}$$ 式(2-5)

式中：

Q—新风量，单位为立方米每人小时［m³/(A·h)］；

n——一个机械通风系统内新风管的数量；

S—新风管测量断面面积，单位为平方米(m²)；

V—新风管中空气的平均速度，单位为米每秒(m/s)；

P—服务区人数，取设计人流量与实际最大人流量2个数中的高值，单位为人。

③ 换气次数的计算见式(2-6)。

$$A = \frac{Q \times P}{V}$$ 式(2-6)

式中：

A—换气次数；

Q—新风量，单位为立方米每人小时［m³/(人·h)］；

P—服务区人数；

V—室内空气体积，单位为立方米(m³)。

3. 噪声检测方法

(1) 原理：数字声级计通常利用电容式声电换能器，将被测的声音信号转变为电信号，经内部一定处理后成为声级值。使用声级计在规定时间内测量一定数量的室内环境 A 计权声级值，经过计算得出等效 A 声级 L_{Aeq}，即为室内噪声值。

(2) 测量步骤

1) 测点布置

① 对于噪声源在公共场所外的，室内面积不足 50m² 的设置 1 个测点，设置在中央；50~200m² 的设 2 个测点，设置在室内对称点上；200m² 以上的设置 3~5 个测点，3 个测点的设置在室内对角线四等分的 3 个等分点上，5 个测点的按梅花布点，其他按均匀布点原则布置。

② 对于噪声源在公共场所内的，设置 3 个测点，在噪声源中心至对侧墙壁中心的直线四等分的 3 个等分点上设置。

③ 测点距地面高度 1~1.5m，距墙壁和其他主要反射面不小于 1m。

2) 测量时声级计可以手持也可以固定在三脚架上，并尽可能减少声波反射影响。

3) 对于稳态噪声，用声级计快挡读取 1min 指示值或平均值，对于脉冲噪声读取峰值和脉冲保持值。

4）对于周期性噪声，用声级计慢档每隔 5s 读取一个瞬时 A 声级值，测量一个周期。

5）对于非周期非稳态噪声，用声级计慢档每隔 5s 读取一个瞬时 A 声级值，连续读取若干数据。

（3）结果计算

1）室内环境噪声为稳态噪声的，声级计指示值或平均值即为等效 A 声级 L_{Aeq}。

2）室内环境噪声为脉冲噪声的，声级计测得的峰值即为等效 A 声级 L_{Aeq}。

3）室内环境噪声为周期性或其他非周期非稳态噪声的，等效 A 声级 L_{Aeq} 的计算见式（2-7）。

$$L_{Aeq}=10lg\left(\sum_{i=1}^{n}10^{0.1L_{Ai}}\right)-10lgn \qquad \text{式（2-7）}$$

式中：

L_{Aeq}——室内环境噪声等效 A 声级，单位为分贝（dB）；

n——在规定时间 t 内测量数据的总数，单位为个；

L_{Ai}——第 i 次测量的 A 声级，单位为分贝（dB）。

4. 照度检测方法

（1）原理：照度计是利用光敏半导体元件的物理光电现象制成。当外来光线射到光探测器（光电元件）后，光电元件将光能转变为电能，通过读数单元（电流表或数字液晶板）显示光的照度值。

（2）测量步骤

1）测点布置

① 整体照明：室内面积不足 50m² 的设置 1 个测点，设置在中央；50~200m² 的设 2 个测点，设置在室内对称点上；200m² 以上的设置 3~5 个测点，3 个测点的设置在室内对角线四等分的 3 个等分点上，5 个测点的按梅花布点，其他按均匀布点原则布置。测点距地面高度 1~1.5m。

② 局部照明：如特殊需要的局部照明情况下，可测量其中有代表性的一点。如果是局部照明和整体照明兼用的情况下，应根据实际情况合理选择整体照明的灯光关闭还是开启，并在测定结果中注明。

2）相关注意事项

① 照度计的受光器上应洁净无尘。

② 测量时照度计受光器应水平放置。

③ 将受光器置于待测位置，选择量程并读取照度值。

④ 操作人员的位置和服装不应对测量结果造成影响。

⑤ 如果光源是白炽灯应开启 5min 后，气体放电灯应开启 30min 后开始测量。

（二）空气质量指标

空气质量指标需通过现场采集空气样品后送到实验室进行检测，但也有越来越多的便携式快速检测仪器在公共场所现场使用。

1. 空气样品的采集方法可分为集气法和浓缩法两大类。

（1）集气法（直接采样法）：将空气样品未加浓缩，收集在合适的容器内，再带回实验室进行分析，适用于空气污染物浓度高、分析方法灵敏度高、现场不适宜使用动力采样的情况。根据采集器及操作方法不同，可分为真空采样法、置换采样法、充气采样法、注射器采样法。

（2）浓缩采样法：空气中污染物浓度一般都较低，而且分析方法的灵敏度有限，直接采样往往很难满足分析的要求。在这种情况下，可采用浓缩采样法采集大量空气样品，对被测污染物进行浓缩，以达到分析方法灵敏度要求。浓缩采样法所得结果为采样时间内被测物质的平均浓度。浓缩采样法又分为溶液吸收法、固体吸附剂采样法和个体计量器采样法等。

1）溶液吸收法常用水、水溶液或有机溶剂等作为吸收液。选择吸收液的原则：

① 吸收液应对本采样的空气污染物有较大的溶解度或与其化学反应的速度快。

② 采集的污染物在吸收液中有足够长的稳定时间。

③ 所用吸收液组分对分析测定无影响。

④ 选用的吸附剂价廉、易得，且尽量选用无毒无害的吸收剂。

2）固体吸附剂采样法是利用空气通过固体吸附剂时，固体吸附剂的吸附作用或阻留作用达到浓缩空气中污染物的采样方法。常用的固体吸附剂可分为颗粒状吸附剂、纤维状滤料、筛孔状滤料等。常用的颗粒状吸附剂有硅胶、活性炭、高分子多孔微球、素陶瓷和氧化铝等。纤维状滤料是指由天然纤维素或合成纤维制成的各种滤纸和滤膜，常用的有定量滤纸、层析滤纸、玻璃纤维滤纸、石英纤维滤纸、聚氯乙烯滤膜等。筛孔状滤料由纤维素基质交联成筛孔，孔径较为均匀。采集机制与纤维状滤料相似。常用的筛孔状滤料由微孔滤膜、核孔滤膜、银薄膜和聚氨酯泡沫塑料。

2. 采样仪器　空气样品的采样仪器包括各种类型的采样器、采气动力和其他流量计。

（1）常用的采集器：吸收管（包括大型气泡吸收管、多孔玻板吸收管、冲击式吸收管等）、填充柱采样管、滤料采样夹、集气瓶、塑料袋（包括聚乙烯袋、聚氯乙烯袋等)、注射器等,其中前三种对采集样品有一个浓缩过程,适用于浓缩法采样;后三种没有浓缩过程,适用于直接采样。

(2)采气动力:采样过程中需要使用抽气动力,让空气进入或通过采集器。常用的采气动力有手抽气筒、水抽气筒、电动抽气筒和压缩空气吸引器等。

采样时,无论采用哪种采样动力,都应按照采样器、流量计、采样动力的先后顺序串联仪器,保证空气样品首先进入采集器而不受污染、不被吸附。

(3)气体流量计及其校正:空气采样中测量气体流量的仪器称为气体流量计。在实际工作中,当采样器或采气动力的容积可以直接反映所采集空气体积时,不需要使用气体流量计,否则必须用气体流量计记录采样速度。皂膜流量计、湿式流量计可直接反映气体流过的体积值,且测量较为精确,一般用来校正其他流量计。转子流量计、孔口流量计反映的是气体流速,与采样时间乘积才是采集的气体量,由于这两种流量计轻便、易于携带,比较适合于现场采样。

其他流量计读数是否准确,直接影响检验结果,因此,采样前必须对流量计进行校正。

3. 专用采样器 专用采样器包括粉尘采样器、气体采样器、个体采样器等,可按采样器的使用说明操作。

4. 便携式现场快速检测仪器 某些电化学方法及分光光度法原理的仪器在公共场所现场快速检测中使用,如一氧化碳、二氧化碳、甲醛、可吸入颗粒物等的现场快速检测。

公共场所空气质量指标的采样及检测方法详见表 2-15。

表 2-15 空气质量指标的采样及检测方法

项目	检测标准	检测范围	采样方法	检验方法	注意事项
一氧化碳（CO）	GB/T 18204.2—2014	最低检出质量浓度为 0.125mg/m³,测量范围:0.5~50mg/m³	—	不分光红外线一氧化碳气体分析法	可使用便携式不分光红外线一氧化碳气体分析仪进行现场检测
		当进样 1ml 时,最低检出质量浓度为 0.5mg/m³,测量范围:0.5~50mg/m³		气相色谱法	抽取现场空气冲洗采气袋 3~4 次后,采气 400~600ml,密封进气口,带回实验室分析

项目	检测标准	检测范围	采样方法	检验方法	注意事项
二氧化碳（CO_2）	GB/T 18204.2—2014	最低检出体积分数为0.01%,测量范围:0.05%~0.5%	—	不分光红外分析法	可使用便携式不分光红外线气体分析仪进行现场检测
		当进样3ml时,本法最低检出二氧化碳体积分数0.014%,测量范围:0.02%~0.6%		气相色谱法	抽取现场空气冲洗采气袋3~4次后,采气400~600ml,密封进气口,带回实验室分析
		当采样体积为5L时,本法最低检出二氧化碳体积分数为0.001%,测量范围0.01%~0.5%		容量滴定法	—
可吸入颗粒物（PM_{10}）	GB/T 18204.2—2014	当采气体积为$5m^3$时,本法最低检出质量浓度为0.01mg/m³	—	滤膜称重法	使用带有PM_{10}切割器的滤膜采样器进行空气采样,空气中的颗粒物经切割器分离后,PM_{10}被采集在滤膜上
		测量范围:0.001~10mg/m³		光散射法	可采用便携式光散射式粉尘仪进行现场检测
细颗粒物（$PM_{2.5}$）	GB/T 18204.2—2014	0.001~0.5mg/m³	—	光散射法	可采用便携式光散射式粉尘仪进行现场检测
尿素	GB/T 18204.2-2014	—	—	分光光度法	—
硫化氢	GB/T 18204.2—2014 GB/T 11742	—	有泵型采样法（液体吸收法）	亚甲蓝分光光度法	—

续表

项目	检测标准	检测范围	采样方法	检验方法	注意事项
氨	GB/T 18204.2—2014	当采样气体为5L时,最低检出质量浓度为 0.01mg/m³,测量范围为0.01~2mg/m³	有泵型采样法(液体吸收法)	靛酚蓝分光光度法	—
		当采气体积为5L时,本法最低检出质量浓度为 0.4mg/m³,测量范围0.4~4mg/m³	有泵型采样法(液体吸收法)	纳氏试剂分光光度法	—
甲醛	GB/T 18204.2—2014	当采样流量为1L/min采气体积为20L时,测量范围为0.01~0.16mg/m³	有泵型采样法(液体吸收法)	AHMT分光光度法	—
	GB/T 18204.2—2014	最低检测质量为 0.056μg,当采气体积为 10L时,测量范围为 0.01~0.15mg/m³	有泵型采样法(液体吸收法)	酚试剂分光光度法	空气中的二氧化硫会造成本法测定结果偏低,当空气中二氧化硫共存时,可将气样先通过硫酸锰滤纸过滤器予以排除
	GB/T 18204.2—2014	当采气体积为20L时,本法最低检出质量浓度为0.01mg/m³,测定范围为0.02~1mg/m³	有泵型采样法(液体吸收法)	气相色谱法	二氧化硫及氮氧化物无干扰
	GB/T 18204.2—2014	测定室内空气中甲醛浓度范围为0.02~1.25mg/m³	—	光电光度法	在乙醛、CO、CO_2、丙酮和NH_3以1μg/g浓度与甲醛共存时,对本法测量造成的相对误差 <5%
		测定室内空气中甲醛浓度范围为0.2~5mg/m³	—	电化学传感器法	可使用便携式甲醛检测仪进行现场检测

续表

项目	检测标准	检测范围	采样方法	检验方法	注意事项
臭氧	GB/T 18204.2—2014	2.14μg/m³-2mg/m³	—	紫外光度法	可使用便携式臭氧测定仪进行现场检测
	GB/T 18204.2—2014	当采气体积为20L时,本法最低检出质量浓度为 0.009mg/m³,测量范围0.009mg/m³~0.5mg/m³	有泵型采样法(液体吸收法)	靛蓝二磺酸钠分光光度法	
苯、甲苯、二甲苯	GB/T 18204.2—2014	采样量为20L时,用1ml二硫化碳提取,进样1μg,测定范围为 0.05mg/m³~10mg/m³ 当用活性炭采样管采气样为10L,热解吸时,苯的测定范围为 0.05~10mg/m³ 当用活性炭管采气10L,热解吸时,甲苯的测定范围为 0.01~10mg/m³; 二甲苯为0.02mg/m³~10mg/m³	有泵型采样法(固体吸附剂管法)	热解析/毛细管气相色谱法	一般用活性炭管吸附,结果计算时,需要把采样体积换算为标准状态下的采样体积
	GB/T 18204.2—2014	当采样流速为 400ml/min,采样时间为30s时,最低检出质量浓度为 7.2μg/m³,测定范围 0.05~0.80 mg/m³,可以通过调整采样时间扩大方法的检测范围	—	便携式气相色谱法	可使用便携式气相色谱仪进行现场检测
总挥发性有机物(TVOC)	GB/T 18204.2—2014	0.5μg/m³~10mg/m³	有泵型采样法(固体吸附剂管法)	热解析/毛细管气相色谱法	选择合适的吸附剂(TenaxGC 或 Tenax TA);采样流量范围为 0.02~0.5L/min,结果计算时,需要把采样体积换算为标准状态下的采样体积

续表

项目	检测标准	检测范围	采样方法	检验方法	注意事项
空气细菌总数	GB/T 18204.3—2013	—	撞击法	营养琼脂培养基培养计数法	结果表示:一个区域空气中,报告细菌总数的最大值,单位为 CFU/m³
		—	自然沉降法	营养琼脂培养基培养计数法	结果表示:一个区域空气中,报告区域内平皿的平均菌落数,单位为 CFU/皿

注:本部分除微生物指标外,同一指标如果有两个或两个以上检验方法时,可根据技术条件选择使用,但以第一法为仲裁法。

(三)公共场所水样

公共场所采集和检测的水样类别通常为二次供水、管网末梢水、游泳池水、沐浴水等。

1. 水样采集

(1)采样点及采样要求

1)二次供水、管网末梢水:先用 75% 酒精棉球从内到外消毒水龙头,再用酒精灯火焰将水龙头烧灼消毒,然后把水龙头完全打开,放水 5~10min,再取水样。根据检测项目采集水样量。

2)游泳池水:人工游泳场所经常性卫生监测在场所营业的客流高峰时段监测。儿童池布置 1~2 个采样点;成人泳池面积≤1 000m² 的,布置 2 个采样点;成人泳池 >1 000m² 的,布置 3 个采样点。在泳池水面下 30cm 处采集水样 500ml。

3)沐浴用水:随机选择 5 个淋浴喷头,各采集淋浴水样 500ml;在沐浴池选择 3 个采样点,采集水面下 30cm 处水样 500ml。

同一水源、同一时间采集几类检测指标的水样时,应先采集供微生物学指标检测的水样。采样时应直接采集,不得用水样涮洗已灭菌的采样瓶,并避免手指和其他物品对瓶口的沾污。理化指标采样前应先用水样荡洗采样器、容器和塞子 2~3 次(油类除外)。

(2)采样容器的选择

1)应根据待测组分的特性选择合适的采样容器。

2)容器的材质应化学稳定性强,且不应与水样中组分发生反应,容器壁不应吸收或吸附待测组分。

3）采样容器应可适应环境温度的变化,抗震性能强。

4）采样容器的大小、形状和重量应适宜,能严密封口,并容易打开,且易清洗。

5）应尽量选用细口容器,容器盖和塞的材料应与容器材料统一。在特殊情况下需用软木塞或橡胶塞时应用稳定的金属箔或聚乙烯薄膜包裹,最好有蜡封。有机物和某些微生物检测用的样品容器不能用橡胶塞,碱性的液体样品不能用玻璃塞。

6）对无机物、金属和放射性元素测定水样应使用有机材质的采样容器,如聚乙烯塑料容器等。

7）对有机物和微生物学指标测定水样应使用玻璃材质的采样容器。

8）特殊项目测定的水样可选用其他化学惰性材料材质的容器。如热敏物质应选用热吸收玻璃容器;温度高、压力大的样品或含痕量有机物的样品应选用不锈钢容器;生物(含藻类)样品应选用不透明的非活性玻璃容器,并存放阴暗处;光敏性物质应选用棕色或深色的容器。

(3) 采样容器的洗涤

1）测定一般理化指标采样容器的洗涤:将容器用水和洗涤剂清洗,除去灰尘、油垢后用自来水冲洗干净,然后用质量分数 10% 的硝酸(或盐酸)浸泡8h,取出沥干后用自来水冲洗 3 次,并用蒸馏水充分淋洗干净。

2）测定有机物指标采样容器的洗涤:用重铬酸钾洗液浸泡 24h,然后用自来水冲洗干净,用蒸馏水淋洗后置烘箱内 180℃烘 4h,冷却后再用纯化过的己烷、石油醚冲洗数次。

3）测定微生物学指标采样容器的洗涤和灭菌

容器洗涤:将容器用自来水和洗涤剂洗涤,并用自来水彻底冲洗后用质量分数为 10% 的盐酸溶液浸泡过夜,然后依次用自来水、蒸馏水洗净。

容器灭菌:热力灭菌是最可靠且普遍应用的方法。热力灭菌分干热和高压蒸汽灭菌两种。干热灭菌要求 160℃下维持 2h;高压蒸汽灭菌要求121℃下维持 15min,高压蒸汽灭菌后的容器如不立即使用,应于 60℃将瓶内冷凝水烘干。灭菌后的容器应在 2 周内使用。

(4) 样品运输及送检要求

1）采样前或采样后立即贴上标签,每件样品应标记清楚(如名称、来源、数量、采样地点、采样人及采样时间)。

2）除了用于现场测定的样品外,大部分水样都需要运回实验室进行分析。在水样的运输和实验室管理过程中应保证其性质稳定、完整、不受沾污、损坏和丢失。

3）水样采集后应立即送回实验室,根据采样点的地理位置和各项目的最长可保存时间选用适当的运输方式,在现场采样工作开始之前就应安排好运输工作,以防延误。

4）样品装运前应逐一与样品登记表、样品标签和采样记录进行核对,核对无误后分类装箱。

5）塑料容器要塞紧内塞,拧紧外盖,贴好密封带,玻璃瓶要塞紧磨口塞,并用细绳将瓶塞与瓶颈拴紧,或用封口胶、石蜡封口。待测油类的水样不能用石蜡封口。

6）需要冷藏的样品,应配备专门的隔热容器,并放入制冷剂。

7）为防止样品在运输过程中因震动、碰撞而导致损失或沾污,最好将样品装箱运输。装运用的箱和盖都需要用泡沫塑料或瓦楞纸板作衬里或隔板,并使箱盖适度压住样品瓶。

8）样品箱应有"切勿倒置"和"易碎物品"的明显标示。

(5) 水样采集的质量控制:目的是检验采样过程质量,是防止样品采集过程中水样受到污染或发生变质的措施。

1）现场空白:现场空白是指在采样现场以纯水作样品,按照测定项目的采样方法和要求,与样品相同条件下装瓶、保存、运输,直至送交实验室分析。通过将现场空白与实验室内空白测定结果相对照,掌握采样过程中操作步骤和环境条件对样品质量影响的状况。现场空白所用的纯水要用洁净的专用容器,由采样人员带到采样现场,运输过程中应注意防止沾污。

2）运输空白:运输空白是以纯水作样品,从实验室到采样现场又返回实验室。运输空白可用来测定样品运输、现场处理和贮存期间或由容器带来的可能沾污。每批样品至少有一个运输空白。

3）现场平行样:现场平行样是指在同等采样条件下,采集平行双样品送实验室分析,测定结果可反映采样与实验室测定的精密度。当实验室精密度受控时,主要反映采样过程的精密度变化状况。现场平行样要注意控制采样操作和条件的一致。对水质中非均相物质或分布不均匀的污染物,在样品灌装时摇动采样器,使样品保持均匀。现场平行样占样品总量的 10% 以上,一般每批样品至少采集两组平行样。

4）现场加标样或质控样:现场加标样是取一组现场平行样,将实验室配制的一定浓度的被测物质的标准溶液,等量加入到其中一份已知体积的水样中,另一份不加标样,然后按样品要求进行处理,送实验室分析。将测定结果与实验室加标样对比,掌握测定对象在采样、运输过程中的准确度变化情况。现场加标除加标在采样现场进行外,其他要求应与实验室加标样相一致。现场使用的标准溶液与实验室使用的为同一标准溶液。

现场质控样是指将标准样与样品基体组分接近的标准控制样带到采样

现场,按样品要求处理后与样品一起送实验室分析。现场加标样或质控样的数量,一般控制在样品总量的 10% 左右,每批样品不少于 2 个。

2. 水样采集保存水样采集保存具体详见表 2-16。

表 2-16　部分指标的水样采集保存方法及取样体积

指标分类	容器材质	保存方法	取样体积 /L	备注
一般理化	聚乙烯	冷藏	3~5	—
挥发性酚与氰化物	玻璃	氢氧化钠(NaOH),pH≥12,如有游离余氯,加亚砷酸钠去除	0.5~1	—
金属	聚乙烯	硝酸(HNO₃),pH≤2	0.5~1	—
汞	聚乙烯	硝酸(HNO₃)(1+9,含重铬酸钾 50g/L)至 pH≤2	0.2	用于冷原子吸收法测定
耗氧量	玻璃	每升水样加入 0.8ml 浓硫酸(H_2SO_4),冷藏	0.2	—
有机物	玻璃	冷藏	0.2	水样应充满容器至溢流并密封保存
微生物	玻璃(灭菌)	每 125ml 水样加入 0.1ml 10% 硫代硫酸钠除去残留余氯	0.5	—
放射性	聚乙烯	—	3~5	—

3. 游泳池水及沐浴用水检测方法　二次供水及末梢水检测方法按照生活饮用水检测方法进行,本书不做详细介绍。

游泳池水及沐浴用水检测方法详见表 2-17。

表 2-17　游泳池水及沐浴用水检测方法

检测指标	检测标准	检测范围	检测方法	备注
浑浊度	GB/T 5750.4—2006	最低检测浊度为 0.5NTU	散射法	—
		最低检测浑浊度为 1NTU	目视比浊法	—
pH(水)	GB/T 5750.4—2006	本法测定 pH 可以精确到 0.01	玻璃电极法	—
		本法测定 pH 可以精确到 0.1.	标准缓冲溶液比色法	—

续表

检测指标	检测标准	检测范围	检测方法	备注
游离性余氯	GB/T 5750.11—2006	若取 10ml 水样测定,则最低检测质量浓度为 0.01mg/L	N,N- 二乙基对苯二胺(DPD)分光光度法	可使用便携式余氯比色计进行现场快速检测 高浓度的一氯胺对游离余氯的测定有干扰
		本法最低检测质量浓度为 0.005mg/L	3,3′,5,5′- 四甲基联苯胺比色法	超过 0.12mg/L 的铁和 0.05mg/I. 的亚硝酸盐对本法有干扰
尿素	GB/T 18204.2—2014	—	分光光度法	—
池水温度	GB/T 18204.1—2013	—	温度计法	玻璃液体温度计
				数显式温湿度计
化合性余氯	GB/T 5750.11—2002	—	N,N- 二乙基对苯二胺(DPD)分光光度法	化合性余氯 = 总氯的测量值 – 游离余氯测量值
氧化还原电位	SL 94—1994	—	电位测定法	一首先要明确仪器的电极类型,如用甘汞电极,可参考 SL 94—1994 的计算公式进行结果换算
氰尿酸	CJ/T 244—2016	适用于游泳池水中氰尿酸质量浓度为 5~50mg/L 的水样直接测定。浓度超过 50mg/L 的水样须经稀释后方可测定	比浊测定法	多参数水质监测仪
游泳池水菌落总数	GB/T 5750.12—2006	—	平皿计数法	—

续表

检测指标	检测标准	检测范围	检测方法	备注
游泳池水大肠菌群	GB/T 5750.12—2006	—	多管发酵法	—
			滤膜法	—
			酶底物法	
天然泳池漂浮物	GB/T 5750.4—2006	—	直接观察法	—
沐浴水嗜肺军团菌	GB/T 18204.5—2013	—	培养法	采样广口瓶用前灭菌；每瓶中加入 $Na_2S_2O_3$（c=0.1mol/L）0.3~0.5ml 取水样约 500ml

（四）公共场所集中空调通风系统

1. 检测指标　公共场所集中空调通风系统卫生学检测指标为：集中空调通风系统冷却水和冷凝水中嗜肺军团菌；新风量；集中空调风管内表面积尘量、细菌总数、真菌总数；集中空调送风中可吸入颗粒物、细菌总数、真菌总数、溶血性链球菌等。

2. 抽样原则　公共场所集中空调通风系统的卫生抽样检测应具有随机性、代表性和可行性。

3. 采样点和抽样量　集中空调通风系统（机组）的抽样比例不少于空气处理机组对应的风管系统总量的 5%；不同类型的集中空调系统，每类至少抽 1 套，每套应选择 2~5 个代表性部位。

（1）每套系统抽样量与采样点如下：

1）冷却水：不少于 1 个冷却塔。采样点设置在距塔壁 20cm、液面下 10cm 处。

2）冷凝水：不少于 1 个冷凝部位。采样点设置在排水管或冷凝水盘处。

3）新风量：每个进风管不少于 1 个部位。采样点设置于新风管，选择气流平稳的直管段，避开弯头和断面急剧变化的部位。

4）送风口：每套空调系统选择 3~5 个送风口进行检测。送风口面积小于 0.1m² 的设置 1 个检测点，送风口面积在 0.1m² 以上的设置 3 个检测点。风口设置 1 个测点的在送风口中心布置，设置 3 个测点的在送风口对角线四等分的 3 个等分点上布点。检测点位于送风口散流器下风方向 15~20cm 处。

5）风管内表面：机器人采样，在每套空调系统的风管（如送风管、回风管、新风管）中选择 3 个代表性采样断面，每个断面设置 1 个采样点。手工擦拭采样，在每套空调系统的风管中选择 2 个代表性采样断面，每个断面在风管的上面、底面和侧面各设置 1 个采样点；如确实无法在风管中采样，可抽取该套系统全部送风口的 3%~5% 且不少于 3 个作为采样点。

（2）空调冷却水、冷凝水样品采集：将采样广口瓶（玻璃或聚乙烯材料，磨口）用前灭菌，每瓶中加入 $Na_2S_2O_3$（c=0.1mol/L）0.3~0.5ml，中和样品中的氧化物；冷却水采样点设置在距塔壁 20cm、液面下 10cm 处，冷凝水采样点设置在排水管或冷凝水盘处；每个采样点依无菌操作取水样约 500ml；采集的样品 2d 内送达实验室，不必冷冻，但要避光和防止受热，室温下贮存不应超过 15d。

4. 检测方法

（1）空调系统新风量：采用 GB/T 18204.1—2013 中 6.2 的风管法测定集中空调通风系统的新风量，即直接在新风管上测定新风量的方法，具体操作详见本节第三部分物理因素中室内新风量检测风管法。

（2）空调送风中可吸入颗粒物 PM_{10}：采用光散射式粉尘仪测定集中空调通风系统送风中可吸入颗粒物 PM_{10} 的质量浓度，测量范围 0.001~10mg/m³。

应在集中空调通风系统正常运转条件下进行检测。每个测点检测 3 次。

一个系统送风中 PM_{10} 的测定结果按该系统全部检测的送风口 PM_{10} 质量浓度的算术平均值给出。

（3）空调送风中微生物（细菌总数、真菌总数、β- 溶血性链球菌）

1）采样：集中空调通风系统应在正常运转条件下，并关闭门窗 15~30min 以上，尽量减少人员活动幅度与频率，记录室内人员数量、温湿度与天气状况等。以无菌操作，使用撞击式微生物采样器以 28.3L/min 流量，采集 5~15min。

2）检测方法：采用培养法测定集中空调通风系统送风中的微生物，在营养琼脂培养基上经 35~37℃、48h 培养所生长发育的嗜中温性需氧和兼性厌氧菌落的总数为细菌总数；在沙氏琼脂培养基上经 28℃、5d 培养所形成的菌落数为真菌总数；在血琼脂平板上经 35~37℃、24~48h 培养所形成的典型菌落为β- 溶血性链球菌。

3）结果报告：记录菌落计数结果并按稀释比与采气体积换算成 CFU/m³（每立方米空气中菌落形成单位）。一个空调系统送风中微生物（细菌总数、真菌总数、β- 溶血性链球菌）的测定结果按该系统全部检测的送风口测定值中的最大值给出。

(4) 空调风管内表面积尘

1) 方法：采用称重法测定集中空调通风系统风管内表面的积尘量。采集风管内表面规定面积的全部积尘，以称重方法得出风管内表面单位面积的积尘量，表示空调风管的污染程度。

2) 采样：可采用定量采样机器人或手工擦拭采样，规格板：采样机器人采样面积为 50cm^2 或 100cm^2，采样精度为与标准方法的相对误差小于 20%；采样规格板面积为 50cm^2 或 100cm^2，面积误差小于 5%。使用定量采样机器人或手工法在确定的位置、规定的面积内采集风管表面全部积尘，表面积尘较多时用刮拭法采样，积尘较少不适宜刮拭法时用擦拭法采样，并将积尘样品完好带出风管。

3) 结果报告：采样点积尘量，根据每个采样点积尘质量和采样面积换算成每平方米风管内表面的积尘量。风管污染程度，取各个采样点积尘量的平均值为风管污染程度的测定结果，以 g/m^2（每平方米风管内表面积尘的质量）表示。

(5) 空调风管内表面微生物

1) 方法：采用培养法测定集中空调通风系统风管内表面的细菌总数和真菌总数。集中空调通风系统风管内表面采集的样品，计数在营养琼脂培养基上经 35~37℃、48h 培养所生长发育的嗜中温性需氧和兼性厌氧菌落的总数为细菌总数，计数在沙氏琼脂培养基上经 28℃、5d 培养所形成的菌落数为真菌总数。

2) 采样：可使用定量采样机器人或人工法采样，具体要求同积尘量采样。但整个采样过程应无菌操作。为避免人工采样对采样环境的影响，宜采用机器人采样。

3) 结果报告：菌落计数，记录结果并按稀释比换算成 CFU/25cm^2（每 25cm^2 风管表面菌落形成单位）。一个空调系统风管表面细菌总数、真菌总数的测定结果分别按该系统全部检测的风管表面细菌总数、真菌总数测定值中的最大值给出。

5. 常用仪器　集中空调通风系统采样检测仪器及要求见表 2-18。

(五) 公共场所用品用具

1. 采样方法

(1) 涂抹法：将无菌棉拭子蘸取灭菌生理盐水（管内 10ml）后涂抹用品、用具，然后将拭子放入生理盐水管中，及时送检培养。操作时应避免人为污染。

(2) 戳印法：将溶化并冷却至 50~55℃的营养琼脂培养基倾注入已灭菌

表 2-18 公共场所集中空调通风系统现场采样检测仪器要求

检测/采样项目	检测所用仪器		仪器要求
新风量	皮托管法	标准(或 S 型)皮托管	标准皮托管 K_p=0.99±0.01，或 S 形 K_p=0.84±0.01。
		微压计	精确度不低于 2%，最小读数不大于 1Pa
		水银玻璃温度计或电阻温度计	最小读数不大于 1℃
	风速计法	热电风速仪	最小读数不大于 0.1m/s
		水银玻璃温度计或电阻温度计	最小读数不大于 1℃
送风中可吸入颗粒	便携式直读仪器		颗粒物捕集特性应满足 D_{a50}=(10±0.5)μm，σ_g=1.5±0.1 的要求；测定范围为 0.001~10mg/m³；在此范围内本法重复测量的平均相对标准差小于 ±7%
送风中微生物	六级筛孔空气撞击式采样器及配套采样泵		对空气中细菌的捕获率应大于 95%；采样泵流量能满足 28.3L/min
风管内表面污染物	机器人采样:定量采样机器人		—
	人工采样:无专用采样仪器		对所用取样框有尺寸要求
冷却水、冷凝水中嗜肺军团菌	无采样仪器，但所用采样容器应选择玻璃瓶或聚乙烯瓶		容器瓶口应为螺口或磨口；若水样中含有沉积物与软泥的需用广口瓶

的特制戳印平皿内(使培养基平面比皿边缘高 2~3mm)，每皿约 10ml，待凝固后盖上皿盖(皿盖与培养基之间有一定的空隙)，翻转平皿在 4℃下保存备用。将被检物(被罩、枕巾等)放平，再将皿盖打开，放在被检物品表面上用手轻按压 3~4s，取下平皿，盖上皿盖，送 37℃恒温箱内培养 24h 计算菌落数。

2. 采样数量公共用品用具的监测样本量按各类物品投入使用总数 3%~5% 抽取，当某类用品用具投入使用总数不足 30 件时，此类物品采样数量至少为 1 件。

3. 采集部位与采样面积

公共卫生用品的采样点应选择人群使用该物品时接触频率较高的部位。

（1）杯具：在茶具内、外缘与口唇接触处，即 1~5cm 高处一圈采集，采样总面积为 50cm²。

（2）棉织品：在毛巾、枕巾、浴巾对折后两面的中央 5cm×5cm（25cm²）面积范围内分别均匀涂抹 5 次，每 25cm² 采样面积为 1 份样品，每件用品共采集 2 份样品；在床单、被单的上下两部即与颈部、脚部接触部位 5cm×5cm（25cm²）面积范围内分别均匀涂抹 5 次，每 25cm² 采样面积为 1 份样品，每件用品共采集 2 份样品；在睡衣、睡裤随机选择 2 个 5cm×5cm（25cm²）面积范围内分布均匀涂抹 5 次，每 25cm² 采样面积为 1 份样品，每件用品共采集 2 份样品。

（3）洁具

浴盆：在盆内一侧壁二分之一高度及盆底中央 5cm×5cm（25cm²）面积范围内分别均匀涂抹采样，每 25cm² 采样面积为 1 份样品，每件用具共采集 2 份样品。

脸（脚）盆：在盆内二分之一高度相对两侧壁 5cm×5cm（25cm²）面积范围内分别均匀涂抹采样，每 25cm² 采样面积为 1 份样品，每件用具共采集 2 份样品。

坐便器：在坐便圈前部弯曲处选择 2 个 5cm×5cm（25cm²）面积范围内分别均匀涂抹采样，每 25cm² 采样面积为 1 份样品，每件用具共采集 2 份样品。

按摩床（椅）：在床（椅）面中部选择 2 个 5cm×5cm（25cm²）面积范围内分别均匀涂抹采样，每 25cm² 采样面积为 1 份样品，每件用具共采集 2 份样品。

（4）鞋类：在每只鞋的鞋内与脚趾接触处 5cm×5cm 面积范围内分别均匀涂抹 5 次，一双鞋为 1 份样品，采样总面积为 50cm²。

（5）购物车（筐）：在车（筐）把手处选择 2 个 5cm×5cm 面积范围内分别均匀涂抹 5 次，1 件物品为 1 份样品，采集总面积为 50cm²。

（6）美容美发美甲用品

理发推子：应在推子的前部上下均匀各涂抹 3 次，采样面积达到 25cm² 为 1 份样品。

理发刀、剪：在刀、剪刃的两个侧面各涂抹 1 次，采样面积达到 25cm² 为 1 份样品。

美容美甲用品：与人体接触处涂抹采样，采样面积达到 25cm² 为 1 份样品。

修脚工具：在修脚工具与人体接触处涂抹采样，采样面积达到 50cm² 为 1 份样品。

（7）其他用品：在用品与人体接触处选择 2 个 5cm×5cm（25cm²）面积范围内分别均匀涂抹采样，每 25cm² 采样面积为 1 份样品，每件用品共采集 2

份样品。

（六）现场采样检测的要求和注意事项

现场检测过程控制

（1）准备阶段

1）应明确现场检测对象和工作内容，制订具体检测方案。至少包括：①检测目的与要求；②检测项目与检测方法，以及采样方法（必要时）；③使用的仪器设备、辅助装置、采样工具、试剂、容器、安全防护用品；④检测环境条件要求；⑤记录表格、数据处理方法、结果报告方式与要求；⑥检测内容实施顺序、检测时间与地点；⑦参加人员及分工、交通运输要求与方式；⑧与被检测方的联系方式等。

2）根据检测方案，安排人员，准备器具、材料、文件和表格等。

（2）实施阶段

1）现场检测应由 2 名以上检测人员共同参与，依据确定的检测方案，遵循检测标准或技术规范实施布点、采样和测试，必要时进行空白对照试验。

2）检测人员应按照仪器设备操作说明或指导书的要求在实施检测核验零点、测量量程及灵敏度响应值无误后方可进行。必要时，可使用参考物质进行验证。

3）在检测过程中，环境条件应满足仪器性能及检测方法规定的要求，当环境条件（如温度、湿度、风速、磁场强度、噪声、光照射、空气清洁度等）可能影响到检测项目的正确性和有效性时，立即停止检测活动。

4）结束检测时，应确认仪器设备状态是否符合技术要求。如发现存在的问题可能导致质疑本次检测数据有效性时，应立即查找原因，确定是否需要重新安排检测。

5）对于直接接触危及健康的检测对象或身处存在有害因素的作业环境中，检测人员应佩戴个人安全防护用具，如防毒面具、呼吸防护器具、护目镜、减噪耳塞（罩）、防护服、安全帽、安全鞋、防护手套等。

6）检测过程信息应在检测中实时记录，不得事后追记或誊写。检测记录内容至少包括：记录的标题及表格编号、页码；检测对象或项目名称、检测任务或样品唯一性编号及状况（适用时）；地点和时间；采样地点和布点图（适用时）；检测依据和方法；使用仪器设备名称及编号、采用器具（适用时）；检测时的环境条件（适用时）；检测过程得到的数据、图谱、影像，观察到的现象，计算公式和导出数据，检测结果的量值（适用时）；对检测中发生的异常现象、意外情况的描述（适用时）；检测人员签字及日期；被检测方陪同人员的签字及日期或对其拒绝签字的描述（适用时）。

7）记录应用黑色或者蓝黑色的水笔或者签字笔填写。发生记录错误时，应由检测人采用"杠改"方式进行修改,并在作废处或旁边加盖更改人印章或签名和修改日期,不得描改、涂改、刮改。

8)由自动化检测仪器设备直接输出的原始数据表或图谱,应标注说明检测任务或样品唯一性编号、检测日期、页码,并经检测人签名。电子记录修改应留有痕迹,相关软件应定期备份,并建立防止未经授权被修改的安全措施。

9)检测结果应正确应用测量不确定度、法定计量单位、有效数字及其修约符合要求。

正确应用测量不确定度:不确定度的来源反映了各种来源不同的误差对结果的影响,且有时不是独立或单独出现的。对于检测项目本身存在修正值和修正因子的,应将测量结果加上修正值或乘以修正因子后一定程度上补偿或减少误差的影响。

科学进行数值修约:

a. 有效数字是指在检测、测量时实际能够测到的数字,有效数字的位数与检测和分析方法及测量仪器的准确度有关,同一检测方法下检测结果有效数字的位数不同表明测量仪器的准确度不同。

b. 保留有效数字位数的原则是只允许在末位保留一位可疑数,有效数字位数反映了测量的准确程度,绝不能随意增加或减少。

c. 在计算一组准确度不等(有效数字位数不等)的数据前,应采用"四舍六入五留双""四舍六入五考虑""五后非零则进一""五后皆零视奇偶""五前为奇则进一""五前为偶则舍弃"的规则将多余数字进行修约,最后根据误差传递规律进行有效数字的运算。几个数据相加减时,和或差有效数字保留的位数,应以小数点后位数最少(绝对误差最大)的数据为依据;几个数据相乘除时,积或商有效数字保留的位数,应以有效数字位数最少(相对误差最大)的数据为准,即在运算过程中不应改变测量的准确度。

d. 正确的数字修约可以导致不确定度呈均匀分布,达到简化计算并准确表达测量结果的作用,还需注意的是不允许连续修约,多次连续修约将会产生不确定度的累积。

10)检测活动结束后,应对废弃物按相关规定采用适宜的方法进行无害化处理。

11)在卫生现场检测中发现潜在的公共卫生危害因素时,应按照相关规定处理。

(李彩苋　冯文如　蒋琴琴)

第三章
公共场所卫生学评价

第一节　公共场所卫生学评价的特点和分类

公共场所存在很多共性的环境因素,但不同类型的公共场所又有其各自的特点,而且在公共场所建设及运营的不同阶段,其卫生学评价的内容和要求也有所不同。

一、公共场所卫生学评价的基本特征

1. 全过程的卫生学评价是确保公共场所卫生安全最有效、最经济的措施和手段。卫生学评价贯穿公共场所项目建设的全过程,在选址、设计、施工及竣工验收和日常运营各阶段都能发挥其作用。

2. 卫生学评价内容覆盖公共场所内与公众接触的全要素。人们在公共场所内活动,其接触的各种环境及要素,如果处置不当,都有可能对人体健康产生直接或间接的危害。因此,我们开展公共场所卫生学评价活动时,须对场所内相关健康危害因素进行全面调查和检测。

3. 通过卫生学评价,进行健康危害因素识别,抓住关键的潜在健康风险点。通过卫生监测和评价,识别不同场所的健康危险因素,找出关键的健康风险点,提出有针对性的卫生措施和手段。

4. 卫生学评价大多需要现场调查与现场检测密切结合。通过现场卫生调查可以全面了解和掌握项目的硬件配套情况和管理相关情况,而卫生学检测结果是衡量项目是否符合卫生要求的重要指标。场所的硬件配套和管理状况与检测结果密切相关,完善硬件配套及管理水平,是卫生指标及卫生状况符合卫生要求的重要保证,硬件配套的缺陷或管理不善将会使公共场所卫生状况恶化,直接表现为卫生指标的超标。因此,很多时候只有结合卫生学调查与卫生检测结果,才能达到科学、规范、全面进行公共场所卫生学

评价的目的。

二、公共场所卫生学评价的分类

1. 设计阶段预防性卫生学评价(简称"设计阶段卫生学预评价") 在项目工程设计阶段,依据相关的法规、技术规范和标准,通过科学、规范的卫生学评价,论证项目在选址、布局、建筑装修材料、空调通风系统、供水设施、消毒设施等相关卫生设施设备等方面规划设计的可行性,识别可能存在的健康危害因素,预测健康危害的程度,评价拟采取的控制健康危害的措施,从源头上控制了建设项目的健康危害隐患。

2. 竣工验收阶段预防性卫生学评价(简称"竣工验收卫生学预评价") 在项目竣工验收阶段、正式运营前开展,从公共卫生专业角度论证和评价项目是否按照设计阶段的相关要求进行施工建设,评价建成项目的装修材料、集中空调通风系统、室内空气质量、生活饮用水、二次供水设施、病媒生物防制和净化消毒设施等方面的设置情况及卫生状况,并结合系统的现场检测卫生指标数据,识别、分析项目可能存在的健康危害因素种类、分布、危害程度以及对健康的影响,从而提出预防控制措施。通过施工及竣工验收阶段的卫生监测评价保证了项目设计方案的落实,也为后续的卫生监督执法、卫生管理提供技术依据。

3. 日常运营阶段的经常性卫生学评价(简称"日常监测评价") 对运营中的公共场所的卫生状况、卫生设施运行效果以及卫生管理进行的综合性卫生监测评价。通过卫生学调查和随机卫生检测,发现和分析存在的卫生问题,提出改进措施,为改善卫生质量,加强卫生管理提供科学依据。通过持续的经常性卫生监测评价,帮助经营者把好日常卫生防护关,使其运行过程中持续保持各项卫生指标、卫生设施设备及卫生管理符合卫生要求,也是卫生行政部门实施卫生监督的科学依据。

第二节 公共场所设计阶段卫生学预评价

一、评价目的

依据国家公共场所有关法律、法规、规章制度、卫生标准和卫生规范等要求,在公共场所建设项目的设计阶段,从卫生学角度论证公共场所建设项目的选址、建筑布局、建筑装修材料、集中空调通风系统的设计以及室内空气质量、二次供水设施、生活饮用水水质质量、泳池水质质量以及场所的病媒生物防制和净化消毒设施等相关的规划设计是否符合设计规范,有客流的场所对客流控制和分流等方面的规划设计是否科学和可行,识别可能存在的影响公众健康的潜在危害(影响)因素,评估该公共场所建成运营后疾病传播的健康风险,根据评估结果,提出改进措施,为公共场所建设项目设计、卫生管理提供技术依据。

二、评价依据

(一)相关卫生法律、法规、标准和规范(以最新版本为准)

1. 法律、法规

(1)《中华人民共和国传染病防治法》

(2)《中华人民共和国传染病防治法实施办法》

(3)《公共场所卫生管理条例》

(4)《公共场所卫生管理条例实施细则》

(5)《突发公共卫生事件应急条例》

2. 卫生标准及规范

(1)《公共场所卫生管理规范》(GB 37487—2019)

(2)《公共场所卫生指标及限值要求》(GB 37488—2019)

(3)《公共场所设计卫生规范》(GB 37489—2019)

(4)《游泳池水质标准》(CJ/T 244—2016)

(5)《公共场所卫生学评价规范》(GB/T 37678—2019)

(6)《公共场所集中空调通风系统卫生规范》(WS 394—2012)

(7)《公共场所集中空调通风系统卫生学评价规范》(WS/T 395—2012)

(8)《公共场所集中空调通风系统清洗消毒规范》(WS/T 396—2012)

(9)《生活饮用水卫生标准》(GB 5749—2006)

(10)《二次供水设施卫生规范》(GB 17051—1997)

(11)《室内空气质量标准》(GB/T 18883—2002)

(12)《地铁设计规范》(GB 50157—2013)

(13)《城市轨道交通技术规范》(GB 50490—2009)

(14)《上海市工程建设规范　城市轨道交通设计规范》(DGJ08—109—2017)

(15)《地铁车辆通用技术条件》(GB/T 7928—2003)

(16)《城市轨道交通工程项目建设标准》(JB 104—2008)

(17)《工业建筑供暖通风与空气调节设计规范》(GB 50019—2015)

(18)《建筑给水排水设计标准》(GB 50015—2019)

(19)《地下工程防水技术规范》(GB 50108—2008)

(20)《建筑照明设计标准》(GB 50034—2013)

（21）《办公建筑设计标准》（JGJ/T 67—2019）

（22）《工业企业设计卫生标准》（GBZ 1—2010）

（23）《生产过程安全卫生要求总则》（GB/T 12801—2008）

（24）《铁路工程劳动安全与卫生设计规范》（TB 10061—2019）

（25）《城市轨道交通车站站台声学要求和测量方法》（GB 14227—2006）

（26）《城市轨道交通列车噪声限值和测量方法》（GB 14892—2006）

（27）《声环境质量标准》（GB 3096—2008）

（28）《工业企业噪声控制设计规范》（GB/T 50087—2013）

（29）《城市区域环境振动标准》（GB 10070—1988）

（30）《电磁环境控制限值》（GB 8702—2014）

（31）《电离辐射防护与辐射源安全基本标准》（GB 18871—2002）

（32）《建筑材料放射性核素限量》（GB 6566—2010）

（33）《人防工程平时使用环境卫生要求》（GB/T 17216—2012）

（34）《建筑材料放射卫生防护标准》（GB 6566—2000）

（35）《民用建筑工程室内环境污染控制标准》（GB 50325—2020）

（二）设计阶段的相关技术资料：

1. 建设项目立项的审批文件包括发改委、建委、规划部门批复以及卫生行政部门的选址批文、卫生审核意见等。

2. 建设项目概况和可行性研究资料。

3. 公共场所建设项目在选址、总体布局与功能分区、建筑装修材料、集中空调通风系统设施、室内空气质量、二次供水设施、生活饮用水、泳池水、病媒生物防制和净化消毒设施、客流控制和分流等方面设计资料、设计说明及主要参数。主要包括：总体方案、总平面图、主要建筑物、通风、空调、给排水以及环境与劳动保护篇章，设备管材选择及安装，设计客流量等。

4. 国内外文献资料。

5. 其他与评价工作有关的文件和资料比如：相关图纸，包括建筑地点位置图、总平面布置图、各单体建筑物平面布置图、空调通风平面图。

三、评价内容

1. 设计阶段基本情况分析 通过获得的图纸和相关资料，对公共场所选址和设计参数是否符合卫生标准、规范要求进行对比分析，主要从以下方面进行：

（1）建设项目的选址、地理位置、周边环境状况、周边主要建筑及其对应位置和距离；

（2）建设项目设计的建筑面积、总体布局与功能分区；

(3) 建设项目设计的用途、营业特征、服务人数等;

(4) 设计有集中空调通风系统的,介绍集中空调通风系统规划设计情况;

(5) 二次供水设施、生活饮用水、泳池水的规划设计情况;

(6) 病媒生物防制设施的规划设计情况;

(7) 相关卫生设施设计种类、用途、位置和参数;

(8) 卫生设备、消毒设备、空气净化和净水设备等设计的选型和参数。

2. 设计阶段现场卫生学调查　一般在对项目基本情况分析后进行,通过现场实地考察,进一步明确:

(1) 建设项目周边环境现状及可能的危害因素;

(2) 可能对公共场所造成影响的环境污染源及其相对位置和距离;

(3) 常年主导风向;

(4) 建设项目的饮用水水源;

(5) 现场调查二次供水、消毒、净化、病媒生物防制设施、集中空调通风系统、客流控制和分流等卫生设施科学性和可行性。

在必要的情况下,可以对现场环境开展相应的检验检测活动,如外环境空气质量检测、水源检测等。

3. 设计阶段健康危害因素识别和分析　根据以上两个环节,甄别与各类型公共场所设计服务人群相关的物理性(含放射性)、化学性、生物性健康危害(影响)的因素。研判公共场所选址、设计及卫生防护设施设计、从业者卫生要求、卫生管理制度的设计和规划是否满足卫生要求;对项目在投入使用后可能存在的公共场所危害因素以及对人群健康造成的影响进行分析评价,提出突发事件应急方案等相应的卫生要求,以及有关危害因素控制的措施和建议。

四、评价方法

公共场所卫生学评价一般采用风险评估法、类比法、检查表分析法、现场调查法、检测检验法等方法进行定性和定量评价,应根据项目的不同评价要素和不同需要,采用不同的方法进行评价,必要时也可采用其他评价方法。

1. 风险评估法　根据公共场所公众健康危害因素的种类、理化和生物特性、浓度和强度、暴露和传播方式及接触人数、时间、频率,结合毒理学、流行病学、卫生防护等有关资料,按健康风险评估的准则,对拟评价建设项目发生公众健康危害的可能性和危害程度进行评估,按危害程度提出相关的预防控制措施,使其降低到可承受水平。

2. 类比法　通过对与拟评价项目相同或相似的公共场所建设项目进行卫生学调查与检测,结合拟评价项目的有关技术资料,综合统计分析,类推拟评价项目健康危害浓度或强度、人群健康影响和应采取的卫生技术措施。

选择恰当的类比项目和数据是类比法应用的基础和关键。类比资料的完整性受资料来源的影响较大,目前,类比资料的获得主要通过评价单位收集和业主提供两个途径。通过评价机构现场调查、检测所获得的资料其完整性较好,能够较好地反映出拟建项目与类比项目之间的异同。通常由业主直接提供的类比资料其完整性较差,尤其是检测数据,由于缺少采样时的条件等基础资料,在引用时应特别注意。

类比法示例:轨道交通设计阶段的卫生学预评价采用类比的方法,通过对与拟评价城市轨道交通项目相同或相似项目进行现场卫生学调查与检测、结合拟评价项目有关的文件、技术资料进行综合分析,类推拟评价项目的健康危害因素的种类、浓度或强度、人群健康影响和应采取的卫生技术措施。通常拟建城市轨道交通项目为类比项目的延长线,建设地点为类比项目毗邻地,拟建城市轨道交通项目与类比项目在设计规模、选址、布局到防护设施、管理措施、健康监护以及卫生管理等方面完全相同或基本相同,此时类比项目具有较强的可比性,比较适用于类比法。

3. 检查表分析法　检查表法的基本原理是由评价人员结合建设项目特点,依据国家有关法律、法规、技术标准、规范以及操作规程、事故案例等,通过对拟评价项目的详细分析和研究,列出检查单元、检查项目和内容等,编制成表,逐项检查建设项目相关设计内容或设备、设施以及管理措施等各项内容的法规符合情况和执行情况,以分析、确定拟评价项目存在的问题、缺陷和潜在危害的一种评价方法。必要时可逐项赋予分值进行量化分析。在定性评价方法中,检查表法是一种基础、简便、应用较为广泛的建设项目卫生学评价方法,从评价对象的角度考虑,可灵活应用于职业病危害评价、公共场所和集中空调通风系统卫生学评价各个领域;从项目建设周期考虑,检查表法可用于项目设计、建设和运行的各个阶段。虽然检查表法在实践中得到了广泛应用,但由于规范中并没有明确具体实施细则,实际应用中评价人员的随意性较大,在一定程度上影响了评价的规范化。

检查表法在不同类型建设项目卫生学评价中的应用:目前,检查表在建设项目职业病危害预评价和控制效果评价中已广泛使用。在公共场所卫生学评价中,检查表的应用也较为广泛,多用于现场检查阶段,对场所布局、设施设备设置情况,卫生管理实施情况等进行对照检查,在一个评价项目中,往往需要根据不同的场所设计多个检查表,分别进行评价。公共场所检查表的编制依据主要包括《公共场所卫生管理条例》以及各类公共场所卫生标准,对医院、轨道交通等特殊场所则需要参考相关设计规范。同一类型的公共场所,尽管在场所档次、服务设施等方面存在一定的差异,但由于其服务功能的相似性,对同类型公共场所的卫生要求基本是一致的。落实到具体评价项目,针对个别"个性"特征比较强的场所(如游泳场所),在使用之前通常需要根据评价对象特点(不同功能分区、卫生风险点、关键控制点)对检查项目做个性化的修改。公共场所检查表的编制,可以组织有经验的评价人员事先制订一系列检查表,在对不同场所进行评价时,评价人员可以从中直接选择合适的检查表,以方便评价工作的开展。

4. 现场调查法　采用现场卫生学调查方法,了解拟评价项目周边环境、场所营业过程中可能存在的公众健康危害因素及影响程度、卫生管理、卫生设施配置等情况。无论在设计阶段还是在竣工验收及日常卫生学评价都是重要的组成部分。

5. 检测检验法　依据国家相关标准和规范的要求,通过现场检测和实验室分析,对拟评价项目公众健康危害因素的浓度或强度以及卫生设施、净化消毒装置的效果进行评定,是竣工验收及日常卫生学评价中不可或缺的主要方法,通常设计阶段检验检测法较少使用,特殊情况需要检测时可以和其他方法配合使用。

6. 其他方法　比如经验法,评价人员根据实际工作的经验和掌握的专业知识、基础资料以及相关的文献,对照公共场所卫生的有关法律、法规、标准等,借助经验和判断能力直观地对拟评价项目可能存在的健康危害因素进行识别、分析。

五、设计阶段卫生学预评价程序

1. 设计阶段卫生学预评价　主要步骤包括:评价方案设计、资料收集和分析、健康危害(影响)因素的识别和分析、现场卫生学调查、评价方法选择、综合分析评价、报告编制、专家咨询、评审、报告修改完善、复核、签发。

2. 评价基本程序　分准备阶段、实施阶段和报告编制及评审阶段三个阶段。

(1) 在准备阶段,评价机构接受建设单位委托、签订评价合同后,成立项目组;项目组负责收集研读有关资料、进行初步调查分析、确定评价单元、筛选评价因子,并编制评价方案。

(2) 在实施阶段,项目组依据评价方案开展评价工作,内容包括项目工程分析、危害因素识别、危害程度分析和防护措施评价;预评价还应当包括类比现场调查、事故案例分析。

(3) 在报告编制及评审阶段,项目组对资料进行汇总,分析存在问题,得出评价结论,明确补充措施,并提出具体的对策和建议,完成评价报告书的编制;评价机构召开专家评审会,项目组根据专家评审意见对评价报告书进行修改完善,并完成评价报告书报批稿的编制。报批稿经校核、审核和领导签发后,形成正式的评价报告书。

3. 公共场所设计阶段卫生学预评价技术路线　技术路线示例见图3-1。

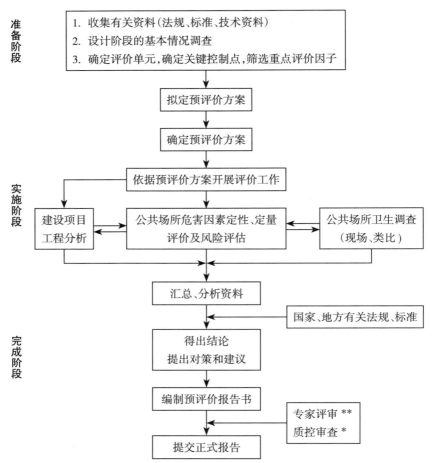

* 质控审查由评价单位依据建设项目具体情况确定是否召开专家评审会或内审会。
** 专家评审的组织、程序与内容按规定执行。

图3-1　公共场所设计阶段卫生学预评价技术路线图

六、报告编制

公共场所设计阶段预防性卫生学评价报告主要包括:评价项目名称和编号、任务来源、总则、项目背景、评价目的、评价依据、评价范围、评价内容、评价方法、项目分析、健康危害因素识别和分析、项目设计与主要卫生设施(效果)分析、卫生管理(效果)评估、评价结论和建议等部分,评价报告应清晰显示评价项目名称和编号、委托单位、评价机构、评价人员、复核人、签发人、评价时间等相关信息。

第三节　公共场所竣工验收阶段卫生学预评价

一、评价目的

根据国家公共场所有关法律、法规、规章制度、卫生标准和卫生规范要求,在公共场所建设项目的竣工验收阶段,通过现场卫生学调查和系统的卫生检测,从卫生学角度论证公共场所建设项目的总体布局,功能设置是否符合要求,评价建筑装修材料、集中空调通风系统、室内空气质量、生活饮用水、二次供水设施、病媒生物防制和净化消毒设施等方面的设置情况及卫生状况,并结合系统的现场检测卫生指标数据,识别、分析项目可能存在的健康危害因素种类、分布、危害程度以及健康影响,根据评估结果,提出改进措施,为公共场所建设项目投入运营后的卫生管理和健康促进提供技术支撑。

二、评价依据

1. 相关卫生法规、标准和规范
(1)《公共场所卫生管理条例》
(2)《公共场所卫生管理条例实施细则》
(3)《公共场所卫生管理规范》(GB 37487—2019)
(4)《公共场所卫生指标及限值》(GB 37488—2019)
(5)《公共场所设计卫生规范》(GB 37489—2019)
(6)《游泳池水质标准》(CJ/T 244—2016)
(7)《公共场所卫生学评价规范》(GB/T 37678—2019)
(8)《公共场所集中空调通风系统卫生规范》(WS 394—2012)
(9)《公共场所集中空调通风系统卫生学评价规范》(WS/T 395—2012)
(10)《公共场所集中空调通风系统清洗消毒规范》(WS/T 396—2012)
(11)《公共场所卫生检验方法》(GB/T 18204—2013/2014)
(12)《生活饮用水卫生标准》(GB 5749—2006)
(13)《二次供水设施卫生规范》(GB 17051—1997)
(14)《室内空气质量标准》(GB/T 18883—2002)
(15)《地铁设计规范》(GB 50157—2013)
(16)《空调通风系统运行管理规范》(GB 50365—2019)
(17)《民用建筑工程室内环境污染控制标准》(GB 50325—2020)

2. 竣工验收阶段的相关技术资料

（1）建设项目立项的审批文件，包括发改委、建委、规划部门批复以及卫生行政部门的卫生审核意见。

（2）建设项目概况及卫生管理资料。

（3）设计阶段的卫生学预评价报告、工程竣工图纸、预评价报告建议落实情况说明等。

（4）公共场所室内空气质量、二次供水设施、生活饮用水、泳池水等质量检测报告，病媒生物防制和净化消毒设施、客流控制和分流等方面实施情况资料。

（5）国内外文献资料。

（6）与竣工验收评价工作有关的其他文件和资料。

三、评价内容

1. 现场调查　与评价相关资料（含卫生管理、应急救援预案）的收集、研读和分析；调查工程概况、设备调试情况，总体布局与设备布局，建筑卫生学、卫生管理制度及应急预案、卫生设施与辅助卫生设施配置落实情况等。现场调查内容汇总如下：

（1）项目规模、总体布局与功能分区；

（2）项目用途、营业特征、服务人数等；

（3）集中空调通风系统、二次供水系统、生活饮用水系统、泳池系统、病媒生物防制等相关卫生设施设备的设置和布局；

（4）项目现场卫生状况；

（5）从业者卫生要求、卫生管理制度、突发事件应急方案等卫生管理措施实施情况。

2. 竣工验收阶段健康危害因素识别和分析　根据以上环节，甄别与各类型公共场所设计服务人群相关的物理性、化学性、生物性等健康危害（影响）的因素。

3. 卫生检测　在公共场所建设项目竣工验收卫生学评价中，卫生检测是其主要内容之一。检测结果是否达到相关的卫生标准，是衡量该公共场所项目是否符合卫生要求的重要指标。因此，科学、规范、全面地进行系统卫生检测，是保证公共场所项目竣工验收卫生学评价质量的基本要素。卫生检测的具体内容和要求参照第二章。

四、评价方法

根据《公共场所卫生学评价规范》要求，结合公共场所的卫生学特点，竣工验收卫生学评价一般采用检查表法、现场调查法、检测检验法等方法进行定性和定量评价。应根据项目的不同评价要素和不同需要,采用不同的方法进行评价,必要时也可采用其他评价方法。

五、评价程序

1. 竣工验收阶段预防性卫生学评价　主要步骤包括:评价方案设计、资料收集和分析、健康危害(影响)因素的识别和分析、现场卫生学调查、现场检测、评价方法选择、综合分析评价、报告编制、专家咨询、评审、报告修改完善、复核、签发。

2. 竣工验收卫生学预评价技术路线示例　技术路线示例见图3-2。

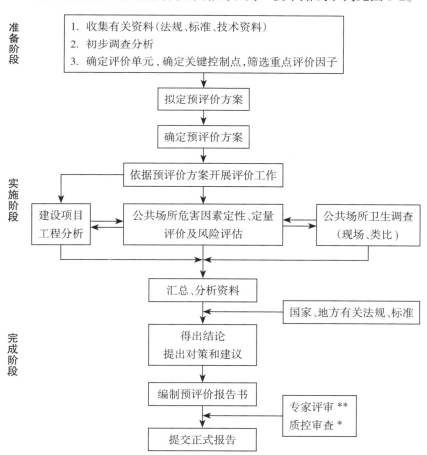

* 质控审查由评价单位依据建设项目具体情况确定是否召开专家评审会或内审会。

** 专家评审的组织、程序与内容按卫生部规定执行。

图3-2 竣工验收卫生学预评价技术路线

六、报告编制

竟工验收卫生学预评价报告主要包括:评价项目名称和编号、任务来源、总则、项目背景、评价目的、评价依据、评价范围、评价内容、评价方法、项目分析、健康危害因素识别和分析、项目设计与主要卫生设施(效果)分析、卫生管理(效果)评估、评价结论和建议等部分,评价报告应清晰显示评价项目名称和编号、委托单位、评价机构、评价人员、复核人、签发人、评价时间等相关信息。

第四节 日常运营阶段的经常性卫生学评价

一、评价目的

根据国家公共场所有关法律、法规、卫生标准和规范等要求,在公共场所营业过程中,对公共场所卫生状况进行现场检查并对相关卫生指标进行随机检测,发现和分析公共场所存在的问题,提出改进措施,把好日常卫生防护关,促进公共场所卫生质量的持续改善。

二、评价依据

1. 相关卫生法规、标准和规范
(1)《公共场所卫生管理条例》
(2)《公共场所卫生管理条例实施细则》
(3)《公共场所卫生管理规范》(GB 37487—2019)
(4)《公共场所卫生指标及限值》(GB 37488—2019)
(5)《公共场所设计卫生规范》(GB 37489—2019)
(6)《游泳池水质标准》(CJ/T 244—2016)
(7)《公共场所卫生学评价规范》(GB/T 37678—2019)
(8)《公共场所集中空调通风系统卫生规范》(WS 394—2012)
(9)《公共场所集中空调通风系统卫生学评价规范》(WS/T 395—2012)
(10)《公共场所集中空调通风系统清洗消毒规范》(WS/T 396—2012)
(11)《公共场所卫生检验方法》(GB/T 18204—2013/2014)
(12)《生活饮用水卫生标准》(GB 5749—2006)
(13)《二次供水设施卫生规范》(GB 17051—1997)
(14)《室内空气质量标准》(GB/T 18883—2002)
(15)《民用建筑工程室内环境污染控制标准》(GB 50325—2020)

2. 相关技术资料

（1）公共场所卫生档案。

（2）卫生检验报告。

（3）集中空调通风系统图纸。

（4）二次供水水箱清洗消毒记录。

（5）集中空调清洗消毒记录。

（6）用品用具清洗消毒记录等相关资料。

三、评价内容

1. 现场调查 查阅相关记录表格，对照标准、规范等逐条查看，调查公共场所卫生管理和制度执行情况。查阅生活饮用水、二次供水、消毒、净化、病媒生物防制、集中空调通风系统等卫生设施和卫生防护设施的运行情况。查阅日常卫生管理记录表格，调查公共用品用具的配置和使用情况，清洗消毒、存放管理的实施情况，同时调阅相关文字记录资料。

2. 卫生检测 参照本书第二章。需要强调以下内容：

（1）竣工验收卫生学评价开展卫生监测与经常性卫生监测在监测频次和采样量上有所区别：开展公共场所卫生学评价时，要连续监测 3d，每次监测应采集平行样品。经常性卫生监测一般为随机监测。

（2）日常运营阶段的经常性卫生学评价，往往采用检验报告的方式代替卫生学评价报告。在编制这种检验报告时，要注意保证检测报告基本要素，详见本书第四章相关要求。

四、评价方法

根据公共场所的卫生学特点，经常性卫生学评价主要包括现场调查法和检验检测法两种。

五、报告编制

经常性卫生学评价报告分为评价报告表、评价报告书两种形式。评价报告表应用于规模较小、顾客数量较少的小型公共场所，评价报告书应用于规模较大、顾客数量较多的大、中型公共场所。评价报告书应包括评价目的、评价依据、评价范围、评价内容、现场卫生学调查情况、卫生检验与评价、评价结论与建议等方面，评价报告应清晰显示评价项目名称和编号、委托单位、评价机构、评价人员、复核人、签发人、评价时间等相关信息。

（蒋琴琴 冯文如）

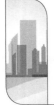

第四章

公共场所卫生监测评价的质量控制要求

一、机构基本要求

1. 检验检测机构是依法成立并能够承担相应法律责任的法人或者其他组织。即依法设立的法人和其他组织,其依法注册、登记的经营范围或者业务范围包括检验检测,并且能够独立、公正从业的机构。

法人单位可以包括:①国家机关,机关法人依据《组织法》规定的机构设置程序经各级人民代表大会批准产生;②事业单位,事业单位法人依据《事业单位登记管理暂行条例》,有《事业单位法人证书》作为法人身份的合法凭证;③社团法人,依据《社会团体登记管理条例》,经社会团体登记管理机关登记,需有《社会团体法人证书》;④企业法人,依据《企业法人登记管理条例》和《公司法》等有关法律法规,有工商行政管理机关颁发的《企业法人营业执照》。其他组织包括:依法取得工商行政机关颁发的《营业执照》的企业法人分支机构、特殊普通合伙企业、民政部门登记的民办非企业单位(法人)等符合法律法规规定的机构。

2. 检验检测机构应拥有固定的办公场所和相应的实验室,配备所需的人员、设施、设备、系统及支持服务。拥有固定的办公场所可以有效提供公共场所检验检测服务,能够高效的处理公共场所监测的相关事宜。有相应的实验室,才可以保证检测结果稳定性和准确性,以及发放检测报告的时效性。

3. 检验检测机构及其人员从事检验检测活动,应遵守国家相关法律法规的规定,遵循客观独立、公平公正、诚实信用原则,恪守职业道德,承担社会责任。

4. 检验检测机构应建立和保持维护其公正和诚信的程序,确保检验检测数据、结果的真实、客观、准确和可追溯。机构及其人员应不受来自内外部的、不正当的商业、财务和其他方面的压力和影响,不得使用同时在两个及以上检验检测机构从业的人员。

5. 检验检测机构应建立和保持保护客户秘密和所有权的程序,对其在检验检测活动中所知悉的国家秘密、商业秘密和技术秘密负有保密义务,并制订和实施相应的保密措施。

二、人员要求

(一)技术负责人和质量负责人

根据《检验检测机构资质认定能力评价检验检测机构通用要求》(RB/T 214—2017),检验检测机构的技术负责人应具有中级及以上专业技术职称或同等能力,全面负责技术运作;质量负责人应确保管理体系得到实施和保持;应指定关键管理人员的代理人。

检验检测机构的授权签字人应具有中级及以上专业技术职称或同等能力,并经资质认定部门批准,非授权签字人不得签发检验检测报告或证书。

开展公共场所卫生学评价的,还应满足《公共场所卫生学评价规范》要求,技术负责人应具有公共场所卫生学评价工作相适应的高级专业技术职称和 5 年以上相关工作经验。

(二)卫生检测、评价等相关专业技术人员

检验检测机构应配备相应的检验检测技术人员和管理人员,对人员资格确认、任用、授权和能力保持等进行规范管理。检验检测机构应与其人员建立劳动、聘用或录用关系,明确技术人员和管理人员的岗位职责、任职要求和工作关系,符合质量管理体系要求。相关专业人员必须经过培训,并考核合格。采抽样、操作设备、检验检测、签发报告等人员必须参加相应的岗位培训考核,进行能力确认并获得授权才能上岗工作。

开展公共场所卫生学评价工作的,根据《公共场所卫生学评价规范》要求,应具有不少于 5 名公共场所卫生评价工作相适应的公共卫生、卫生监测、相关工程专业的技术人员并有相应的专业技术能力,并且其中中级专业技术职称及以上人员不少于专业人员总数的 40%;专职评价人员不少于 3 人。

实际工作中可以根据岗位工作需要设定技术负责人、质量负责人、检验报告及卫生学评价授权签字人、意见和解释人员、内审员、技术管理小组、风险与机遇管理小组、生物安全委员会、实验动物管理委员会成员、质量主管、质量监督员、标准管理员、检验检测人员、抽样人员、样品管理员等。

(三)专业人员培训要求

1. 从事公共场所卫生监测评价工作的专业技术人员须经过系统的公共场所卫生专业培训。

2. 公共场所卫生专业培训实际工作中,可以制订人员培训计划,人员培训计划应依据当前和未来的任务制订,既要有长远规划又要有年度计划,包括长期、中期、年度培训需求分析及培训计划。

3. 人员培训内容应根据不同岗位安排相关培训,至少包括:

(1) 国家相关的法律、法规、条例;

(2) 各专业领域知识;实验室认可、资质认定政策、准则;

(3) 检测方法、质量控制方法;

(4) 新技术、新标准、新方法;

(5) 设施设备操作、维护;

(6) 实验室安全(生物、化学)操作、防护、救护、消毒灭菌知识和相关技能;

(7) 标准化、计量理论、误差理论与数据处理技术、数理统计技术等相关专业知识。

4. 人员培训实施可以有下列方式:

(1) 参观考察;

(2) 参加高等院校、科研单位研究生课程班、函授班、业余大学;

(3) 参加高等院校、科研单位举办的专项技能进修班、培训班;

(4) 参加国内外学术会议和学术讲座;

(5) 参加上级卫生行政部门、上级业务主管部门、当地疾控中心及部门组织的专业培训、研讨会等。

培训完结应有培训效果评估,根据其培训内容,对培训效果进行评估、存档。

三、场所环境及设备设施要求

(一) 场所环境

1. 检验检测机构应拥有固定的办公场所和相应的实验室,拥有固定的办公场所可以有效提供公共场所检验检测服务,能够高效地处理公共场所监测的相关事宜。有相应的实验室,才可以保证检测结果稳定性和准确性,以及发放检测报告的时效性。

2. 检验检测机构工作环境应能满足检验检测的要求。检验检测机构在固定场所以外进行检验检测或抽样时,应提出相应的控制要求,以确保环境条件满足检验检测标准或者技术规范的要求。

3. 检验检测机构应监测、控制和记录环境条件。当环境条件不利于检验检测的开展时,应停止检验检测活动。

4. 检验检测机构应将不相容活动的相邻区域进行有效隔离,应采取措施以防止干扰或者交叉污染。应对使用和进入影响检验检测质量的区域加以控制,并根据特定情况确定控制的范围。

（二）设施设备

1. 检验检测机构应配备满足检验检测（包括抽样、物品制备、数据处理与分析）要求的设备和设施,包括检验检测活动所必需并影响结果的仪器、软件、测量标准、标准物质、参考数据、试剂、消耗品、辅助设备或相应组合装置。

2. 加强设备设施的维护,以确保满足检验检测工作要求。对设备按要求实施检定或校准,做好期间核查以保持设备的可信度。

3. 检验检测设备应由经过授权的人员操作并对其进行正常维护,在使用前对其功能和检定、校准状态进行核查,并确保满足质量体系要求。

4. 当检测设备出现故障或者异常时,应采取相应措施,如停止使用、隔离或加贴停用标签、标记,直至修复并通过检定、校准或核查表明能正常工作为止。同时,应核查这些缺陷或偏离对之前检验检测结果的影响。

四、质量管理体系要求

检验检测机构应建立、实施和保持与其活动范围相适应的管理体系,应将其政策、制度、计划、程序和指导书制定成文件。应对监测及评价相关人员开展质量体系的培训学习,使其能够理解、掌握并在工作中严格执行。

质量管理体系至少应包括:管理体系文件、管理体系文件的控制、记录控制、应对风险和机遇的措施、改进及纠正措施、内部审核和管理评审。

质量控制包括检验评价的全过程,主要涵盖:人员管理、监测环境条件控制、设备管理和维护、标准物质管理、保密程序、期间核查、测量结果溯源性、供应品采购、检验工作分包、要求标书和合同的评审、检验方法验证确认、抽样规范、样品管理、测量不确定度、确保结果有效性、检验报告管理、实验室检验管理、外部或者现场检测管理、投诉处理、不符合工作控制、数据控制和信息管理、文件控制、记录管理、风险和机遇管理、纠正措施管理、内部审核管理、管理评审等。

检测评价机构应确立质量控制方针和质量目标,通过建立和实施公共场所检测和卫生学评价质量管理体系,控制和保障评价质量,维持评价的独立性和公开性。

在评价项目合同洽谈评审、资料审核、资料收集等过程实施相应的质量控制。

在评价项目实施过程中,在工程分析、健康危害因素识别与分析、现场卫生学调查、评价方法选择、现场检测项目选择、检测点设置、现场采样与测定、记录、监测环境条件控制、设备管理和维护、标准物质管理、测量结果溯源性、供应品采购、检验工作分包、检验方法验证确认、抽样规范、样品管理、测量不确定度、确保结果有效性、检验报告管理、实验室检验管理、外部或者现场检测管理、投诉处理、不符合工作控制、检验报告编制、评价报告编制和评审等环节实施质量控制。

对检测数据控制和信息管理、文件控制、记录管理、纠正措施管理、内部审核管理、评审等环节和评价报告技术编写、审核、签发及申诉等环节实施质量控制。

五、公共场所检验检测报告基本要素

（一）检验检测报告编制内容要求

1. 检验检测报告应加盖检验检测专用章,并标注资质认定标志(CMA)。但对于未获得认定认可资质的单位或含有不在认定认可资质范围项目的检测报告,不能出具加盖认定认可标志的检测报告。

资质认定:是指中国国家认证认可监督管理委员会和省级质量技术监督部门(市场监管局)依据有关法律法规和标准、技术规范的规定,对检验检测机构的基本条件和技术能力是否符合法定要求实施的评价许可。资质认定包括检验检测机构计量认证。检验检测机构出具具有证明作用的数据、结果的检验报告,必须取得资质认定。资质认定属于强制性,由检验检测机构向国家或省级市场监督管理局提出申请,经技术评审(包括书面审查和现场评审)通过的,颁发资质认定证书。检验检测机构向社会出具具有证明作用的检验检测数据、结果的,应在其检验检测报告上加盖检验检测专用章,并标注资质认定标志(CMA)。

2. 检测报告应具有检测结果所必须及所用检测方法规定的全部信息,符合和参照《检测和校准实验室能力认可准则》的要求。检测报告格式应统一,其设计由检测单位负责组织实施,经批准后方可投入使用。

3. 出具的检测报告除非有其他的充分理由,一般应至少包括下列信息:①标题;②检测单位名称和地址,以及进行检测的地点,必要时给出电话、电子邮箱、网站等信息;③检测报告的唯一性标识和每一页的标识,以确保能够识别该页是属于检测报告的一部分,以及表明检测报告结束的清晰标识;④被检单位的名称和地址;⑤所用检测标准和检测方法的识别;⑥检测样品的描述、状态和明确的标识;⑦检验检测的日期,对结果的有效性和应用至关重要的检测样品应注明接收日期或抽样日期;⑧如与结果的有效性或应用相关时,所用的抽样计划和程序的说明;⑨检测和校准的结果,适用时应写明测量单位;⑩检测报告批准人的姓名、职务、签字或等效的标识。

4. 检测报告中应出具正确的检测结果,一般检测结果的格式内容是由检测项目(名称)、对应该检测项目使用的计量单位、检测方法、检测和测量条件、样品的检测数据和结果、结论等各项因素组成,且检验报告应使用法定计量单位,不允许使用其他非法定计量单位。

5. 当需要对检测结果作出解释时,检测报告中还应包括下列内容:①符合或不符合要求或规范的声明;②必要时,在检测报告上加注使用测量不确定度的声明;③适用且需要时,提出意见和解释;④特定方法、被测单位或群体的附加信息。

6. 对含抽样结果在内的检测报告,当需对检测结果作出解释时,除上述要求之外,还应包括下列内容:①抽样日期;②抽样地点和位置(包括简图、草图或照片);③与抽样方法和程序有关的执行标准或规范;④抽样人;⑤列出所用的抽样计划;⑥抽样过程中可能影响检测结果解释的环境条件的详细信息。

7. 当报告包含意见解释时,则应把意见和解释的依据制订成文件,意见和解释应在报告中被清晰地标注。

(二)检验检测报告的核准、发放

1. 检验检测报告经编制完成后,由专职人员进行校核,及时核查检测报告编制过程是否符合检测工作程序和专业技术要求。校核完成后交负责人进行审核,审核通过后交授权签字人签发。如果在审核检测报告过程中,发现报告数据与原始数据记录存在差错,应由现场检测人员负责在原始报告资料中按规定要求进行更改,如果是检测报告打印错误,应及时指出并由文印部门重新打印,原错误的检测报告应及时注销。在原始报告资料中进行更改时,应在原字样画横线并在其上、下方重新填写正确数据,并由更改人签字盖章。对需要进行多次更改的,必要时应另行填写。

2. 检验检测报告书的发出应有完善的发放制度,做到及时登记,由被测单位自取检测报告的应在检测报告登记册上签名。

3. 检验检测报告至少应一式两份,正本发放给被测单位,副本应包括检测报告书及检测报告(底稿)、样品流转卡、现场检测样品卡、非产品样品采样记录和检测过程的各类原始记录等资料,由专门部门负责汇总整理成册后归档,并定期交档案管理员归档保存,发出后但因错误而收回的检测报告原件也须归档保存。

(三)检验检测报告的差错处理

1. 对已发出的检测报告,如果发现其检测结果的准确性、有效性存在疑问时,应立即书面通知被测单位,停止使用该编号检测报告,并将有关情况通报负责人,及时按照规定进行修改,并要求对存在的问题提出修改或补充检测报告的处理意见。

2. 被测单位对收到的检测报告提出一般性疑问的由部门负责人负责处理,提出重大疑问的应由单位分管负责人处理。对已签发并发出的检测报告需作重大或实质性修改、更正时,应由原报告编制人员提出更改报告申请,按规定履行报告的审批手续,并将原检测报告收回,经重新编制后发布全新的检测报告书,标注唯一性标识,并在检测报告适当位置作出原报告作废的声明和注明所代替的原检测报告名称及编号。

(李彩苋　冯文如　肖　明)

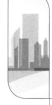

第五章
公共场所设计及卫生管理

第一节 公共场所设计基本要求

《公共场所卫生管理条例实施细则》第十七条规定:公共场所的选址、设计、装修应当符合国家相关标准和规范的要求。2019 年国家颁布实施了《公共场所设计卫生规范》(GB 37489—2019)要求,其中《公共场所设计卫生规范 第 1 部分:总则》(GB 37489.1—2019)规定了新建、改建、扩建公共场所的基本要求及选址、总体布局与功能分区、单体、暖通空调、给水排水、采光照明、病媒生物防治的通用设计卫生要求。《公共场所设计卫生规范 第 2 部分:住宿场所》(GB 37489.2—2019)、《公共场所设计卫生规范 第 3 部分:人工游泳场所》(GB 37489.3—2019)、《公共场所设计卫生规范 第 4 部分:沐浴场所》(GB 37489.4—2019)、《公共场所设计卫生规范 第 5 部分:美容美发场所》(GB 37489.5—2019)均应在满足总则要求的前提下使用。

公共场所设计应满足以下基本要求:

1. 公共场所的设计应符合 GB 50352 的要求,并根据场所类别和卫生特征进行设计 公共场所属于民用建筑,《民用建筑设计通则》(现已更名为《民用建筑设计统一标准》(GB 50352,2019 年 10 月 1 日起生效)是各类民用建筑设计必须共同遵守的通用规则。

2. 公共场所物理因素、室内空气质量、生活饮用水、游泳池水、沐浴用水、集中空调通风系统、公共用品用具的卫生指标限值应满足《公共场所卫生指标及限值要求》(GB 37488)的要求。对公共场所设计提出卫生要求,其最终目的是控制公共场所的卫生指标限值,满足卫生安全要求。

3. 应急通道、安全出口应符合 GB 50016 的要求。公共场所人群密度高、流动性大,应考虑火灾等突发事件时人员的疏散撤离。应符合《建筑设计防火规范》（GB 50016）中"民用建筑 - 安全疏散和避难"的要求。

4. 无障碍设施应符合 GB 50763 的要求。公共场所的设计应考虑残疾人群、行动不便人群使用的便利,设置无障碍设施,满足《无障碍设计规范》（GB 50763）中"公共建筑"的要求,确保有需求的人能够安全、方便地使用公共场所的各种设施。

5. 建筑装修材料应符合《民用建筑工程室内环境污染控制标准》（GB 50325）等建筑装修材料有害物质限值标准的要求。不得使用国家禁止使用、限制使用的材料。室内外装修应采用节能、环保型建筑材料。建筑装修材料应坚固耐用、无异味、便于清扫保洁。

6. 隔声、吸声、隔振、减振设计应符合《民用建筑隔声设计规范》（GB 50118）的要求。影剧院、录像厅（室）、舞厅等噪声污染场所,天花和墙壁应进行隔声、吸声处理。

第二节　选址、布局卫生

一、选址要求

《公共场所设计卫生规范》（GB 37489—2019）明确规定,公共场所选址应符合城市总体规划要求;不得设置在自然疫源地;应具备给排水和电力供应的条件;远离粉尘、有毒有害气体、放射性物质等污染源,与暴露垃圾堆、旱厕、粪坑等病媒生物滋生地间距不应小于 25m。

二、建筑布局

公共场所应根据场所类别和卫生特征设置必要的功能房间。大型、综合性场所人员、物资通道宜分开设置,减少交叉污染。建筑结构应合理,符合场所建筑设计的相关规定,场所内人行通道应通畅,并满足下列条件:

1. 不同类型公共场所应分区设置　同一经营单位内不同类型公共场所,如歌舞厅、客房、游泳场所等应分区设置,避免互相干扰,并与锅炉房、水泵房、空调机房、空调冷却塔、厨房操作间等辅助用房保持适当的卫生防护距离。

2. 卫生间、盥洗室、浴室、游泳池等不应设在餐厅、厨房、食品贮藏等有严格卫生要求或防潮要求用房的直接上层;游泳场所消毒剂库房、配药间应独立分隔开,并不得与泳池直接连通。

3. 应在公共区域设公共卫生间。

第三节 功能间(单体)卫生要求

《公共场所设计卫生规范》(GB 37489)规定,公共场所单位应设置清洗消毒间(区)、储藏间(区)、公共卫生间等功能间(单体)。

一、用品用具清洗消毒间(区)

1. 设计装饰要求 自行对提供给顾客使用的用品用具清洗消毒的公共场所,应设置清洗消毒间(区),合理配置清洗、消毒、保洁设施。消毒间数量和大小应与场所经营规模相适应,一般要求面积不少于 $6m^2$,能满足经营运转需要。

消毒间环境应便于保洁,墙壁应铺贴瓷砖或光洁防水材料,不低于1.5m。屋顶应使用防霉、易于保洁的材料覆盖或覆涂。地面应使用耐磨防水材料,坡度不小于 2%,且地面不积水。消毒间应有完善的给排水系统,并设置机械通风装置。

床单、枕套、被套、毛巾、浴巾、浴衣等棉织品可外送清洗消毒。采用外送清洗消毒的,应设外送物品暂存区。需要注意的是,外送待清洗物品是脏污物品,因此,外送暂存区不得设置在清洁物品储藏间(区)内。

自洗棉织品的,应配备清洗、消毒设施、设备,并要求其清洗消毒能力与经营规模相适应。

2. 管理要求 清洗消毒房间应做到专室专用,不得擅自更改房间用途,在清洗消毒间内不得从事与清洗消毒无关的活动;清洗消毒间内上下水设施和清洗、消毒、保洁设施应保持完好,能正常使用;配备能密闭的保洁设施并保持保洁设施的清洁卫生,公共用品用具经清洗消毒后应及时放置在保洁设施内,防止二次污染;保洁柜四周密闭并有标识,不得与外界相通,保洁柜内不得存放其他无关物品。

应制订清洗消毒操作规程,并张贴在清洁消毒间内。使用化学法消毒的,应配备消毒剂定量配制容器,保证消毒液配比浓度正确。采购使用的消毒产品应索取消毒产品生产企业卫生许可证和产品卫生安全评价证明。

消毒间内应有存放洗消器材和工具的橱柜或合适的放置位置,同时,保持消毒间整洁,不得放置个人生活用品、杂物等物品。

3. 公共用品用具常用消毒方法

(1)化学消毒法:最常使用的化学消毒剂是含氯消毒剂,如漂白粉、漂精片、84 消毒液等,还有过氧乙酸、乙醇消毒液等。

1)含氯消毒剂消毒:使用有效氯含量为 250~500mg/L 的溶液,作用

30min 以上,消毒完毕后应用净水冲洗干净残留的消毒剂,可用于浴巾及床单等棉织品、脸盆、脚盆、杯具等的浸泡消毒;也可用有效氯含量为 1 000mg/L 的溶液,作用 30min 以上,用于拖鞋的消毒。

2) 过氧乙酸消毒:用 0.2%~0.5% 过氧乙酸溶液,浸泡 30min 后用净水冲洗干净。此法可用于拖鞋的消毒。

3) 乙醇消毒:75% 乙醇涂抹美容棒、指甲刀等修脚工具。

(2) 热力消毒法:红外高温消毒柜、煮沸消毒、流动蒸汽消毒等。

1) 红外高温消毒柜(箱):温度大于 125℃,作用 15min 以上,主要用于杯具的消毒。

2) 煮沸、流动蒸汽消毒:100℃作用 20min 以上,可用于杯具、毛巾以及床单等棉织品的消毒。

(3) 紫外线消毒法:主要有理发美容工具专用的无臭氧紫外线消毒箱。

二、清洁物品储藏间(区)(备用品库房)

1. 公共场所应根据场所特征合理设置清洁物品储藏间(备用品库房),或在场所内清洁区域配备备用物品保洁橱柜。一般分为总储存仓、布草间、杂物间等,数量和规模应能满足经营需要。

2. 顾客用品宜与一次性拖鞋、牙刷、卫生纸、肥皂、沐浴液等耗损品分库存放。

3. 备用品库房应当专室专用,不得放置污染物品、清扫工具、个人生活用品、杂物等。

4. 备用品库房应保持整洁干净,通风良好,必要时加装排气扇。南方应注意春天防潮,室内无霉斑和积尘。设置病媒生物防制设施并正常使用,无病媒生物滋生。

5. 物品出入库应有记录,做到先进先出。索证、验收、出入库等资料应至少保存 2 年。

6. 根据卫生安全、方便适用的原则,设置工作车停放及操作空间。

三、顾客用品洗涤房(洗衣房)

1. 顾客用品洗涤房间应专室专用,保持环境整洁。其平面布置应分设污衣入口、污衣区、洁衣区、洁衣出口,并应避开主要客流通道。

2. 顾客用品的洗涤、消毒、烘干设备和洗手、更衣、通风、照明、保洁设施应能正常使用,做好日常维护工作。

3. 顾客用品洗涤应做到分类清洗,洗涤后的清洁用品应及时存放到临时保洁设施内,清洁物品和污染物品的存放容器应严格分开,运输过程应采取有效措施,防止交叉污染、二次污染。

四、卫生间

1. 公共场所应设置公共卫生间,卫生间的规模及便器的数量应符合 GB/T 17217 和 CJJ14 的要求。

2. 在经济适用原则下,卫生间内的冲洗设施和洗手设施建议采用自动感应装置。

3. 与外界相通的门窗应有防止病媒生物侵入的措施。环境应便于保洁,铺贴瓷砖高度应不低于 1.5m,地面使用防滑防水材料,坡度不小于 2%,且地面不积水。

4. 卫生间宜有天然采光和不向邻室对流的自然通风。无直接自然通风或寒冷地区用房宜设自然通风道;当自然通风不能满足通风换气要求时,应采用独立的机械排风设施。机械排风设施不得与空调风管相通。

5. 卫生间应设置蹲式便器,并配置一定数量的无障碍坐式便器,坐式便器应提供一次性卫生坐垫。

6. 卫生间内给排水系统完善,应设置流动水洗手设备和盥洗池,洗手设施宜设置在卫生间出口附近。坐便器及地漏均应设置水封。

7. 公共卫生间应及时清扫保洁,做好消毒工作。清扫过程应遵循先上后下、先脏后净的原则,有效防止交叉污染。卫生间应做到无积水、无积垢、无异味,上下水系统、洗手设施、机械排风设施应经常维护,保证正常使用。

8. 客房内的卫生间应配备专用工具、抹布对相应洁具(洗脸池、浴缸、坐便器)进行清洁。如根据污洁分开的原则,配备不同种类的刷子、不同颜色的抹布分别用于清洗、抹干地面、洗脸池、浴缸、坐便器,各种专用工具用途明确,并有清晰标示,分别放入有独立间隔的存放容器。清扫过程应防止混用,以免造成交叉污染;应采用合适的方法对卫生洁具表面进行消毒,消毒效果应符合卫生要求。

第四节 给排水设施卫生要求

一、生活饮用水要求

公共场所供应的生活饮用水水质应符合 GB 5749 的要求。采用分质供水水质应根据水处理工艺的不同,分别符合 CJ94 或《生活饮用水水质处理器卫生安全与评价规范》的要求,游泳池水、沐浴用水水质应符合 GB 37488

要求。

公共场所二次供水设施应符合 GB 17051 的卫生要求。生活饮用水供水泵房应独立设置,并不得有污废水管穿越。供水水质设施周围应保持环境整洁。蓄水池周围 10m 以内不得有渗水坑和垃圾堆积物等污染源,水箱周围 2m 内不得有污水管线及污物。饮用水箱(池)应专用,不得渗漏,设置在建筑物内的水箱其顶部与屋顶的距离应大于 80cm。水箱(池)的容积设计不得超过用户 48h 的用水量。二级供水设施应有安装消毒器的位置,必要时应设有消毒器。建筑物内的生活饮用水水池、水箱的池(箱)体应采用独立结构形式,不得利用建筑物的本体结构作为水池和水箱的壁板、底板及顶板。供水设施不得与市政供水管道直接连通,在特殊情况下需要连通时应设置不承压水箱。设施管道不得与非饮用水管道连接,如必须连接时,应采取防污染的措施。设施管道不得与大便口(槽)、小便斗直接连接,需用冲洗水箱或用空气隔断冲洗阀。

二次供水设施使用单位应有专人负责卫生管理,做好日常检查、清洗、检测记录,能提供每年至少一次由专业技术机构出具的水质检测合格报告。

公共交通工具上提供的饮用水水质应达到 GB 5749 的要求。从卫生安全角度考虑,不建议宾馆、旅店、招待所等住宿场所在客房内放置桶装水供顾客饮用。

二、给排水要求

有用水要求或冲洗地面的功能间应设置完善的给排水设施。泵房内应设排水设施,地面应设防水层;污水、废水管线不得穿越有卫生、防潮、噪声等特殊要求的房间和设施,当构造内无存水弯的卫生器具与生活污水管道或其他可能产生有害气体的排水管道连接时,应在排水口以下设存水弯。存水弯的水封深度不得小于 50mm。

公共场所经营单位在供水过程中使用的涉及饮用水卫生安全产品(以下简称涉水产品)应具有卫生许可批件。根据《传染病防治法》和《生活饮用水卫生监督管理办法》规定,涉水产品是指与饮用水接触的连接止水材料、塑料及有机合成管材、管件、防护涂料、水处理剂、除垢剂、水质处理器及其他材料和化学物质。生产涉水产品的单位和个人,必须按规定向政府卫生健康行政部门申请办理卫生许可批准文件,取得批准文件后,方可生产和销售。任何单位和个人不得生产、销售、使用无卫生许可批件的涉水产品。

第五节　采光照明、噪声卫生要求

一、采光照明

1. 相关概念

（1）采光：是指人们利用白天太阳辐射的可见光为光源，观察室内物体的形状、位置和颜色。照明：是指在夜晚或者阴天，人们采用人工光源（灯管、油灯、蜡烛等），分辨物体的大小、距离和色泽。两者的区别是光源不同。

（2）照度：表面上一点的照度是入射在包含该点面元上的光通量除以该面元面积之商。室外照度：在天空漫射光照射下，室外无遮挡水平面上的照度。室内照度：在天空漫射光照射下，室内给定平面上某一点的照度。

（3）采光系数：在室内参考平面上的一点，由直接或间接地接收来自假定和已知天空亮度分布的天空漫射光而产生的照度与同一时刻该天空半球在室外无遮挡水平面上产生的天空漫射光照度之比。

室内某一点的采光系数 C，可按式（5-1）计算：

$$C=(En/Ew)\times100\% \qquad\qquad 式（5-1）$$

式中：En 为室内照度；Ew 为室外照度。

（4）采光系数标准值：在规定的室外天然光设计照度下，满足视觉功能要求时的采光系数值。

（5）室外天然光设计照度：室内全部利用天然光时的室外天然光最低照度。

（6）室内天然光照度标准值：对应于规定的室外天然光设计照度值和相应的采光系数标准值的参考平面上的照度值。以采光系数和室内天然光照度作为采光设计的评价指标。采光系数标准值和室内天然光照度标准值应为参考平面上的平均值。

2. 采光照明要求　公共场所宜有良好的采光照明。建筑采光设计时，应根据地区光气候特点，采取有效措施，综合考虑充分利用天然光，节约能源。采光设计应做到经济合理，有利于工作、学习、生活和保护视力，采光质量应符合 GB 50033 的要求，照明数量和质量等设计参数应满足 GB 50034 要求。

公共场所应尽可能充分利用自然采光，进行合理的日照控制和利用，要避免直射阳光引起的眩光。采光设计时，应采取下列减小窗的不舒适眩光的措施：作业区应减少或避免直射阳光；人员的视觉背景不宜为窗口；可采用室内外遮挡设施;窗结构的内表面或窗周围的内墙面,宜采用浅色饰面。

当自然采光不足,需要采用辅助照明时,应根据场所功能配备充足的照明设施,照度适宜,光谱接近自然光,光线均匀、不炫目,照度过渡合理。选择光源时应满足显色性、启动时间等要求,并应根据光源、灯具及镇流器等的效率或效能、寿命等在进行综合技术经济分析比较后确定。

为支持节能减排,我国已逐步取消普通照明白炽灯生产销售,故建筑室内照明一般不应采用普通照明白炽灯。发光二极管灯和紧凑型荧光灯比白炽灯和卤钨灯光效高、寿命长,用于旅馆的客房节能效果非常显著。

特别需要强调的是,公共场所单位不得将具有杀菌波长的紫外线灯作为照明灯使用,以免造成人体伤害。

二、噪声

从物理学角度,噪声是指不同频率、不同强度无规则地组合在一起的声音。从生理学角度,噪声是指干扰人们休息、学习和工作的声音,可引起人的心理和生理变化。噪声包括交通运输产生的引擎声、汽笛声、刹车声;日常生活中集贸市场吆喝叫卖声;娱乐场所的高强度音乐声等等。噪声的测量采用声音强度(声音大小)的声压级表示,计量单位为分贝(dB)。

科学研究表明,噪声会影响人们的工作、生活和身心健康,长期在噪声环境下工作和生活,会使听力下降甚至致人耳聋,还能造成头疼、高血压等疾病。

控制噪声的措施包括:

1. 公共场所规划和设计时,应尽可能远离工矿企业、交通繁华主干道和商业街区;采用植树种草等绿化措施吸收噪声,必要时,采用隔声板等进行隔音和消音。

2. 合理进行功能分区,把有睡眠、休憩需求的客房部布置在相对安静和远离外源性噪声发生源的区域,并在内墙装饰隔音、消声、防震等材料。

3. 选用噪声强度小的通风、空调等设备,减少内源性噪声。

4. 降低公共场所内部歌舞厅等噪声音量,如选用质量好的隔音、吸音材料装饰歌舞厅,限制音响设备的播放音量等。对歌舞厅等噪声场所从业人员,可采用防噪声耳塞、缩短暴露时间等方式做好个人防护。

第六节 通风及空气调节卫生要求

一、通风换气要求

公共场所应充分利用门窗进行自然通风,保持室内空气清新、无异味。

人群密度高、自然通风条件不良、营业期间不便于采用自然通风方式的场所,应安装机械排风系统或设施,营业期间保持正常使用。排风系统或设施的设计应能满足室内通风换气要求,使新风量和二氧化碳浓度符合卫生标准要求。

使用燃气热水器提供热水的场所,热水器、燃气瓶设置地点宜与使用热水的房间隔室安装,热水器应具有强排风功能,燃烧产生的气体应直接排到室外,保证场所内空气质量符合卫生要求。

公共场所禁止吸烟,禁烟管理按照国家相关法律法规的规定执行。

二、集中空调通风系统要求

使用集中空调通风系统的,设计参数应符合 WS 394—2012 要求。

1. 集中空调系统的新风应直接取自室外,由风管通过送风口送入室内。不应从机房、楼道及天棚吊顶等处间接吸取新风。新风口应设置防护网和初效过滤器,采用初效过滤器不能满足要求时,应设中效过滤器,并符合以下要求:

(1) 设置在室外空气清洁的地点,距离开放式冷却塔、污染气体排放口和其他污染源的水平间距不宜小于 10m;

(2) 设置在开放式冷却塔夏季最大频率风向的下风侧;

(3) 进风口的下缘距室外地坪不宜小于 2m,当设在绿化地带时,不宜小于 1m;

(4) 低于排风口,进排风不应短路;

(5) 应设防雨罩或防雨百叶窗等防水配件。

2. 集中空调通风系统宜设置去除送风中微生物、颗粒物和气态污染物的空气净化消毒装置。

3. 集中空调通风系统的送风口和回风口应设置防虫媒装置,设备冷凝水管道应设置水封。回风口及吊装式空气处理机不得设于产生异味、粉尘、油烟的位置上方。排放有毒有害物的排风系统不得与集中空调通风系统相连通。

4. 集中空调通风系统应设置下列设施:

(1) 应急关闭回风和新风的装置;

(2) 控制空调系统分区域运行的装置;

(3) 供风管系统清洗、消毒用的可开闭窗口,或便于拆卸的不小于 300mm×250mm 的风口。

5. 机械通风系统的设施应符合下列要求:

(1) 进风口应直接设在室外空气较清洁的地方;

（2）进风口应距离排风口、开放式冷却塔等污染源 10m 以上；

（3）进风口的下缘距室外地坪不宜小于 2m；当设在绿化地带时不宜小于 1m；

（4）排风道不得污染进风口；

（5）厨房、无外窗的卫生间，应设置机械排风；厨房、卫生间宜设置竖向排风道，竖向排风道应具有防火、防倒灌、防串味及均匀排气的功能，并应采取防止支管回流和竖井泄漏的措施。竖向排风道顶部应设置防止室外风倒灌装置；

（6）通风设施应完备，空气流向合理；

（7）使用燃煤或液化气供应热水的，宜具有良好的自然通风条件，并设置强排式通风装置；

（8）人员所在房间不设机械通风系统时，应有可开启外窗。

6. 采用风机盘管加新风的系统，新风应直接由风管送入室内，而不应接在新风与风机盘管吸入口或只送到风机盘管的回风吊顶处。

7. 空气处理设备冷凝水管道，应按下列规定设置：

（1）当空气调节设备的冷凝水盘位于机组的正压段时，冷凝水盘的出水口宜设置水封；位于负压段时，应设置水封。水封高度应大于冷凝水盘处正压或负压值；

（2）冷凝水盘的泄水支管沿水流方向坡度不宜小于 0.010，冷凝水水平干管不宜过长，其坡度不应小于 0.003，且不允许有积水部位；

（3）冷凝水管道宜采用排水塑料管或热镀锌钢管，管道应采取防凝露措施；

（4）冷凝水排入污水系统时，应有空气隔断措施，冷凝水管不得与污水、废水、室内密闭雨水系统直接连接。

8. 开放式冷却塔的选用和设置，应符合下列要求：

（1）开放式冷却塔的设置应远离居民区、学校等人员聚集区域、建筑物新风取风口或自然通风口，不应设置在新风口的上风向；

（2）冷却塔应安装除雾装置，减少微生物气溶胶的产生；

（3）冷却塔设置位置应便于日常维护和加药。应设有消毒剂自动加药系统或在线净化消毒装置；

（4）冷却塔水池内侧应平滑，排水口应设在塔池的底部；

（5）冷却塔设置位置应通风良好，避免阳光直射集水池，远离高温源，并应注意运行过程中所产生的气溶胶及噪声对周围环境的影响。

9. 在采暖、通风与空气调节设计中，通风管道的材料及施工安装应便于平时的维护保养和日后的清洗消毒。对有可能造成人体伤害的设备及管道，应采取安全防护措施。

第七节　公共用品用具卫生要求

一、定义

公共场所提供给顾客使用的用品用具有两类。一类是公共场所配置的供顾客使用的健康相关产品,如洗发液、沐浴液、染发剂、烫发剂、美容护肤类化妆品等,应执行采购索证、进货验收制度,保证产品质量,标签标识规范。另一类是公共用品用具,是指公共场所经营者提供给顾客重复使用的床单、枕套、被套、毛巾、浴巾、浴衣、杯具、洁具、拖鞋、美发美容工具、修脚工具以及其他重复使用且与皮肤、黏膜等接触的物品,其卫生质量应引起足够重视,本节内容主要介绍公共用品用具卫生要求。

二、公共用品用具配备要求

1. 提供住宿服务的场所　床单、枕套、被套、毛巾、浴巾等公共用品宜按床位数 3 倍以上配置,枕芯、床罩、床垫配置数量应满足经营需要。杯具、拖鞋等公共用具宜按床位数 2 倍以上配置,客房内无附带卫生间的旅店、招待所应每床位配备一套脸盆、脚盆。

2. 沐浴场所　更衣室、休息厅(房间)的床上用品(床单、枕套、被套、垫巾等)宜按床位数 3 倍以上配置,场所内为顾客提供的毛巾、浴巾、浴衣裤等公共用品宜按更衣柜数 2 倍以上配置。杯具、拖鞋等顾客用具宜按更衣柜数 2 倍配置,修脚工具的配置数量宜按技师人员数的 2 倍以上配置。

3. 美容、美发场所　提供顾客使用的毛巾应能满足经营运转需要,宜按座位数或床位数 10 倍以上配置,不宜少于 20 条。美发用围布宜按座位数 2 倍以上配置。美容美发工具的配置数量宜按美容美发师人员数的 2 倍以上配置,不宜少于 3 套。美发场所应配备头癣、皮肤病患者专用理发工具,工具种类齐全。

4. 其他场所　舞厅、茶座、酒吧、咖啡馆等提供杯具供顾客使用的场所,杯具数量宜按最大接待负荷的 2 倍配置。影剧院提供立体观影眼镜的,宜按单场最大接待负荷的 2 倍配置。

三、公共用品用具换洗要求

公共场所经营者提供给顾客使用的用品用具应当保证卫生安全,禁止重复使用一次性用品用具;可以反复使用的用品用具应当一客一换,按照有关卫生标准和要求清洗、消毒、保洁。公共场所经营者应严格执行公共用品用具换洗消毒要求：

1. 宾馆、旅店、招待所等住宿场所　床单、枕套、被套等床上用品应保持整洁，一客一换，长住客至少一周一换。床罩、枕芯、床垫等用品应定期更换清洗，保持整洁。提供顾客使用的毛巾、浴巾、面巾等用品应每客用后清洗消毒。

2. 公共浴室等沐浴场所　床单、枕套、被套、垫巾等床上用品应保持整洁，宜每天更换。提供顾客使用的毛巾、浴巾、浴衣、浴裤等用品每客用后应清洗消毒，浴巾、浴衣、浴裤使用时应保证整洁、干燥。沐浴、擦背毛巾和修脚、捏脚毛巾应有明显区别，严格分开使用，严禁混用混放。

3. 美容店、理发店等场所　床单、枕套、被套、垫巾等床上用品应保持整洁，宜每天更换。提供顾客使用的毛巾每客用后应清洗消毒。美容、理发、烫染发用的毛巾应易于区分，分类使用，不得混用。

4. 公共交通工具　床单、枕套、被套、垫巾等公共用品应保持整洁，宜每客更换或单程终点更换。座椅套、坐垫等公共用品应保持整洁，定期更换。

四、公共用品用具清洗消毒要求

公共场所使用的公共用品用具，应按照有关卫生标准和要求清洗、消毒、保洁。根据自身条件，公共场所经营者可选择采用自行清洗消毒方式，或者选择洗涤服务公司进行外送洗服务。

1. 自行清洗消毒　公共用品用具清洁干净后，应选择合适的方法进行消毒。可选用化学法、热力消毒，或采用消毒柜消毒。

采用化学方法消毒的，消毒池的容量、深度应能满足浸泡消毒的需要，保证消毒液有效浓度和浸泡时间，消毒后的用具应充分冲洗；采用蒸汽、煮沸方法消毒应保证消毒时间、消毒温度；采用消毒柜消毒应按照使用说明操作。

顾客用品用具清洗消毒过程应有记录，包括消毒时间、人员、方法和消毒物品的种类、数量等。清洗消毒后的顾客用品用具应采取保洁措施，防止二次污染。

2. 外送洗服务　对于不具备顾客用品清洗、消毒条件的公共场所，可采取外送清洗方式，选择为社会提供洗涤服务的单位进行清洗消毒。应选择持有工商营业执照、配备专业洗涤烘干设备、洗涤操作规程符合卫生要求的洗涤服务单位，并与其签订洗涤合同，建立外送管理台账，有交接记录，洗涤后的物品入库前应进行验收。

外送清洗后的清洁物品储存、运输过程应有严密的保洁措施,洗涤后的公共用品应符合卫生要求。

第八节　清洁卫生和病媒生物防制要求

一、清洁卫生要求

公共场所应配备吸尘器、拖把、抹布等用于卫生清扫的工具、设施、设备,数量充足,能满足清扫保洁工作需要。应合理设置工具存放间或区域,用于放置清扫工具。

公共场所应开展经常性卫生清扫,保持场所内、外环境整洁卫生。室内卫生清扫过程中应采取湿式清扫或其他合适的清扫方式,避免扬尘。内部环境整洁、舒适,物品摆放整齐有序,场所内无物品乱堆乱放、杂乱无序情形。地面无积尘、积水、污物,墙壁、天花板无蛛网、霉斑、剥脱等情形。室内物品上无积尘和不洁物。室内空气清新,无霉味、烟味和其他异味。

二、病媒生物防制要求

公共场所应根据当地病媒生物的特点采取相应的防制措施,消除病媒生物滋生地。

公共场所应配备数量充足的垃圾桶(箱)、垃圾房、垃圾车等废弃物存放设施,废弃物存放设施应使用坚固、防水、防腐、防火材料制作,内壁光滑,便于清洗。废弃物收集、存放、运输设施应采取加盖、装门等密闭措施,防止不良气味溢散和病媒生物侵入。

提倡使用物理方法防制病媒生物。与外界直接相通并可开启的门窗应设易于拆卸、清洗的防蝇门帘、纱网或安装空气风帘机。楼道、厅堂应安装灭蝇灯。下水道出口和排气口应设有隔栅或网罩,防止鼠类进入。机械通风装置的送风口、回风口和排风口应设置防鼠装置。应定期对场所内病媒生物防制设施进行检查维护,保证防制设施的正常使用。

第九节　公共场所经营单位卫生管理

《公共场所卫生管理条例实施细则》明确规定:公共场所经营者应当设立卫生管理部门或者配备专(兼)职卫生管理人员,具体负责公共场所的卫生工作,建立健全卫生管理制度和卫生管理档案。2019年国家颁布实施《公共场所卫生管理规范》(GB 37487—2019)。

一、卫生管理组织

公共场所法定代表人或负责人是其经营场所卫生安全的第一责任人,对场所的卫生管理负有全面责任,应掌握相关卫生法律法规并熟悉本场所的卫生管理要求。

公共场所应设立卫生管理部门或配备专(兼)职卫生管理人员,具体负责本公共场所的卫生工作。

二、卫生管理制度

公共场所经营单位应根据卫生法律法规、标准、规范的要求和本单位的实际情况建立健全卫生管理制度,并对制度的执行情况进行经常性检查。卫生管理制度一般包括以下几方面:

1. 环境卫生清扫保洁制度。

2. 空气质量、微小气候、水质、采光、照明、噪声、公共用品用具、集中空调通风系统等定期检测制度。

3. 公共场所禁烟管理制度。

4. 公共用品用具更换、清洗、消毒管理制度。

5. 卫生设备设施的使用、维护管理制度。

6. 集中空调通风系统、分散式空调清洗、消毒、保养管理制度。

7. 从业人员健康检查、培训、个人卫生制度。

8. 健康相关产品品采购、索证、验收制度。

9. 生活饮用水、二次供水设施管理制度。

10. 游泳场所、沐浴场所水质管理制度。

11. 卫生间卫生管理制度。

12. 日常卫生检查及奖惩制度。

13. 健康危害事故应急处置与报告制度。

三、卫生操作规程

公共场所经营单位应根据场所经营特点,制定相应的卫生操作规程,对场所环境保洁、卫生设施维护管理、净化消毒装置运行、物品的采购储存、公共用品用具清洗消毒等内容规定明确的工作程序和要求。

操作规程应当容易被从业人员获得,最好在使用场所上墙张贴。公共场所经营单位应当组织从业人员认真学习各种卫生操作规程,保证从业人员能掌握本岗位的卫生操作要求。同时要做好日常检查督促,与奖惩制度挂钩,确保良好的操作规程得到切实落实。

四、证件管理

公共场所卫生许可证应悬挂在场所内醒目位置,经营项目与许可范围一致。

实行卫生监督量化分级管理的公共场所应在场所内醒目位置公示卫生信誉度等级标识。

从业人员健康证明、卫生知识培训证齐全、有效,证件应随身携带或在场所内集中保管,便于查对。

五、档案管理

公共场所应建立卫生管理档案,下列内容应归档管理:

1. 卫生管理组织机构、岗位职责和卫生管理制度。

2. 卫生许可证、营业执照、从业人员健康合格证明和卫生知识培训材料等。

3. 空气质量、微小气候、水质、采光、照明、噪声、公共用品用具、集中空调通风系统等检测与评价报告。

4. 公共用品用具更换、清洗、消毒记录和集中空调通风系统清洗、消毒记录。

5. 公共场所健康危害事故应急预案、事故报告及处置情况记录。

6. 卫生设备、设施运行、维护、维修记录。

7. 健康(卫生)相关产品配置、索证、验收、出入库记录等。

8. 日常卫生检查记录、卫生质量投诉及处理记录。

9. 选址、设计、竣工验收资料(如有关证明和图纸等)。

10. 其他应归档管理的资料。

公共场所归档资料应分类记录,并有相关人员签名。卫生档案应有专人管理,妥善保管,保存期限不得少于两年。

六、传染病和健康危害事故管理

公共场所应认真执行各项卫生管理制度,场所内卫生设施应正常使用,保证卫生质量符合卫生要求;定期检查各项卫生制度、操作规程落实情况,及时消除健康危害隐患,防止传染病传播流行和健康危害事故的发生。

公共场所发生传染病和健康危害事故时,经营者应及时报告卫生部门,任何单位和个人不得隐瞒、缓报、谎报或者授意他人隐瞒、缓报、谎报。

公共场所应制订传染病、健康危害事故应急预案,当场所内发生传染病流行和危害健康事故时,场所经营者应当立即采取有效措施,防止危害进一步扩大。

公共场所从业人员出现传染病症状时,应脱离工作岗位,查明原因,排除传染性疾病或有碍公共场所卫生的疾病后方可重新上岗。

公共场所经营单位应按照《艾滋病防治条例》的规定,在相关场所如旅店、酒吧等卫生间、床头柜等放置安全套或设置安全套发售设施。

七、卫生检测要求

公共场所经营者应按照卫生法律法规、标准、规范的规定,对场所的空气质量、微小气候、水质、采光、照明、噪声、公共用品用具和集中空调通风系统等进行卫生检测,每年不少于一次。当卫生检测结果不符合卫生标准要求时,公共场所经营单位应当分析原因,采取改进措施进行整改,并重新进行检测,保证公共场所卫生安全。当然,目前大部分公共场所经营单位并不具备卫生检测的能力,可以通过委托第三方检测机构等方法进行检测。

公共场所经营者应在醒目位置如实公示一年内有效的检测结果。

第十节 公共场所从业人员卫生要求

公共场所从业人员是指公共场所内直接为顾客服务的人员,包括服务人员、保洁人员等。

一、从业人员健康管理

公共场所经营者应每年组织从业人员进行健康检查,从业人员取得健康合格证明后方可上岗。患有痢疾、伤寒、甲型病毒性肝炎、戊型病毒性肝炎等消化道传染病,以及活动性肺结核、化脓性或渗出性皮肤病等疾病的人员,治愈前不得从事直接为顾客服务的工作。

二、从业人员培训

从业人员应参加相关卫生法律知识和公共场所卫生知识培训,经考核合格后方可上岗。在职从业人员应每2年复训一次,应有相应的培训、考核资料和记录。

三、从业人员个人卫生

公共场所从业人员应保持良好的个人卫生,应备有2套以上工作服,穿着清洁工作服上岗。美容、美发人员应配备一次性口罩,为顾客做洁面(剃须)、美容时应戴口罩。

公共场所从业人员应养成良好的卫生习惯,做到勤洗手、勤换衣服、勤理发、勤洗澡。

美容及美发人员、足浴服务人员在下列情形时应洗手:开始工作前;从事理发、美容、足浴服务前;触摸耳、鼻、头发、口腔等人体部位后;如厕及其他可能污染双手的活动后。

(李彩苋　石同幸　肖　明)

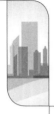

第六章
公共场所危害健康事故

第一节 公共场所危害健康事故的定义及分类

一、公共场所危害健康事故的定义

根据《公共场所卫生管理条例实施细则》给出的含义：公共场所危害健康事故是指公共场所内发生的传染病疫情或者因空气质量、水质不符合卫生标准、用品用具或者设施受到污染导致的危害公众健康事故。

二、公共场所危害健康事故的分类

（一）传染病疫情

致病病原体通过空气、水质、公共用品用具、虫媒等传播，造成公共场所发生的传染病有：呼吸道传染病（流行性感冒、肺结核等）、肠道传染病（细菌性痢疾、伤寒与副伤寒等）、传染性皮肤病［疥疮、手(足)癣等］、性传播疾病（梅毒、淋病等）、虫媒传染病（登革热、寨卡病毒病等）、其他传染病（急性出血性结膜炎等）。

（二）室内空气污染

甲醛、苯、丙酮、氯乙烯、苯乙烯等有机污染物所致的皮肤黏膜刺激、不适、急慢性中毒，一氧化碳、二氧化碳、氨、氡等无机污染物引起的急性中毒等。

（三）微小气候异常

室内温度过高、湿度过大等导致中暑、虚脱、休克等。

（四）生活饮用水污染

饮用水、游泳池水、沐浴池水等可能引起介水传染病或感染外，还可能由于受到物理、化学污染，造成生活饮用水的感官性状或化学组成发生改变,影响人群健康,引起人体发病或造成潜在危害,如有机磷农药、锰、锌、铬等中毒。

(五)公共用品用具或设施受到污染

公共用品用具和卫生设施遭受污染所致的传染性疾病和皮肤病,如性病、皮肤癣病等;因使用化妆品所致的毁容、脱发及皮肤病,如过敏性皮炎及各种皮肤损伤等。集中空调通风系统设施如冷却水、冷凝水受军团菌污染导致军团菌病。

(六)意外事故及恐怖袭击

意外事故所致的氯气中毒、CO 中毒、CO_2 中毒,以及消毒杀虫剂中毒等其他中毒事件。针对平民和民用设施的攻击为恐怖袭击,如炭疽、芥子气、氰化物、甲氟膦酸异丙酯(沙林)、蓖麻毒素等。如 1995 年日本邪教组织——奥姆真理教信徒在东京地铁内施放沙林毒气,造成震惊世界的重大事件,导致 6 000 多人中毒,13 人死亡。事件发生的当天,日本政府所在地及国会周围的几条地铁主干线被迫关闭,26 个地铁站受影响,东京交通陷入一片混乱。

第二节　公共场所常见污染来源及其危害

一、生物性污染及其危害

生物性污染物包括细菌、病毒、真菌和虫螨等微生物及其生物因子,公共场所生物性污染情况与公共场所卫生状况密切相关。病原微生物可通过污染公共场所空气、公共用品用具和生活饮用水,或被公共场所内媒介生物叮咬等,造成呼吸道、肠道和皮肤感染性疾病,严重的甚至引发传染病暴发流行。

(一)经空气传播的传染病

经空气传播的传染病主要有呼吸道传染病,指各种病原微生物通过鼻腔、咽喉、气管和支气管等呼吸道侵入人体而引起的具有传染性的疾病,多流行于冬春寒冷季节。

常见病原体有病毒(流感病毒、鼻病毒、冠状病毒等)、细菌(结核分枝杆菌、金黄色葡萄球菌、溶血性链球菌等)、支原体、衣原体等,可引起流行性感冒、麻疹、流行性腮腺炎、肺结核等呼吸道传染病,具有传播速度快、传播范围广、传播途径多、传染性强的特点,危害很大。特别是新发呼吸道传染病如严重急性呼吸综合征(SARS)、中东呼吸综合征(MERS)、新型冠状病毒肺炎(COVID-19)等传播力更强,防控难度更大,给公共场所卫生管理带来极大的挑战。

发生原因：公共场所存在病原携带者和隐性感染者，病原体通过飞沫、飞沫核或尘埃，被吸入人体呼吸道；病原菌(如军团菌)在污染的冷却水、冷凝水中繁殖，经气溶胶方式进入公共场所传播；也可以通过与患者密切接触或使用被污染的公共物品造成传播。

（二）经饮用水传播的疾病

饮用水污染常见的病原体有：细菌(霍乱弧菌、伤寒及副伤寒沙门菌、布鲁氏菌等)、病毒(甲型肝炎病毒、戊型肝炎病毒、诺如病毒等)、原虫(阿米巴、隐孢子虫和贾第鞭毛虫等)，可引起细菌性痢疾、霍乱、伤寒、甲型肝炎、戊型肝炎、诺如病毒感染、阿米巴性痢疾等肠道传染病，多流行于夏季。

发生原因：水源水体受到污染，进入水体中的工、农业和生活污水中含有大量微生物，影响了水源水质，而现有常规饮用水加工处理工艺难以将水源水中存在的污染物全部清除；二次供水水池被污染，或饮用水在水池中储存的时间过长导致游离性余氯含量下降以至消失，因蓄水池附近有生活垃圾堆积、下水道、污水池等污染源导致饮用水被污染；供水管道腐蚀破损，将管道外的病原微生物带入饮用水中。

（三）经游泳池水、沐浴用水传播的疾病

游泳池水、沐浴用水污染常见的病原体有：病毒(腺病毒、诺如病毒等)、细菌(大肠杆菌 O157、志贺菌、铜绿假单胞菌等)、寄生虫(隐孢子虫、血吸虫和贾第鞭毛虫等)、衣原体等，可引起腹泻性肠炎、痢疾、急性出血性结膜炎等肠道和眼(咽喉)结膜疾病，以及隐孢子虫病、血吸虫病等寄生虫病。

发生原因：游泳场所、沐浴场所设施和技术不能满足水质循环净化要求；传染病和皮肤感染患者污染水质；未严格执行消毒措施；游泳、沐浴人员过多或换水周期过长导致超负荷运转；未设置有效的冲淋设施和浸脚池等。

（四）经公共用品用具污染传播的疾病

公共用品用具被淋球菌、螺旋体、支原体、衣原体、病毒、真菌污染，可引起感染性疾病，如性病(淋病、梅毒、非淋菌性尿道炎、尖锐湿疣等)、急性出血性结膜炎(俗称"红眼病")、皮肤癣病(手足癣、头癣)等。

发生原因：公共用品用具如浴缸、坐便器、洗脚盆、修脚工具、理发美容工具、拖鞋、床上用品、浴巾、浴衣等受到病原体污染而未进行有效清洁消毒；发廊未配备使用传染病患者专用理发工具并有效消毒；一次性公共用品用具违规重复使用等。

（五）虫媒传播疾病

公共场所蚊虫、蜱虫、蚂蚁等昆虫叮咬，可引起人体瘙痒、过敏，含病原体的虫媒叮咬可引起登革热、寨卡病毒病、乙型脑炎等疾病,严重者可能会引起传染病暴发流行。

发生原因:公共场所清洁卫生不彻底;未设置纱门纱窗等虫媒防制措施;未定期采用药物杀灭虫媒等。

二、化学性污染及其危害

(一)常见空气化学性污染及其危害

由于室内空气不良、集中空调的使用等导致公共场所空气污染引起的健康危害事件时有发生,应引起足够的重视。公共场所常见空气化学性污染物有以下几种:

1. 一氧化碳(CO)　一氧化碳是公共场所空气污染物中最为常见的有毒气体。据文献报道,2012 年江苏某宾馆由于锅炉排气管道设计管理不当,导致锅炉废气逸散并由吸风口吸入宾馆走廊及客房,引起 10 名住店顾客 CO 中毒;2013 年某火锅店包房通风不良,使用木炭燃烧不完全造成 7 人 CO 中毒。公共场所 CO 主要来源包括:暖炉、浴室等燃气燃烧不充分、煤气泄漏等;公共场所新风口、地铁风井将交通污染的 CO 吸入内环境;公共场所通风设施不足,空气不流通,造成室内缺氧,极易导致 CO 中毒。

健康危害:当空气中 CO 浓度超过 0.01% 即可引起急性中毒。一氧化碳进入肺泡后很快与血红蛋白(Hb)结合生成碳氧血红蛋白(COHb),阻止氧气与 Hb 的结合,不仅降低了红细胞的携氧能力,而且还抑制和减慢氧合血红蛋白(HbO_2)的解离能力,造成组织缺氧,机体代谢紊乱。

CO 轻度中毒会出现头痛、头晕、心慌、恶心、呕吐症状;中度中毒上述症状可加重,并伴有面色潮红、口唇呈樱桃红色、多汗、烦躁不安、逐渐昏迷;重度中毒病人神志不清、呼之不应、大小便失禁、四肢发凉、瞳孔散大、血压下降等,经积极抢救侥幸存活者常遗留严重后遗症,如瘫痪、痴呆、惊厥、精神不正常等。

2. 二氧化碳(CO_2)　二氧化碳是空气中常见的化合物,约占空气总体积的 0.03%。室内二氧化碳主要来源于人的呼吸,呼出气中二氧化碳约占 4%~5%。如果室内人多拥挤,加上通风不良则会导致二氧化碳含量明显上升;另一个来源是吸烟、室内绿化植物及宠物猫、狗、鸟类等,都能排出二氧化碳。二氧化碳异常升高的场所一般见于通风不良的卡拉 OK 厅、影剧院等。

健康危害:二氧化碳密度较空气大,当二氧化碳较少时对人体无危害,但其超过一定量时会影响人的呼吸,原因是血液中的碳酸浓度增大,酸性增强,并产生酸中毒。空气中二氧化碳的体积分数为 1% 时,可感觉空气浑浊,感到气闷,心悸;4%~5% 时可感觉眩晕;6% 以上时使人神志不清、呼吸逐渐停止以致死亡。

3. 可吸入颗粒物（PM_{10}）　PM_{10} 是指悬浮在空气中,空气动力学当量直径小于等于 $10\mu m$,能够进入人体喉部以下呼吸道的颗粒状物质。室内主要来源于燃料燃烧、烟草烟雾、尘螨、动物毛皮屑、室内清扫扬尘;室外主要来自烟囱和车辆排放、扬尘等。

健康危害:可吸入颗粒物被吸入人体后,会累积在呼吸系统中,诱发哮喘病;还可能引发心脏病、肺部疾病、呼吸系统疾病、降低肺功能等,尤其对于老人、儿童和心肺病患者等敏感人群,风险较大。同时,颗粒物可作为细菌等污染物的载体,对人体健康危害具有叠加作用。

4. 甲醛　室外甲醛主要来自工业废气、汽车尾气、光化学污染等;室内主要来自于燃料和烟草的不完全燃烧、建筑装饰材料中的粘合剂、涂料、化纤地毯、塑料等释放甲醛等挥发性有机物,加之室内长时间密闭,造成空气污染物浓度过高。

健康危害:主要表现为对皮肤黏膜的刺激作用,皮肤直接接触可引起过敏性皮炎、色斑等,低剂量长期接触可引起慢性呼吸道疾病;高浓度的甲醛对神经系统、免疫系统、肝脏等均有毒害。甲醛还是明确的一类致癌物,能引起鼻咽癌、白血病等。

5. 苯、甲苯、二甲苯　甲苯、二甲苯属于苯的同系物,室内环境中的苯及其同系物主要来自各种建筑装饰材料、日常用品以及通过人体活动带入。

健康危害:苯及其同系物均可对皮肤、眼睛和上呼吸道产生刺激作用,皮肤接触会产生干燥、皲裂和红肿。短期内大量吸入可能引起急性苯中毒,出现兴奋或酒醉感,伴有黏膜刺激症状。轻则头晕、头痛、恶心、呕吐、步伐不稳;重则昏迷、抽搐及循环衰竭直至死亡。短期内吸入较高浓度可发生亚急性苯中毒,出现头昏、头痛、乏力、失眠、月经紊乱等症状,并可引起再生障碍性贫血、急性白血病;也是已知的致癌物质。其中,苯的毒性比甲苯、二甲苯更大。

6. 总挥发性有机物（TVOC）　总挥发性有机化合物是指利用 TenaxGC 或 TenaxTA 采样,非极性色谱柱(极性指数小于 10)进行分析,保留时间在正己烷和正十六烷之间的挥发性有机化合物,包括烃类、氧烃类、氮烃、卤代烃以及硫烃类化合物。室内 VOC 主要来自涂料、室内装饰材料、空气清新剂等。

健康危害:不同浓度的 TVOC 对人体的危害程度不同,浓度 >$3mg/m^3$ 便会出现一些不适症状,浓度越高对人体的危害越大,会影响人体免疫系统而造成免疫功能失调,特别是儿童、老人等免疫力较低的群体,TVOC 会诱发一些血液性疾病,可抑制中枢神经系统,出现头晕、头疼等症状,还会影响消化系统,出现食欲不振、恶心等症状。

7. 氨气　室内空气中氨气主要来自于粪、尿、生活污水等,以及建筑装修水泥和涂料加入的防冻剂释放的氨;公共场所使用的染发、烫发剂含有氨水,若理发店染发、烫发操作间通风设施不良,长时间密闭会造成室内氨气浓度严重超标。

健康危害:氨是一种碱性物质,对人体上呼吸道有刺激和腐蚀作用,使组织蛋白变性,使脂肪皂化,破坏细胞膜结构,减弱人体对疾病的抵抗力;长期接触氨后可能会出现皮肤色素沉积或手指溃疡等症状;短期内吸入大量氨气后可出现流泪、咽痛、声音嘶哑、咳嗽、痰带血丝、胸闷、呼吸困难,并伴有头晕、头痛、恶心、呕吐、乏力等症状,严重者可发生肺水肿、成人呼吸窘迫综合征。

(二)常见水质化学性污染及其危害

1. 含氯消毒剂、二氧化氯、臭氧等消毒剂污染　含氯消毒剂(液氯、氯气、二氯异氰尿酸钠、三氯异氰尿酸等)、二氧化氯、臭氧等消毒剂是强氧化剂,具有消毒作用,常用于饮用水和泳池水、浴池水的消毒。未规范投加消毒剂,可导致游泳池水消毒剂余量过高,引起眼睛刺激、头发变黄发脆等;由于事故引起的含氯消毒剂浓度过高,可造成急性中毒,这是游泳场所健康危害事故中最常发生的。事故原因包括:加氯器发生故障造成氯气泄漏;未按使用说明书调配和规范投加消毒剂;操作失误如将次氯酸钠和盐酸混用,造成氯气在短时间内大量溢出,此时,若场所布局和设计不合理,加氯间或配制间通风不畅,配制间与泳池直接连通,则会使含氯消毒剂在短时间内大量飘散到游泳池上空,引起操作人员和顾客吸入过量消毒剂造成中毒。

健康危害:氯制剂、二氧化氯、臭氧等消毒剂具有强烈的刺激性,刺激眼睛、黏膜,使视觉敏感度和视力降低;对呼吸道有刺激作用,造成咽痛、咳嗽、胸闷;使气道反应性和气道炎症增加、哮喘加重等。重度污染可引起头痛、胸痛、思维能力下降,严重时可导致肺气肿和肺水肿。

2. 锰、铅、铬等重金属、有机磷农药、酚类等污染　生活饮用水从水源取水→制水→输送→公共场所使用,路程长,环节多,容易受到工、农业生产事故、排污等污染,除可能造成微生物及其毒素污染外,还会引起重金属、农药和酚类等化学性污染。原因包括:地下蓄水池或自备水源被农药、有毒化工产品或工业废水污染;高位水箱箱体材料或内层涂料含有毒化学物质;供水管道使用年限长,大量的沉淀物在管道内堆积,当加压供水时将沉淀物带入饮水中;单位自备给水采用劣质净水剂处理水质等。

健康危害:可影响感官性状,产生异常颜色、浑浊,引起异嗅、异味等,造成使用者厌恶、不适,长期使用可引起急、慢性中毒。

三、物理因素及其危害

1. 噪声　公共场所噪声包括外源性和内源性噪声,外源性噪声主要是邻近公共场所的工业生产、车辆行驶、建筑工地施工,以及商业活动人流所产生的噪声;内源性噪声主要为公共场所内部机械通风、空调设备运转、舞厅等娱乐场所音响设备、人流活动、清洁吸尘等产生的噪声。

健康危害:噪声可引起睡眠不好,注意力不能集中,记忆力下降等问题,导致心情烦乱,情绪不稳,乃至忍耐性降低,脾气暴躁,甚至还可能会引起一系列身体疾病。

2. 放射性核素(氡)　室内氡主要来源于房基地层以及建筑材料如花岗岩、砖沙、水泥等析出的氡。

健康危害:氡是放射性气体,当人吸入体内后,氡发生衰变的 α 粒子可在呼吸系统造成辐射损伤,是肺癌的最重要病因,中低浓度的氡即可诱发肺癌。现有的流行病学证据也表明,氡对肺癌以外的疾病同样存在重大风险,比如白血病和其他类型癌症。

第三节　公共场所危害健康事故处置要点

一、公共场所经营单位

《公共场所卫生管理条例实施细则》第二十一条规定,公共场所发生危害健康事故的,经营者应当立即处置,防止危害扩大,并及时向县级人民政府卫生健康行政部门报告。任何单位或者个人对危害健康事故不得隐瞒、缓报、谎报或者授意他人隐瞒、缓报、谎报。第三十九条规定,公共场所经营者对发生的危害健康事故未立即采取处置措施,导致危害扩大,或者隐瞒、缓报、谎报的,由县级以上人民政府卫生健康行政部门处以五千元以上三万元以下罚款;情节严重的,可以依法责令停业整顿,直至吊销卫生许可证。构成犯罪的,依法追究刑事责任。因此,公共场所经营单位必须制订、完善公共场所危害健康事故应急预案,开展相应的培训和演练,在发生公共场所危害健康事故时,按程序做好处置工作。

(一)制订危害健康事故应急预案

公共场所经营单位应制订公共场所危害健康事故应急预案、方案或应急管理制度等,明确危害健康事故的范围、报告内容、报告时限、责任报告人等;不得隐瞒、缓报、谎报或者授意他人隐瞒、缓报、谎报公共场所健康危害事故。

（二）事故报告

公共场所经营单位负责人和卫生管理人员为公共场所危害健康事故责任报告人，在公共场所发生危害健康事故时，应当按照卫生法律法规要求及时向所在地疾病预防控制中心、卫生监督机构或卫生健康行政部门进行报告；当导致死亡或同时发生 3 名以上（含 3 名）受害病人时，事故责任报告人要在发生事故 24h 内电话报告。任何人发现公共场所发生危害健康事故的，都应及时向上述卫生部门报告。

（三）事故处置

公共场所发生危害健康事故时，场所经营者应立即停止相应经营活动，协助医务人员救治事故受害者，采取预防控制措施，防止危害的扩大和事故的继发。

公共场所单位在发生危害健康事故时应采取如下措施：

1. 如疑为空气质量不符合卫生标准所致的虚脱休克，或者怀疑装修材料引起甲醛、挥发性有机物等浓度过高造成的急慢性中毒，将患者脱离现场，采取开窗、机械送风等措施加强场所的通风。

2. 如疑为意外事故所致的一氧化碳、氯气、消毒杀虫剂等有毒有害气体中毒，将患者脱离现场，采取有效措施如关闭有毒有害气体来源等控制污染物继续扩散，并疏散周围人群，暂停空调使用，采用开窗换气、机械送风等措施加强场所的通风，临时关闭受污染的公共场所（游泳池、浴池或客房等）。

3. 如疑为公共用品用具被污染，停止使用受污染的公共用品用具，并加强对公共用品用具清洗、消毒，做好储存、运转等环节保洁工作；及时收集、清运公共场所废弃物，按照规定配备有效防制蚊、蝇、蟑螂、鼠和其他病媒生物的设施设备。

4. 如疑为泳池水、沐浴用水等被微生物污染所致疾病暴发流行（如急性出血性结膜炎等），临时关闭污染的游泳池或浴池等污染场所，进行有效清洗消毒；急性出血性结膜炎流行期间应加强对游泳池、浴池水质的更换和消毒工作，加大水质游离余氯检测频率，确保水质游离余氯达到 0.3~1.0mg/L。

游泳池水质出现水华、异味、微生物超标、线虫、泥沙等恶化现象时，加强水质清洁消毒；采取有针对性的控制措施，加大消毒剂的投放量和水的循环量，必要时放掉池水重新补充自来水。

5. 如疑为饮用水或二次供水事故时，采取停止供水措施，对供水设施进行放水、检修，排查管网是否有破损渗漏状况；管网是否通过污染区（即管网周围有无生活污水或工业废水排放，以及与污水管道的距离等）；违章连接管网情况（如生活饮用水管网与非饮用水管网、自备管网与市政供水管网连接）；施工质量留下的隐患（如管道连接前和后不冲洗、管线连接不严密）；供水管网水表井、阀门井等是否被污水浸泡。若为二次供水,查看水箱及水箱管道周围环境和水箱的卫生防护情况,包括通气孔防护网罩、出入口封闭严密程度、泄水管和溢水管防护网罩、有无防倒虹吸的阀门等;水箱管道(如泄水管、溢水管)是否与下水道直接相连,有无破损、渗漏等。排除事故后应进行彻底清洗、消毒后方可继续使用。

6. 如疑为空气被病毒(如流感病毒)、细菌(军团菌)等微生物污染造成的急性传染病事故,或空气传播疾病暴发流行时(如新型冠状病毒肺炎),应加强开窗通风,并进行室内空气消毒。采用集中空调通风系统进行空气调节的,符合下列条件之一的集中空调系统方可继续运行:采用全新风方式运行的;装有空气净化消毒装置,并保证装置有效运行的;风机盘管加新风的空调系统,能确保各房间独立通风的。采用局部空调的,关闭空调,打开门窗。同时,应每周对运行的集中空调系统的开放式冷却塔、过滤网、过滤器、净化器、风口、空气处理机组、表冷器、加热(湿)器、冷凝水盘等设备或部件进行清洗、消毒或者更换。

二、公共卫生机构

(一) 职责分工

卫生健康行政部门承担卫生应急和紧急医学救援工作,组织编制专项预案,承担预案演练的组织实施和指导监督工作;指导卫生应急体系和能力建设;发布突发公共卫生事件应急处置信息。

卫生监督机构承担公共场所、饮用水、传染病等卫生监督工作,组织开展公共场所卫生、饮用水卫生、传染病防治监督检查,开展公共场所危害健康事故调查处理,监督公共场所落实事故控制措施,必要时采取临时控制措施;查处违法行为。

疾病预防控制机构组织实施公共场所等相关领域疾病预防与控制对策和技术措施,承担公共卫生综合监测与安全性卫生学评价;开展公共场所危害健康事故调查。

(二) 应急准备及个人防护

疾病预防控制机构和卫生监督机构成立公共场所突发公共卫生事件应急队伍,队伍成员应确保 24h 应急值守,保持通讯畅通。接报后立即携带调查、采样文书和工具、现场检测设备等前往病人就诊医院和事件发生场所开展现场调查。现场救援、调查和采样人员在开展工作时首先要确保个人安全,切忌在毫无防护措施的情况下进入现场,以免发生中毒。进入现场前应先进行有效的通风换气。

调查和采样人员进入有毒气体现场调查或采样时,穿戴自给氧式全密闭防护服,调查和采样人员需 2 人以上。

（三）现场调查

属地疾病预防控制机构、卫生监督机构接报后,应对事故进行初步核实,确认后立即向同级卫生健康行政部门报告,组成联合调查组开展现场调查。

1. 污染概况调查　调查人员到达污染或中毒现场后,应先调查了解污染或中毒事件的概况,对事件现场控制措施、中毒患者人数统计、救援人员个体防护、人员疏散等向现场指挥人员提出建议。

2. 病人流行病学调查　应急队伍对公共场所中毒病人进行调查,接触毒物或污染物的时间、地点、方式,主要临床表现、实验室检查及抢救经过。同时向临床救治单位进一步了解相关资料(如事件发生过程、抢救过程、临床资料、实验室检查结果等)。必要时可采集患者血样或尿样、呕吐物进行相关检测,填写突发公共卫生事件个案调查表。

3. 现场勘察　勘察内容包括现场环境状况、现场地形、饮用水类型、空调类型、通风排气情况、人数等。

4. 样品检测和采集　现场对公共场所、饮用水进行快速检测和筛查,尽早对现场空气、水质中毒物浓度进行检测,并采集可疑样品送实验室分析;实验室启动检验快速通道,按照国家有关检验标准和规范以最快速度开展检验和出具检验报告书。如现场浓度已被稀释,仍可测定用于评估,也可根据情况模拟现场进行检测。

（四）现场处置要点

1. 抢救受害者脱离现场　人的生命健康是最重要的,一旦发生公共场所危害健康事故,应第一时间对现场人员进行救治,在采取必要防范措施的前提下,迅速采取措施,将受害者救离危害现场,转移到安全地点,等候医疗救治。

2. 消除危害因素,控制危害进一步扩大　采取适当的控制措施,防止危害扩大,在不影响上述情况前提下尽可能保护好现场。必要时可采取封闭场所、封存相关物品等临时控制措施。经检验,属于被污染的场所、物品,应当进行消毒或者销毁;对未被污染的场所、物品或者经消毒后可以使用的物品,应当解除控制措施。

（五）信息报告

按规定形成调查报告上报卫生健康行政部门。

公共场所突发公共卫生事件的信息报告分为初次报告、进程报告、结案报告等三种形式。

1. 初次报告　尽快完成初次报告,包括公共场所突发公共卫生事件发生的时间、地点、范围、污染程度、影响人群、现场勘查情况;发病人数、死亡人数、就诊医院、临床诊断、治疗效果和预后;公共场所污染物的可疑种类和现场快速检验结果;事件发展趋势及拟采取应急处置措施等。

2. 进程报告 报告事件的现场控制情况,造成事件发生的主要原因、过程和进展情况,物理、化学、微生物实验室结果和初步结论。

除每天报告进程信息外,还需根据事态发展需要,随时报告进程情况。

3. 结案报告 事件结束后,应及时进行结案报告,报告内容包括事件的描述、事件发生的确切原因、应急处置过程、病人救治情况等。

(六)违法行为查处

1. 公共场所经营者未依法取得公共场所卫生许可证擅自营业,违反《公共场所卫生管理条例实施细则》(以下简称《实施细则》)第二十二条规定的,应依据《实施细则》第三十五条规定进行查处。

2. 公共场所经营者未按照规定对公共场所的空气、微小气候、水质、采光、照明、噪声、顾客用品用具等进行卫生检测,违反《实施细则》第十九条规定的,应依据《实施细则》第三十六条第(一)项进行查处。

3. 公共场所经营者未按照规定对顾客用品用具进行清洗、消毒、保洁,或者重复使用一次性用品用具,违反《实施细则》第十四条规定的,应依照《实施细则》第三十六条第(二)项进行查处。

4. 公共场所经营者未按照规定建立卫生管理制度、设立卫生管理部门或者配备专(兼)职卫生管理人员,或者未建立卫生管理档案,违反《实施细则》第七条的规定,应当依据《实施细则》第三十七条第(一)项进行查处。

5. 公共场所经营者未按照规定组织从业人员进行相关卫生法律知识和公共场所卫生知识培训,或者安排未经相关卫生法律知识和公共场所卫生知识培训考核的从业人员上岗,违反《实施细则》第九条规定的,应当依据《实施细则》第三十七条第(二)项进行查处。

6. 公共场所经营者未按照规定设置与其经营规模、项目相适应的清洗、消毒、保洁、盥洗等设施设备和公共卫生间,或者擅自停止使用、拆除上述设施设备,或者挪作他用,违反《实施细则》第十五条规定的,应当依据《实施细则》第三十七条第(三)项进行查处。

7. 公共场所经营者未按照规定配备预防控制鼠、蚊、蝇、蟑螂和其他病媒生物的设施设备及废弃物存放专用设施设备,或者擅自停止使用、拆除预防控制鼠、蚊、蝇、蟑螂和其他病媒生物的设施设备及废弃物存放专用设施设备,违反《实施细则》第十六条规定的,应当依据《实施细则》第三十七条第(四)项进行查处。

8. 公共场所进行新建、改建、扩建,不符合有关文书标准和要求,或经营者未按照规定办理预防性卫生审查手续,违反《实施细则》第二十六条规定的,应当依据《实施细则》第三十七条第(六)项进行查处。

9. 公共场所集中空调通风系统不符合公共场所集中空调通风系统相关卫生规范和规定的要求,违反《实施细则》第十一条规定的,应当依据《实施细则》第三十七条第(七)项进行查处。

10. 公共场所经营者安排未获得有效健康合格证明的从业人员从事直接为顾客服务工作,违反《实施细则》第十条规定的,应当依据《实施细则》第三十八条进行查处。

11. 公共场所经营者对发生的危害健康事故未立即采取处置措施,导致危害扩大,或者隐瞒、缓报、谎报,违反《实施细则》第二十一条规定的,应当依据《实施细则》第三十九条进行查处。

第四节　公共场所疫情期间的防控措施（以新型冠状病毒肺炎为例）

一、新型冠状病毒肺炎疫情简介

新型冠状病毒肺炎,简称"新冠肺炎",其病原体为新型冠状病毒。WHO 已将该疾病正式命名为 2019 冠状病毒病(corona virus disease 2019, COVID-19)。新冠肺炎疫情是新中国成立以来发生的传播速度最快、感染范围最广、防控难度最大的一次重大突发公共卫生事件。当地时间 2020 年 1 月 30 日,北京时间 2020 年 1 月 31 日凌晨,WHO 宣布本次疫情为"国际关注的突发公共卫生事件"(Public Health Emergency of International Concern)。截至 2020 年 8 月 8 日,我国累计报告新冠肺炎确诊病例 89 149 例,死亡 4 688 例。全球新冠肺炎累计确诊病例 20 135 303 例,死亡 719 947 例。

（一）传染源

目前认为,新冠肺炎的传染源主要是新型冠状病毒感染的患者,隐性感染者(即无症状感染者)也可能成为传染源。潜伏期患者和恢复期患者的传染性还有待研究明确。

（二）传播途径

目前认为,经呼吸道飞沫传播和接触传播是主要的传播途径,多地已经从确诊患者的粪便中检测出新型冠状病毒,存在粪 - 口传播风险。气溶胶传播和母婴传播等途径有待研究证实。

1. 呼吸道飞沫传播　呼吸道飞沫传播是新型冠状病毒传播的主要方式。病毒通过患者咳嗽、打喷嚏、谈话时产生的飞沫传播,易感者吸入后导致感染。

2. 间接接触传播　新型冠状病毒也可通过与感染者间接接触而传播。间接接触传播是指含有病毒的飞沫沉积在物品表面，接触污染手后，再接触口腔、鼻腔、眼睛等黏膜导致感染。广州、山东等地检测确诊患者的居住环境时，在门把手、手机等物品表面检测到了新型冠状病毒。

3. 粪 - 口传播　粪 - 口传播途径尚待明确。近期，在武汉、深圳地区甚至美国的首例病例中都发现确诊患者的粪便中检测到了新型冠状病毒，说明病毒可以在消化道复制并且存在，提示存在粪 - 口传播的可能，但还不能确定进食病毒污染的食物引起感染和传播。也有观点认为，粪便中的病毒可能通过含有病毒的飞沫形成气溶胶的方式再传播，需要进一步的调查研究。

4. 气溶胶传播　气溶胶传播是指飞沫在空气悬浮过程中失去水分而剩下的蛋白质和病原体组成的核，形成飞沫核，通过气溶胶的形式漂浮至远处，造成远距离的传播。目前尚没有证据显示新型冠状病毒通过气溶胶传播。WHO 也认为，还需要进一步的证据来评估气溶胶传播的可能性。

5. 母婴传播　目前已经报道母亲为确诊新型冠状病毒肺炎患者，新生儿出生 30h 后咽拭子病毒核酸检测阳性的病例，提示新型冠状病毒可能通过母婴传播引起新生儿感染，当然还需要更多的科学研究证实。

（三）易感人群

新型冠状病毒肺炎是一种新发传染病，人群没有免疫力，普遍易感。

1. 人群普遍易感　从全国患者的年龄分布来看，各年龄段人群均对新型冠状病毒没有抵抗性，只要满足传播条件均可以感染。

对全国 4 021 例确诊患者（诊断日期截至 2020 年 1 月 26 日）的分析也表明，各年龄段人群普遍易感，其中 30~65 岁患者占 71.45%，10 岁以下儿童患者占 0.35%。老年人和患有哮喘、糖尿病、心脏病等基础疾病的人感染病毒的风险可能增加。

2. 高危人群　新型冠状病毒肺炎患者及隐性感染者的密切接触者是新型冠状病毒感染的高危人群。医护人员和患者家属在治疗、护理、陪护、探望患者时，同患者近距离接触次数多，感染风险高。

武汉大学中南医院 2020 年 1 月 1—28 日连续入院的 138 例患者中，医务人员的比例高达 29%。对来自 31 省份 552 家医院的 1 099 例新冠肺炎确诊患者（诊断日期截至 1 月 29 日）的回顾性分析发现，医务人员感染的比例为 2.09%。

（四）流行特征

自 2019 年 12 月中旬以来，新型冠状病毒肺炎疫情经历了局部暴发、社区传播和大范围传播三个阶段。平均潜伏期 5.2 天,流行初期基本再生数(R_0)估计为 2.2(95%CI:1.4~3.9),即每例患者平均将病毒传给 2.2 人。WHO 估计的 R_0 为 1.4~2.5。通常随着防控措施的实施,R_0 也会发生变化。

（五）临床特征

新型冠状病毒肺炎患者多数表现为普通型和轻型,总体上其病死率低于 SARS 和 MERS。全国患者病死率为 3%~4%,除武汉外病死率为 0.7%。研究发现,与其他人群相比,合并基础疾病的老年男性病死率更高;重型患者病死率高于普通型和轻型;诊断时间越晚(发病至诊断时间超过 5d),死亡风险越高。

（六）防控要点

2020 年 1 月 20 日,我国将新型冠状病毒肺炎纳入《中华人民共和国传染病防治法》乙类传染病,并采取甲类传染病的预防、控制措施。新型冠状病毒肺炎的防控围绕传染源、传播途径和易感人群三个环节,采取以管理传染源、切断传播途径和保护易感人群为主要内容的综合防控措施。坚持早期发现和管理传染源、切断传播途径为主的防控策略,主要防控措施包括完善疫情信息监测、隔离诊治传染源、加快疑似病例诊断、规范密切接触者管理、重视聚集性疫情防控和院内感染防控、关注返程人员的疫情防控和加强社区防控。

1. 疫情信息监测 完善疫情信息监测报告,加强病例发现和病例报告。提高医疗机构对新型冠状病毒肺炎的诊断和报告意识,有发热或呼吸道症状者应注意询问流行病学史,发现疑似或确诊病例后,应当立即进行网络直报。

社区组织要开展主动健康监测,及时发现有流行病学史并且出现发热或呼吸道症状的人群,作为重点风险人群,由专业机构采样检测。发生聚集性疫情后,辖区疾病预防控制中心应当在 2h 内按照突发公共卫生事件进行网络直报。

2. 传染源隔离 对于新型冠状病毒肺炎患者,各级各类医疗机构要做到早发现、早报告、早诊断、早隔离、早治疗。在具备有效隔离条件和防护条件的定点医院,对确诊病例和疑似病例进行隔离诊治。隐性感染者不需要特殊治疗,但还是需要一定时间的隔离观察。

建议尽快按病情对病例进行分类,将危重、重症或肺炎病例收治入院治疗,由呼吸科和/或传染病专科医护人员进行救治。其他轻症患者关键在隔离,无需特殊治疗或仅对症治疗。

可通过征用专门的病房楼、宾馆等地点进行隔离管理,配备医护人员,定期巡诊,尽量不占用有限的医院床位和专科治疗医护人员等医疗资源。

此外,建议加快对隐性感染者及其传染性的研究。

3. 加快疑似病例的诊断 大量疑似病例的存在和每日不断新增疑似病例的积累,会严重干扰疫情趋势的研判,影响防控的决策和措施的落实。建议加强实验室检测能力建设,加大实验室检测布局,加快病例诊断时间,简化病例诊断程序。

4. 密切接触者管理 加强对病例密切接触者的排查和管理。由于存在一定比例的隐性感染者,并且这部分人群同样具有传染性,仅根据有无症状来筛查密切接触者无法满足隔离传染源的目的,建议对密切接触者在发现时即进行采样检测,以尽早发现可能存在的传染源,并在医学观察解除时开展病原筛查,以防范隐性感染者处于排毒期。

5. 聚集性疫情防控 疫情初期以散发病例为主,随着疫情的发展,聚集性疫情发病数所占的比例不断增加,暴露源发生重大变化。北京、上海、江苏和山东等省市发现,聚集性疫情所涉及的病例数占全部确诊病例的50%~80%。聚集性疫情已成为全国各地疫情发展的主要组成部分。对全国近千例聚集性病例进行分析发现,常见的聚集性场所有家庭、医疗机构、学校、商场、工厂、企业等,其中83%的聚集性疫情以家庭为单位;聚集性疫情病例的年龄范围比较广,从婴幼儿到老年人;一代传播占22%,二代患者占64%,个别会出现三代甚至四代患者。建议提高对聚集性疫情严峻形势的认识,密切关注聚集性疫情动态,强化政府部门、单位、社区和个人的责任,加强全社会动员,中、高风险地区坚决杜绝各种聚会、集会等聚集性活动,关闭人群聚集的公共场所。认真落实各项疫情防控措施,严格掌握病例出院标准,加强密切接触者的追踪和管理,视情况征用宾馆、学校对密切接触者进行隔离管理。

6. 返程人员的疫情防控 按当前复工政策,2月10日起恢复全国机关和企事业单位正常工作秩序,有利于恢复经济和社会的正常运行,但会面临因大量人员流动引起疫情传播的风险。适当控制公共交通工具上座率,为分散就坐、隔位就坐预留空间,并在交通工具后部设立隔离区,出现疑似或确诊病例时,可在该区域进行暂时隔离。加强对发热人员的监测和医学观察,进一步制订和完善更严格的流出、流入人员监管措施,严格公路、铁路、民航、水运等各种交通设施及工作场所防控措施,并抓细抓实。

7. 院内感染防控 院内感染事件频发,已成为社会高度关注的热点问题。根据近期发生的院内感染事件的分析,除大城市医院的急诊、发热门诊、呼吸科和传染病科医务人员防护较严外,其他大部分医院的门诊、住院等其他科室医务人员防护意识不强,防护措施不到位,加上住院患者陪护人员和探视人员庞杂且频繁出入医院,发生新型冠状病毒医院内感染的风险极大。

建议开展医院医务人员全员院内感染防护培训,特别是要加强对呼吸科、传染病科以外科室人员的培训。足量配备必要的防护、消毒设施和用品,加强医务人员的个人防护。根据各地疫情发展严重程度,对口腔等高危型专科实施应急停诊。明确提出对住院手术、发热和有呼吸道疾病的病例开展新型冠状病毒核酸检测,病毒核酸检测阳性者转入定点医院治疗。

8. 社区防控　社区是疫情联防联控的第一线,也是外防输入、内防扩散最有效的防线。要充分发挥社区动员能力,实施网格化、地毯式管理,确保各项防控措施得到落实。发动社区防控力量,配合疾病预防控制机构开展流行病学调查,对密切接触者进行规范管理。发布健康提示和就医指南,引导公众做好个人防护,出现症状及时就医。

二、公共场所新型冠状病毒肺炎疫情防控相关指引

公共场所由于其人员复杂、人流密集、公共用品用具反复使用的特点,加上场所内空调通风系统的使用,在新冠肺炎流行期间是重点防控场所。国家、各省市均出台了新冠肺炎流行期间公共场所防控指引。

新冠肺炎流行期间公共场所防控指引(部分摘录)详见附录三。

(冯文如　李彩苋　范淑君)

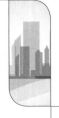

第七章
公共场所常用消毒技术及应用

第一节　公共场所消毒及常用消毒方法

一、公共场所消毒的意义

消毒是指通过物理、化学或生物的方法,杀灭或清除外环境中病原微生物及其他有害微生物,是控制传染病发生和流行的直接有效措施之一。消毒与灭菌不同。灭菌是指杀灭一切致病性和非致病性微生物,其意义是绝对的,但消毒的意义则是相对的。

公共场所消毒工作的重要意义是由公共场所的性质决定的。公共场所种类繁多,不同类型的公共场所其卫生设施、卫生条件相差较大,服务项目各不相同,提供的物品及设施设备极其庞杂,并反复使用;各类公共场所人群密度高,流动性大,人员构成复杂多样;公共场所中存在的危害人体健康的因素很多,来源也极为广泛。公共场所的卫生状况直接影响人们的身心健康,公共场所中各因素导致疾病传播的例子屡见不鲜,因此,做好公共场所卫生消毒工作是改善公共场所微观环境、控制疾病的发生与流行、保护人民健康和社会安定最有效的方法。

二、公共场所常用消毒方法

公共场所常用的消毒方法包括物理消毒法和化学消毒法,既可以单独使用也可以联合使用,联合使用时消毒效果更好。

(一)物理消毒方法

利用物理因素作用于病原微生物,并将其清除或杀灭的方法叫物理消毒法。公共场所常用的包括热力消毒法和紫外线消毒法。

1. 热力消毒法　高温对细菌有明显的致死作用。热力消毒主要是利用高温使菌体变性或凝固,酶失去活性,使细菌死亡。但是,更细微的变化已发生于细菌凝固之前。有人认为 DNA 单螺旋的断裂可能是主要的致死因素。细菌蛋白质、核酸等化学结构是由氢键连接的,而氢键是较弱的化学键,当菌体受热时,氢键遭到破坏,蛋白质、核酸、酶等结构也随之被破坏,失去其生物学活性,与细菌致死有关。此外,高温亦可导致细胞膜功能损伤而使小分子物质以及降解的核糖体漏出。干热的致死作用与湿热不尽相同,一般属于蛋白变性、氧化作用受损和电解质水平增高的毒力效应。公共场所常用的热力消毒方式包括煮沸消毒和流通蒸汽消毒。

(1)煮沸消毒:煮沸消毒时温度达到 100℃,维持 15 分钟以上。此种消毒方法操作简单,费用低廉,效果可靠,但常常会造成被消毒物品潮湿,对塑料、合成纤维、皮毛等物品造成损坏。适用于各种器皿的消毒。

(2)流通蒸汽消毒:主要利用水蒸气的热力进行消毒,其消毒温度为 100℃或略高,穿透力强。

(3)红外线照射:红外线是一种具有热效应的电磁波,无需空气传导,加热较快。一般制成远红外线高温消毒箱(柜)进行器皿的消毒。

2. 紫外线消毒法 紫外线消毒就是通过紫外线的照射,破坏及改变微生物的 DNA(脱氧核糖核酸)结构,使细菌当即死亡或不能繁殖后代,达到杀菌目的。真正具有杀菌作用的是紫外线 C 波段(UVC),因为 C 波段紫外线很易被生物体的 DNA 吸收,尤以 253.7nm 左右的紫外线消毒效果最佳。

紫外线消毒由于使用方便,对物品无损坏作用,可用于空气、水和物体表面消毒,但其辐射量低、穿透力差、作用缓慢,在使用中受到一定限制。在做物体表面消毒时,应使物体表面充分暴露于紫外线,且灯管距污染表面不宜超过 1m。

(二)化学消毒方法

化学消毒剂种类繁多。公共场所常用的化学消毒剂有:

1. 臭氧 臭氧为气体消毒剂,其杀菌过程为强氧化作用使微生物细胞中的多种成分产生反应,从而产生不可逆转的变化而死亡。一般认为,臭氧灭活病毒是通过直接破坏其核糖核酸(RNA)或脱氧核糖核酸(DNA)物质来完成的。臭氧杀灭细菌、霉菌类微生物则是首先作用于细胞膜,使膜构成成分受损伤,导致新陈代谢障碍并抑制其生长,臭氧继续渗透破坏膜内组织,直至杀死。湿度增加提高杀灭率,是由于高湿度下细胞膜膨胀变薄,其组织容易被臭氧破坏。

2. 游离氯制剂

(1)氧化作用:氧化作用是游离氯制剂的主要杀菌机制。消毒剂溶解于水可产生未解离的次氯酸(HClO),次氯酸的浓度越高,消毒作用越强。次氯酸不仅可破坏微生物的细胞壁,而且由于其分子小,不带电荷,容易侵入微生物体内与蛋白质发生氧化作用或破坏其磷酸脱氢酶,使糖代谢失调而死亡。游离氯制剂在水溶液中产生的次氯酸可分解出新生态氧[O],具有很强的氧化性,可与菌体成分及病毒的核酸物质发生氧化作用而杀灭微生物。

(2)氯化作用:游离氯制剂中的活性氯能使细胞壁、细胞膜的通透性改变,使细胞膜发生破裂,引起细胞内容物外渗,导致微生物死亡;氯能与蛋白质结合,形成氮 - 氯化合物,改变蛋白质的性质,干扰细胞代谢导致微生物死亡;氯对细菌的一些重要的酶具有氧化作用,干扰细菌的新陈代谢。

3. 二氧化氯 二氧化氯分子的电子结构呈不饱和状态,外层共 19 个电子,具有强烈的氧化作用力。细菌、病毒、真菌都是单细胞的低级生物,其酶系分布于膜表面,易受到二氧化氯的攻击而失活。二氧化氯对大肠杆菌 ATP 酶的破坏和使脂质过氧化,是大肠杆菌死亡的重要原因。二氧化氯作用于细胞内含巯基的酶使其灭活。二氧化氯的氧化分解能力可导致氨基酸链断裂,蛋白质失去功能,从而使微生物死亡。其作用既不是蛋白质变性作用,也不是氯化,而是强大的氧化作用。

4. 过氧乙酸 分子式为 $C_2H_4O_3$,液体透明,弱酸性,易挥发,沸点 110℃。过氧乙酸可杀灭各种微生物,温度在 0℃以下时,仍可保持活性。其杀菌作用强弱的顺序依次为细菌繁殖体、真菌、病毒、结核分枝杆菌和细菌芽孢。

过氧乙酸贮存过程中易分解,尤其有重金属离子或遇热时极易分解。高浓度和高温度可引起过氧乙酸爆炸,浓度在 20% 以下一般无爆炸的危险。使用过程中要注意的是过氧乙酸性质不稳定,其稀溶液极易分解。因此,应于使用前现配制。配制的稀溶液应盛于塑料容器中,避免接触金属离子。过氧乙酸对多种金属和织物有强烈的腐蚀和漂白作用,使用时应注意。接触高浓度过氧乙酸时,工作人员应采取防护措施。物品用过氧乙酸消毒后,应放置 1~2h,待残留在物体表面上的过氧乙酸挥发、分解后再使用。

5. 季铵盐类消毒剂 苯扎溴铵等季铵盐类消毒剂作用机制主要是阳离子通过静电力、氢键力以及表面活性剂分子与蛋白质分子间的疏水结合等作用,吸附带负电的细菌体,聚集在细胞壁上,产生室阻效应,导致细菌生长受抑而死亡;同时其憎水烷基还能与细菌的亲水基作用,改变膜的通透性,继而发生溶胞作用,破坏细胞结构,引起细胞的溶解和死亡。这类杀菌剂具有高效、低毒、不易受 pH 变化的影响、使用方便、对黏液层有较强的剥离作用、化学性能稳定、分散及缓蚀作用较好等特点;但存在易起泡沫、矿化度较高时杀菌效力降低、容易吸附损失,且如果长期单独使用易产生抗药性等缺点。

第二节　公共场所消毒方法的选择及应用

一、消毒方法选择的基本原则

1. 消毒效果可靠　选用的消毒剂或消毒器必须有确实的消毒效果,且影响消毒效果的因素较少。按规定的使用方法、剂量和作用时间,应能保证达到各类公共场所要求控制的微生物指标。

2. 对使用者和人群安全　选用的消毒剂和消毒器应对使用者安全,消毒后残留物和使用过程中的挥发物不应对使用者和接触人群造成伤害。能够使用物理消毒方法的,尽量不使用化学消毒方法。

3. 对环境的污染小　任何消毒剂的大量使用都可能对环境造成污染,包括污染水体、空气和物品表面。在选择消毒方法时,应尽量选择对环境无污染或污染小的消毒方法。

4. 对消毒物品损坏小　几乎所有的化学消毒剂和大多数物理消毒法对消毒物品会有不同程度的损坏。在选择消毒方法时,必须考虑消毒方法对消毒对象的适用性,使消毒造成的损失减少到最小。

5. 消毒产品合法　我国目前实行消毒产品市场准入卫生许可制度,生产企业必须取得消毒产品生产企业卫生许可证,产品按规定完成安全性和生物学效果检验,进行卫生安全评价之后,方可上市销售。采购消毒产品时应索要生产企业卫生许可证和产品卫生安全评价报告。

6. 性价比高　选购消毒产品时,除了考虑产品的安全、有效和环保性外,价格也是一个重要的因素。需要根据产品的价格、使用浓度或剂量、作用时间等综合考虑,选择更经济合算的产品。

7. 根据消毒类型选择消毒产品　消毒可分为预防性消毒和传染病疫源地消毒。对于预防性消毒,因为消毒对象没有明确的病原微生物污染,一般选用中效或低效消毒剂,当然,也可选用性能温和的高效消毒剂。对于传染病疫源地消毒,包括传染病病例居住、逗留过的场所和接触过的物品,以及生物战时战剂污染的环境和物品,均应严格消毒,应选择高效消毒剂。

二、公共场所消毒物品种类

公共场所的物品种类很多,需要进行消毒的物品主要包括水、公共用品用具、空气和集中空调通风系统等。

1. 水包括生活饮用水、游泳池水、浴池水、冷却水等。

2. 公共用品用具包括棉织品、杯具、洁具、美容美发工具、鞋类、修脚工具等,在发生传染病流行时,还应对电梯、楼梯、门把手等公众反复接触的物品进行消毒。

3. 空气包括公共场所室内空气和集中空调通风系统。

三、公共场所公共用品用具消毒

对公共用品用具进行消毒时应考虑,一是保护物品不受损坏,二是保证消毒效果。

(一)耐高温、耐湿度的物品和器材首选高温消毒

对耐高温、耐湿度的物品和器材,应首选高温消毒

1. 煮沸消毒法 即利用煮沸100℃维持15~30min。多用于某些耐热、耐湿餐饮具、毛巾(小件棉织品)等的消毒。注意事项如下:

(1)煮沸可使刀刃等器具的锋利性受损,使用时应注意。

(2)为保证效果应先将物品刷洗干净,再将其全部浸没水中,然后加热煮沸。

(3)水沸腾开始计时,5~10min可杀灭细菌繁殖体,15min可将多数细菌芽孢杀灭,热抗力极强的需更长时间(如破伤风杆菌芽孢需煮沸60min才可杀灭)。

(4)在水中加入碳酸氢钠,配成浓度为1%~2%的溶液时,沸点可达105℃,既可增强杀菌作用,又可去污防锈。

(5)高原地区水的沸点低,会影响消毒效果。

2. 远红外线高温消毒法 采用远红外线高温消毒型消毒柜(干热消毒),主要是根据物理原理,利用远红外线发热,在密闭的柜内产生120℃高温进行杀菌消毒。要求保持15min以上才能达到消毒目的。这种消毒方式具有速度快、穿透力强的特点,日常生活中常用的餐饮具都可放在柜内进行高温消毒。消毒柜在日常使用维护时需注意以下几点:

(1)消毒柜应水平放置,周围无杂物,干燥通风,离墙不宜小于30cm。

(2)将经过冲洗的餐饮具等物品分类放入筐内,要求倒立,利于沥水,并留有间隙,避免堆叠。

(3)消毒期间非必要时,请勿开门,以免影响效果。

(4)消毒结束后,柜内仍处于高温,容易烫伤皮肤,一般经10~20min使消毒物品逐渐恢复到常温,方可开柜取物,若暂不使用,最好不要打开柜门,这样消毒效果可维持数天。

(5)使用消毒柜时切忌将其作为保险柜看待。因为消毒柜处于密封状态,如存放在柜内的餐饮具消毒未干透,消毒柜反而成了细菌滋生的温床。因而从安全卫生角度出发,消毒柜应每天开启一次为好。

（6）定期对消毒柜进行清洁保养,将水倒出抹净。清洁时,先拔下电源插头,用湿布擦拭消毒柜内外表面,禁止用水冲淋消毒柜。若消毒柜太脏,可先用中性洗涤剂擦抹,再用湿布擦掉洗涤剂,最后用干布擦干水。清洁时,禁止撞击石英加热管和臭氧发生器。同时要注意石英管是否能正常运转。

（7）经常检查门封条是否密封良好,以免热量散失或臭氧逸出,影响消毒效果。

（二）一般公共用品可采用紫外线或化学消毒剂

对美容美发工具、修脚工具等进行消毒时,应选择对金属基本无腐蚀性的消毒方法。首选紫外线消毒,其次使用消毒剂。

1. 对表面光滑的理发及美容工具、修脚工具等首选紫外线消毒器近距离照射。距离越近杀菌效果越好,一般需要 30min 以上,达到消毒效果。同时也可使用季铵盐类和复方双胍类消毒液浸泡消毒。紫外线消毒应注意以下事项:

（1）紫外线穿透能力较弱,不能直接照射到的表面无法消毒,消毒刀、剪等物品时,一定要打开,不能叠放;

（2）灯管是有使用寿命的,灯管在使用一段时间后能量会衰减,即使灯管还能亮,消毒能力也达不到要求,须定期更换灯管。一般国产的灯管在2 000h 左右,进口灯管在 5 000h 左右;

（3）在使用紫外线灯消毒时,要避免皮肤、眼睛与紫外线辐射直接接触;

（4）电压波动对紫外线灯管的寿命及辐射能量均有极大的影响。

2. 表面不光滑物品、布草类、拖鞋和洁具等可以使用含氯制剂进行消毒。表面可以喷雾和涂抹含氯制剂消毒;拖鞋可以浸泡消毒;布草可首选在太阳下晾晒消毒,也可以使用含有氯的消毒洗衣粉清洗消毒。含氯消毒剂是指溶于水后可产生具有杀菌活性次氯酸的消毒剂。常用的含氯消毒剂有液氯、次氯酸钙（漂白粉）、次氯酸钠（84 消毒液）、氯化磷酸三钠,以及二氯异氰尿酸钠、三氯异氰尿酸等。

（1）根据有效氯含量,将含氯消毒剂配制成所需浓度溶液,可通过浸泡、擦拭、喷洒等方法消毒,也可应用消毒剂干粉直接消毒。实际应用如下:

1）浸泡法:将待消毒的物品放入装有消毒剂溶液的容器中,浸没在液面以下,加盖。日常预防性消毒可用含有效氯 250~500mg/L 的消毒液浸泡30min。对细菌繁殖体污染物品的消毒,用含有效氯 2 000mg/L 的消毒液浸泡 10min 以上;对肝炎病毒、结核杆菌和细菌芽孢污染物品的消毒,用含有效氯 2 000mg/L 的消毒液浸泡 30min 以上。

2）擦拭法：对大件物品或其他不能用浸泡法消毒的物品用擦拭法消毒。所用消毒液浓度和作用时间与浸泡法相同。

3）喷洒法：对一般污染物品表面，用 1 000mg/L 的消毒液均匀喷洒（墙面：200ml/m²；水泥地面：350ml/m²；土质地面：1 000ml/m²）作用 30min 以上；对乙型肝炎病毒（HBV）和结核杆菌污染的表面，用含有效氯 2 000mg/L 的消毒液均匀喷洒（用量同前），作用 60min 以上。对含有人类免疫缺陷病毒（HIV）或乙型肝炎病毒（HBV）的血液溢出物，用此剂量进行喷洒消毒。

（2）影响消毒作用的因素：含氯制剂的消毒效果受有效氯的浓度、温度、pH、有机物、作用时间等因素的影响。

1）浓度：一般来说有效氯浓度越高、作用时间越长，消毒效果越好。但是，此类药物随着浓度的增加，溶液 pH 亦随之上升，有时反需延长作用时间才能达到消毒目的。

2）酸碱度：虽然含氯制剂在碱性条件下稳定，但其消毒作用是在酸性条件下好。次氯酸的形成与酸碱度有关，pH 越低，次氯酸形成越多，消毒效果越好；pH 值升高，一部分次氯酸水解，形成 H^+ 和 ClO^-，失去消毒作用。

3）温度：消毒环境的温度升高时，消毒效果加强。

4）有机物：有机物可以消耗有效氯，从而降低消毒能力，在低浓度时影响更为显著。

5）其他因素：在次氯酸钠消毒液中加入适量的溴和碘，可以增强其消毒能力；硫代硫酸盐、亚铁盐、硫化物、含氨基化合物等还原性物质，均可降低次氯酸钠的消毒效果。对物品表面消毒时，应考虑物品的特性。光滑表面可选择紫外线照射或用液体消毒剂擦拭；多孔材料表面可采用喷雾消毒法。

（三）耐氧化的公共用品可采用臭氧消毒

对耐氧化的公共用品也可采用臭氧消毒。臭氧是一种高效灭菌剂。目前采用比较多的是臭氧消毒柜，由于臭氧的强氧化性和广谱性，因而具有消毒、杀菌、除臭、防霉、保鲜等功能。臭氧在其消毒杀菌过程结束后具有自解还原成氧气，不产生任何残留和二次污染的特性，因而被称为"绿色环保元素"。

臭氧可使细菌、真菌等菌体的蛋白质外壳氧化变性，可杀灭细菌繁殖体和芽孢、病毒、真菌等。臭氧消毒柜适合一些不耐高温消毒的餐具，如塑料碗筷、骨瓷、玻璃制品等。要想达到最低级别的消毒效果，每立方米消毒容积中的臭氧浓度不得低于 5mg。随着消毒级别的提高，单位容积内的浓度也要提高。用于消毒的臭氧浓度一般为 10~40mg/m³。在消毒柜工作的过程中，周围环境空气中臭氧的浓度不得超过 0.3mg/m³，否则会对人体产生健康损害。

四、公共场所室内空气消毒

在通常情况下,首选自然通风,让空气形成对流,使室内外空气充分交换,保持良好的空气质量。在自然通风无法达到要求时,特别是呼吸道传染病流行的季节应该根据不同情况采取不同的消毒措施。

1. 有组织的自然通风　通风是自然清除微生物的有效方法,能在短时间内使大气中的新鲜空气稀释公共场所中的污浊空气,大量降低空气中微生物的含量。除了通风换气,定期湿式清扫和擦拭,也是保证空气清新的前提条件。

2. 机械通风　对于大型室内场所,自然通风往往难以稀释净化污浊空气,常常辅以机械通风。

(1) 湍流式通风:该通风装置通风量一般为换气次数 6~20 次 /h,采用中低效过滤器,对微生物的阻留率为 60%~90%,所需设备与维修费用较低,适用于一般公共场所。

(2) 层流式通风:通风量大,最多可相当于 600~700 次 /h,使用高效或超高效过滤器,对微生物的阻留率高达 90%~99.9%,多用于手术室、烧伤病房或其他超净工作室。

3. 紫外线消毒　属于纯物理消毒方法,具有简单便捷、广谱高效、无二次污染、便于管理和实现自动化等优点,随着各种新型设计的紫外线灯管的推出,紫外线杀菌的应用范围也在不断扩大。

(1) 紫外线间接照射法:首选高强度紫外线空气消毒器,不仅消毒效果可靠,而且可在室内有人活动时使用,一般开机消毒 30min 即可达到消毒效果。

(2) 直接照射法:不适宜在公共场所中使用。在室内无人条件下,可采取紫外线灯悬吊式或移动式直接照射。采用室内悬吊式紫外线消毒时,室内安装紫外线消毒灯(30W 紫外线灯,在 1.0m 处的强度 >70μW/cm²)的数量为平均每立方米不少于 1.5W,照射时间不少于 30min。

(3) 影响紫外线消毒的因素:①紫外线杀菌灯的质量:一般发光效率下降到初始值的 70% 时(一般使用时间在 5 000~6 000h),应该更换灯管。②紫外线杀菌灯的安装和组合方式:气流点的照射强度与照射距离的平方成反比,多光源照射时,气流点的照射强度是各光源作用于该点照射强度的叠加之和。只有将紫外线杀菌灯合理组合,才能取得满意的效果。③气流速度:气流速度越快,受照射的时间就越短,对微生物的杀伤力就越低。气流受照射时间与速度成反比。影响气流速度的主要因素是通风截面、通风道气流阻力和根据室内空间设定的流量。但气流速度过慢,换气量达不到要求,会导致空气混浊。④电源:空气消毒器外接电源的电压、电流、频率都会影响紫外线杀菌灯的发光能力和使用寿命。因此,要求使用稳压电源,工作电源电压为220V,频率为50Hz,周边无振动源。尽可能减少环境对紫外灯消毒效果和使用寿命的影响。⑤消毒环境:紫外线杀菌灯工作环境的温度、相对湿度、空气洁净度、安装稳定性(振动)等,对消毒效果和使用寿命均会产生影响。因此,要求使用环境条件为温度 5~40℃,相对湿度≤80%,大气压力860~1 060hPa。当温度低于20℃或高于40℃,相对湿度大于60% 时,应适当延长照射时间。⑥微生物的种类和数量:不同种类的微生物对紫外线的敏感性不同,杀灭对紫外线抵抗力强的细菌芽孢和真菌时,需要增加消毒时间或加大循环次数。⑦反光聚焦装置:采用合理的反光聚焦装置可有效提高气流受紫外线照射的强度,提高的程度与选用的材料和设计的曲面结构有关。

4. 化学消毒剂消毒　常用空气喷雾与熏蒸消毒的化学消毒剂有:含氯消毒剂、过氧乙酸、戊二醛、二氧化氯等。

以喷雾法或加热法使用戊二醛消毒空气的效果基本是一样的,相对湿度以 80%~90% 为宜,用药量为 250~500mg/m³,作用 30min。喷雾可用 1%~2%的浓度,加热熏蒸则可用浓度稍高的溶液。

二氧化氯活化消毒液亦是优良而无害的环境消毒剂,喷雾消毒浓度为 200~500mg/L(ppm),作用 15~30min。其除消毒功效外,还有除臭作用。用化学消毒剂消毒空气特别是密闭熏蒸消毒时,人不能滞留在室内。

五、集中空调通风系统消毒

对集中空调系统的风管、设备、部件进行消毒处理时,应先清洗后消毒。可采用化学消毒剂浸泡、擦拭或喷雾消毒,金属管壁首选含氯制剂和季铵盐类消毒剂,非金属管壁首选过氧化物类消毒剂。

1. 冷却水宜采用物理或化学持续消毒方法。当采用化学消毒时首选含氯消毒剂,将消毒剂加入冷却水中,对冷却水和冷却塔同时进行消毒。紫外线系统可以安装在冷却塔的水循环系统中起到杀菌的作用。如果和过滤器一并使用,紫外线可以有效地控制微生物在冷却塔中的生长。

2. 过滤网、过滤器、冷凝水盘应先清洗后消毒,采用浸泡消毒方法,部件过大不易浸泡时可采用擦拭或喷雾消毒方法,重复使用的部件首选季铵盐类消毒剂,不再重复使用的部件首选过氧化物类消毒剂。

3. 净化器、风口、空气处理机组、表冷器、加热(湿)器消毒首选含氯制剂和季铵盐类消毒剂,应先清洗后消毒,采用擦拭或喷雾消毒方法。

4. 在冷凝水中加入消毒剂作用一定时间后排放,首选含氯消毒剂。

5. 集中空调通风系统消毒时,要使用风管消毒装置、气动(电动)超低容量喷雾器、消毒剂等。风管内的空气也可采用紫外线消毒,通常紫外线灯可安装在空气管道里,位于盘管的前端,或装在固定于墙上的架子上。

六、生活饮用水、游泳池水和浴池水消毒

1. 生活饮用水、游泳池水和浴池水消毒,一般采用游离氯制剂。应注意的是根据《卫生部监督局关于禁止供水单位使用二氯异氰尿酸钠等消毒剂的通知》(卫监督环便函〔2009〕293号)要求,这两类消毒剂用于饮用水消毒时"仅限于紧急情况下少量使用",不宜作为供水单位常规消毒剂使用。

目前常采用的几种化学消毒方法及要求见表7-1。

表 7-1　饮用水中消毒剂常规指标及要求

消毒剂名称	与水接触时间	出厂水中限值 /(mg·L⁻¹)	出厂水中余量 /(mg·L⁻¹)	管网末梢水中余量 /(mg·L⁻¹)
氯气及游离氯制剂(游离氯)	至少 30min	4	≥0.3	≥0.05
一氯胺(总氯)	至少 120min	3	≥0.5	≥0.05
臭氧(O_3)	至少 12min	0.3	—	0.02 如加氯,总氯≥0.05
二氧化氯(ClO_2)	至少 30min	0.8	≥0.1	≥0.02

2. 游泳池水和浴池水除采用游离氯制剂消毒外,还可采用紫外线、臭氧等进行消毒。但由于这两种方法没有持续消毒的功能,因此仍然要加入游离氯制剂消毒,以保持持续的消毒作用。

臭氧消毒:臭氧消毒泳池水,作用迅速效果可靠,不影响水的感官性质,是游泳池消毒剂的发展方向。国外很早就有在游泳池中采用臭氧消毒的例子,目前国内部分新建的大型游泳场馆也已经采用了臭氧消毒,臭氧作为一种非常有效的消毒剂,已经越来越普遍地应用于水处理系统中。但臭氧消毒也存在以下不足:设备投资大,能源电耗多;相对氯制剂臭氧无持续消毒功能,因而需用第二消毒剂,否则有可能引起细菌后生长;对臭氧消毒副产物的危害了解得还不够。

3. 二氧化氯用于生活饮用水、游泳池水、浴池水的消毒,也可用于餐饮具、某些食品和卫生设施的消毒。二氧化氯作为消毒剂,具有高效、强力,快速、持久,广谱、灭菌,无毒、无刺激,安全、广泛的特点,是国际上公认的游离氯制剂的替代品。二氧化氯不与水中有机物形成三卤甲烷等致癌物,二氧化氯作为一个强氧化剂,还具有除藻、剥泥、防腐、抗霉、保鲜、除臭、氯化及

漂白等多方面用途。

第三节　推荐的公共场所清洗消毒方法

一、公共场所空气、公共用品用具、水等常用消毒方法

公共场所空气、公共用品用具、水等常用消毒方法见表7-2。

表7-2　公共场所空气、公共用品用具、水等常用消毒方法

被消毒物品	首选消毒方法	其他消毒方法
棉织品	阳光下暴晒;蒸汽、煮沸;高温消毒等	含氯制剂消毒
餐饮具	高温消毒;蒸汽、煮沸	含氯制剂消毒
卫生洁具	含氯制剂消毒	二氧化氯
拖鞋	含氯制剂消毒	二氧化氯
理发用具	理发工具首选紫外线照射消毒	戊二醛消毒(金属)
美容用具	含氯制剂消毒	戊二醛消毒剂、乙醇
更衣箱	含氯制剂消毒	
室内空气	首选通风换气;紫外线消毒器;紫外线灯照射消毒(无人);空气净化器	过氧乙酸消毒;季铵盐消毒;二溴海因消毒;二氧化氯。上述消毒,在无人情况下进行
集中空调通风系统	循环风紫外线消毒器;静电吸附式空气消毒器	含氯制剂消毒;双胍类消毒剂;季铵盐消毒剂
游泳池水	游离氯制剂	臭氧、紫外线消毒(辅以游离氯制剂);二氧化氯。
浴池水	游离氯制剂	二氧化氯
冷却水和冷凝水	游离氯制剂	二氧化氯
物体表面	含氯制剂消毒;双胍类消毒液;季铵盐消毒液	过氧乙酸消毒
健身器材	含氯制剂消毒	含溴消毒剂消毒
从业人员手卫生	一般情况下,用肥皂或抗菌洗手液和流动水洗手	含碘消毒液;双胍类消毒剂;乙醇等
儿童玩具	塑料、橡皮、木器可采用含氯制剂消毒。长毛绒可用臭氧熏蒸	二氧化氯

二、住宿场所用品用具清洗消毒方法

1. 清洗方法及步骤

(1) 去除公共用品用具表面的残渣、污垢。

(2) 用含洗涤剂溶液洗净公共用品用具表面。

(3) 用清水冲去残留的洗涤剂。

2. 消毒方法

(1) 物理消毒:包括蒸汽、煮沸、红外线等热力消毒方法。①煮沸、蒸汽消毒:100℃作用 20~30min 以上,可用于饮具、盆、毛巾、床上用棉织品的消毒。②红外线消毒:125℃作用 15min 以上,可用于饮具、盆的消毒。

(2) 化学消毒:用含氯、溴或过氧乙酸的消毒药物消毒。①用有效溴或有效氯含量为 250mg/L 的消毒溶液浸泡 30min,可用于盆、饮具的消毒或用于物品表面喷洒、涂擦消毒。②用 0.2%~0.5% 过氧乙酸溶液、有效溴或有效氯含量为 1 000mg/L 的消毒液,浸泡 30min,可用于拖鞋消毒。③化学消毒后的公共用品用具应用净水冲去表面的消毒剂。

3. 保洁方法

(1) 消毒后的公共用品用具要自然滤干或烘干,不应使用毛巾擦干,以避免受到再次污染。

(2) 消毒后的饮具应及时放入餐具保洁柜内。

4. 化学消毒注意事项

(1) 使用的消毒剂应在保质期限内,并按规定的温度等条件贮存。

(2) 严格按规定浓度进行配制,固体消毒剂应充分溶解。

(3) 配好的消毒液定时更换,一般每 4h 更换一次。

(4) 使用时定时测量消毒液浓度,浓度低于要求立即更换。

(5) 保证消毒时间,一般公共用品用具消毒应作用 15min 以上。

(6) 应使消毒物品完全浸没于消毒液中。

(7) 用品用具消毒前应洗净,避免油垢影响消毒效果。

(8) 消毒后用洁净水将消毒液冲洗干净。

三、沐浴场所用品用具更换、洗涤、消毒、保洁方法

沐浴场所用品用具更换、洗涤、消毒、保洁方法见表 7-3。

四、沐浴场所及设施、设备、工具清洁消毒方法

沐浴场所及设施、设备、工具清洁消毒方法见表 7-4。

表 7-3 推荐的沐浴场所用品用具更换、洗涤、消毒、保洁方法

方法	浴巾、毛巾、浴衣裤、垫巾等棉织品	公共茶具	公用拖鞋	修脚工具
更换方法	一客一换			
洗涤方法	使用洗涤剂手工洗涤或机器洗涤	使用洗涤剂手工洗涤或机器洗涤	使用洗涤剂手工洗涤或机器洗涤	手工清水洗涤
消毒方法	① 耐热耐湿的可用流通蒸汽 100 ℃作用 20~30min，或煮沸消毒作用 15~30min。不耐热耐湿的可用化学消毒法，0.2%~0.5%过氧乙酸溶液、有效溴或有效氯含量为 250~500mg/L 的消毒溶液浸泡 30min，清洗后备用 ② 也可用大型消毒洗涤机清洗消毒 ③ 有条件的还可用环氧乙烷消毒	① 首选物理消毒方法，可采用流通蒸汽 100 ℃作用 20min、煮沸消毒作用 15~30min，或远红外线消毒碗柜 125 ℃作用 15min 以上 ② 不宜用热力消毒的可用化学消毒方法，消毒前洗刷干净，用有效溴或有效氯含量为 250mg/L 的消毒溶液浸泡 30min 后清洗	不耐热拖鞋可浸泡在 0.2%~0.5% 过氧乙酸溶液，或有效溴或有效氯含量为 1 000mg/L 的消毒液中，浸泡 30min，清洗后备用。耐热拖鞋可经流通蒸汽 100 ℃作用 20~30min，或经煮沸消毒作用 15~30min	可采用专用的无臭氧紫外线箱消毒，或用高压消毒
保洁方法	消毒后的棉织品要在洁净处自然晾干或烘干，及时放入密闭保洁柜内存放，且做到对各类不同棉织品有明显的区分标志	消毒后的茶具要在洁净处自然晾干或烘干，及时放入密闭保洁柜内存放并有明显标志	消毒后的公用拖鞋要在洁净处自然晾干或烘干，及时保洁存放并有明显标志	消毒后的修脚工具要及时保洁存放并有明显标志
注意事项	① 各类棉织品、公共茶具洗涤消毒应在专间内指定容器或水池中进行，公用拖鞋和修脚工具应在规定地点指定容器中进行 ② 使用的各类洗涤剂、消毒剂应符合卫生要求，使用的洗涤消毒设施应保持正常运转 ③ 将棉织品外送洗涤消毒的，负责洗涤消毒的单位应有相应的资质			

表 7-4　推荐的沐浴场所及设施、设备、工具清洁消毒方法

项目	清洁消毒方法
地面、墙面、水龙头、座椅、茶几等顾客经常使用或触摸的物体表面	每天营业结束后及时清扫,必要时用 0.1% 过氧乙酸溶液、有效溴或有效氯含量为 250~500mg/L 的消毒溶液拖擦或喷洒、擦拭。对休息椅上的垫巾或椅套应定期更换清洗
更衣箱	每天营业结束后清洁消毒。用 0.05% 过氧乙酸溶液、有效溴或有效氯含量为 250mg/L 的消毒溶液揩擦
公共卫生间(厕所)和垃圾箱(桶)	每天营业结束后或需要时及时清洁消毒。对公共卫生间及时用清水清洁后用有效溴或有效氯含量 250~500mg/L 的消毒溶液擦拭。对便池、下水道及时用有效溴或有效氯含量 1 000mg/L 的消毒溶液冲洗,作用 30min,然后用流动水冲去残留的消毒剂。对垃圾箱(桶)内垃圾要及时清运,未清运的垃圾应置于有盖的桶内,每天用有效溴或有效氯含量 1 000mg/L 的消毒溶液喷洒垃圾桶内外表面
浴池	每天营业结束后或必要时及时清洁消毒。对浴池消毒方法建议用 0.1% 过氧乙酸溶液、有效溴或有效氯含量为 500mg/L 的消毒溶液喷洒浴池四周和底部,作用 20min 后,用清水冲洗;或用自动消毒设施(氯、二氧化氯、臭氧)产生高浓度的消毒药水浸泡 30min
浴池水	每日必须经循环净化消毒装置处理
供顾客使用的浴盆、洗脸盆、擦背凳及擦背工具等	严格执行一客一用一消毒。浴盆可采用含 0.05%~0.1% 过氧乙酸溶液、有效溴或有效氯含量为 250~500mg/L 的消毒溶液浸泡 30min。洗脸盆、擦背凳可采用含 0.05%~0.1% 过氧乙酸溶液、有效溴或有效氯为 250~500mg/L 的消毒液揩擦。擦背凳宜使用一次性塑料薄膜。擦背工具可采用含 0.05%~0.1% 过氧乙酸溶液、有效溴或有效氯为 250~500mg/L 的消毒溶液浸泡 30min 或揩擦
集中空调通风设系统	按照《公共场所集中空调通风系统卫生管理办法》和《公共场所集中空调通风系统清洗规范》要求进行清洗消毒

五、美容美发用品用具清洗消毒方法

1. 清洗方法

(1) 手工清洗:①去除用品用具表面的大部分污渍;②用含洗涤剂的溶液洗净用品用具表面;③用清水漂洗干净用品用具。

(2) 机械清洗:按洗涤设备使用说明进行操作。

2. 消毒方法

（1）物理消毒：包括蒸汽、煮沸、红外线等消毒方法。①蒸汽、煮沸消毒：煮沸 15~30min，主要用于毛巾、面巾、床上用品等布、棉制品的消毒。②红外线消毒箱：温度 > 120℃，作用 30min，主要用于剃刀、推剪等金属制品。

（2）化学消毒：包括使用卤素类、季铵盐类、醛类和乙醇等消毒药剂，消毒后，应当用净水冲去用品用具表面的消毒剂。①氯制剂消毒：使用有效氯含量 500mg/L 的溶液，作用 30~60min，主要用于面盆、毛巾、拖鞋等非金属类、不脱色的用品用具浸泡消毒和物体表面喷洒、涂擦消毒。②戊二醛消毒：使用浓度 2% 戊二醛溶液，作用 60min，主要用于剃刀、推剪等金属用品用具的浸泡消毒。③新洁尔灭消毒：使用浓度 0.1% 的新洁尔灭可用于美容操作人员手部消毒和工具、器械浸泡消毒。④乙醇消毒：使用浓度 75% 的乙醇可用于美容操作人员手部和高频玻璃电极、导入（出）棒等美容器械涂擦消毒。

3. 保洁方法

（1）消毒后的用品用具要在洁净处自然晾干或烘干，不应使用毛巾擦干，以免造成再次污染。

（2）清洗消毒后的用品用具应当及时放入保洁柜内贮存。

六、室内空气、物体表面的消毒方法（在传染病流行季节时）

1. 室内空气的消毒方法

（1）采用 15% 的过氧乙酸关闭门窗熏蒸 1h 后，开窗通风换气。消毒药剂用量：7ml/m²。

（2）采用 0.5% 过氧乙酸关闭门窗气溶胶喷雾，消毒 1~2h 后，开窗通风换气。消毒药剂用量：20ml/m²。

（3）采用 1 500mg/L 含氯消毒剂关闭门窗气溶胶喷雾，消毒 1~2h 后，开窗通风换气。消毒药剂用量：20ml/m²。

（4）紫外线：紫外线灯每 10m² 安装 30W 紫外线灯管 1 只，悬挂高度距地面 2~2.5m，照射时间为 30~60min，上班前和下班后每日 2 次。

2. 物体表面消毒采用 500~1 000mg/L 含氯消毒剂或 0.1%~0.2% 过氧乙酸喷洒或擦拭，作用时间 60min，消毒药剂用量：50~200ml/m²。

3. 注意事项

（1）使用的消毒药剂应符合卫生标准要求，消毒作用时间应达到规定要求。

（2）物理消毒的设施设备应定期检查，保持设备正常运转。

（3）使用的化学消毒药剂应当在保质期内，按规定贮存。配好的消毒液浓度降低后应及时更换，氯制剂每 4 小时更换，戊二醛溶液每 7 天更换。

七、新冠肺炎疫情防控期间消毒损害事件及消毒剂使用指引

（一）消毒损害事件

事件 1　中疾控回顾武汉消毒：曾发生过度消毒损害消毒人员健康

（https://www.360kuai.com/pc/detail?url=http%3A%2F%2Fzm.news.so.com%2F95f02e64e4f4bb635caf89fc9e44d663&check=f1d4c0830a825d12&sign=360_3fd3b9d4&uid=d2ef1585eef04f145ef699a09553bd54&fr=zhuanti）

国务院联防联控机制 5 月 6 日召开新闻发布会，针对武汉这个千万级人口大城市如何开展社区环境卫生和消毒工作，中国疾控中心专家进行了回顾。

中央指导组防控组驻武汉市环境卫生与消毒专家工作队队长、中国疾控中心环境与健康相关产品安全所副所长姚孝元介绍，全国疾控中心选派了 130 多位环境卫生消毒专业人员支持湖北。疾控队员深入街道、走访社区、查看小区疫情防控管理是不是规范；嗅闻小区是否有不良气味，包括垃圾场所、低洼区残存的水、公共厕所等；询问社区工作人员防控措施是否落实到位，例如是否实行了网格化管理，环境卫生管理工作是怎么开展的。

社区消毒给一些消毒人员身体健康也带来了损害。姚孝元回忆，有的小区居民对消毒特别重视，楼道里闻不到消毒剂味道心里就不踏实，向物业举报。小区工作人员为了照顾居民情绪，也起到安慰作用，把消毒剂浓度扩大到 10 倍，对消毒人员眼睛、呼吸道都产生了严重的伤害，导致眼睛红肿充血。对此，社区疾控队员召集小区工作人员，介绍过度消毒不但没有必要，同时也污染环境，对健康造成损害。

事件 2　专家提醒！消毒很重要，但要防"过度消毒"引发"中毒"

（https://www.cqcb.com/manxinwen/manxinwen/2020-02-16/2181993_pc.html）

2~10m 不等的通道被白色帐篷笼罩，里面的机器不断喷出消毒气雾，每位住户都要经过一番喷淋才能进入小区。这种源自养殖业的消毒方式在防控期间被广泛采用。

为此，中国疾控中心消毒学首席专家、环境所消毒中心主任张流波在 2 月 13 日国务院联防联控机制新闻发布会上，呼吁对其紧急"叫停"。他认为这种方法不仅不能阻挡病毒传播，反而可能对人体造成伤害。

随着消毒通道、喷雾消毒枪 360° 扫射等消毒举措的出现，"过度消毒"

引发持续关注。所谓"过度消毒"是指在很少受到病原体污染、没必要消毒的地方反复消毒或是坚持使用某种不起作用的消毒方法,其最大特点即"没有必要"。

上海市疾控中心传染病防治所消毒科主任朱仁义解释说,新型冠状病毒的主要传播途径为呼吸道飞沫和接触传播。这意味着如果新型冠状病毒污染小区、办公场所和街面,大概率在病人的飞沫能够到达或者手经常接触,并且有利于病毒留存的地方,如门把手、门铃按钮、电梯按钮、电梯轿厢、楼梯扶手等。他认为,上述地点可根据需要进行消毒,而室外环境、绿化则无须消毒。

张流波认为飞机全城喷洒消毒剂、在汽车轮胎上涂抹消毒剂等行为,同样不能起到切断传播途径的作用,其弊远大于利。

"残存在城市表面的消毒剂如果随着雨水进入河流,会对环境造成影响。"中国人民大学环境政策规划所所长宋国军在接受中新社记者采访时表示,疫情期间,防控为先,但在合理、适度的情况下,可以尽可能减少对环境的污染。

近期,各地陆续复工,企业、单位的消毒工作也随之展开。北京市某国企职员李先生透露其单位每天要进行两次消毒,清洁人员喷洒消毒剂后整个办公室弥漫着刺鼻的味道,时常让他感到头晕,其他同事也反映过类似情况。

"从科学角度讲,消毒是一个技术活,对成分、浓度、时长、方式都有讲究。"深圳市疾控中心消毒与病媒生物防制所副所长朱子犁指出,使用化学消毒剂的喷雾消毒,必须进行"避人"操作,如果消毒剂浓度太高、时间太长,会灼伤皮肤,对上呼吸道系统造成一定伤害,浓度太低或者时间太短,则起不到杀灭病毒的效果。

为防止病毒"尾随"入家门,民众的防护措施也越来越到位,但这其中不乏一些"过度"之举。2月8日,杭州一市民因对头、面、颈、四肢和衣物表面擦拭酒精后烤暖气,导致全身多处烧伤。此事引发网民对居家消毒安全的关注,专家建议酒精擦拭仅适用于面积较小的物体,由于其易燃性,喷洒时需避开明火,开窗通风。

而对于84等消毒剂的使用则更须谨慎,它和酒精、洁厕灵等洗涤清洁类产品混合使用,可能产生剧毒气体,存在危及生命的风险。

北京市疾控中心2月8日出版的《新型冠状病毒肺炎公众防控指南》中指出,正常情况下以清洁卫生为主,当面临传染病威胁或者人群密集型活动时才有必要进行预防性消毒。

显然,对于一些民众来说,这一消毒原则远不能给予他们足够的安全感。他们追求消毒剂的浓度和量,多次刷新每天消毒的次数,囤积消毒物资,不仅对重灾区紧俏的物资供应造成挑战,也不利于自身健康。

2月14日,深圳、上海、贵阳、郑州等地陆续对消毒通道"叫停"。在它风行的十几天里,记者采访过从通道中走出的居民,他们不确定通道是否能隔离病毒,但表示这种做法让人"安心"。

这句"安心"或许点明了"过度消毒"背后的原因,对新冠病毒的未知引发民众的担忧自在情理之中,但消毒剂不是安慰剂,消灭外界的病毒后,民众还需要更多的科学和理性以消除心理病毒。

事件3　酒精+84消毒液?小心消毒变"被毒"

(广州日报2020-02-1807:07)

新冠肺炎疫情正处于防控关键期,疑似紫外线类消毒造成伤眼,疑似酒精碰上84消毒液导致晕倒……昨日接连两桩民众防护消毒不当案例在网络上引起高度关注。疾控专家、临床医学专家就此给出权威的酒精、84消毒液使用指引,避免消毒变"被毒"。

指引1　酒精、84消毒液不能混着用!

虽然"武汉男子戴喷了酒精的口罩,坐电梯时遇84消毒瞬间死亡"这事存疑,不过,当酒精碰上84消毒液,是真的很危险!

广东省疾控中心消毒与病媒生物预防控制所副主任技师钟昱文指出,84消毒液有效氯含量5.5%~6.5%,是无色或淡黄色液体,有刺激性气味。只要空气中的二氧化碳(CO_2)溶解于84消毒液中,与次氯酸钠反应,生成具有漂白性的次氯酸,就发挥消毒作用。

也正是因为它的强碱性、强氧化性,决定了它最好单独、稀释后使用。

否则,如果84消毒液与酒精、洗衣粉这样的碱性物质混用,或者在密闭空间里两者高密度"碰撞",84消毒液主要有用成分次氯酸钠($NaClO$)是强碱性、强氧化性,混合其他碱性物质,会影响$NaClO$的电解平衡,若碱性过强,就可能生成Cl_2,也就是氯气。

84消毒液也不能与洁厕灵混合,前者主要成分次氯酸钠($NaClO$)与后者主要成分盐酸(HCl)发生化学反应生成氯气,两整瓶这样的东西混合,产生的氯气足以危及生命。

氯气是一种黄绿色的刺激性气体,易引起呼吸道的严重损伤,对眼睛、黏膜和皮肤都有高度刺激性,人吸入后很快就会引起氯气中毒,当浓度达到$3\,000mg/m^3$时,能致人死亡。

指引2　酒精不能大量囤到处喷

广东省疾控中心消毒与病媒生物防控所所长刘礼平指出,75%酒精确实可以消毒,让新型冠状病毒灭活,但消毒用酒精,正确使用非常重要!

酒精是甲类火灾危险品,易燃易挥发,遇明火、高热可引起爆炸燃烧,空气中乙醇浓度超过3%即可发生火灾,甚至比直接点燃酒精更危险。

有人吸烟、炒菜、打电话、使用电蚊拍等,周围都要避免使用酒精,尤其是在高浓度喷洒消毒后。

不建议喷洒酒精对衣物消毒,如果遇到明火或静电,可发生燃烧。

酒精消毒时要保证通风,远离高温、火源、电源,不可将酒精用于大面积如楼道、会议室、办公室等喷洒消毒。

万一酒精起火,可使用干粉灭火器、二氧化碳灭火器等进行灭火;小面积着火也可用湿毛巾、湿衣物覆盖灭火;室外还可以使用沙土覆盖。

严禁使用水泼或干燥的毛巾、衣物进行扑打,否则若被酒精引燃,火势将蔓延扩散,越烧越大。

指引3 84消毒液要稀释后使用

广东省疾控中心消毒与病媒生物预防控制所副主任技师钟昱文指出,84消毒液,是一种以次氯酸钠为主的高效消毒剂,本身消毒作用就很强,建议单独稀释使用。

稀释时戴好手套,现用现配,一次性使用,勿用热水稀释!热水会促进氯的挥发,影响消毒的效果,还会使空气中氯气含量增多,过多吸入身体中有中毒的风险。

建议常规按消毒液与水的比例为1:100稀释后,作为有效氯500mg/L使用。消毒液并非浓度越高越好,过高浓度的消毒剂既不能达到有效的消毒效果,又造成环境污染。

消毒后一定要用清水冲洗干净衣物、餐具,彻底清理残留,要开窗通风换气,避免消毒了房间,遗留了伤害。

使用完84消毒液后,一定要把盖子拧紧放置在阴凉、干燥、通风的地方,放置最好的位置是小孩碰不到的地方,以免误服,或接触到皮肤、眼睛。

(二)《消毒剂使用指南》

《消毒剂使用指南》详见附录四。

(冯文如 李彩苋)

第二部分

各论

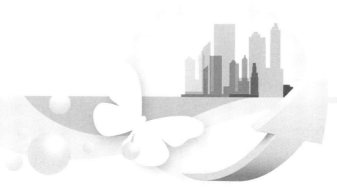

第八章
城市轨道交通卫生

第一节　城市轨道交通的卫生学特点

一、城市轨道交通的含义

　　根据 2007 年中华人民共和国建设部发布的《城市公共交通分类标准》（CJJ/T 114—2007）中的定义,城市轨道交通为采用轨道结构进行承重和导向的车辆运输系统,依据城市交通总体规划的要求,设置全封闭或部分封闭的专用轨道线路,以列车或单车形式,运送相当规模客流量的公共交通方式。《城市公共交通分类标准》中还明确城市轨道交通包括:地铁系统、轻轨系统、单轨系统、有轨电车、磁浮系统、自动导向轨道系统和市域快速轨道系统。此外,随着交通系统的发展已出现其他一些新交通系统。城市轨道交通是城市公共交通的骨干,具有节能、省地、运量大、全天候、无污染（或少污染）又安全等特点,属绿色环保交通体系,特别适应于大中城市。

二、城市轨道交通的卫生学特点

　　随着城市轨道交通进入网络化大发展,城市轨道交通网络效应凸现,越来越多的乘客选择乘坐城市轨道交通,其在公共交通中发挥着越来越重要的作用。从公共卫生的角度来看,城市轨道交通的主要卫生学特点为:①地铁站客流量大,人员流动性强,人群集中且健康状况复杂、易受感染,从而易引起呼吸道传染病发生和传播;②公用设施设备供人群重复使用,容易造成病原微生物的交叉感染;③地下站的公共区域为密闭建筑,自然通风不足,室内外气体交换主要依靠活塞风和空调通风系统,极易造成污染物产生和积聚;④各类建材、装饰材料繁多,机车运行等易产生各类污染物,特别是化学污染物;⑤因缺乏日光照射,不能利用太阳光的自然杀菌作用,易引起疾病传播,对车站内人群的健康造成危害;⑥由于气流、抽风效应以及地下铁道的独特情况,工程内部尤其会受到各出入口、通风口周围环境污染的影响。因此,城市轨道交通卫生学评价越来越彰显其必要性和紧迫性。

2011年修订实施的《公共场所卫生管理条例实施细则》(以下简称《实施细则》)第二十二条规定,公共场所卫生监督的具体范围由省、自治区、直辖市人民政府卫生行政部门公布,广东省将地铁候车厅纳入公共场所卫生监督范围。

我国目前还没有出台专门针对城市轨道交通的卫生标准或规范,城市轨道交通的卫生监测和卫生学评价一般依据公共场所卫生管理条例及其实施细则,可以按照候车室、公共交通工具的相关卫生要求进行。本章根据1997年广州地铁1号线开通以来二十多年的广州地铁卫生监测评价经验,严格按照卫生规范标准的要求,系统整理了城市轨道交通卫生监测评价的相关内容,以供参考。

第二节　城市轨道交通卫生学评价

一、城市轨道交通卫生学评价的目的及意义

城市轨道交通作为相对封闭的特殊环境,自然通风不足,一般通过空调系统调节温湿度,不利于空气污染物稀释。而且由于缺乏日光照射,人群密集,流动性大,充斥着各种危害健康的因素,极易引起疾病的传播。

城市轨道交通健康危害的产生,往往是由于在项目的设计和施工阶段忽视城市轨道交通的卫生防护要求,没有设置完善的防护设施,如消毒、通风等设施。同时,在项目建成后运营期可能因缺乏必要的日常管理措施,从而导致健康隐患频生,甚至导致严重的健康危害后果,即使再采取措施消除这些健康危害隐患,效果也并不一定好,并且需要付出巨大的经济代价。因此,在城市轨道交通项目的建设期间和运营期间,依据相关的法规、技术规范和标准,通过科学、规范的卫生学评价,从卫生学角度论证城市轨道交通项目在选址、布局、建筑装修材料、集中空调通风系统、室内空气质量、二次供水设施、净化消毒设施、客流控制和分流等方面规划设计的可行性,识别可能存在的影响公众健康的危害因素,评估疾病传播的风险,帮助建设单位把好卫生防护关,使建设项目符合卫生要求,才是保障城市轨道交通人群健康最有效、最经济的措施。

开展城市轨道交通建设项目卫生学评价也有助于提高卫生行政部门实施卫生审核的科学性及准确性。由卫生技术服务单位进行卫生学评价,通

过系统分析,对城市轨道交通项目的卫生措施给出总体的结论,提出具体的建议,并且通过专家评审,最终出具评价报告书,提出改进措施,为城市轨道交通项目设计、验收、审批,为改善卫生服务质量和卫生监督执法、卫生管理提供卫生技术依据。

二、城市轨道交通卫生学评价的分类

城市轨道交通卫生学评价按阶段可分为:城市轨道交通卫生学预评价、城市轨道交通卫生学竣工验收评价以及城市轨道交通运行期间卫生学评价。

1. 城市轨道交通卫生学预评价　在城市轨道交通项目初步设计阶段开展的预防性卫生学评价,主要通过对城市轨道交通项目初步设计中的布局、相关设施、设备进行分析,预测城市轨道交通项目建成后可能存在的卫生学问题,提出相应的防护措施、对策和建议,以达到保障所涉人群身体健康的目的。

2. 城市轨道交通卫生学竣工验收评价　在城市轨道交通项目竣工后对该项目开展的验收性评价,是确保城市轨道交通项目按照预审图纸进行施工的最后阶段的卫生学评价。

3. 城市轨道交通运行期间卫生学评价　在城市轨道交通项目投入运营后对该项目开展的卫生学评价,此类评价综合考虑了城市轨道交通项目的硬件(建筑、设备)、软件(管理、维护)及实际使用情况(服务周期、服务量)等因素,能较为真实地反映城市轨道交通项目运营过程中的公共卫生情况。

第三节　城市轨道交通设计阶段卫生学评价

一、评价目的

为全面贯彻落实《中华人民共和国传染病防治法》《公共场所卫生管理条例》《突发公共卫生事件应急条例》等法律、法规的相关规定,维护城市轨道交通的公共卫生安全和人群健康,消除或控制城市轨道交通健康危害因素,提供安全、卫生、舒适的城市轨道交通,进一步促进经营单位提高防病意识与卫生管理水平,促进社会经济发展,必须从公共卫生专业角度论证和评价城市轨道交通建设项目在选址、布局、建筑装修材料、集中空调通风系统、室内空气质量、二次供水设施、生活饮用水、病媒生物防制和净化消毒设施、客流控制和分流等方面规划设计的可行性,识别可能存在的影响公众健康的危险因素,评估和预测疾病传播的健康风险,提出改进措施,为建设项目设计、审批和卫生监督执法、卫生管理提供卫生技术依据。

二、评价依据

1. 法律、法规（以最新版本为准）

（1）《中华人民共和国传染病防治法》

（2）《公共场所卫生管理条例》

（3）《公共场所卫生管理条例实施细则》

（4）《突发公共卫生事件应急条例》

2. 卫生标准及规范

（1）《地铁设计规范》（GB 50157—2013）

（2）《城市轨道交通技术规范》（GB 50490—2016）

（3）《上海市工程建设规范　城市轨道交通设计规范》（DGJ 08—109—2017）

（4）《地铁车辆通用技术条件》（GB/T 7928—2003）

（5）《城市轨道交通工程项目建设标准》（JB 104—2008）

（6）《工业建筑供暖通风与空气调节设计规范》（GB 50019—2015）

（7）《建筑给水排水设计标准》（GB 50015—2019）

（8）《地下工程防水技术规范》（GB 50108—2008）

（9）《建筑照明设计标准》（GB 50034—2013）

（10）《办公建筑设计标准》（JGJ/T 67—2019）

（11）《公共场所卫生指标及限值要求》（GB 37488—2019）

（12）《公共场所卫生设计规范》（GB 37489—2019）

（13）《公共场所卫生管理规范》（GB 37487—2019）

（14）《公共场所卫生学评价规范》（GB 37678—2019）

（15）《公共场所集中空调通风系统卫生规范》（WS 394—2012）

（16）《公共场所集中空调通风系统卫生学评价规范》（WS/T 395—2012）

（17）《公共场所集中空调通风系统卫生清洗消毒规范》（WS/T 396—2012）

（18）《室内空气质量标准》（GB/T 18883—2002）

（19）《生活饮用水卫生标准》（GB 5479—2006）

（20）《二次供水设施卫生规范》（GB 17051—1997）

（21）《城市公共厕所卫生标准》（GB/T 17217—1998）

（22）《生产过程安全卫生要求总则》（GB/T 12801—2008）

（23）《铁路工程劳动安全卫生设计规范》（TB 10061—2019）

（24）《城市轨道交通车站站台声学要求和测量方法》（GB 14227—2006）

(25)《城市轨道交通列车噪声限值和测量方法》(GB 14892—2006)

(26)《声环境质量标准》(GB 3096—2008)

(27)《工业企业噪声控制设计规范》(GB/T 50087—2013)

(28)《城市区域环境振动标准》(GB 10070—1988)

(29)《电磁环境控制限值》(GB 8702—2014)

(30)《电离辐射防护与辐射源安全基本标准》(GB 18871—2002)

(31)《建筑材料放射性核素限量》(GB 6566—2010)

(32)《人防工程平时使用环境卫生要求》(GB/T 17216—2012)

(33)《建筑材料放射卫生防护标准》(GB 6566—2000)

3. 技术资料及相关文件

(1) 城市轨道交通建设项目概况和可行性研究资料。

(2) 技术资料:城市轨道交通建设项目在选址、布局、建筑装修材料、集中空调通风系统、室内空气质量、二次供水设施、生活饮用水、病媒生物防制和净化消毒设施、客流控制和分流等方面设计资料、设计说明及主要参数。

轨道交通类建设项目的初步设计应包含以下内容:①线路(包括总体方案、线路平面及纵断面设计、车站分布及站位、辅助线设置);②行车组织与运营管理(包括设计客流量、行车组织、组织机构与定员);③车站(包括建筑、动力照明、环境控制、给排水与消防);④供电系统(包括系统构成、运行方式);⑤主变电所(包括总平面图、主要建筑物、通风、空调、给排水以及环境与劳动保护);⑥牵引变电所(包括主接线、运行方式、位置、生产房屋、设备平面布置、控制和信号方式、继电保护和自动装置);⑦降压变电所(包括负荷分类、主接线、运行方式、继电保护和自动装置);⑧环境控制系统(包括环境控制系统制式和组成、系统设计、系统运行模式、控制工艺设计、环保、节能);⑨给排水与消防系统(包括生活生产给水系统、排水系统、冷却循环水系统、设备管材选择及安装、给排水设备控制与显示);⑩车站设备(包括屏蔽门、安全门)。

(3) 相关图纸:包括建筑地点位置图、总平面布置图、各单体建筑物平面布置图、空调通风平面图。

三、评价范围

目前,对于城市轨道交通的卫生监测及卫生学评价,一般按照《公共场所卫生管理条例》及其实施细则以及《公共场所卫生管理规范》《公共场所卫生指标及限值标准》等一系列卫生规范和标准的要求,结合人防工程、室内空气质量等标准进行综合评价。城市轨道交通设计阶段的卫生学预评价范围应包括城市轨道交通项目建设中与乘客健康相关的公共卫生危害因素分析与评价,对项目建设和经营过程中涉及的公共场所卫生、突发公共卫生事件应急与救援等一系列卫生学问题进行科学分析与评估,对项目可能出现的危害因素应采取的卫生防护措施。

评价报告需要从卫生学角度分析车站的选址、设计,评估和预测工程建设及运营后对乘客身体健康的影响,进而依据相关的卫生要求和卫生指标限值,提出完善项目规划建设、设施设计和有关健康影响因素控制的措施和建议。对项目在建设、经营过程中可能存在的对工作人员的健康危害因素,须通过科学预测与评估,采取合理的防护措施,加强控制,以保护劳动人群的身体健康。

四、评价程序和技术路线

评价基本程序分准备阶段、实施阶段和报告编制及评审阶段。

1. 在准备阶段,评价机构接受建设单位委托、签订评价合同后,成立项目组;项目组负责收集研读有关资料、进行初步调查分析、确定评价单元、筛选评价因子,并编制评价方案。

2. 在实施阶段,项目组依据评价方案开展评价工作,内容包括项目工程分析、危害因素识别、危害程度分析和防护措施评价;预评价还应当包括类比现场调查、事故案例分析。

3. 在报告编制及评审阶段,项目组对资料进行汇总,分析存在问题、得出评价结论、明确补充措施,并提出具体的对策和建议,完成评价报告书的编制;评价机构召开专家评审会,项目组根据专家评审意见对评价报告书进行修改完善,并完成评价报告书报批稿的编制。报批稿经校核、审核和领导签发后,形成正式的评价报告书。

城市轨道交通设计阶段卫生学预评价程序见图8-1。

五、评价方法及内容

通过现场卫生学调查和现有数据的分析对比,说明城市轨道交通项目在建设过程中可能存在的或潜在的健康危害因素,并针对这些健康危害因素可能对乘客和工作人员造成的健康影响及程度进行全面、系统地评估与分析。具体包括车站选址、项目总体设计方案、公共区域微小气候、空调通风设施、给排水设施、采光照明设施、消声防振设施、环境电磁场防护设施、建筑装饰材料与轨道车辆设施、辅助卫生设施、卫生管理组织与制度、应急救援措施等可能产生健康危害因素的相关环境或设施。

对车站选址及车站公共区域平面布置进行分析,评价车站总体布局、地下站厅、站台等建筑物选址、构造和布局能否达到卫生标准和要求,明确选址是否属于国家确定的自然疫源地。

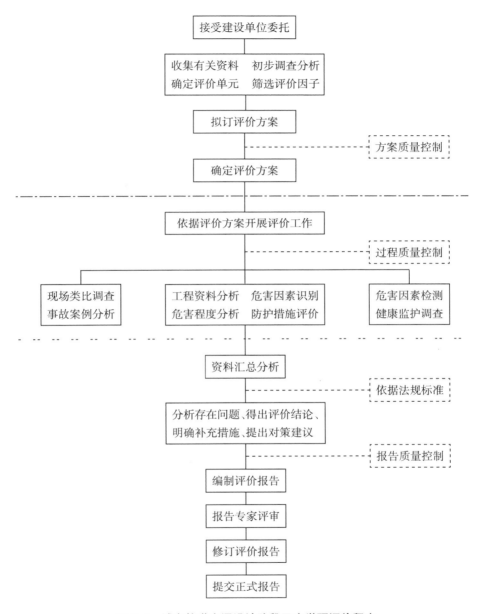

图 8-1　城市轨道交通设计阶段卫生学预评价程序

　　对项目总体设计方案进行卫生学预评价。主要内容包括车站形式、客流量预测、建筑规模、乘客出入车站流程、车站各层平面布置和公共区域布置以及车站内交通及出入口;调查车站位置、地面出入口和风亭(或新风口)设置与周围环境、交通状况与可能存在污染源之间的关系,提出预防与控制有害因素的措施建议。

评价车站公共区域微小气候,对室内环境设计参数、微小气候指标检测结果(或类比项目检测结果)进行评估,分析工程建设可能产生的物理性、化学性及生物性危害因素的浓度、强度及可能对乘客和工作人员造成的健康影响程度,提出完善项目规划和设计的建议。

预测评估车站公共区域空调通风排气设施及卫生质量。主要内容包括设计参数,预测高峰小时(含高峰系数)客流量,空调类型、数量、机组配置、风量设计及负责区域,风系统配置和分布,气流组成和气流形式,风管材料,卫生设施设置,分区域运行调节装置,水系统配置、冷却塔位置和设置;非空调系统的通风系数和换气量、风量等设计参数,自然通风和机械通风设施设置。提出上述设施使用和维护的卫生要求和经营过程中的卫生管理建议。

预测评估车站给排水设施及卫生质量。主要内容包括供水水源,给排水系统设计参数,给排水系统设置,涉水材料、二次供水设施,水处理器及涉水材料、水处理机房及辅助卫生设施,水质卫生指标类比项目检测结果,提出上述设施使用和维护的卫生要求和经营过程中的卫生管理建议。

分析车站采光照明设施及卫生质量,提出采光照明设施使用和维护的卫生要求与经营过程中的卫生管理建议。主要内容包括采光照明设计参数、照明系统设置和分布、照度类比项目检测结果。

分析评估车站消声防振设施及卫生质量。主要内容包括噪声控制设计参数,轨道结构减振降噪设施,各类机组、风管风口等可能产生振动和噪声的隔振减振消声设施,机房功能区域之间的消声防振设施,室内噪声类比项目检测结果,提出上述设施使用和维护的卫生要求和经营过程中的卫生管理建议。

分析评估车站环境电磁场防护设施及卫生质量。主要内容包括电磁场频率及控制设计参数,产生电磁场设备区域以及防护设施,电磁场暴露值类比项目检测结果。提出上述设施使用和维护的卫生要求和经营过程中的卫生管理建议。

分析评估车站建筑装饰材料和轨道材料。要求按照有关卫生标准和规范进一步完善相关设计工作,所选用的装饰材料、设备及室内环境应符合卫生标准,所有装修材料对人体健康不得有潜在危害,确保项目建设符合卫生要求。

分析评估车站辅助卫生设施。主要内容包括辅助卫生设施布局和设置,卫生间的位置、设置,病媒生物防制设施,提出卫生学防护建议。

　　分析评估车辆设施。主要内容包括与卫生学相关的设计参数,列车最高运行速度、列车载客量和运输能力、车型和列车编组,客流组织、运营组织和管理,车体结构、内装材料和车内设备,车辆空调系统设置及其卫生设施,车辆卫生指标类比项目检测结果。

　　对突发公共卫生事件应急救援措施、突发公共卫生事件应急预案和预防空气传播疾病应急预案提出相关卫生学防护建议。

　　针对建设项目的建筑设计所存在的健康危害因素,根据国家卫生标准法规和类比调查,提出预防与控制有害因素的措施建议。

　　对已开通运营的城市轨道交通线路的站台、站厅、列车的卫生状况开展调查,结合既往卫生检测的资料进行类比分析与评价,说明项目方案设计的可行性及可能存在的主要问题,提出改善卫生管理的建议。

(一)项目所在地自然和社会环境

　　自然和社会环境是城市轨道交通卫生学预评价的重要组成部分,要清楚城市轨道交通项目所在地的自然和社会环境可能对交通和人群健康产生的影响,必须在城市轨道交通项目建设之前,对所在地的自然和社会环境进行调查,包括地理位置、地理地质、地形地貌、气候气象、经济社会情况等。

　　1. 地理位置　地理位置应包括城市轨道交通所在地的经纬度、行政区域位置、城市轨道交通线路位置与周边主要城市、车站、码头、港口、机场等的距离,并附地理位置图。

　　2. 地理地质　一般情况,根据现有资料概要说明当地的地质情况,包括:城市轨道交通沿线地层概况、地壳构造的基本形式以及与其相应的地貌表现、物理与化学风化情况、已探明或已开采的矿产资源情况。对与轨道交通项目有直接关系的地质构造,如断层、断裂、坍塌、地面沉陷等,要进行较为详细的叙述。一些特别有危害的地质现象,如地震也应加以说明,必要时附图说明。

　　3. 沿线地形地貌　根据现有资料说明城市轨道交通项目所在地区海拔高度、地形特征(起伏状况)、周围的地貌类型(山地、平原、沟谷、丘陵、海岸等)以及岩溶地貌、冰川地貌、风成地貌等情况。坍塌、滑坡、泥石流、冻土等有危害的地貌现象,可概要说明。如果地形地貌与城市轨道交通项目关系密切时,还应附上项目周围地区的地形图。

　　4. 气候气象　城市轨道交通项目所在地区的主要气候特征、年平均风速和主导风向、年平均气温、极端气温与月平均气温、年平均相对湿度、平均降水量及降水天数、日照、主要天气特征(如梅雨、寒潮、冰雹和台风)等。

　　5. 地面、地下水环境　根据现有资料概要说明地表水状况,即地表水资源的分布及利用情况、地表水各部分之间及其与地下水的联系、地表水文特征及水质现状以及地表水污染来源;地下水的开采利用情况、地下水与地面的联系以及水质状况与污染来源、水质的物理化学特性、污染源情况、水文地质方面的蓄水层特性、承压水状况等。

6. 土壤与水土流失 需根据现有资料简述城市轨道交通项目沿线地区主要土壤类型及其分布、土壤的肥力与使用情况、土壤污染的主要来源及其质量现状、水土流失现状及原因等。

7. 社会经济环境 主要根据现有资料,简要叙述城市轨道交通项目所在地的社会经济情况和发展趋势。

(1) 人口情况:包括居民区的分布情况及分布特点,人口数量与人口密度等。

(2) 工业与能源:包括城市轨道交通项目周边现有厂矿企业的分布状况,工业结构,工业总产值及能源供给与能耗方式等。

(3) 农业与土地利用:包括可耕地面积,粮食作物与经济作物构成及产量,农业总产值以及土地利用现状。

(4) 交通运输:包括城市轨道交通项目所在地公路、铁路以及水运方面的交通运输概况以及与现项目之间的关系。

(5) 还应包括所在地的文物、景观情况,与项目的位置和距离以及国家或当地政府的保护政策和规定。

▐▐ 城市轨道交通项目所在地自然和社会环境分析示例:

一、地理位置

项目所在地位于珠江三角洲平原的中部,东连××,北接××,西邻××,南界××。地处东经113°1′、北纬22°40′至23°20′之间,总面积806.15平方公里。

二、地形地貌

项目所在地属于由江河冲积而成的河口三角洲平原,地势西北略高,海拔约2m,东南稍低,海拔0.7m,分布着一些零散的小山丘。境内河流纵横,水网交织。主要河道有16条、段,总长756公里。主要河流依地势从西北流向东南,河面宽度一般为200~300m,水深5~10m。多数河流河床较深,利于通航、灌溉、养殖及发电。水系受洪水和潮汐影响很大,每年4—9月为洪水期,其余时间属枯水期,最高水位可达6.32m,大多数时间的水位在0~1m幅度内波动。境内除少数山丘外,绝大部分为冲积土壤,富含各种有机物质,适宜农作物生长。其中东北和东南部分布较多,是冲积沙田,土层深厚、土质肥沃、水分充足。

三、气象条件

项目所在地位于南方,珠江三角洲平原中部,地处北回归线以南。属亚热带海洋性季风气候,日照时间长,雨量充沛,常年温暖湿润,四季如春,景色宜人。夏季自4月中旬至10月下旬,长达半年多。年平均气温21.9℃,极端最低气温为1.1℃,极端最高气温37.7℃,日最高气温≥30℃的日数有120天,而≥35℃的日数仅有5.5天。年总降雨量为1 639mm,降雨日数为147.6天。4—9月是雨季,各月降雨量都在170mm以上,其间的降雨量占总降雨量的83%。5、6月和8月份的降雨量都超过260mm,3个月的降雨量占年总雨量的49%。全年有暴雨日数6.6天,雨季各月平均每月约有1天。年平均相对湿度为81%。11月、12月相对湿度最小,为75%;2—9月相对湿度均在81%以上,其中6月相对湿度最大,达到86%。全年多北风,频率为13%。10月至次年3月以北风为主,8月南风或东南风较多。年平均风速为2.5m/s,7月平均风速为2.27m/s,12月为2.25m/s。年平均大风日数为3天。夏秋受台风影响,大风暴雨较多。全年雷暴日数为80天,各月均有雷暴出现,7—9月各有10天以上,占全年雷暴日数的70%,其中8月最多,达到15天。12月至次年2月,在强寒潮侵袭时,亦有霜冻发生,主要出现于1月份。每年的6—10月,是热带气旋影响的主要时段。

四、水文地质

项目所在地境内过境干(支)流共16条(段),总长210km,河宽200~300m,区内天然年径流量一般小于10亿m³。据统计,近年过境水量2 000亿~3 300亿m³,故可供利用的水资源十分丰富。区内渔塘地表水主要受大气降水补给,而河涌地表水的水量和水位除了与季节性降雨量有关外,河流受潮汐影响明显,常有顺、逆双向流发生。地下水位主要受气候及地表水系的控制,每年4—9月为雨季,大气降水丰沛,是地下水的补给期,其水位会明显上升,而10月至次年3月为地下水消耗期,地下水位随之下降,同时在地表河涌附近地下水亦会随潮汐水位涨落而起伏变化。根据地质钻探资料,测得地下稳定水位埋深为0.00~13.20m,标高3.78~25.90m。

五、沿线社会经济

项目所在地的经济发展水平及经济总量一直走在全国前列,是有名的"经济百强县"。2011年以来,着力实施"珠三角改革发展规划纲要"和"十二五"规划,加快推进经济发展方式转变和经济结构调整,经济保持平稳较快发展。规划发展思路清晰,基础设施更加完善,城市环境持续优化,单位生产总值能耗下降5.5%。传统优势产业保持良好发展势头,企业景气指数稳中有升,企业内生发展动力强劲,现代农业健康发展,贸易、服务业蓬勃发展,区域创新能力持续增强,经济实力持续走强。全国人口普查数据显示,全市常住人口 12 700 800 人,年平均增长率为 2.48%。全市常住人口中,中心城区人口 7 727 163 人,占 60.84%;新城区人口 3 343 491 人,占 26.33%;县级市人口 1 630 146 人,占 12.83%。

(二) 项目背景和来源

随着城市人口增加和经济发展,交通需求也在迅猛增长,使城市交通特别是老城区交通问题没有得到根本解决,局部地区交通压力越来越大。城市区域的扩大和发展对城市交通提出了更高层次的要求,国外发达城市的先进经验和国家的交通政策都表明,要解决好城市交通,必须建立以轨道交通为骨干、常规公共交通为主体的综合客运交通体系。

对于城市轨道交通项目背景,需要根据所在地政府的总体规划方案,简要描述城市的公共交通现状、存在的问题和发展的方向;城市轨道交通的发展现状和发展趋势等。

对于任务来源的描述,一般是为贯彻执行《中华人民共和国传染病防治法》《公共场所卫生管理条例》和国家相关法律法规要求,创造良好的公共场所卫生环境,保障乘客和职工的身体健康,由城市轨道交通项目业主方委托相关机构承担城市轨道交通项目的卫生学预评价任务。

(三) 项目工程分析

工程分析是在对城市轨道交通项目的基础技术资料以及现场调查结果的基础上,对城市轨道交通项目可能产生健康影响因素的相关设计作全面分析,为完整地识别和分析城市轨道交通项目所存在的健康危害因素,开展卫生学预评价做好准备。

1. 项目总体方案　在开始城市轨道交通项目的工程分析时,应先对整个项目的总体设计方案进行分析,了解工程内容、确定评价范围。分析中应注重以下内容:

(1) 整个轨道交通线路走向。

(2) 车站数量和类型(高架车站、地面车站、地下车站)。

(3) 是否建有主变电所。

(4) 是否建有控制中心。

(5) 是否建有车辆段。

城市轨道交通项目总体方案工程分析示例:

本项目线路全长 56.2km,采用地下 + 高架(地下线 49.3km,高架线 6.9km)形式敷设,设 33 座车站(含 3 座高架站),其中换乘站 11 座。最大站间距

3.05km,最小站间距 1.02km,平均站间距 1.77km。列车采用设计最大运行速度 100km/h 的 B2 型车,6 辆编组,整车长度 120m。全线另设置一座车辆段,一处停车场,另设主变电站三座。

2. 项目卫生相关的设计方案

(1) 车站设计:城市轨道交通车站按所处位置可分为高架车站、地面车站和地下车站;按站台形状可分为岛式车站、侧式车站;按车站层数可分为二层车站、三层车站、四层车站等;按车站性质可分为起始站、中间站、换乘站、终点站。每个车站从地理位置、车站规模、平面布局、设备布置等方面均有所不同,分析中应注重车站规模、车站形式、站台及站厅的布置、出入口布置、风亭布置、屏蔽门安装等内容。

城市轨道交通项目车站设计工程分析示例:

一、车站规模

本工程的 8 座车站全部为地下车站。车站站台长度为 166~472m(含停车误差)。车站设置情况见表 8-1。

车站规模根据预测的设计客流量(或最大客流量)确定,设计客流量为远期预测高峰小时客流量 × 超高峰系数(一般取 1.1~1.4)。

二、车站形式

车站形式根据线路条件、站址环境条件选择了地下二层岛式、高架岛式站台车站。

三、车站的功能与组成

车站由站厅层、站台层、出入口通道及风亭等组成。

1. 站厅层设计　站厅层设计功能分区一般中间为乘客集散厅、两端为设备及管理用房区。集散厅需要划分为非付费区及付费区,并布置通道口、售票亭、检票口、栏栅及楼(电)梯位置。设于集散厅两端的非付费区,一般均用通道沟通。管理用房均集中在站厅层一端紧凑布置,车控室一般设在管理用房集中的一端。管理区内一般设两条通道及一座楼梯供内部工作联系用。

2. 站台层设计　站台有效长度按列车编组长度设计。

四、地铁车站的主要设施

地铁车站的主要设施包括自动扶梯、电梯、楼梯、屏蔽门、安全门等。

1. 自动扶梯的设置　原则上站台与站厅之间提升高度小于 6m 时上行采用自动扶梯,下行采用人行楼梯。提升高度大于 6m 时可上、下行均设自

表 8-1　地铁 × 号线车站规模

站名	设计客流/(人·h⁻¹)	有效站台中心里程	站间距/m	轨面埋深/m	站台形式	站台宽度/m	车站长度/m	线间距/m	总建筑面积/m²	主体建筑面积/m²	结构类型	备注
××站	6 147	AK0+378.00	2 198	14.9	岛式	11	378.46	14	18 746	14 374	地下二层	起点站、带单渡线、存车线车站
××站	31 776	AK2+576.00	1 834	15.1	岛式	14	188.5	46	25 058	19 831	地下二层	换乘站（三号线）
××站	4 868	AK4+310.00	1 604	14.9	岛式	11	272.9	14	15 519	11 163	地下二层	站前带单渡线车站
××站	3 710	AK6+004.00	1 853	21.8	岛式	13	166	16	13 748	11 147	地下三层	一般地下站
××站	11 220	AK7+857.00	1 710	14.9	岛式	11	472.02	14	22 310	18 855	地下二层	带存车线车站
××站	16 352	AK9+540.00	2 805	21.1	岛式	13	166	16	14 437	11 256	地下三层	换乘站
××站	15 936	AK12+345.00	1 533	13.3	岛式	11	220	14	12 775	8 925	地下二层	一般地下站
××站	23 576	YAK13+978		—	—	—	—	—	—	—	地下二层	接入七号线一期，带单渡线和联络线

动扶梯。出入口提升高度大于 6m 时设上行自动扶梯,提升高度大于 12m 时设上、下行自动扶梯。

2. 电梯的设置　每个地下车站均在站台层与站厅层之间设置电梯。一般设在客流相对较少的公共区。

3. 楼梯　每个车站的付费区内一般设两座楼梯。

4. 屏蔽门、安全门　本项目共 8 个车站,其中 ×× 站、×× 站、×× 站、×× 站 4 个车站为地下车站,安装屏蔽门系统;×× 站、×× 站、×× 站、×× 站 4 个车站为高架车站,安装安全门系统。

五、车站出入口布置

车站出入口位置以吸引附近客流、方便进出车站为原则,同时方便与地面公交客流的换乘。

六、风亭布置

风亭的送、排风口不正对邻近建筑物的门窗或人行道,相隔距离应 >5m。人行道旁的送、排风口高出人行道 2m 以上。

也可以对每个车站单独进行分析,示例如下:

×× 站:车站位于 ×× 处,车站沿道路敷设于 ×× 路下方。站位现状东侧有大型高尔夫球场、变电站、高档住宅小区及空地。车站周边规划以商住和绿化用地为主。车站为地下二层 11m 岛式车站,车站长 378.46m,标准段宽度 19.7m,总建筑面积 18 746.1m²,其中主体建筑面积 14 374m²,附属建筑面积 4 372.1m²;车站起点里程至线路起点段区间均采用明挖法施工。车站共设置 4 个出入口通道和 2 组风亭。风亭均设置于车站北侧空地上;车站 4 个出入口分别设置于路口的四个象限,同时兼过街通道功能。

×× 站:车站位于 ×× 处,车站沿 ×× 路东西布置。站位南侧为河流,河岸南侧为道路,周边有居住小区、公园、中学等。车站周边规划以居住、教育、商业和绿化用地为主,站位周边基本已实现规划。车站共设置 4 个出入口通道。其中 A 号出入口设置在公园内;B、C 号出入口跨河设置在公园内,辐射到河道南岸的客流;D1 号出入口设置在公园边,靠 ×× 路设置;D2 号出入口设置在交叉路口,吸引站位东侧医院及附近小区的客流。出入口分别设置在路口及河岸两侧,同时兼做过街通道功能。车站设置 3 组风亭。1、3 号风亭组及冷却塔均设置于车站北侧公园内;2 号风亭组设置在南侧河岸边的绿化带内。

(2) 供电系统:城市轨道交通供电系统一般采用集中供电系统,设有主变电所,各车站内还设有牵引变电所和降压变电所。供电系统按如下要求进行分析:供电方式、主变电所、牵引变电所、降压变电所、车站照明设计参数。

城市轨道交通项目供电系统工程分析示例:

一、系统设计

供电系统采用 110/35kV 两级电压制的集中供电方式,环网电压等级为 35kV。牵引电源经牵引变电所整流机组后以 DC1 500V 供电,车站及区间等动力照明电源经降压变电所降压为 380/220V 供电。

正线设置 5 座牵引变电所,停车场设 1 座牵引变电所,共设 6 座牵引变电所。全线各站、车辆段均设置降压变电所。

二、主变电所

1. 位置　主变电所位于××,西侧为×× 站,变电所本体距车站 20m。

2. 系统设计　主变电所须由地区变电站提供两回相互独立的电源专线供电,以保证供电可靠性和电能质量,困难时一路电源可采用"T"接方式。经主变电站降压为 35kV 向牵引变电所和车站降压变电所、跟随变电所供电。

3. 平面布置　主变电所为地上两层布置,本体为长方形布置,长 40.6m、宽 22.1m。半地下室为电缆层、主变压器及接地变压器;底层为主变压器室、35kV 配电装置室、卫生间、备品室等。

4. 通风与空调　主变压器室采用自然进风、自然排风;电缆层、35kV 配电装置均设置事故排风;35kV 配电装置室、控制室、值班室、滤波机室均设置风冷分体空调机。

5. 给排水　主变电所的生活给水由所在区域附近的市政给水管引入,供厕所用水。排水采用雨污水分流,厕所生活污水排入车站总体设计污水管;地面雨水排入所属区附近的市政雨水管。

三、牵引变电所

本项目正线设置 5 座牵引变电所,停车场设 1 座牵引变电所,共设 6 座牵引变电所。

牵引变电所电源接自主变电所或相邻的牵引、降压变电所。牵引变电所 35kV 侧采用单母线分段,设母联断路器,正常开断。两套整流机组接入同一段母线,正常时由本段母线供电,当本段母线失电时,通过母联开关合闸保证供电。

四、降压变电所

本项目全线设 8 座车站,每座车站设 1 座降压变电所。降压变电所的电源引自牵引变电所,接线方式与牵引变电所相同。两台变压器接自不同的 35kV 母线段,跟随降压变电所的两路电源接自其不同的 35kV 母线段。

地下车站的降压变电所一般设置于站台层,而高架车站的降压变电所设置在地面层。降压变电所 0.4kV 侧采用 TN-S 接地方式。

五、车站照明

车站出入口、站厅、站台、设备管理用房、疏散通道及区间隧道设事故照明,事故照明可作为正常照明的一部分,其照度设计见表 8-2。

表 8-2　地铁 × 号线车站照明设计表

场所	平均照度 /lx	事故照明 /lx	参考平面
出入口、通道及楼梯	150	10	地面
车站集散厅	150	10	地面
售票机、闸机	200	15	工作面
站内楼梯及自动扶梯	150	10	地面
车站站台	150	10	地面
车站站台前端	200	10	地面
车站控制室	250	100	工作面
站长室	200	100	工作面
电控室、配电室	150	15	工作面
各种机房、管理用房	100	5	工作面
管理用房	100	5	工作面
厕所	50	5	地面
区间隧道、风道	3	3	轨道平面或地面
道岔区	10	3	轨道平面
车辆段车场线	20		轨道平面
隧道出入口	200(白天) 20(夜晚)	—	轨道平面

(3) 车站暖通系统:由于城市轨道交通车站位于地下,几乎完全依靠车站的暖通系统维持车站内部空气质量,所以车站暖通系统的设计是城市轨道交通项目评价的重点。

1) 室内设计参数:温度、相对湿度、新风量等;

2) 空调系统:地下车站的空调系统通常公共区采用全空气、低风速、一次回风系统,设备及管理用房采用风机盘管加新风系统;

3) 通风系统:地下车站内各场所的通风方式、废气排放方式、地铁风井的位置;

4) 冷热源;

5) 空调水系统;

6) 运行模式。

城市轨道交通项目暖通空调工程分析示例:

一、设计参数

1. 室外空气计算参数

(1) 地下车站公共区:

空调室外计算干球温度　　　　32.5℃

空调室外计算湿球温度　　　　26.9℃

夏季通风室外计算温度　　　　31.0℃

(2) 设备及管理用房区域:

空调室外计算干球温度　　　　34.2℃

空调室外计算湿球温度　　　　27.8℃

夏季通风室外计算温度　　　　31.8℃

2. 室内空气计算参数

(1) 地下车站公共区:

站厅　　　　　　　　干球温度:29.0℃　　　相对湿度:40%~70%

站台　　　　　　　　干球温度:27.0℃　　　相对湿度:40%~70%

地下换乘平台　　　　干球温度:27.0℃　　　相对湿度:40%~70%

需要设置空调的通道　干球温度:30.0℃

温度波动范围　　　　　　　　±1℃

(2) 封闭的地面站或高架站站厅:

干球温度　　　　　　　　　　29.0℃

相对湿度　　　　　　　　　　≤70%

温度波动范围　　　　　　　　±1℃

(3) 商铺、银行:

干球温度　　　　　　　　　　27.0℃

相对湿度　　　　　　　　　　60%

温度波动范围　　　　　　　　±1℃

相对湿度范围　　　　　　　　±15%

(4) 区间隧道:正常和阻塞运行时,隧道内夏季最热月份,日最高温度平均应≤40℃;阻塞运行时送风量保证断面风速:2m/s≤V<11m/s,并控制列车顶部最不利点隧道温度低于45℃;隧道烟气控制空气流速:2m/s≤V<11m/s;当隧道内空气总的压力变化值超过700Pa时,其压力变化率不得大于415Pa/s;区间隧道内每个乘客每小时需供应的新鲜空气量不应少于12.6m^3。

3. 新风量标准

(1) 车站公共区空调小新风工况取后三者最大值:每个人员按20m^3/(人·h)计算;新风量不小于系统总送风量的15%;屏蔽门漏风量。

(2) 车站公共区全新风工况不小于后面二者最大值:每个人员按30m^3/(人·h)计算;车站换气次数不小于5次。

(3) 车站设备管理用房区:每个人员空调新风量按30m^3/(人·h)计算。

4. 空气质量标准

地下车站空气中可吸入颗粒物日平均浓度　　　<0.25mg/m^3

地下车站内空气中 CO_2 浓度　　　　　　　<1.5‰

5. 主要风速设计标准

区间隧道早晚冷却通风风速　　　≥2.0m/s

区间隧道事故风速　　　　　　　≥2.0m/s(据列车火灾发热量计算确定)

6. 噪声标准

通风及空调机房　　　　　　≤90dB(A)

车站内站厅、站台　　　　　≤70dB(A)

其他设备管理用房　　　　　≤60dB(A)

地面风亭:通风空调设备传至地面风亭的噪声应符合《城市区域环境噪声标准》(GB 3096—1993)的要求。该工程属于交通干线道路,套用5类标准,昼间70dB(A),夜间55dB(A)。

7. 空调通风计算人员数量

(1) 非换乘车站

乘客在车站平均停留时间如下:上车客流在车站平均停留时间为行车间隔时间加2min,其中站厅停留2min,站台停留一个行车间隔时间;下车客流在车站平均停留时间为3min,站厅、站台各停留1.5min,客流按远期预测客流乘以超高峰小时系数计。

(2) 换乘车站

站台乘客:上车客流在站台停留一个行车间隔时间、换乘上车客流在站台停留一个行车间隔时间;下车客流在站台停留时间1.5min。站厅乘客:上车客流在站厅停留2min、下车客流在站厅停留1.5min。换乘厅乘客:换乘客流停留1.5min。客流按远期预测客流乘以超高峰小时系数计。

(3) 车站设备管理用房:有人办公的管理用房按实际人员数计算,无人

表 8-3 地铁 x 号线车站主要设备、管理用房设计标准

房间名称	夏季		每小时换气次数		备注
	室内计算温度 / ℃	室内计算湿度 / %	进风	排风	
站长室、站务室、会议室、安全办公室、AFC 维修室、保洁员室、更衣室	27	≤65	6	6	空调（运营时间）
车站控制室、票务管理室	27	40~60	6	6	空调 (24h)
民用通信设备房、公安通信设备室	27	40~60	6	6	空调 (24h)
通信设备室、通信设备电源室、信号设备室、环控电控室、应急照明电源室、变电所控制室、全封闭站台门控制室	27	40~60	6	6	空调（自动灭火系统保护用房，24h）
35K 高压开关柜室、降压变电所、整流变压器室、0.4kV 开关柜室、1 500V 直流开关柜室	36				通风或冷风降温 (24h)
照明配电室、电梯 / 扶梯机房、电缆井	36				通风
废水泵房、消防泵房、自动灭火设备室、保洁工具间、广告备品室、车站备品库、检修 / 储藏室、工务用房、紧急抢修用房、备用房、盥洗室、走道			4	4	通风
环控机房、冷水机房			6	6	通风
茶水室			10	10	通风
男女洗手间、污水泵房				20	排风

值班设备房按 2 人计算。

8. 车站主要设备、管理用房设计标准

车站主要设备、管理用房设计标准见表 8-3。

二、空调通风系统

空调通风系统按地下车站站台设置屏蔽门设计,通风空调系统由隧道通风系统、车站公共区通风空调系统、车站设备及管理用房通风空调系统和空调水系统组成,其中隧道通风系统由区间隧道通风系统和车站隧道通风系统两部分组成。

全线采用分站供冷的形式。地下区间正常运行采用活塞通风,必要时在长区间设中间风井、风机房,事故运行时采用有组织的机械通风。各建筑物均设置通风空调系统和防排烟系统。

1. 车站公共区通风空调系统　地下区间及地下车站均按站台设置屏蔽门,应考虑通风空调系统设置。在七号线工程中车站通风空调大系统可结合车站的具体建筑形式考虑设置两端送风全空气系统、单端送风的全空气系统或空气 - 水系统。通风空调的大系统形式应结合实际各车站工程情况进行综合比较后确定。对于车站两端或一端设有配线的明挖车站,设备用房区的面积较宽裕,站厅公共区长度增加、面积增大,相应大系统的负荷增加,大系统采用全空气系统,并在总风量超过 $22m^3/s$ 或者公共区长度超过 100m 时,系统分两端设置。对于典型车站,车站负荷较小,在车站规模不受特别限制时,可采用单端送风全空气系统,如果车站规模受限时,可考虑采用空气 - 水系统。

大系统采用焓值与温度控制,根据室外环境变化设有空调工况小新风、空调工况全新风和非空调工况全通风三种基本运行模式;夜间列车停止运营后,停止大系统及其水系统的运行。

2. 车站管理设备用房通风空调系统　当地下站采用全空气空调系统时,空调系统运行采用焓值与温度控制,采用空调工况小新风、空调工况全新风和非空调工况全通风三种模式运行;当采用风机盘管加新风空调系统时,空调工况采用风机盘管加新风运行,非空调工况只对这些房间送新风和排风。只设通风系统的设备管理用房全年按通风模式运行。

3. 冷冻水系统方案设置　采用分站供冷的方式。公共区通风系统、设备管理用房通风空调系统分设冷源,冷源采用螺杆式冷水机组,每座地下车站配置 3 台,采用 2 大 1 小形式。冷水供水温度为 7℃,回水温度为 12℃。水系统设计为闭式机械循环。

4. 隧道通风系统

(1) 早间运营前区间隧道通风系统进行半小时的纵向机械通风,通风完毕后转入正常运行模式。

（2）列车正常运行时，车站隧道通风系统投入运行，区间隧道通风系统的机械通风设备停止运行，打开所有活塞风井的风阀，利用列车活塞风效应通过活塞风井进行通风换气来排除区间隧道的余热余湿。

（3）夜间收车后区间隧道通风系统进行半小时的纵向机械通风，通风完毕后风道内所有风阀恢复原状态。

（4）给排水系统：城市轨道交通项目的给排水系统工程分析，主要涉及给水方式；废水排水方式，包括车站和地下区间；雨水排水方式，包括车站和地下区间；污水排水方式，包括车站和厕所；车站冷却循环水方式。

1）给水系统：车站生活、生产给水水源接自市政给水管，与消防给水系统分开设置。主要供给车站工作人员饮用水、盥洗水、厕所用水、清扫用水，地下车站还需供空调冷却补充用水等。

给水系统示例：

系统采用枝状供水，车站的站厅和站台两端各设一只清扫栓箱，内设一只 DN25 的清扫栓，供车站清扫用水。

地下车站采用城市管网压力供水，高架车站采用变频供水方式。车站工作人员生活用水量为 50L/（班·人）（含开水供应），小时变化系数为 2.5；车站乘客的生活用水量标准按卫生器具小时用水定额（中值）、工作时数和器具数量计算，小时变化系数为 2.5；空调冷却水系统的补充水量按冷却水循环水量的 2% 计算；车站公共区及出入口通道冲洗用水量按 2L/（m²·次）计算，每次冲洗时间按 1h 计算；职工淋浴用水定额取 80L/（人·次），每次延续时间 1h；生产设备用水按所选用设备、生产工艺的要求确定；其他未明确的用水量按现行《建筑给水排水设计标准》（GB 50015—2019）确定；不可预见水量按生产、生活总用水量的 15% 计算。

2）排水系统：排水种类主要有卫生间污水、结构渗漏水、事故水、凝结水、冲洗及消防废水、车站露天出入口、敞开风亭及洞口的雨水等，原则上室内采用分质分流制排水方式，室外则根据室外市政排水体制进行接驳。其中室内渗漏水、消防废水与雨水水质接近，可以直排室外雨水系统。

地下车站污水系统：车站产生污水的位置主要是卫生间、盥洗室。通常考虑采用重力管道收集，临时存储于污水泵房的混凝土集水池，再经潜污泵提升外排的方式。但污水房设置受卫生间位置限制，集水池密闭性差，污水渗漏较常见,泵房工作环境差,污水排放宜优先采用新技术。考虑污水系统投资比重很低,采用新技术绝对值增加有限,为确保卫生条件长期可控,建议采用集水池及污水泵集成一体的密闭提升装置外排,或收集管路系统为负压的真空管路系统,再通过集成的集水池及污水泵外排。

地下车站废水系统:地下站结构渗漏水、生产废水、车站冲洗及消防废水通过有组织重力排水,集中至车站废水泵房、地下人行通道自动扶梯底部、车站内局部低洼处等部位的废水池,经潜污泵外排。泵站所设潜污泵设置备用泵,总排水能力按消防时的排水量和结构渗漏水量之和计算。集水池的有效容积按不小于最大一台排水泵 15~20min 的出水量计算。

地下车站雨水系统:车站敞口式出入口及风亭设置排水沟和雨水泵站。潜污泵设置备用泵,总排水能力按排水量设计标准计算。集水池的有效容积按不小于最大一台排水泵 15~20min 的出水量计算。

室外污水处理设施:车站外排污水应满足水污染物排放限值的要求。室外市政排水为雨污体制及设有截污工程的合流体制时,车站外排污水仅需设置化粪池处理即可排入相应市政管网。当室外无污水管网或只有未设截污工程的雨水管网时,车站应自设一体化污水处理设备,处理达标后排放。

高架车站污水系统:高架车站污水系统是将车站厕所冲洗水及生活污水重力流经化粪池处理后排入城市污水管网。卫生间排水管道的伸顶透气管应结合建筑立面设置,充分考虑建筑美观,可以采取直接伸顶、从侧墙伸出以及采用自动透气阀三种形式。若车站室外无市政污水管网,车站应自设一体化污水处理设备,处理达标后排放。设置方案与地下车站一致。

高架车站废水系统:高架车站的车站冲洗水及消防废水,通过线路排水沟集中到车站端部线路下坡向的集水坑后,接入室外市政雨水管网。

高架车站及区间雨水系统:高架车站设置雨水排水系统,雨水系统主要来自车站屋顶、部分轨道雨水,雨水经室外雨水检查井汇合后,接入城市雨水管网。屋面采用虹吸压力流排水系统,轨行区及设备房屋面采用重力流雨水系统。

区间废水系统:在地下区间线路坡度最低点设主废水泵站,泵站服务区间长度超过《地铁设计规范》(GB 50157—2013)所限制的长度时,增设辅助排水泵站。泵站所设潜污泵设置备用泵,总排水能力按消防时的排水量和结构渗漏水量之和计算。

雨水系统:在隧道出洞口处设截排水沟和雨水泵站。截水构筑物及泵站的排水能力按排水量设计标准计算。泵站内设置潜水泵不少于3台,扬水管就近接出市政雨水系统。

车辆基地生产废水主要来源于车辆外部洗刷、内部清洗和蓄电池检修充电等作业,废水中主要含油和洗涤剂等。车辆基地各单体按雨、污、废水的分流体制设计室内排水系统,除库房等大型网架屋面雨水系统采用虹吸压力流系统外,其他为重力流排水系统。

车辆基地可结合虹吸雨水系统,大型屋面雨水单独就地收集,在各用地区域内集中设置屋面雨水收集池,单独敷设室外雨水收集管网接入屋面雨水收集池,屋面雨水收集池应有超越、溢流和排空等配套管网并接入周边雨水排水管道或内河涌,且应有防倒灌措施。

3) 冷却循环水系统:在地下车站设置冷却水循环系统,该系统主要由冷却泵、冷冻机组、冷却塔及管道阀门等组成。冷却塔选用超低噪声集水盘式,以充分利用集水盘内冷却水压力,减少冷却循环泵扬程。

(5) 车辆:城市轨道交通列车作为交通工具,是整个轨道交通类建设项目评价工作中十分重要的组成部分,对其进行工程分析时,需包含客流预测、车辆形式、编组载客量、紧急通风系统、空调系统、照明系统。

城市轨道交通项目车辆工程分析示例:

根据行车组织的研究,本工程初、近、远期全部采用B2型车,6辆编组列车。Tc车、Mp车和M车组成一个基本单元,每列车由两个基本单元组成,为实现双向运行,列车的编组方式为"-Tc+Mp+M=M+Mp+Tc-"。其中:

－代表自动车钩;

＋代表半永久牵引杆;

＝代表半自动车钩。

一、车辆主要技术参数与规格

1. 供电方式　架空接触网、电压DC 1 500V,地下线路采用刚性接触网授流,车辆段采用柔性架空接触网授流。接触网电压波动范围:DC 1 000~1 800V。

2. 列车长度　6辆编组118 360mm(包括列车两端自动车钩)。

3. 外形尺寸　车体宽度2.8m,车体高度3.81m(落弓时)。

4. 运行速度　构造速度110km/h,最大运行速度100km/h。

5. 车辆编组　初、近、远期均为6节编组,4动2拖。

6. 乘客人数　舒适标准1 258人(按5人/m² 计),额定载客量1 460人(按6人/m² 计),超员2 062人(按9人/m² 计)。

二、车辆空调系统

1. 每辆车均配备两台空调装置及其控制系统。当隧道内的温度为35℃、湿度（RH）为65%的条件下，每辆车内部的环境必须达到以下要求：车内温度26~27℃，车内湿度65%~70%。

2. 当每辆车上配备的空调均不能正常工作时，应能自动转换到紧急通风模式，此时，空调的送风机由车上的蓄电池供电，每节车厢车内总风量必须达4 000m³/h，且全部为新风量。

3. 空调的控制应采用计算机控制技术。

三、车辆照明系统

1. 车辆内部照明灯具应平行布置于车辆顶部两侧，车内地板面高800mm处照明照度应为250~300lx。

2. 照明灯具应能耐受IEC61373标准规定的振动和冲击，并便于清洁更换。

3. 车辆内部照明分为正常照明和紧急照明，紧急照明应是独立回路。正常情况下，紧急照明也作为正常照明；只用紧急照明时，地板面照明照度不得小于10lx。

4. 在任何可能发生的故障条件下，应保证客室车门在站台位置紧急解锁情况下可以自由开闭。当列车380V电源失效的情况下，自动启动紧急通风，每节车总新风量不应少于4 000m³/h。另外蓄电池组的容量应满足至少45min的紧急用电要求。

（6）客流预测：城市轨道交通项目一般在规划设计阶段，对建成后的客流按初期、近期、远期进行预测，由此确定车站站台长度，各个时期的列车编组辆数、配属列车数量、供电设备和通风设备的容量等。明确建成后的客流量，对于新风量等某些评价因子也起着至关重要的作用。

城市轨道交通项目客流预测工程分析示例：

本项目建成初期，全线客运量预测约66.7万人次/d，高峰小时最大断面客流为1.62万人次/h。受人们出行方式的改变、整体客运需求增加、轨道网络进一步完善等因素的影响，客运量将会增长至108.4万人次/d，年均增长约7.18%。从近期至远期客流增长趋于平缓，但线路进一步延伸，客流将进一步增加。预测远期（至2048年）客流量将达到148.1万人次/d，客运量年均增幅为2.1%，高峰小时最大断面客流为3.22万人次/h。客流年预测总体指标见表8-4。

表 8-4 地铁 × 号线客流年预测指标表

项目	初期	近期	远期
设计年度	2025	2032	2047
线路长度 /km	56.0	56.0	56.0
全日客流 /(万人次·d^{-1})	66.7	108.4	148.1
全日客流年均增长率	—	7.18%	2.10%
日客运强度 /(万人·km^{-1})	1.19	1.63	2.13
单向高峰最大断面 /(人次·h^{-1})	16 537	28 093	32 157

(7) 运营中相关的组织与管理:城市轨道交通项目运营组织及管理分析主要涉及以下内容:运营组织、运营计划、列车运营调度指挥、行车制度和乘车制度、列车驾驶模式等。

城市轨道交通项目运营组织及管理分析示例:

一、运营组织

本项目设计为双线,采用右侧行车制。××站至××站方向为上行方向,反之为下行。车站停站时间根据各站上下客流量大小,宜设为 20~30 秒;列车最高运行速度 90km/h,特殊地段的列车运行速度根据实际情况确定。

二、运营计划

区间运行时间通过牵引计算得出,对区间运行时间产生影响的因素有:车辆性能、线路平面曲线、线路纵断面及站间距。

牵引计算参照的基础资料:

列车启动加速度:(0~35km/h) 1.0m/s

列车常用制动减速度:(90~0km/h) 1.0m/s

列车基本阻力:$(2.07+0.07)V+0.000\,25V^2$

列车定员总重:173.4t

列车最高运行速度:90km/h

根据以上资料,模拟计算各区间运行时间,取得最佳列车运行方案,计算得出各区间的列车运行时间。

根据全日预测客流特征编制行车计划,从早上 5:00 开始运营,晚上 23:00 结束运营,全天共计运营时间 18h。

三、运营管理

1. 列车运行调度指挥系统分两个级别对列车运行进行管理,即中心级管理和车站级管理,这两个级别的管理体现在集中控制为主导的基础上,各负其责,并互相补充。

2. 行车制度和乘务制度本项目采用右侧行车制。列车乘务采用轮乘制,以减轻司机劳动强度,列车前进方向司机室设司机一名,负责列车驾驶、瞭望、开关车门等工作,在折返站更换司机。

3. 列车驾驶模式 ATC 系统具有四种驾驶模式:ATO 模式(自动运行驾驶模式)、ATP 模式(ATP 速度监控下的人工驾驶模式)、限速人工驾驶模式、非限制人工驾驶模式。列车在正线、折返线按正常运行方向进行追踪或折返作业时,应以 ATO 模式为常用模式,当 ATO 设备故障或其他原因需要时,可以改为 ATP 模式,这两种模式均为正常运行模式,而限速人工驾驶模式和非限制人工驾驶模式为非正常模式。

(四)健康危害因素识别

1. 设计阶段健康危害因素类别及对人群健康的影响　设计阶段健康危害因素是指在城市轨道交通项目设计过程中,相关场所存在的或可能存在的各种化学、物理、生物的,对轨道交通乘客以及工作人员的健康会产生急性、慢性、非特异性或持续性蓄积损害的影响因素。

城市轨道交通处在相对密闭的特殊环境,自然通风不足,需要通过集中空调通风系统调节温湿度,不利于空气污染物稀释;又因缺乏阳光照射,人群密集,流动性大,不仅利于感染性疾病的传播,也利于病原微生物在生态宿主和媒介昆虫的转移;建筑材料与装修材料也是影响室内微小环境和空气质量的重要潜在因素,且列车运行时产生的噪声和振动也可能影响人群健康。因此,有必要对轨道交通中健康影响因素进行识别与评价。

城市轨道交通可能直接或间接地影响乘客健康的因素比较复杂,可分为物理性、化学性和生物性三类因素,各因素对人体造成的健康影响不相同,见表 8-5。

2. 健康危害因素的识别　城市轨道交通项目存在健康危害因素的场所分为两部分,主要影响乘客健康的公共场所和主要影响工作人员健康的作业场所。主要影响乘客健康的公共场所包括车站站厅、站台和列车车厢,主要影响工作人员健康的作业场所包括车站设备管理用房、车辆段。

(1)车站站厅、站台:车站站台、站厅主要存在的健康影响因素包括微小气候(温度、相对湿度、风速等);建筑装饰材料产生的有害物质(甲醛、苯、甲苯、二甲苯、挥发性有机物、氡等);人类活动产生的污染物(可吸入颗粒物、病原微生物、二氧化碳等);地铁列车运行时产生的危害因素(噪声、振动等)以及车站设备引起的影响因素(照度、新风量等)。

表 8-5　城市轨道交通影响乘客健康因素汇总表

类别		特性	健康影响
物理性	室内微小气候	与室外不同的室内气候，主要由气温、气湿、气流、热辐射四个综合作用于人体的气象因素组成	良好的室内微小气候能使机体的体温调节功能处于不紧张的正常状态，此时人们有良好的温愉觉、热感觉，有利于工作和休息。当微小气候变化超出一定范围时，机体体温调节趋于紧张，长期处于紧张状态后，机体许多器官系统（神经、消化、呼吸循环等系统）功能受到影响，机体抵抗力降低，容易患各类疾病
	新风量	经自然通风或人工通风的通风口从外界环境进入室内环境中的空气体积数	空气调节中，如果为节省能源而大量使用循环风，新风量不足可发生不良建筑综合征，空调病和多元化学物质过敏症等，尤其是老、弱、病、残、孕等特殊人群
	照度	单位面积的光通量，表示受光表面被照亮程度的指标	合理的采光和照明，对机体的生理状况有良好的作用，使视功能和神经系统处于舒适状态，提高工作效率。如果采光和照明不良，不仅对全身一般生理状态有不良影响，同时可因视功能过度紧张，导致包括视觉疲劳在内的全身疲劳
	噪声	干扰人们休息、学习工作的声音，即人们不需要的声音，统称噪声，可经过空气和建筑物实体传播	噪声对人体的影响程度与噪声的声压、频率、性质（持续性或断续性、稳态或非稳态）、作用持续时间等方面有关。声压越大、频率越高，作用持续时间越长，对机体的影响也越严重。断续性（脉冲性）非稳态噪声的影响比连续性稳态噪声对人体健康影响更大
	振动	物体在外力作用下沿直线或弧线以中心位置（平衡位置）为基准的往复运动	人体接受振动后，振动波在组织内传播，由于各组织的结构不同，传导的程度也不同，其大小顺序依次为骨、结缔组织、软骨、肌肉、腺组织和脑组织。振动对人体的影响分为全身振动和局部振动。全身振动可能导致内脏器官的损伤或移位，周围神经和血管功能的改变，可造成各种类型、组织、生物化学的改变，导致组织营养不良，还可造成腰椎损伤等运动系统影响。局部振动对人体的不良影响包括神经系统、心血管系统、肌肉系统、骨组织和听觉器官。局部肢体（主要是手）长期接触强烈振动可以引起振动病

续表

类别	特性	健康影响
电磁辐射	以电磁波的形式在空间向四周传播，波长越短，频率越高，辐射量子能量越大，生物学作用越强。轨道交通中电磁辐射主要来自主变电站和列车运行	电磁辐射可以损害中枢神经系统，自主神经系统，心血管系统，生殖系统，内分泌系统和引起生化改变，如神经衰弱综合征，自主神经功能紊乱，心动过缓，血压下降，女性月经周期紊乱，男性性功能减退，外周血白细胞总数暂时下降。眼晶状体改变等
可吸入颗粒物(PM$_{10}$)	能进入人体呼吸系统，空气动力学质量中值直径为10μm的颗粒物称为可吸入颗粒物，以PM$_{10}$表示。PM$_{10}$能在大气中漂浮较长时间，能进入人体的呼吸道，是对人体健康危害较大的颗粒物	不同粒径的可吸入颗粒物通过人体呼吸空气的过程停留在呼吸道的不同部位。很多有害气体，液体，病原微生物等可附着在可吸入颗粒物上，通过呼吸道进入肺脏深处，从而促发多种急慢性疾病的发生。大量的可吸入颗粒物进入肺部，对局部组织有堵塞作用，使局部通气性支气管的通气功能下降，或使细支气管和肺泡的换气功能丧失
细颗粒物PM$_{2.5}$	细颗粒物指环境空气中空气动力学当量直径小于等于2.5μm的颗粒物，以PM$_{2.5}$表示。细颗粒物的化学成分主要包括有机碳(OC)元素碳(EC)，硝酸盐，硫酸盐，铵盐，钠盐(Na$^+$)，金属元素如铁，铝，钡，锰等	与较粗的大气颗粒物相比，PM$_{2.5}$粒径小，面积大，活性强，易附带有毒，有害物质(例如重金属，微生物等)，且在大气中的停留时间长，输送距离远，因而对人体健康的影响更大。能通过呼吸系统，直接进入人体上下呼吸道和肺叶中等呼吸系统深处，干扰肺部的气体交换，引发包括哮喘，支气管炎和心血管病等方面的疾病
氡及其子体	一种具有放射性的惰性气体，室内的氡及其子体主要来自建筑材料和土壤，也可通过用水随水流进入室内	室内氡污染近年在工程建筑及装修中并不鲜见，其对人体健康的主要危害是引起肺癌，潜伏期15~40年。有学者估计，人群肺癌发病数的10%可能由氡引起的。也有报告认为除吸烟以外，氡比其他任何物质都更能引起肺癌

物理性

161

续表

类别		特性	健康影响
物理性	γ辐射	γ辐射来源于地层土壤和建筑材料中的 ^{226}Ra、^{232}Th、^{40}K 三种天然放射性核素	所致生物效应（健康影响）包括随机性效应和确定性效应 随机性效应：在放射防护感兴趣的低剂量率范围内，这种效应（癌症）的发生不存在剂量阈值，发生概率与剂量成正比，而严重程度与剂量无关 确定性效应：通常情况下存在剂量阈值，超过剂量阈值时，可引发局部器官和组织的放射性损伤（如放射性白内障、放射性皮炎等），剂量越高病情越严重
化学性	一氧化碳（CO）	无色、无味、无刺激性的有毒气体，遇明火或火花易生爆炸。CO与血红蛋白的亲和力比氧气与血红蛋白的亲和力大210倍，进入人体内的CO能很快与血红蛋白结合，形成碳氧血红蛋白，而碳氧血红蛋白的解离速度比氧合血红蛋白慢3 600倍	CO对人体健康影响主要是胚胎和神经行为方面，对冠心病、慢性肺病患者的影响明显。根据有关研究结果表明，室内污染所致碳氧血红蛋白饱和度只有在超过2%时，才会影响心脏活动能力，加重心血管疾病患者的缺血症状
	二氧化碳（CO_2）	无色、无臭的不可燃气体，虽然无毒，但可危害生命，空气中CO_2浓度高时，能造成缺氧窒息。CO_2分子能吸收地球放出的红外辐射，像一个绝热盖阻止热量进入外层空间，产生所谓"温室效应"	当室内CO_2浓度达0.1%时，则有较多人感到不舒服；CO_2浓度达3%时，人体呼吸程度加深；达4%时，产生头晕、头痛、耳鸣、眼花、血压上升；达8%~10%时，呼吸困难，脉搏加快，全身肌肉由抽搐至痉挛，神志由兴奋至丧失；达30%时，可出现死亡
	甲醛（HCHO）	无色、有刺激性的气体。其水溶性易挥发，在室温下可放出气体甲醛，加热时释放速度更快，气态甲醛可燃烧，与4.0%~13.6%空气混合后易发生爆炸。不完全燃烧聚合物能产生甲醛，木质板材等室内装修材料易产生甲醛	甲醛具有刺激性，可引起眼红、流泪、咽喉干燥、咳嗽、声音嘶哑、胸闷、皮炎等，还可引起过敏性哮喘、过敏性紫癜

续表

类别	特性	健康影响
臭氧(O₃)	氧的同素异形体，有特殊臭味的浅蓝色气体。液态O₃容易爆炸。O₃能与烃类和氮氧化物发生化学反应，形成具有强烈刺激作用的有机化合物—光化学烟雾	臭氧能吸收紫外线，保护环境。但环境中O₃浓度增高也会造成一系列不利于人体健康的影响，如O₃具有强烈的刺激性，对眼睛和呼吸道有刺激作用
二氧化硫(SO₂)	无色、具有辛辣气味的窒息性气体，属于中等毒性物质。气态SO₂易溶于水，也易溶于乙醇和甲醇。液态SO₂在水中能部分溶解形成亚硫酸。空气中SO₂可在亚铁和锰等金属离子的催化下进一步氧化形成三氧化硫(SO₃)。SO₃化学性质活泼，可溶于空气中的水分中形成硫酸，并以气溶胶状态在空气中存在。SO₃的毒性较SO₂大10倍左右。亚硫酸和硫酸均有腐蚀作用，能与空气中存在的NH₃和金属阴离子形成相应的盐	SO₂具有很强的刺激作用，能刺激眼结膜和鼻咽部黏膜，可引起呼吸道慢性炎症，是慢性阻塞性肺部疾病(COPD)的主要病因之一 SO₂还有致敏作用，SO₂吸附的PM₁₀被认为是一种变态反应原，能引起支气管哮喘
氮氧化物(NOₓ)	包括NO₂、N₂O、N₂O₃、N₂O₅等，是大气中常见的污染物 NO₂是红褐色有刺激性臭味的气体，具有腐蚀性和较强的氧化性。大气中NO₂被水雾吸收，形成硝酸和亚硝酸的酸性雾滴，具有腐蚀性。NO₂与臭氧和碳氢化合物等共存于大气中，经阳光紫外线照射，可发生光化学反应，产生光化学烟雾，具有强氧化性 NO是一种无色、无味气体，在空气中能与氧生成臭氧生成NO₂，且氧化速度很快 N₂O是一种有甜味的无色气体，能与O₃反应，生成NO₂，参与破坏臭氧层中O₃分子的反应	氮氧化物难溶于水，故对眼睛和上呼吸道的刺激作用较小，而易于侵入呼吸道深部细支气管及肺泡，造成损害。在肺中形成亚硝酸盐进入人体血液后，能与血红蛋白结合生成高血红蛋白(即变性血红蛋白)，引起组织缺氧。当污染物以NO₂为主时，肺的损害比较明显，且对心、肝、肾以及造血组织等均有影响。慢性毒作用主要表现为神经衰弱综合征

化学性

163

续表

类别	特性	健康影响
氮氧化物 (NO$_x$)	N_2O_3为亚硝酸酐,具有强氧化性。在常温下稳定,发生分解可产生NO和NO$_2$。N_2O_5为白色固体,在常温下不稳定,可发生爆炸性分解,产生NO$_2$和O$_2$。N_2O_5易潮解,溶于水生成硝酸。N_2O_3、N_2O_5在大气中的量很少,在大气中发生的一些复杂化学反应中,起到反应中间体的作用,通过这些反应生成HNO$_2$、HNO$_3$及其盐类,及其盐类,促进大气气溶胶的形成	
甲苯 (C$_7$H$_8$)	无色,有芳香气味的液体。易燃烧,易形成爆炸性化合物。与苯相比,甲苯的脂溶性更强,挥发性更弱,不溶于水,而易溶于乙醇、丙酮和乙醚等有机溶剂中	人对甲苯的解毒能力很强,如人在266~828mg/m³的环境中暴露5h,停止接触12~16h后,体内即检测不出甲苯。高浓度蒸气吸入时,可抑制中枢神经系统,主要症状为头痛、昏迷、疲劳、肌肉无力、眩晕、麻木等
二甲苯 (C$_8$H$_{10}$)	无色透明,具有芳香香味的液体,易挥发,在水中不溶或微溶,易溶于乙醇、丙酮和乙醚等有机溶剂	二甲苯是一种皮肤刺激物,长期暴露会产生脱脂性皮炎。其也是麻醉剂,能抑制中枢神经系统,表现为疲劳、恶心、头痛、意识模糊、呼吸困难和昏迷。二甲苯对中枢神经系统的急性毒性比甲苯或苯大,但尚未发现对造血系统造成损害
挥发性有机化合物 (VOCs)	是一类重要的室内空气污染物,目前已鉴定出307种之多。他们各自的浓度往往往在不高,但若干种VOCs共同存在于室内时,其联合作用不可忽视。常见的还有苯、甲苯、二甲苯、三氯乙烯、三氯甲烷等,主要都来源于各种溶剂、黏合剂等化工产品	VOCs可有嗅味,有一定刺激作用,能引起机体免疫水平失调,影响中枢神经系统功能,出现头昏、头痛、嗜睡、无力、胸闷等自觉症状;还可能影响消化系统,出现食欲不振、恶心等;严重时甚至可损伤肝脏和造血系统,出现变态反应等

化学性

续表

类别		特性	健康影响
化学性	六氟化硫	常压下是一种无色、无臭、无燃、不腐蚀的惰性气态物质，在电弧作用下（几千度）分解为S和F的原子气，电弧一旦解除便复合成SF_6。具有良好的电气绝缘性能及优异的灭弧性能，是目前发现的六种温室气体之一。在高压电器制造行业有广泛的应用	由于使用、管理不当或没有按正确的方法对其进行回收、再生处理，SF_6气体及在高温电弧作用下产生的有毒分解物排放到空气中，给人们身体健康带来不利影响
生物性	细菌	细菌是环境中常见的生物性污染物，是一群个体微小、结构简单、肉眼无法直接看到的微小生物。由于体积微小，细菌可以单独或附着于气溶胶颗粒上，较长时间悬浮在空气中，并经空气传播。存在于公共场所的细菌主要有致病性链球菌和军团菌等。致病性链球菌：在自然界中分布较广，多存在于水、空气、尘埃、人和动物的咽喉、病灶等处，为兼性厌氧菌，与人体疾病有关的大多属于乙型溶血性链球菌。军团菌：是一种革兰氏阴性杆菌，为需氧菌。广泛存在于土壤和水体中，抵抗力很强，至少可存活1年以上。在自来水中可存活1年左右，在蒸馏水中也能生存100天左右。军团菌的种类很多，常见的是嗜肺性军团菌	①致病性链球菌：人感染致病性链球菌后，可对机体产生多方面的危害。经过5~12h的潜伏期，出现上腹部胀气、恶心、呕吐、腹痛、腹泻等症状。少数患者有嗳气、头痛、头晕、低热等表现。致病性链球菌还常引起皮肤和皮下组织的化脓性炎症及呼吸道感染，以及咽红热、流行性咽炎、丹毒、急性细菌性心内膜炎等 ②军团菌：嗜肺性军团菌常以气溶胶方式感染人群。军团菌病表现多样，轻者无临床症状，重者表现为肺部感染为主的全身损害。典型的患者一般为急性发病，前驱症状为发热、全身不适、食欲不振、乏力、嗜睡以及畏寒、发热等。1~2天后症状开始加重，部分患者可发高热、寒战、头痛、胸痛等，几天后症状进一步加重，部分患者可发生呼吸困难
	病毒	与人类健康有关的病毒种类很多，公共场所中常见的病毒有肝炎病毒、流感病毒、出血热病毒、流行性乙型脑炎病毒，以及2003年在我国流行的SARS病毒等。肝炎病毒：肝炎病毒包括甲型肝炎病毒（HAV）、乙型	①病毒性肝炎：病毒性肝炎是肝炎病毒引起的急性传染病，在公共场所中主要为甲型病毒性肝炎和乙型病毒性肝炎 甲型病毒性肝炎发病初期病情发展迅速，常有发热和上消化道症状，黄疸型病人的皮肤、角膜黄染，肝脾大，肝区疼痛，尿黄等。

续表

类别		特性	健康影响
生物性	病毒	肝炎病毒（HBV）丙型肝炎病毒（HCV）丁型肝炎病毒（HDV）和戊型肝炎病毒（HEV）等。在公共场所中常见的肝炎病毒为HAV、HBV。肝炎病毒的传播途径广泛，HAV可通过各种污染物品的表面以及水、苍蝇等传播，HBV可通过多种途径传播，主要经血液传播、性接触和母婴传播	无黄疸型病人常见有疲倦、右上腹不适、消化不良、体重减轻、不想吃油腻食物等。 乙型肝炎的临床表现呈多样化，有无症状携带者、急性肝炎、慢性肝炎甚至重型肝炎。无症状携带者血液中HBV滴度较高，但无肝损害或仅有轻微肝损害。乙型病毒性肝炎发病可急可缓，并可有周身乏力、食欲不振、恶心呕吐、便秘或腹泻等症状。
		流感病毒：流行性感冒病毒简称流感病毒。流感病毒极易改变抗原性，人群中原有的免疫力不能有效抵抗流感病毒新变种，故不能有效控制其流行，重在预防。流感病毒对热的抵抗力较低，56℃ 30min，60℃ 10min、70℃ 2min即可被灭活。普通消毒剂能很快将其杀死。对紫外线、有机溶剂（乙醚等）、氧化剂（氧乙酸等）和甲醛等均敏感	② 流行性感冒：流行性感冒由流感病毒引起，是人类还不能有效控制的世界性急性呼吸道传染病。流感病毒主要损害呼吸道黏膜上皮细胞，全身症状主要表现为高热、畏寒、头痛、肌肠肌及全身肌肉疼痛等。流感是高发病率、低死亡率的急性传染病，由于继发性细菌感染（尤其是继发性肺炎）也可造成死亡。
		肾综合征出血热病毒（HFRSV）：肾综合征出血热是肾综合征出血热的病原体，该病毒抵抗力不强，对热（56~60℃ 60min、60℃ 30min、100℃ 1min）、酸（pH≤3）、紫外线等敏感。因有包膜，对各种脂溶剂也敏感，但在4~20℃较稳定，在鼠肺及肾肉可存活150~200天	③ 肾综合征出血热：肾综合征出血热是一种啮齿类动物携带和传播的自然疫源性传染病，在我国广泛流行。带毒动物通过其唾液、粪便等排泄物污染环境、空气等，人类可经呼吸道或直接接触感染而被传染。病毒通过直接损伤和免疫病理反应造成全身小血管及毛细血管的广泛损伤，临床上表现为高热、出血和肾脏损害等一系列症状和体征。典型的临床表现为发热、出血和肾脏损害
		流行性乙型脑炎病毒：也叫乙型脑炎病毒，对酸、乙醚和氯仿等脂溶剂敏感，不耐热，56℃ 30min、100℃ 2min或37℃ 48h均可使病毒灭活。易被各种消毒剂灭活，如3%~5%来酚液1~2min即可灭活	④ 流行性乙型脑炎：流行性乙型脑炎在我国是一种常见的脑炎，儿童发病率较高，多发于夏秋季，可经蚊虫叮咬传播。人感染乙脑病毒后，绝大多数表现为隐性感染或轻型症状，只有少数引起脑病而发病，发生脑炎中枢神经系统症状，发生脑炎
		SARS病毒：SARS病毒是一种新型的冠状病毒，其传	⑤ SARS：SARS是一种新型冠状病毒感染引起，以呼吸道传播为

续表

类别		特性	健康影响
生物性	病毒	染力、致病力、毒力均很强，可在人群中传播并引起一种新的呼吸道疾病——严重急性呼吸综合征(SARS)。SARS临床进程凶险，病死率高，在2003年的世界流行中，导致近千人死亡。控制传染源和切断传播途径仍是预防、控制SARS在人群中传播的有效措施。 登革热病毒：其2型病毒传播速度最快、感染范围最广，各型病毒间抗原性有交叉，耐低温、干燥，对光、热及化学制剂不稳定，对紫外线、高锰酸钾均不耐受，极易灭活 新型冠状病毒肺炎：新型冠状病毒肺炎(corona virus disease 2019,COVID-19)疫情是近年来大突发公共卫生事件。新型冠状病毒肺炎是一种新发传染病，人群没有免疫力，普遍易感。患者多数表现为普通型和轻型，总体上其病死率低于SARS和MERS	主的传染病，传染性很强，主要传染源是SARS患者，可通过空气飞沫传播，也可由被污染的手、玩具等经口鼻和黏膜而传播，人群对本病普遍易感。可引起发热及全身系统症状，严重者发展为急性呼吸窘迫综合征，可并发急性肝功能损害，急性肾功能不全等，可致人死亡。 ⑥登革热：登革热经蚊媒(主要是埃及伊蚊)传播。患者及隐性感染者是本病的主要传染源，人群普遍易感，潜伏期3~8天。病毒感染人后，先在毛细血管内皮细胞及单核巨噬细胞系统中复制增殖，然后经血流扩散，引起发热，头痛、乏力、肌肉、骨骼和关节痛，约半数伴有恶心，呕吐。皮疹或淋巴结肿大。部分患者可于发热2~4天后症状突然加重，发生出血和休克。 ⑦新型冠状病毒肺炎：传播途径主要为呼吸道飞沫和密切接触传播。患者及无症状感染者均可成为传染源，人群普遍易感。以发热，干咳，乏力等为主要表现，少数患者伴有鼻塞、流涕、腹泻等上呼吸道和消化道症状。重症病例多在1周后出现呼吸困难，严重者快速进展为急性呼吸窘迫综合征。脓毒症休克，难以纠正的代谢性酸中毒和凝血功能障碍及多器官功能衰竭等
	真菌	土壤栖息着大量的微生物，从数量上看，真菌为第三大类。真菌属真核生物，其进化程度高于细菌，比细菌大几倍到几十倍。研究表明，42%的土壤样品中都可以检测到皮肤病霉菌，如黄癣菌属，头癣菌属，小孢子菌属和表皮癣菌属等；土壤中还存在着一些能引起深部感染的真菌，如白色念珠菌，新型隐球菌和曲霉菌等	由于真菌能够产生孢子随气流飘散，许多真菌进入人机体由于吸入了空气中的孢子。真菌感染的主要表现为皮肤感染和呼吸道炎症，以及对皮肤和黏膜的刺激作用

续表

类别		特性	健康影响
生物性	病媒生物	病媒生物是传播疾病的主要生物载体 苍蝇:具有向光性和飞行力很强的特点。在吃食时边吃边吐,主要寄生于垃圾、尸骨等处 鼠:经常在黄昏、夜间和黎明时出洞活动。栖息于公共场所的鼠类主要是家栖鼠类,多在下水道、仓库等处。鼠类多能挖土挖洞 蚊虫:蚊虫的生长发育分四个时期:虫-幼虫-蛹-成虫。前三个时期都生活在水中,发育成虫后离开水面。蚊子具有趋光性,雌蚊有较强的吸血性 蟑螂:公共场所或家庭的常见害虫之一。常见的种类有德国小蠊、美洲大蠊和澳洲大蠊等。蟑螂是杂食性昆虫,可取食各种食物,荤食和素食,对含糖和淀粉类食物,如米饭、面包、红糖、豆粉等尤为喜食	① 苍蝇:苍蝇可通过肠腔和体表携带多种病原体,如伤杆菌、痢疾杆菌、肝炎病毒、脊髓灰质病毒、蛔虫卵等。因此,能传播许多疾病,如伤寒、副伤寒、菌痢、病毒性肝炎、脊髓灰质炎、蛔虫病等 ② 鼠:鼠类能传播30多种疾病。这些疾病的病原体储存在一些鼠体内,通过鼠便污染水源和空气,引起疾病的传播。主要通过鼠体上的跳蚤、螨、蜱叮咬人或鼠直接咬人,以及通过鼠的尿液、睡液、粪便传播鼠疫、钩端螺旋体病、恙虫病、森林脑炎等 ③ 蚊虫:蚊虫体内常带有多种病原体,如乙型脑炎病毒、登革热病毒等。蚊子通过叮咬和吸血等形式,将这些病原体传染给人。由蚊子传播的疾病主要有乙型脑炎、登革热、丝虫病、疟疾等 ④ 蟑螂:蟑螂喜栖温暖和食物丰富的地方,如食品库、旅客住室、地下室、下水道、垃圾污物堆放场所等。蟑螂不仅偷吃食物、污染食品而且能传播某些肠道传染病

1）微小气候:室内由于围护结构以及空气调节设备的综合作用,形成了与室外不同的微小气候,也称为室内小气候。室内小气候主要由气温、气湿、气流和热辐射四个气象因素组成。他们同时存在并综合作用于人体,对人体健康产生重要影响。

良好的小气候是维持机体热平衡,使体温调节处于正常状态的必要条件。反之,则可影响人体热平衡,使人体体温调节处于紧张状态,并可影响机体其他系统的功能,长期处于不良的小气候中还可使机体抵抗力下降,引发各种疾病。

地下车站的站台、站厅由于位于地下,且站台均安装有屏蔽门,与外界相对隔绝,所以室内温度、相对湿度、风速等均由车站的通风系统处理和提供。一旦地下车站的通风系统设计先天不足或者运营时发生故障,室内小气候会迅速恶化,严重影响乘客的候车环境。

2）建筑装饰材料产生的有害物质:建筑装饰材料是目前室内空气污染物的主要来源,如油漆、涂料、胶合板、泡沫填料、塑料贴面等材料中含有的甲醛、苯、甲苯、二甲苯、挥发性有机物、氨等。石材中含有放射性元素较高时,室内氡的浓度也会明显增高。

车站站台、站厅一般装修时,多采用花岗岩或防滑地砖,少量采用大理石,设备用房一般使用油漆、涂料。车站站台、站厅建造时使用的建筑材料以及装修时选用的各种具有挥发性的材料和助剂,都会释放出有毒有害气体,污染站台、站厅空气。

3）人类活动产生的污染物:轨道交通作为城市交通工具,正式运营时人流量极大。人体排出的大量代谢废弃物以及谈话时喷出的飞沫都成为车站站台、站厅空气污染物的来源。在拥挤、通风不良的地下车站内引起的污染尤为严重。

这一类污染物主要包括可吸入颗粒物,细菌、真菌等微生物,人体呼出的二氧化碳以及人体内代谢产生的一氧化碳、甲醇、乙醇等产物。呼吸道传染病患者和带菌(毒)者也可将流感病毒、SARS病毒、结核杆菌、链球菌等病原体随飞沫喷出污染车站内空气。

4）地铁列车运行时产生的危害因素:地铁列车长期在地下隧道中运行,运行中因制动产生的粉末及隧道内灰尘,会由于列车进出站时的活塞效应,带入站台,影响在站台上候车乘客的健康。这对于未安装屏蔽门的地下车站的站台空气质量影响尤为严重。

地铁内噪声主要由环境噪声引起。地铁站台内环境噪声分为列车未到站、列车到站未停、列车停止、列车启动出站四种情况。列车未到站时,非常安静,这时只有机械通风的噪声、自动扶梯运转的机械声以及车站广播声。

当列车进出站时,就有列车驱动隧道内强大的空气流产生的风噪声、列车运行的振动碰撞声、列车刹车的轮轨摩擦噪声和列车发出的警示笛声。列车停止后,列车空调噪声很突出。地铁站厅内,则主要是车站广播声以及人流嘈杂声。

地铁列车高速行进是地铁振动的主要发生源。其表现为列车行驶时,众多车辆与钢轨同时发生作用产生的作用力,造成车辆与钢轨结构上的振动;车轮驶过钢轨接头处增强车辆与钢轨结构上的振动,这种振动随着长轨的发展和使用将有所减小;车轮与钢轨接触之间不平整或微小的不平度会加强结构上的振动,产生轰轰的振动声。

列车运行时,振动通过地面传送到地铁沿线地上建筑物,包括轨道交通车站,使候车乘客以及车站工作人员受到影响,一列地铁列车出入站时引起振动的持续时间大约为 10s。在一条轨道交通线路上,高峰时段两个方向 1 小时内可以通过 30 对列车或更多,因而振动作用持续的时间相当长。因此,轨道列车运行中对周围环境产生的振动污染不能忽视。

5)车站设备引起的影响因素:轨道交通车站站台、站厅内设置有大量的导向标志引导乘客,局部还设置有液晶屏幕提供列车进出站状况;乘客在站台候车时,往往也习惯于阅读报纸、书籍等读物,一旦车站无法提供足够的照明照度,长期处于光线不良的条件,会对乘客的视功能及神经系统造成一定影响,甚至产生近视、弱视等眼科疾病。

充足且清洁的新风可提供呼吸所需要的空气,并且具有稀释气味、除去过量湿气、稀释室内污染物、调节室温等多种功能。轨道交通地下车站由于位于地下,加上站台均设置有屏蔽门,阻断了部分由列车进出站活塞效应所带来的新风,使得地下车站的新风主要靠集中空调系统供给。

轨道交通地下车站一般均设有新风竖井,通过新风竖井吸取地上外界的新风。一旦轨道交通车站内部乘客数量超过设计人数,或者原本空调设计中新风量指标设计参数过小,又或者车站运营方为了节省运行费用按最小新风量甚至零新风量运行时均会造成车站内部新风量不足,严重影响车站内空气质量,危害乘客的身体健康。而且,如果设于车站外部的新风竖井受到污染,或者新风在处理、输送和扩散过程中受到污染,也都会恶化新风品质,削弱新风的稀释作用。

(2)列车车厢:列车车厢主要存在的健康影响因素包括微小气候(温度、相对湿度、风速等);人类活动产生的污染物(可吸入颗粒物、病原微生物、二氧化碳等);地铁列车运行时产生的危害因素(噪声、振动等)以及列车内部设备引起的影响因素(照度、新风量等)。

1)微小气候:轨道交通列车车厢在行驶过程中相对封闭,与外界相对隔绝,所以室内温度、相对湿度、风速等均由车厢的集中空调通风系统提供。一旦车厢的集中空调通风系统设计先天不足或者运营时发生故障,车厢内温度、相对湿度等小气候指标会迅速恶化,严重影响乘客的乘车环境。

轨道交通列车车厢内部的温度、相对湿度等小气候指标还与乘客人数有关。在超员严重、车厢拥挤的情况下,车厢内温度、相对湿度等小气候指标无法满足需要,车厢内乘客会有湿热和气闷的感觉,特别在早晚上下班高峰期更突出。

对于以乘客为主要服务对象的列车车厢,其舒适性在很大程度上取决于车厢内温度均匀稳定、流速大小控制合理的气流组织。地铁列车车厢行驶时相对封闭,车厢内部的风速主要由车厢空调系统的送风风速调控。如果送风的平均风速低,乘客就会感到车厢内温度过高,不凉爽;而若风速过高,由于出风口温度低,又会使乘客有吹冷风的感觉。加上载客量大,不能直接把风送到地板上,会有头凉脚热的感觉,因而,列车车厢内部的风速应确定一个合适的数值。

2)人类活动产生的污染物:城市轨道交通每天有大量的人群搭乘,特别是在上下班高峰时段,车厢内往往异常拥挤。大量的人群呼出二氧化碳的同时,也呼出二甲基胺、硫化氢、醋酸、丙酮、酚、氮氧化物、二乙胺、甲醇等十余种物质,人体其他部分也不断排出污染物质,如汗液的分解产物和其他挥发性不良气味等,使得车厢内的空气恶化,使乘客产生不适的感觉。

轨道列车车厢行驶时相对封闭,车厢内污浊空气难以迅速排出,一旦车厢内有传染性致病微生物感染者时,这些致病微生物随着感染者的飞沫和悬浮颗粒物漂浮在车厢空气中扩散,可造成疾病的流行和蔓延。

地铁列车车厢内座椅、扶手和拉手等公共设施的使用频率非常高,乘客在搭乘地铁时,可能将细菌带到车厢内的座椅、扶手和拉手上。另外,顾客在车厢内咳嗽、打喷嚏和说话时,有飞沫喷出,病原体也很容易随之附着在车厢内的公共设施上,传染给其他的乘客。

3)地铁列车运行时产生的危害因素:地铁列车长期在隧道中运行,运行中因制动产生的粉末及隧道内灰尘等可吸入颗粒物,会通过各种渠道进入车内,直接影响车厢的空气质量。

轨道交通列车运行时,车轮与铁轨碰撞声、车厢振动引起的碰撞声、车辆制动摩擦声、电机声、风阻声、空调风声等共同形成复杂的噪声源。由于地铁列车在密闭的隧道中运行时,产生的噪声难以扩散,因此地铁车辆在隧道通行时车厢内的噪声要明显高于在地面通行时的水平。

4)地铁内部设备引起的影响因素:列车车厢的照明系统,要能够提供充足且柔和的照明度,使得车厢内始终保持明亮的光线,满足乘客视觉功能的生理需要。

地铁列车空间小,载客量大,为达到供给车厢内人群正常的生理需氧量,冲淡车厢内二氧化碳等有害气体或气味的目的,就需要更多量的新风。

(3) 集中空调通风系统:轨道交通大多是地下车站,自然通风不良,且有人员流动量大、人群聚集等特点,一旦通风不畅,易受到各种危险因素的影响,甚至造成疾病的传播和流行,威胁到广大乘客和工作人员的身体健康。通过监测表明,国内一些城市地铁站里曾不同程度地出现了空气被污染的情况,污染水平高于站外,在一定程度上影响了广大人民群众的身心健康。因此空气调节系统无论在设计、安装和运行的各环节中应尽可能减少致病因素的潜在危害。集中空调系统造成室内空气污染的途径有:①新鲜空气量不足导致的空气污染。地下车站采用封闭式空调系统时,因无室外新鲜空气(新风)补充或补充不足,此时,站内大量乘客和工作人员可能导致室内空气中二氧化碳、可吸入颗粒物等污染物浓度增加。即使采用有新风补充的混合式集中空调系统或半集中式空调系统,也可能发生因设计不当、运行管理失误而造成系统内新鲜空气量不足,在此情况下同样会导致室内各类污染物浓度积累。②空调系统新风口受到污染。空调系统新风口如果设置不当,可能受到风井附近工业企业排放的废气、各类建筑排风口和机动车尾气排放等的影响。尽管空调系统设有过滤器,但环境中的颗粒污染物和回风中的可吸入颗粒物均可经空调系统在室内形成高浓度,危害车站内的人群健康。③气流组织不合理。地铁地下空间由于气流组织不合理导致各类污染物在局部滞留、积累,形成局部空气污染。

为了保证集中空调通风系统空气质量,国家针对公共场所集中空调通风系统制定了《公共场所集中空调通风系统卫生规范》(WS 394—2012)、《公共场所集中空调通风系统卫生评价规范》(WS/T 395—2012)、《公共场所集中空调通风系统清洗规范》(WS/T 396—2012)。总的卫生要求包括:冷却水和冷凝水中不得检出嗜肺军团菌,不同的公共场所要满足相应的新风量要求,在送风(PM_{10}、细菌总数、真菌总数、致病微生物)、风管内表面(积尘量、致病微生物、细菌总数、真菌总数)和净化消毒装置(臭氧、紫外线、总挥发性有机物、PM_{10})也规定了卫生要求。因此城市轨道交通健康危害影响因素分析与识别时,通常要考虑这些因素的影响。

(4) 作业场所:变电所主要存在的危害因素为电磁辐射。城市轨道交通产生电磁辐射的设备主要有变电设备和通信设备。每个轨道交通车站一般都设有降压变电所,地下车站的降压变电所一般设置于站台层。部分车站内还设有牵引变电所,与降压变电所合建为混合变电所。这些变电所内供电设置正常运行时会产生电磁辐射。

废水泵房主要存在的危害因素为硫化氢和氨。地铁车站一般在车站最低点设置废水泵房污水处理系统。废水由于含有有机物,在微生物的作用下,会分解产生硫化氢、氨等有毒有害气体。当工作人员在对废水池和格栅进行日常管理和检修作业时,极有可能吸入高浓度的硫化氢、氨等有毒有害气体,严重危害身体健康。

设备机房主要存在的危害因素为噪声。设备机房包括通风机房、空调机房、冷冻机房等,通风机、空调机、冷冻机运行时均会产生噪声。

车控室主要存在的危险因素为新风量不足。大部分地铁的车控室均位于地下,设在站厅的两侧,工作人员在其中逗留的时间较长,所以车控室内是否供应有足够的新风量,对于在其中工作的车站工作人员的身体健康起着很关键作用。

车辆段主要存在的危害因素为噪声、锰烟、电焊尘、紫外线、砂轮磨尘、硫酸、乙炔、汽油等易燃危险品。

3. 评价因子及其标准的选择 在充分识别城市轨道交通相关场所可能存在的健康危害因素基础上,通过分析筛选出主要健康危害因素作为评价因子,然后根据国家现行有效的标准和技术规范,确定这些评价因子的评价指标。

我国现在尚未制定关于城市轨道交通车站和列车的专项卫生标准,地方上目前也仅有上海市制定了《城市轨道交通卫生规范》(DB31/T 1196—2019),所以开展城市轨道交通项目卫生学预评价主要是参照《公共场所卫生指标和限值要求》(GB 37488—2019)和《室内空气质量标准》(GB 18883—2002)。此外,我国原建设部对于城市轨道交通项目有着一系列的设计标准和规范,这些对于评价城市轨道交通卫生状况也有一定的参考价值,例如《地铁设计规范》(GB 50157—2013)和《地铁车辆通用技术条件》(GB/T 7928—2003)等。

(1) 车站站台、站厅及列车车厢空气质量:根据识别出的城市轨道交通车站站台、站厅及列车车厢内可能存在的健康危害因素,一般将温度、相对湿度、风速、照度、噪声、一氧化碳、二氧化碳、可吸入颗粒物、空气细菌总数、甲醛、苯、氨、总挥发性有机物(TVOC)、氡作为主要评价因子,评价标准参照《公共场所卫生指标及限值要求》(GB 37488—2019)。

(2) 集中空调通风系统:根据识别出的城市轨道交通集中空调通风系统可能存在的健康危害因素,一般将空调送风可吸入颗粒物、细菌总数、真菌总数、溶血性链球菌、风管内表面积尘量、细菌总数、真菌总数,新风量和冷却(凝)水嗜肺军团菌作为主要评价因子,评价标准参照《公共场所集中空调通风系统卫生规范》(WS 394—2012)。

（3）公共卫生间:公共卫生间的便池、下水道使用一段时间后,会释放出臭气和异味,再加上较密闭的环境、较大的湿度、较小的空间等等,往往使卫生间的空气更容易污浊而成为地铁站的一大污染源。卫生间的臭气、异味是由硫化氢、甲硫醇、甲硫二醇、乙胺、吲哚等有害物质组成的气体,是健康的大敌。此外,在排便后的冲洗过程中,会产生气溶胶,这类气溶胶会带有人体排泄物中所含有的致病菌或病毒等微生物,如排气不畅,易引起疾病的传播。

(五)综合评价分析

在城市轨道交通项目设计阶段卫生学预评价过程中,要根据国家有关的卫生法律法规、技术规范和标准,结合收集到的资料,选择合理的卫生学评价方法进行评价。常用的评价方法主要有风险评估法、检查表分析法、现场调查法、检验检测法和类比法。其中类比法是通过对与拟评价城市轨道交通项目相同或相似项目进行现场卫生学调查与检测,结合拟评价项目有关的文件、技术资料进行综合分析,类推拟评价项目的健康危害因素的种类、浓度或强度、人群健康影响和应采取的卫生技术措施,是最常用的城市轨道交通项目设计阶段卫生学预评价方法。

1. 风险评估法　依据城市轨道交通健康危害因素的种类、理化和生物性质、浓度(强度)、暴露方式、接触人数、接触时间、接触频率、防护措施,结合毒理学、流行病学等相关资料,按健康风险评估的准则,对城市轨道交通项目发生公众健康危害的可能性和危害程度进行评估,并按照危害程度提出相关的预防控制措施,使其降低到可承受水平。

2. 检查表分析法　依据国家有关的卫生法律法规、技术规范和标准以及城市轨道交通健康危害事故案例等,通过对拟评价城市轨道交通项目的详细分析和研究,列出检查单元、部位、项目、内容、要求等编制成表,逐项检查符合情况,确定拟评价项目存在的问题、缺陷和潜在健康危害。必要时可逐项赋予分值进行量化分析。

检查表法是一种简明易懂、方便适用、易于掌握的评价方法。但运用检查表法需要根据不同情况,编制有针对性的检查表,因此,检查表编制及检查过程易受操作人员知识水平和经验的影响。另外,检查表法目前在卫生学评价中仅限于定性分析,如何科学地对检查内容赋予权重,使检查表法向半定量或定量方向发展并在实践中应用,是一个待解决的问题。

3. 现场调查法　采用现场卫生学调查方法,了解拟评价城市轨道交通项目周边环境、项目运营过程中可能存在的公众健康危害因素及影响程度、卫生管理、卫生设施配置等情况。

4. 检测检验法　依据国家相关标准和规范的要求,通过现场检测和实验室分析,对城市轨道交通项目公众健康危害因素的浓度或强度以及卫生设施、净化消毒装置的效果进行评定。

5. 类比法　通过对与拟评价城市轨道交通项目相同或相似项目进行现场卫生学调查与检测、结合拟评价项目有关的文件、技术资料进行综合分析,类推拟评价项目健康危害因素的种类、浓度或强度、人群健康影响和应采取的卫生技术措施。

选择恰当的类比项目和数据是类比法应用的基础和关键。类比资料的完整性受资料来源的影响较大,目前,类比资料的获得主要通过评价单位收集和业主提供两个途径。通过评价机构现场调查、检测所获得的资料完整性较好,能够较好地反映出拟建项目与类比项目之间的异同。通常由业主直接提供的类比资料完整性较差,尤其是检测数据,由于缺少采样时的条件等基础资料,在引用时应特别注意。通常拟建城市轨道交通项目为类比项目的延长线,建设地点为类比项目毗邻地,拟建城市轨道交通项目与类比项目在设计规模、选址、布局到防护设施、管理措施、健康监护以及卫生管理等方面完全相同或基本相同,此时类比项目具有较强的可比性,比较适用于类比法。

城市轨道交通项目卫生状况类比分析示例:

××线西延段目前处于可行性研究阶段,依据设计单位提供的资料,其建筑物构造、布局和有关卫生设施等设计与已投入运营的××轨道交通类似。通过调查××地铁全线网日常运营的卫生状况,分析运营期间的卫生学评价资料,采用类比法类推××线西延段可能存在的有害因素的种类、浓度(强度)及其对乘客的潜在健康危害,评估该工程项目有关地下车站卫生设计及建造的可行性,并提出完善设计和管理的卫生措施。

我中心对××地铁全线网进行了抽样检测。

一、室内空气

室内空气检测结果见表 8-6。

表 8-6　地铁 × 号线室内空气类比分析结果

类别	参数	设计值	采样点数	类比分析结果			
				最小值	最大值	平均值	合格率 /%
物理性	温度 /℃	27	60	21.6	30.3	26.2	71.7
	相对湿度 /%	40~70	60	46.2	87.9	74.3	83.3
	风速 /(m·s⁻¹)	—	60	0.01	0.61	0.17	98.3
	照度 /lx	—	60	74.0	386.0	184.4	100

续表

类别	参数	设计值	类比分析结果				合格率/%
			采样点数	最小值	最大值	平均值	
化学性	一氧化碳/(mg·m^{-3})	—	60	0.10	1.40	0.59	100
	二氧化碳/%	≤0.15	60	0.044	0.132	0.063	100
	可吸入颗粒物[PM$_{10}$, (mg·m^{-3})]	≤0.25	60	0.014	0.220	0.035	100
	甲醛/(mg·m^{-3})	—	60	0.010	0.023	0.012	100
生物性	细菌总数	—	60	35	2 900	882.1	100

二、集中空调通风系统

集中空调通风系统检测结果见表8-7。

表8-7 地铁×号线集中空调通风系统类比分析结果

类别	参数	设计值	类比分析结果				合格率/%
			采样点数	最小值	最大值	平均值	
空调送风	可吸入颗粒物/(mg·m^{-3})	—	60	0.008	0.068	0.033	100
	空气细菌总数/(CFU·m^{-3})	—	60	35	4 300	712.2	53.3
	空气真菌总数/(CFU·m^{-3})	—	60	21	900	203.9	98.3
	β-溶血性链球菌	—	60	—	—	未检出	100
风管内表面	积尘量/(g·m^{-2})	—	60	0.11	0.64	0.24	100
	细菌总数/(CFU·cm^{-2})	—	60	1	5	1.15	100
	真菌总数/(CFU·cm^{-2})	—	60	1	1	1.00	100
新风量	新风量/(m^3·h^{-1}·人$^{-1}$)	≥20	20	4.03	119.5	27.0	50
冷却水冷凝水	嗜肺军团菌	—	40	—	—	检出	77.8

三、类比分析结论

××地铁全线网运营阶段的卫生检测结果显示:站台的大部分卫生指标合格率高,基本符合国家标准要求,但个别指标(噪声和空调送风中细菌总数、空调新风量、冷却水嗜肺军团菌)仍有待通过改善车站的卫生设施设备和调整参数设计来进一步完善。结论如下:

1. 微小气候的影响　物理因素的检测值,特别是微小气候的数值波动较大,不够稳定,影响人体舒适度。地铁全线网各车站温度、相对湿度的总体平均值符合《公共场所卫生指标及限值要求》(GB 37488—2019),但个别点次检测值不符合标准要求且数值波动较大;大部分检测点的风速虽然未超出《公共场所卫生指标及限值要求》的要求,但如果车站内部空气流速过低,则不利于室内空气污染物、隧道带来的高湿空气以及站内机器设备产生的高热能的排出。

参照《人防工程平时使用环境卫生要求》(GB/T 17216—2012)中 I 类人防工程风速的标准值为≥0.15m/s,建议车站内加强落实通风排气措施,保持一定的气流速度。××线西延段也可能出现相似的情况(微小气候的波动性大)。考虑到轨道交通中各种因素对乘客的健康影响具有短时间、间歇性暴露的特点,对人群造成的影响相对较小,可期望通过采取多方面的措施来完善。一方面通过落实站台屏蔽门系统防止活塞风效应导致的风速较大波动,另一方面可以通过完善空调设计参数更好地调节温度和湿度。

2. 噪声的影响　××地铁全线网抽检未对噪声指标进行检测,但往年的检测结果显示地铁站台内噪声指标全部超标。地下轨道车站噪声来源比较广泛,包括现场施工作业、人群活动和列车、设备运行产生。××线西延段拟采取的噪声控制措施主要包括:对线路附近的学校、医院、居民住宅等敏感点采取减振措施,如轨道减振器扣件或弹性短轨枕整体道床;在车辆和设备选用方面,采用低噪声和低振动设备。××线西延段工程应严格按照《地铁设计规范》(GB 50157—2013),继续优化设备的选材和设计,完善站台、站厅和列车的降噪措施。

3. CO、CO_2 浓度的影响　CO、CO_2 的浓度均符合《公共场所卫生指标及限值要求》(GB 37488—2019)的要求。地下轨道交通室内空气主要通过风亭与外界连通,为尽量避免上述污染物对车站内环境造成影响,在选择风亭进风口的时候应远离交通主干线和其他污染源,风亭进风口离室外地面应保持一定高度。××线西延段沿线周围环境无明显污染源,车站内的 CO、CO_2 等污染物可期望控制在较低水平。

4. 甲醛的影响　甲醛(主要来源于车站建筑、设备、装饰材料的污染物)和可吸入颗粒物的浓度符合《公共场所卫生指标及限值要求》(GB 37488—

2019)的要求,但车站的装修和设备对卫生质量有一定的影响,在项目竣工后和运行初期,这类污染物可能大量存在。

委托单位已完成多个地下轨道项目的设计,对于本工程项目在装修和设备选材方面,可以吸取前期项目的经验,选择污染较小、性能更优的材料和设备,因此,××线西延段来自原材料的化学性污染可期望控制在更低水平。此外,良好的通风可以降低地下轨道室内环境的污染物浓度。××线西延段竣工运营期间应根据不同时期、不同时刻的客流量大小合理调节设备的通风参数,避免因室内污染物浓度过高对人体造成影响。另一方面,站台屏蔽门系统可以较好地把隧道与车站隔离,使车站与隧道相对独立。××线西延段将应用站台屏蔽门系统,可较大程度地降低这类污染物的水平。

5. 空气细菌总数的影响　生物性污染较为常见,抽样检测发现站台空气细菌总数符合《公共场所卫生指标及限值要求》(GB 37488—2019)的要求,但波动较大。车站未彻底做好保洁卫生措施以及地铁线网的实际客流量过大,隧道区间内环境滋生着大量的细菌,在屏蔽门屏蔽效果欠佳的情况下,这些细菌随着活塞风进入站厅、站台,都有可能导致室内污染。因此,落实对车站、站台和车厢的设施与公共用品消毒,优化屏蔽门系统设计,强化屏蔽门的密闭性能,对防止××线西延段车站空气细菌超标和呼吸道传播疾病的流行有积极意义。

6. 空调系统的影响　对地铁全线网运营阶段的空调系统检测结果显示,部分检测点空调送风中细菌总数、真菌总数超标,空调冷却水检出嗜肺军团菌。根据国内外文献报道,空调系统送风中细菌总数和真菌总数超标以及冷却塔冷却水中检出军团菌的现象并不罕见。地铁站台、站厅人群十分密集,集中空调通风系统的污染极易导致空气传播疾病的暴发流行,造成不堪设想的后果。因此,运营管理单位应配合相关卫生管理部门自觉执行《公共场所集中空调通风系统卫生规范》(WS 394—2012)的有关规定,做好空调系统的卫生管理;同时,落实集中空调通风系统的定期清洗、消毒和监测的制度与措施。

7. 新风量的影响　新风量是衡量室内新鲜空气是否能满足人群生理需要的重要指标,补充新风是稀释室内空气污染物浓度,改善室内空气质量的重要手段。全线网日常运营阶段检测部分站点新风量未达到《公共场所集中空调通风系统卫生规范》(WS 394—2012)的要求。说明在长期运营过程中,设备问题、管理问题以及客流量增多等原因导致地铁空调新风量达不到国家标准的要求。

8. 类比结论　从××地铁全线网卫生监测结果来看,轨道交通建设能够满足社会公共卫生管理的要求,潜在的健康影响因素可以通过相应的设计和技术手段进行预防,并在运营过程中进一步完善相关卫生防护措施。参考××地铁全线网检测结果类比分析,可知对于××西延段建成后,可能存在的问题主要在微小气候、送风风量等方面。设计单位对站台环境的设定值均满足卫生标准的要求,但温度、相对湿度和风速的类别值不能完全满足卫生标准的要求,如能在施工阶段落实现阶段的设计布置设施设备,可期望达到卫生学要求。集中空调通风系统检测点的空气细菌总数和真菌总数合格率不高,建设阶段应严格按照《公共场所集中空调通风系统卫生规范》(WS 394—2012)和《公共场所集中空调通风系统卫生学评价规范》(WS/T 395—2012)的要求,完善地铁站台、站厅集中空调通风系统的卫生管理和清洗消毒措施,定期对集中空调通风系统进行清洗消毒。

鉴于××线西延段中、远期预测客流量较大,因此,从节省经济成本的角度考虑,空调通风系统宜按中、远期运营条件(预测的远期客流量和最大通过能力)进行设计。同时考虑到各个车站的总面积和客流量不一样,加上项目运营不同时期、不同时段存在客流高峰,空调通风系统的空气设计参数宜根据各车站的客流量设置。

(六) 卫生保障

在对城市轨道交通项目运营过程中可能存在的健康危害因素进行系统和全面分析的基础上,确定能有效预防、减轻或消除各种危害的关键环节,进而在关键环节对可能发生的健康影响因素进行控制,以起到保障乘客和工作人员身体健康的目的。

1. 城市轨道交通集中空调通风系统　城市轨道交通地下车站和车厢基本属于封闭空间,空调通风系统对其内部环境质量的影响至关重要。

(1) 确保足够的新风量:《公共场所集中空调通风系统卫生规范》(WS 394—2012)中明确要求室内新风量不应小于 $20m^3/(h\cdot 人)$,这是根据人体的生理需要量而定的。由于《公共场所卫生指标及限值要求》(GB 37488—2019)中要求二氧化碳浓度不大于 0.15%,加上乘客在车站站厅、站台内候车时间较短,一般在 10min 以内,所以根据城市轨道交通车站自身运营的特点,参照工业通风相关工艺,应要求其新风量至少达到 $20m^3/(h\cdot 人)$。避免由于车站客流的增长和安装屏蔽门而带来新风量的不足,最终造成地下车站内部环境的污染。

(2) 确保空调新风的卫生质量:城市轨道交通地下车站的集中空调通风系统一般都通过地面的风井来吸取新风和排风。新风井或排风井在地面形成的建筑物,称作风亭。风亭有高、低风亭,独立与合建风亭。由于城市轨道交通地下车站内部环境相对封闭,完全靠空调系统提供的新风改善空气品质,一旦新风受到污染,对于整个车站内部环境的影响将十分重大。

目前,城市轨道交通地下车站周围存在的污染源主要有车站自身的排风、开放式冷却塔、交通污染等。受制于城市规划等因素,大多都是将新风井和排风井合建在一个风亭,中间用水泥柱隔开,直达地下,一侧送风,一侧排风,且风亭距离车站出入口以及开放式冷却塔均较近,使得空调新风容易受到车站排风、开放式冷却塔的影响。而且轨道交通车站均建在城市交通主干道旁,并紧邻交通枢纽,这将带来较大的汽车尾气污染,影响新风的卫生质量。

我国现有的相应规范中对集中空调通风系统新风口的设置提出了一系列的要求,集中空调通风系统的新风应当直接来自室外,远离建筑物的排风口、开放式冷却塔和其他污染源,并设置防护网和初效过滤器。机械送风系统进风口应直接设在室外空气较清洁的地点;应低于排风口;进风口的下缘距室外地坪不宜小于 2m,当设在绿化地带时,不宜小于 1m;应避免进风、排风短路。

因此城市轨道交通集中空调系统新风口应尽量远离排风口,排风井尽量和新风井分开单独设置,防止新风、排风短路污染新风,减少建筑物自身排放污染对室内空气质量的影响;开放式冷却塔尽量远离新风口,防止开放式冷却塔产生的水雾中可能存在的军团菌等致病菌进入车站空调系统;新风口尽量远离车站周围的交通主干道或公交换乘枢纽站,避免尾气污染对新风口可能带来的不良影响,并且设置防护网和初效过滤器,进一步提高新风品质。

(3) 列车车厢新风量:我国目前尚未制定关于城市轨道交通列车新风量的卫生标准,《公共场所集中空调通风系统卫生规范》(WS 394—2012)中对公共交通工具内的新风量做出了不小于 $20m^3/(h\cdot人)$ 的要求。

城市轨道交通列车作为城市内的交通工具,由于列车空间相对较小,载客量大,其对新风量的要求依然十分必要。所以应参照《公共场所集中空调通风系统卫生规范》(WS 394—2012)中对公共交通工具的要求,确保车厢内新风量达到 $20m^3/(h\cdot人)$,以保证足够的新风供给。

(4) 空调系统军团菌控制:城市轨道交通车站空调系统的冷却水、冷凝水均有可能滋生军团菌,其中冷却水系统的污染尤其常见。当冷却水被军团菌污染后,通过新风井、新风管或通风管等进入空调风管,或在冷却塔一定范围内产生水雾形成气溶胶,经呼吸道侵入人体,可能导致军团菌病的暴发和流行。而车站由于人群密集,一旦发生暴发,后果不堪设想。所以应加强对军团菌的控制管理,定期对空调系统冷却塔水进行全面清洗,去除底部沉淀物,并且采取适当的消毒措施对空调系统管道设施进行消毒,控制军团菌的繁殖。

2. 车站、列车设备

(1) 控制车站内噪声：对于轨道交通车站的噪声控制，需针对所有可能噪声源因地制宜地运用消声、吸声、隔声、减振等综合技术措施，才能达到令人满意的降噪效果。

除列车进出站带来的噪声外，车站站厅、站台的噪声主要是车站通风系统的大型轴流风机，车站局部通风系统的离心式或小型轴流风机，隧道通风系统大功率的轴流风机运行所产生的空气动力性噪声，这些噪声源包括：隧道风机、排热风机、射流风机、送风机、回排风机/排烟风机、玻璃钢轴流通风机、组合式空调机组、吊(卧)柜式空调器、风机盘管、风幕机空气幕、多联室内机、室外机、分体挂壁式、柜式空调器、冷水机组、风管的振动及气体在各管道流通产生的气流噪声等。由于其各自的使用功能和安装位置不同，因此对噪声污染治理必须采取各自相应的措施，以满足卫生标准的要求。

(2) 控制车厢内噪声：因地铁列车在隧道中运行时，各种设备发出的噪声难以扩散，要经过隧道壁面的多次反复衰减才能消散，所以必须对列车上设备噪声进行严格的控制。通常列车运行时轮轨噪声、外部设备运转的噪声可以借助车体结构和门窗密封降低一些，而车内空调通风机和风道内的空气流动产生的直接噪声，必须通过选用低噪声和多叶片的离心风机和消声风道来解决。当列车停靠在站台上时，空调机组冷凝风机的噪声就显得十分突出，因此冷凝风机必须选用低噪声、低转速、大流量的轴流风机，以尽可能降低风机运转时产生的噪声。同时，在不影响正常运营的前提下，减少车厢内广播和广告的播放频率和降低音量，以保持车厢内部环境的安静。

3. 控制客流量　城市轨道交通是一个相对封闭的空间，越来越多的人选择轨道交通出行。特别是在上下班高峰时期，客流达到最高峰，远超设计额定人数，使得相应设备超负荷运转，车站、列车车厢内拥挤不堪，内部环境污染严重。

(1) 合理准确预测客流量：城市轨道交通项目一般在规划设计阶段，要对建成后的客流按初期、近期、远期进行准确预测，由此确定车站站台长度，各个时期的列车编组辆数、配属列车数量、供电设备和通风设备的容量等。目前我国城市轨道交通运营中，普遍存在规划设计阶段的预测结果与运营之后的实际客流存在较大差异、实际客流远大于远期预测客流的情况，屡创新高的客流量与运力不足的矛盾十分突出。因此在应规划设计阶段准确预测客流，以确保客流量不超过额定人数。

(2) 控制客流：车站应设置控制分散客流的设施，包括设置铁马进行人流导流和控制；设立电子公告栏，实时传递车站内的人流状况，及时警示行人,选择其他交通工具,防止因客流量过大而造成车站站厅、站台、列车车厢内部环境质量恶化。

4. 车站设施 车站内设置的屏蔽门、公共厕所等设施也会对车站内部环境质量带来影响。

(1)站台屏蔽门系统:地铁站台屏蔽门与地铁列车的门是对应的,站台屏蔽门就像一排电梯门,将车站站台和区间隧道分隔成两个不同的空气环境区域。列车停靠时,列车门与屏蔽门正对,两道门同时打开,乘客由此上下车。屏蔽门关上后,可以避免轨道热流、空气流、空气压力的波动和灰尘进入车站;屏蔽门打开后,由站台下方排气机形成的负压,可以将隧道内的热量、空气流及灰尘控制在隧道空间内。但同时屏蔽门由于其密闭性,阻断了列车进出站活塞效应所带来的隧道风,使得车站站台内的不洁空气完全靠车站内的集中空调通风系统提供的新风来稀释。一旦在运营高峰,车站站台内人群拥挤,客流超过额定人数时,满负荷运转的空调设备无法提供充足的新风,车站站台内的空气质量会迅速恶化,影响候车人群的身体健康。

(2)设置公共卫生间:部分建成较早的城市地铁车站未设供乘客使用的公共卫生间,给乘客带来不便。车站内应按客流量设置相应数量的公共厕所。厕所的布局应合理,必须有单独通风排气系统;厕所内不得设坐式便器;厕所地面、墙裙应使用便于清洗的建筑材料,有地面排水系统;厕所应每日定时清扫,做到无积水、无积粪、无明显臭味。

对于位于地下的轨道交通车站,宜将公共厕所建在地面车站出入口附近。建于地下车站内的公共厕所由于位于相对密闭的地下环境内,通风、排污难度很高,产生的气味、微生物污染容易进入地下车站的整体空气循环系统中,影响车站空气质量,降低乘客候车环境品质,所以公共厕所不适宜建在地下车站内。

(七)结论及建议

通过对城市轨道交通项目可行性研究报告、相关资料图纸、车站及风亭的选址、空调通风系统、给排水系统等方面的分析,结合现场调查,运用类比分析等方法,分析存在的问题,得出评价结论,明确补充措施,并提出具体的对策和建议,包括管理方面和技术方面的建议。

城市轨道交通项目卫生学评价结论与建议示例:

一、结论

通过对选址、空调通风系统、给排水系统等方面的分析,结合现场调查,运用类比分析的方法,就××线西延段卫生学预评价形成如下结论:

1. 拟建项目沿线为商业用房、居民区和办公区,周围无昆虫大量滋生的潜在场所,也无明显的有毒、有害或放射性污染源和其他扩散性污染物,地理环境较好,空气卫生状况良好,周围生活配套设施完善,交通便利,具备市政供水供电条件,选址可行。

2. 根据项目所在地多年的流行病、寄生虫、消毒杀虫等有关资料显示:拟建工程选址不属于自然疫源地、地方病流行区、"逆温"天气多发区、其他环境性疾病高发区、放射性高本底地区。

3. 该设计在工程建筑、布局、空调通风系统、给排水系统、消声和减振措施等方面提出了设计要求,并提出较为有效的治理措施。根据类比分析结果,大部分卫生指标符合国家的卫生标准。采取消声降噪、优化站台屏蔽门设计、对公共设施加强消毒和空调通风系统的卫生管理等有效措施,各项卫生指标可期望符合相关标准的要求。

4. 车站公共区空调通风系统的温度、相对湿度、新风量、可吸入颗粒物等参数的设定基本达到卫生学标准,但有关空调系统的送风卫生、风管内表面卫生、净化消毒装置和冷却塔管理等卫生资料有待完善。

5. 关于各车站的饮用水卫生,按照《生活饮用水卫生标准》(GB 5749—2006)要求可期望达到饮用水安全的目标。

6. 本项目产生的电磁辐射污染符合卫生标准,不会对乘客健康构成危害。

7. 放射性 ^{222}Rn 浓度可期望符合《民用建筑工程室内环境污染控制标准》(GB 50325—2020), ^{222}Rn、^{220}Rn 子体及 γ 辐射所致工作人员及乘客的年有效剂量当量可期望达到《电离辐射防护与辐射源安全基本标准》(GB 18871—2002)的要求,不会给地铁工作人员和乘客带来额外的放射性剂量负担。

二、建议

1. 管理建议

(1) ××线西延段作为公共交通的重要组成部分,预测客流量较大,车站、列车的卫生状况与广大乘客健康息息相关。因此,在项目的开发、运营阶段均应考虑预留必要的专项经费,用于开展涉及乘客健康的公共卫生专题项目研究。

(2) 轨道交通管理部门应贯彻落实《突发公共卫生事件应急条例》,针对突然发生,造成或者可能造成社会公众健康严重伤害的重大传染病疫情、群体性不明原因疾病、化学和生物恐怖袭击等突发公共卫生事件的应急机制,制订突发公共卫生事件应急与救援预案,并开展专题演练和演习。

(3) 运营管理门应配合卫生行政机构和卫生技术部门加强车站公共场所的管理,落实定期卫生检测工作。

（4）关于本项目投入运营后的卫生管理问题可以参考以下方面内容开展：成立运营卫生管理的组织机构；建立并完善日常卫生管理制度，制定车站环境保洁的具体措施；落实人员分工，做好相关工作人员卫生知识与卫生管理培训工作；根据卫生行政机构和卫生技术部门的要求和指导，做好有害生物防制、预防性消毒；重点做好通风空调卫生设施的使用、控制和维护等方面工作。

（5）加强对车站内各商业用房的卫生管理，主要包括完善对车站的饮食零售店、报刊、杂志店等出租店档的卫生管理。

（6）项目竣工验收、试运行时应按照有关法律、法规，及时向卫生部门申请竣工验收卫生学评价。

2. 技术建议

（1）考虑各车站选址所涉及××地区的社会情况、流行病学资料和周围污染源等因素，明确敏感人群及地点，注意车站空气质量影响因素较大的风亭、冷却塔等选址问题，充分考虑周围环境卫生状况，确定风亭的位置、朝向、高度、进风口与排风口的关系。

（2）落实关于空调通风系统各项卫生指标的要求，强化空调通风系统的卫生保障措施，减少车站内环境遭受外环境的各类型污染源的影响，进一步完善对空调系统的卫生学预评价。

（3）从降低噪声、稳定车站室内微小气候和减少室内空气细菌等卫生角度考虑，继续优化站台屏蔽门系统的设计和设备。

（4）在勘测、施工、运营过程中开展放射性污染的监测与控制。把 γ 辐射、氡及其子体浓度降到尽可能低的水平。

（5）卫生设施与主体工程同时设计，同时施工，同时投入使用。

（6）建议在车站增设符合候车室卫生要求的公共卫生间。

六、评价结果的应用

城市轨道交通项目设计阶段的卫生学预评价识别可能存在的健康危害因素，预测健康危害的程度，评价拟采取的控制健康危害的措施，从公共卫生角度评估城市轨道交通建设项目是否可行，源头上控制了城市轨道交通建设项目的健康危害隐患。

在卫生行政部门审查城市轨道交通项目的过程中，通过科学、规范、准确的卫生学评价形成卫生学预评价报告书，为卫生行政部门提供了不可或缺的重要技术资料，是城市轨道交通项目卫生行政审核的技术保障和科学依据。

通过城市轨道交通项目设计阶段的卫生学预评价，建设单位可逐步了解和掌握我国公共卫生政策以及相应的法律法规、卫生标准及技术规范，增强建设单位的法制观念和健康意识;还可以通过评价避免盲目追求经济利益而出现的安全与健康隐患,有效降低发生健康危害事故或事件的风险,提高建设单位的社会效益和经济效益。

第四节 轨道交通项目竣工验收卫生学评价

一、评价目的

为全面贯彻落实《中华人民共和国传染病防治法》《公共场所卫生管理条例》《突发公共卫生事件应急条例》等法律、法规的相关规定,维护城市轨道交通的公共卫生安全和人群健康,消除或控制城市轨道交通健康危害因素,提供安全、卫生、舒适的城市轨道交通,进一步促进经营单位提高防病意识与卫生管理水平,促进社会经济发展。在竣工验收阶段,从公共卫生专业角度论证和评价城市轨道交通建设项目是否按照图纸施工、是否落实了设计阶段卫生学评价的结论和建议,在建筑装修材料、集中空调通风系统、室内空气质量、生活饮用水、二次供水设施、病媒生物防制和净化消毒设施、客流控制和分流等的卫生情况,识别、分析项目可能存在的健康危害因素种类、分布、危害程度以及对健康的影响,查找可能存在的影响公众健康的危险因素,评估和预测疾病传播的健康风险,结合相关卫生设施的卫生情况以及现场检测的卫生指标数据,提出预防控制措施,为卫生监督执法、卫生管理提供卫生技术依据。

二、评价依据

1. 法律、法规(以最新版本为准)
(1)《中华人民共和国传染病防治法》
(2)《公共场所卫生管理条例》
(3)《公共场所卫生管理条例实施细则》
(4)《突发公共卫生事件应急条例》
2. 卫生标准及规范
(1)《地铁设计规范》(GB 50157—2013)
(2)《公共场所卫生指标及限值要求》(GB 37488—2019)
(3)《公共场所设计卫生规范》(GB 37489—2019)
(4)《公共场所卫生管理规范》(GB 37487—2019)
(5)《公共场所卫生检验方法》(GB/T 18204—2013/2014)
(6)《公共场所集中空调通风系统卫生规范》(WS 394—2012)

（7）《公共场所集中空调通风系统卫生学评价规范》（WS/T 395—2012）

（8）《公共场所集中空调通风系统卫生清洗消毒规范》（WS/T 396—2012）

（9）《室内空气质量标准》（GB/T 18883—2002）

（10）《生活饮用水卫生标准》（GB 5749—2006）

（11）《二次供水设施卫生规范》（GB 17051—1997）

（12）《空调通风系统运行管理标准》（GB 50365—2019）

（13）《工业建筑供暖通风与空气调节设计规范》（GB 50019—2015）

（14）《公共场所卫生学评价规范》（GB 37678—2019）

3. 技术资料及相关文件

（1）城市轨道交通建设项目的审批文件，包括发改委、建委、规划部门批复以及卫生行政部门的卫生审核意见。

（2）城市轨道交通建设项目概况及卫生管理资料。

（3）设计阶段的卫生学预评价报告、工程竣工图纸、预评价报告建议落实情况说明等。

三、评价范围

城市轨道交通的竣工验收评价，以客人活动的城市轨道交通公共场所范围为准，主要从卫生学角度分析地铁车站在试运行期间、常规客流量状态，公共卫生设施正常运行情况下车站物理、化学和生物性污染物水平以及公共场所卫生、公共场所集中空调通风系统和列车的卫生状况。评价内容主要包括总体布局与设备布局，健康危害因素种类、分布及对客人健康影响程度，各类卫生设施和辅助卫生设施及其效果，卫生管理措施，突发公共卫生事件应急救援措施，提出改进措施和建议。

四、评价程序和技术路线

根据城市轨道交通的公共卫生学特点，一般采用现场卫生学调查、卫生检测检验、数理统计法等方法进行定性和定量分析评价，根据不同项目的评价要素和需要选择相应的方法进行评价。

1. 卫生学调查　与评价相关资料（含卫生管理、应急救援预案）的收集、研读和分析；调查工程概况、设备调试情况、总体布局与设备布局、建筑卫生学、卫生管理制度及应急预案、卫生设施与辅助卫生设施配置落实情况等。

2. 卫生检测检验　依据国家相关检测检验标准和规范，对评价项目健康危害因素进行现场检测和实验室分析，分析评价卫生控制技术设施的效果；公共场所卫生指标采样、检验检测按《公共场所卫生检验方法》（GB/T 18204.6—2013）进行。

3. 评价技术路线 评价技术路线见图8-2。

五、评价方法及内容

通过现场卫生学调查和现场卫生学检测,说明城市轨道交通项目在运营过程中可能存在的或潜在的健康危害因素,并针对这些健康危害因素可能对乘客和工作人员造成的健康影响程度全面、系统地进行评估与分析。评价内容包括项目是否按设计施工、公共区域微小气候、室内空气质量、空调通风设施、给排水设施、采光照明设施、消声防振设施、环境电磁场防护设施、建筑装饰材料与轨道车辆设施、辅助卫生设施、卫生管理组织与制度、应急救援措施等可能产生健康危害因素的相关环境或设施,提出改进措施和建议。

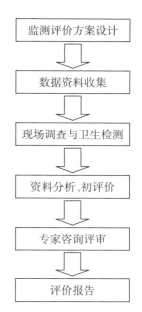

图 8-2 城市轨道交通竣工验收评价技术路线图

(一)项目背景和来源

随着城市人口增加和经济发展,交通需求也在迅猛增长,城市交通特别是老城区交通问题没有得到根本解决,局部地区交通压力越来越大。城市区域的扩大和发展对城市交通提出了更高层次的要求,国外发达城市的先进经验和国家的交通政策都表明,要解决好城市交通,必须建立以轨道交通为骨干、常规公共交通为主体的综合客运交通体系。

对于城市轨道交通项目背景,需要根据所在地政府的总体规划方案,简要描述城市的公共交通现状、存在问题和发展方向;城市轨道交通的发展现状及发展趋势等。为贯彻执行《中华人民共和国传染病防治法》《公共场所卫生管理条例》和国家相关法律法规要求,创造良好的公共场所卫生环境,保障乘客和职工的身体健康,由城市轨道交通项目业主方委托相关机构承担城市轨道交通项目的竣工验收卫生学评价任务。

(二)项目工程分析

1. 项目总体方案 在开始某轨道交通类建设项目的工程分析时,应先对整个项目的总体竣工图纸资料等进行分析,了解工程内容,确定评价范围。分析中应注重以下内容:

(1)整个轨道交通线路走向。

(2)车站数量、类型(高架车站、地面车站、地下车站)。

2. 项目卫生相关的应急方案和卫生管理制度

(1)车站情况:城市轨道交通车站按所处位置,可分为高架车站、地面车站和地下车站;按站台形状可分为岛式车站、侧式车站;按车站层数可分为二层车站、三层车站、四层车站等；按车站性质可分为起始站、中间站、换乘站、终点站。每个车站从地理位置、车站规模、平面布局、设备布置等方面均有所不同，所以分析中应注重车站规模、车站形式、站台及站厅的布置、出入口布置、风亭布置、屏蔽门安装等内容。

（2）车站暖通系统：由于城市轨道交通车站位于地下，几乎完全依靠车站的暖通系统维持车站内部空气质量，所以车站暖通系统的设计是城市轨道交通项目竣工验收评价的重点。评价内容包括：①室内设计参数：温度、相对湿度、新风量等；②空调系统：地下车站的空调系统通常公共区采用全空气、低风速、一次回风系统，设备及管理用房采用风机盘管加新风系统；③通风系统：地下车站内各场所的通风方式、废气的排放方式、地铁风井的位置；④冷热源；⑤空调水系统；⑥运行模式。

（3）车辆：城市轨道交通列车作为交通工具，在整个轨道交通系统中充当了举足轻重的角色，也是整个轨道交通类建设项目评价工作中十分重要的一个组成部分，需关注客流情况、车辆形式及编组载客量、紧急通风系统、空调系统、照明系统。

3. 运营中相关的组织与管理 城市轨道交通项目运营组织及管理分析时，主要涉及以下内容：运营组织、运营计划、列车运营调度指挥、行车制度和乘车制度、列车驾驶模式等。

（三）健康危害因素识别

城市轨道交通处在相对密闭的特殊环境，自然通风不足，需要通过集中空调通风系统调节温湿度，不利于空气污染物稀释；又因缺乏阳光照射，人群密集、流动性大，不仅利于感染性疾病的传播，也利于病原微生物在生态宿主和媒介昆虫的转移；建筑材料与装修材料也是影响室内微小环境和空气质量的重要潜在因素，且列车运行时产生的噪声和振动也可能影响人群健康。因此，有必要对轨道交通中健康影响因素进行识别与评价。

1. 健康危害因素类别及对人群健康的影响 地铁车站属于地下建筑，相对密闭，缺乏自然通风。因此车站交通公共场所健康危害因素的浓度与各车站出入口、通风口周围环境的卫生质量密切相关。站厅、站台的空气污染物除了来源于室外空气污染，建筑布局设计、建筑和装饰材料的选用、通风空调系统设计和调节、车站设备的使用和控制、列车的运行、屏蔽门使用与否、列车运营卫生管理等因素都可能是污染来源。地铁车站人群密集且流动性大，人群健康状况复杂，站厅、站台环境相对密闭，如果缺乏有效的通风排气，室内污染物无法扩散，容易产生蓄积。四号线北延段各车站均位于交通干线或交通枢纽，交通干线和公交站场的汽车尾气等交通污染是各车站室内空气污染的主要来源；此外各车站室内装修使用的建筑材料、车站附近空调冷却塔的水雾等也是室内空气污染的源头。城市轨道交通健康危害因素的种类和健康影响见表8-8。

表8-8 城市轨道交通健康危害因素种类及健康影响

种类		健康影响
物理因素	室内微小气候	当微小气候变动超出一定范围时,机体体温调节趋于紧张,长期处于紧张状态后,机体许多器官和系统(如神经、消化、呼吸、循环等系统)功能受到影响,机体抵抗力降低,容易罹患各类疾病
	新风量	新风量不足可发生不良建筑综合征、空调病和多元化学物质过敏症等,尤其是老、弱、病、残、孕等特殊人群
	照度	采光和照明不良,不仅对全身一般生理状态有不良影响,同时可因视功能过度紧张,导致包括视疲劳在内的全身疲劳
	噪声	声压越大,频率越高,作用时间越长,对机体的影响越严重。断续性(脉冲性)非稳态噪声的影响比连续性稳态噪声对人体健康影响更大
化学因素	一氧化碳（CO）	CO与血红蛋白结合成HbCO,主要引起人体内组织缺氧,进而引起心、脑等敏感器官一系列缺氧反应,CO还能促使血管中类脂质沉积
	二氧化碳（CO_2）	随着环境中CO_2浓度的升高,逐渐出现不舒适感、呼吸加深、头晕、头痛、耳鸣、眼花、血压上升、呼吸困难、全身无力等症状,并逐步加重,甚至可以导致死亡
	甲醛（HCHO）	甲醛具有刺激性,可引起眼红、流泪、咽喉干燥、咳嗽、声音嘶哑、胸闷、皮炎等,可凝固蛋白质,对生物体有遗传毒性,同时也是一种诱变剂
	二氧化硫（SO_2）	SO_2具有很强的刺激作用,能刺激眼结膜和鼻咽部黏膜,可引起呼吸道急性和慢性炎症 SO_2还具有致敏作用,吸附SO_2的PM_{10}被认为是一种变态反应原,能引起支气管哮喘
	氮氧化物（NO_X）	氮氧化物易于侵入呼吸道深部细支气管及肺泡,造成损害。在肺中形成的亚硝酸盐进入血液后,能与血红蛋白结合生成高铁血红蛋白(即变性血红蛋白),引起组织缺氧。当污染物以NO_2为主时,肺的损害比较明显;当污染物以NO为主时,高铁血红蛋白血症及中枢神经损害比较明显,且对心、肝、肾以及造血组织等均有影响。慢性毒作用主要表现为神经衰弱综合征

续表

种类		健康影响
化学因素	可吸入颗粒物	很多有害气体、液体、病原微生物等可附着在可吸入颗粒物上,通过呼吸道进入肺脏深处,从而促成多种急慢性疾病的发生。大量的可吸入颗粒物进入肺部,对局部组织有堵塞作用,使局部通气性支气管的通气功能下降,或使细支气管和肺泡的换气功能丧失
生物性因素	细菌	包含多种致病性菌,可对机体产生多方面的危害。侵袭多个系统,包括呼吸、消化系统等,并常引起皮肤和皮下组织的化脓性炎症。如军团菌病、肺结核,以及猩红热、流行性咽炎、丹毒、急性细菌性心内膜炎等
	真菌	由于真菌能够产生分生孢子,随气流飘散,许多真菌进入机体是由于吸入了空气中的孢子。真菌感染的主要表现为皮肤感染和呼吸道炎症,以及对皮肤和黏膜的刺激作用
	嗜肺军团菌	军团菌是隐藏在空调制冷装置中的致病菌,随冷风吹出浮游在空气中,吸入人体后会出现上呼吸道感染及发热的症状,严重者可导致呼吸衰竭和肾衰竭。这种细菌在自然环境中产生,在温水里及潮热的地方蔓延。人工供水系统有时也能为军团菌的大量繁殖提供生存环境,包括淋浴器、矿泉池、喷泉以及空调设备的冷却水塔。人们通常由于呼吸了被军团菌污染的水源散发的水雾而传染上军团菌病
放射性因素	空气氡	主要危害是引起肺癌,潜伏期为 15~40 年。有学者估计,人群肺癌发病数的 10% 可能由氡引起

2. 健康危害因素的识别 城市轨道交通项目存在健康危害因素的场所分为两部分,主要影响乘客健康的公共场所和主要影响工作人员健康的作业场所。城市轨道交通竣工验收评价主要考虑影响乘客健康的公共场所,包括车站站厅、站台和列车车厢。

(1) 车站站厅、站台:车站站厅、站台主要存在的健康影响因素包括微小气候(温度、相对湿度、风速等);建筑装饰材料产生的有害物质(甲醛、苯、甲苯、乙醇、氯仿、氡等);人类活动产生的污染物(可吸入颗粒物、病原微生物、二氧化碳等);地铁列车运行时产生的危害因素(可吸入颗粒物、噪声、振动等)以及车站设备引起的影响因素(照度、新风量等)。

(2) 列车车厢:列车车厢主要存在的健康影响因素包括微小气候(温度、相对湿度、风速等);人类活动产生的污染物(可吸入颗粒物、病原微生物、二氧化碳等);地铁列车运行时产生的危害因素(可吸入颗粒物、噪声、振动等)

以及列车内部设备引起的影响因素(照度、新风量等)。

(3)集中空调通风系统:轨道交通大多是地下车站,内部空间相对密闭,自然通风不良,且有人员流动量大、人群聚集等特点,一旦通风不畅,内部环境空气质量易受到各种危险因子的影响,甚至造成疾病的发生和流行,威胁到广大乘客和工作人员的身体健康。集中空调通风系统主要存在的健康影响因素包括冷却水和冷凝水中的嗜肺军团菌,新风量,送风可吸入颗粒物、细菌总数、真菌总数、溶血性链球菌,风管内表面积尘量、细菌总数、真菌总数等。

3. 评价因子及标准的选择 在充分识别城市轨道交通相关场所可能存在的健康危害因素的基础上,通过分析筛选出主要健康危害因素作为评价因子,然后根据国家现行有效的标准和技术规范,确定这些评价因子的评价指标。

(1)车站站台、站厅及列车车厢:根据识别出的城市轨道交通车站站台、站厅及列车车厢内可能存在的健康危害因素,一般将温度、相对湿度、风速、照度、噪声、一氧化碳、二氧化碳、可吸入颗粒物、空气细菌总数、甲醛、苯、氨、总挥发性有机物(TVOC)、氡作为主要评价因子,评价标准参照《公共场所卫生指标及限值要求》(GB 37488—2019)。

(2)集中空调通风系统:根据识别出的城市轨道交通集中空调通风系统可能存在的健康危害因素,一般将空调送风可吸入颗粒物、细菌总数、真菌总数、溶血性链球菌,风管内表面积尘量、细菌总数、真菌总数,新风量和冷却(凝)水嗜肺军团菌作为主要评价因子,评价标准参照《公共场所集中空调通风系统卫生规范》(WS 394—2012)。

(四)综合分析评价

城市轨道交通竣工验收评价需要通过现场卫生学调查来全面了解和掌握城市轨道交通的有关情况,不同的情况会造成不同的检测结果,因此现场卫生学调查对竣工验收评价是重要的依据。卫生学检测更是城市轨道交通项目竣工验收评价的重中之重,检测结果是否符合相关标准规定的限值要求,是衡量城市轨道交通项目是否符合卫生要求的重要指标。因此科学、规范、全面地进行城市轨道交通项目竣工验收的卫生学调查与卫生学检测,是城市轨道交通项目竣工验收卫生学评价的重要因素。

1. 现场卫生学调查 对同一个城市轨道交通,不同的现场情况会造成不同的检测结果,因此现场调查是今后评价的重要依据。现场调查的内容包括:

(1)项目布局:包括整个轨道交通线路走向、车站数量、类型、客流量情况等。

（2）空调通风系统运行情况：包括空调系统试运行过程中的污染状况、卫生安全隐患以及周边环境的污染情况。

（3）卫生设施的设置及运行情况：核实轨道交通相关卫生设施的运行情况、卫生防护措施的落实情况等。

（4）设计阶段卫生学预评价的结论及建议的落实情况：对照设计阶段预评价结论和建议逐项对比落实情况及整改措施的效果。

（5）室内装修情况：包括装修装饰材料的材质、类型等。

（6）卫生管理情况：包括卫生管理制度、应急预案的制订及执行情况，卫生防护设施的维护、清洗措施，组织、机构和人员状况等。

2. 城市轨道交通公共场所卫生检测 在城市轨道交通项目竣工验收卫生学评价中，城市轨道交通的卫生学检测是其主要内容之一。检测结果是否达到相关的卫生标准，是衡量该城市轨道交通项目是否符合卫生要求的重要指标。因此，科学、规范、全面地进行卫生学检测，是保证城市轨道交通项目竣工验收卫生学评价质量的基本要素。

城市轨道交通项目的检测对象除具体的污染物外，主要还是根据公共场所卫生标准，对特定的场所或空间的空气质量进行检测，其目的是全面了解和掌握各项空气质量指标是否达到相关的卫生标准，以便对城市轨道交通项目的总体空气质量状况做出卫生学评估。

城市轨道交通卫生学现场采样与测定的要求可大致概括为以下几方面：①代表性：检测频次、样品量、布点及采样方法等必须符合有关规定，使采集的样品能够反映整体真实情况。②完整性：制订完善的检测计划，并按计划实施现场采样和检测，保证检测工作完整性、系统性和连续性。③准确性：卫生检测过程严格按质量控制要求执行，保证结果的准确、可靠。

（1）标准与依据（以最新版本为准）：《公共场所卫生指标及限制要求》（GB 37488—2019）、《民用建筑工程室内环境污染控制标准》（GB 50325—2020）、《生活饮用水卫生标准》（GB 5749—2006）、《室内空气质量标准》（GB/T 18883—2002）、《公共场所卫生管理规范》（GB 37487—2019）和《公共场所卫生检验方法》（GB 18204—2013/2014）。

（2）方法及内容

1）检测指标：①物理因素：温度、湿度、风速、气压、照度、噪声；②化学因素：一氧化碳、二氧化碳、可吸入颗粒物、苯、甲苯、二甲苯、甲醛、氨、总挥发性有机物、臭氧；③生物因素：空气细菌总数；④放射性因素：空气氡。

2）检测布点：站台、站厅按梅花布点方式各布 5 个监测点（个别特殊站适当调整布点方式，但监测点数不变），每条轨道的隧道口各设一个采样点，同时在车站地面通风口或者出入口周围选取对照点。

3）检测频率和时间：每天上、下午分别检测一次，连续三天，每次检测应采集平行样品。

4）检测和采样方法：城市轨道交通现场的化学污染物和生物污染物检测需要现场采样，然后送实验室进行分析。现场采样具体项目见表8-9。

表 8-9　城市轨道交通现场采样项目

项目	检测标准	采样方法	检验方法
空气细菌总数	GB/T 18204.3—2013	撞击法	恒温箱培养法
		自然沉降法	恒温箱培养法
氨	GB/T 18204.2—2014	有泵型采样法（液体吸收法）	靛酚蓝分光光度法、纳氏试剂分光光度法
甲醛	GB/T 18204.2—2014	有泵型采样法（液体吸收法）	酚试剂分光光度法
臭氧	GB/T 18204.2—2014	有泵型采样法（液体吸收法）	靛蓝二磺酸钠分光光度法
苯、甲苯、二甲苯	GB/T 18204.2—2014	有泵型采样法（固体吸附剂管法）	气相色谱法
总挥发性有机物（TVOC）	GB/T 18204.2—2014	有泵型采样法（固体吸附剂管法）	气相色谱法

城市轨道交通生物因素检测现场采样应当注意做到：无菌操作；避免人员频繁流动造成室内空气质量的变化；人员远离平皿，以免呼吸等人为活动影响检测结果。甲醛、氨、苯、挥发性有机物采样时应注意，仪器采样前要经过流量校正（皂膜流量计或转子流量计），采样器连接要注意方向性，不要接反造成试剂倒吸，损伤采样器；要注意仪器电量是否充足，否则会影响流量稳定。

城市轨道交通现场物理因素及部分化学污染物可以采用仪器直读现场检测，具体项目见表8-10。

表 8-10　城市轨道交通现场测定项目

项目	检测标准	现场采样仪器
温度	GB/T 18204.1—2013	玻璃液体温度计
		数显式温湿度计
相对湿度	GB/T 18204.1—2013	数显式温湿度计
风速	GB/T 18204.1—2013	热球式电风速计
气压	GB/T 18204.1—2013	空盒气压表

续表

项目	检测标准	现场采样仪器
照度	GB/T 18204.1—2013	照度计
噪声	GB/T 18204.1—2013	声级计
一氧化碳	GB/T 18204.2—2014	CO 红外线气体分析仪
二氧化碳	GB/T 18204.2—2014	CO_2 红外线气体分析仪
氡	GBZ/T 155—2002	连续测氡仪
可吸入颗粒物	GB/T 18204.2—2014	微电脑激光粉尘仪

仪器直读法由持有上岗证的操作人员根据相关标准,通过现场直读仪器对现场的健康危害因素进行检测,仪器可直接读取检测点现场健康危害因素的浓度或强度。在现场测定时,仪器的使用不当会引起一定的误差,因此测定时应注意规范操作。①温湿度:仪器需在采样点设置一定时间后再读数,读数应快速准确,以免人的呼吸气和人体热辐射影响读数的准确性;读数的时候手不要碰到感温部位。②风速:开机校准的时候测杆要垂直,探头不可拉出;仪器探头上的红点要对准风向。③二氧化碳、一氧化碳:每次检测前需要校准零点终点,一氧化碳体积浓度(ppm)换算成标准状态下质量浓度(mg/m^3)。二氧化碳读数时应注意,不要离采气口太近,采样者的呼吸会影响读数。④可吸入颗粒物:每次检测时需要调节仪器满度,使显示值调整到检验表记载的满度值,以消除系统误差;现场测定时须将旋钮指向"测量"位置。⑤照度:现场的灯打开一段时间后再测现场照度,白炽灯至少开 5min,受光器在测量前要至少曝光 5min,测定时受光器水平放置在测定面上,测定者的位置和服装不应影响测定结果。⑥噪声:城市轨道交通多为无规则变化噪声,要用满档,每隔 5s 读一个瞬时 A 声级,测量一个周期。⑦气压:需要查仪器每次检定证书上的校正公式,求出实际气压。

(3)检测结果分析评价:城市轨道交通项目竣工验收检测完毕,对检测结果进行整理和汇总,形成检测报告;根据检测结果对城市轨道交通项目卫生状况进行分析评价。公共场所检测资料的汇总分析,一般通过计算平均值、检出最高值和最低值范围,按照各自要求分别与《公共场所卫生指标及限值要求》(GB 37488—2019)作比较。

城市轨道交通现场空气检测结果示例:

城市轨道交通现场空气检测结果示例见表 8-11。

表 8-11　城市轨道交通室内空气现场检测结果

检测项目	检测地点	采样点 / 个	采样点次 / 个	平均值	最小值	最大值
二氧化氮 / （mg·m⁻³）	隧道	6	36	0.05	0.02	0.08
	站台	15	90	0.05	0.02	0.10
	站厅	15	90	0.05	0.02	0.09
	站内合计	36	216	0.05	0.02	0.10
	室外对照	3	18	0.06	0.04	0.13
二氧化硫 / （mg·m⁻³）	隧道	6	36	0.20	0.03	1.09
	站台	15	90	0.13	0.03	0.52
	站厅	15	90	0.14	0.03	0.55
	站内合计	36	216	0.14	0.03	1.09
	室外对照	3	18	0.15	0.03	0.84
二氧化碳 /%	隧道	6	36	0.054 0	0.046 0	0.061 9
	站台	15	90	0.055 0	0.046 6	0.068 5
	站厅	15	90	0.054 4	0.011 8	0.076 5
	站内合计	36	216	0.054 6	0.011 8	0.076 5
	室外对照	3	18	0.056 9	0.044 6	0.075 8
风速 /（m·s⁻¹）	隧道	6	36	0.14	0.05	0.44
	站台	15	90	0.12	0.02	0.26
	站厅	15	90	0.12	0.04	0.42
	站内合计	36	216	0.12	0.02	0.44
	室外对照	3	18	0.14	0.04	0.45
甲醛 / （mg·m⁻³）	隧道	6	36	0.06	0.04	0.11
	站台	15	90	0.06	0.04	0.11
	站厅	15	90	0.05	0.04	0.10
	站内合计	36	216	0.05	0.04	0.11
	室外对照	3	18	0.05	0.04	0.10
可吸入颗粒物 / （mg·m⁻³）	隧道	6	36	0.11	0.03	0.34
	站台	15	90	0.06	0.03	0.15
	站厅	15	90	0.08	0.03	0.23
	站内合计	36	216	0.08	0.03	0.34
	室外对照	3	18	0.12	0.07	0.29

续表

检测项目	检测地点	采样点 / 个	采样点次 / 个	平均值	最小值	最大值
空气细菌总数 / ($CFU·m^{-3}$)	隧道	6	36	3 220.83	150.00	16 000.00
	站台	15	90	2 967.22	50.00	33 000.00
	站厅	15	90	3 200.56	50.00	18 000.00
	站内合计	36	216	3 106.71	50.00	33 000.00
	室外对照	3	18	2 941.67	150.00	8 000.00
霉菌总数 / ($CFU·m^{-3}$)	隧道	6	36	1 393.61	110.00	3 000.00
	站台	15	90	998.89	50.00	6 500.00
	站厅	15	90	1 299.00	50.00	6 300.00
	站内合计	36	216	1 189.72	50.00	6 500.00
	室外对照	3	18	858.33	50.00	2 700.00
温度 /℃	隧道	6	36	23.67	16.90	26.90
	站台	15	90	23.70	17.20	27.30
	站厅	15	90	24.19	17.00	28.10
	站内合计	36	216	23.90	16.90	28.10
	室外对照	3	18	24.23	16.40	34.50
相对湿度 /%	隧道	6	36	68.95	51.00	83.70
	站台	15	90	65.46	47.00	82.90
	站厅	15	90	63.69	48.40	80.90
	站内合计	36	216	65.31	47.00	83.70
	室外对照	3	18	66.03	26.80	86.80
一氧化碳 / ($mg·m^{-3}$)	隧道	6	36	1.73	0.30	3.90
	站台	15	90	1.57	0.30	3.10
	站厅	15	90	1.52	0.30	3.20
	站内合计	36	216	1.58	0.30	3.90
	室外对照	3	18	1.18	0.10	3.20
噪声 /dB（A）	隧道	6	36	69.11	63.60	76.60
	站台	15	90	67.47	62.60	75.10
	站厅	15	90	68.00	60.60	89.80
	站内合计	36	216	67.97	60.60	89.80
	室外对照	3	18	70.81	62.30	80.10

续表

检测项目	检测地点	采样点/个	采样点次/个	平均值	最小值	最大值
照度/lx	隧道	6	36	54.94	11.00	394.00
	站台	15	90	209.87	70.00	630.00
	站厅	15	90	223.42	63.00	542.00
	站内合计	36	216	189.69	11.00	630.00
	室外对照	3	18	1 208.17	160.00	1 875.00

3. 集中空调通风系统　在城市轨道交通项目竣工验收评价中,集中空调通风系统卫生学检测是其主要内容之一。科学、规范、全面地开展集中空调通风系统卫生学检测,是保证城市轨道交通项目竣工验收评价质量的基础。集中空调通风系统主要根据《公共场所集中空调通风系统卫生规范》(WS 394—2012)设定的卫生指标进行检测,其目的是了解集中空调通风系统的设计参数和运行效果是否符合卫生要求。

(1) 标准与依据(以最新版本为准):《公共场所集中空调通风系统卫生规范》(WS 394—2012)、《公共场所集中空调通风系统卫生学评价规范》(WS/T 395—2012)、《空调通风系统运行管理规范》(GB 50365—2019)。

(2) 方法及内容

1) 检测指标:城市轨道交通集中空调通风系统卫生学检测指标包括集中空调通风系统冷却水和冷凝水中嗜肺军团菌;新风量;集中空调风管内表面积尘量、细菌总数、真菌总数;集中空调送风中可吸入颗粒物、细菌总数、真菌总数、溶血性链球菌等致病微生物。

2) 抽样原则:公共场所集中空调通风系统的卫生抽样检测应具有随机性、代表性和可行性。

3) 采样点和抽样量:集中空调通风系统(机组)的抽样比例不少于空气处理机组对应的风管系统总量的5%;不同类型的集中空调系统,每类至少抽1套。每套应选择2~5个代表性部位。

每套系统抽样量与采样点如下:①冷却水:不少于1个冷却塔,采样点设置在距塔壁20cm、液面下10cm处。②冷凝水:不少于1个冷凝部位,采样点设置在排水管或冷凝水盘处。③新风:每个进风管不少于1个部位,采样点设置于新风管,选择气流平稳的直管段,避开弯头和断面急剧变化的部位。④送风口:抽取3~5个送风口,设置1~3个检测点。在送风口散流器下风方向15~20cm、水平方向向外50~100cm处采样。⑤风管内表面:选择空调系统的风管(如送风管、回风管、新风管)2~3 个代表性断面,设置 3~6 个采样点。如无法在风管采样,可选择全部送风口的 3%~5% 且不少于 3 个作为采样点。

新风量检测点的设置:对于圆形风管,通常将风管分成适当数量的等面积同心环,测点选在各环面积中心线与垂直的两条直径线的交点上,见表 8-12。

表 8-12　集中空调通风系统新风量检测点设置(圆形)

管道直径 /m	环数 / 个	测点数(两孔共计)/ 个
<1	1~2	4~8
>1~2	2~3	8~12
>2~3	3~4	12~16

对于矩形管道,通常将管道断面分成适当数量的等面积小块,各块中心即为测点,见表 8-13。

表 8-13　集中空调通风系统新风量检测点设置(矩形)

风管断面面积 /m²	等面积小块数 / 个	测点数 / 个
<1	2×2	4
1~4	3×3	9
4~9	3×4	12
9~16	4×4	16

4) 现场检测采样方法:集中空调通风系统卫生学检测所用的方法依据《公共场所集中空调通风系统卫生规范》(WS 394—2012)要求执行。

集中空调通风系统现场检测、采样所用仪器及仪器要求见表 8-14。

表 8-14　城市轨道交通集中空调通风系统现场采样检测仪器要求

检测、采样项目	检测所用仪器	仪器要求
新风量	皮托管法:标准(或 S 型)皮托管 微压计	K_p=0.99±0.01,或 S 形 K_p=0.84±0.01 精确度应不低于 2%,最小读数应不大于 1Pa
	水银玻璃温度计或电阻温度计	最小读数应不大于 1℃
	风速计法:热电风速仪	最小读数应不小于 0.1m/s
	水银玻璃温度计或电阻温度计	最小读数应不大于 1℃

检测、采样项目	检测所用仪器	仪器要求
送风中可吸入颗粒	便携式直读仪器	仪器测定范围为 0.01~10mg/m³；颗粒物捕集特性应满足 $D_{a50}=(10\pm0.5)\mu m$，$\sigma_g=1.5\pm0.1$ 的要求；检验仪器测定的重现性误差：平均相对标准差小于 7%
送风中微生物	六级筛孔空气撞击式采样器及配套采样泵	对空气中细菌的捕获率应大于 95%；采样泵流量能满足 28.3L/min
风管内表面污染物	机器人采样：定量采样机器人 人工采样：无专用采样仪器	对所用取样框有尺寸要求
冷却水、冷凝水中嗜肺军团菌	无采样仪器，但所用采用容器应选择玻璃瓶或聚乙烯瓶	容器瓶口应为螺口或磨口；若水样中含有沉积物与软泥的需用广口瓶

现场检测、采样时的注意事项：

① 检测、采样条件：检测风管内表面积尘量、细菌总数、真菌总数时，集中空调通风系统应处于非运转状态；检测送风中细菌总数、真菌总数、溶血性链球菌与可吸入颗粒物时，集中空调通风系统应处于正常运转状态。

② 新风量：如果一套系统设有多个新风管，则每个新风管均要测定风量，全部新风管风量之和即为该套系统的总新风量。可用热电风速仪测量风速，每个检测点应检测 2 次数值，取平均数作为该点的检测结果。

③ 送风中可吸入颗粒物检测时，仪器应放置送风口下风方向 15~20cm 处。每个检测点应检测 3 次数值，取平均值作为该点的检测结果。

④ 送风中微生物采样环境条件：采集送风中微生物样品前，应关闭采样区域的门窗 1h 以上，并尽量减少人员活动幅度与频率。采样时，采样器应放置送风口下风方向 15~20cm 处。采样流量设为 28.3L/min，采样时间为 5~15min。

⑤ 风管内表面采样：使用人工采集风管内表面积尘量时，应根据风管断面的大小选取合适的取样框，并将取样框放在风管的采样位置上。取用 2 片已经称过重的无纺布将取样框内风管内壁上的灰尘擦拭干净，如果需要再用 2 片，直到擦拭干净为止。当风管内积尘较多时，可先用已消毒的铲具将取样框内的大量积尘取到密封袋中，然后再用无纺布擦拭。在采集风管内表面微生物过程中，当积尘量较多时，采用刮试法采样（使用采样面积为 100cm² 的采样框，并用已消毒的铲具将采样框内灰尘铲至无菌容器中）；当积尘量少（无法用铲具收集）时，采用擦拭法采样（使用采样面积为 50cm² 的

采样框,并用沾有适量无菌生理盐水的无菌棉签进行擦拭采样)。

使用采样机器人采样时,应注意采样风管的宽度和高度。采样点的设置距风管开孔处的距离宜由近及远,以避免采样机器人在风管内行驶时污染设定的采样区域。为避免人工采样对采样环境的影响,宜采用机器人采样。

⑥ 冷凝水、冷却水水中嗜肺军团菌检测水样采集时,应注意采样前对容器进行消毒;对于经氯或臭氧等消毒的样品,需在采样容器灭菌前加入硫代硫酸钠溶液以中和样品中的氧化物;样品最好 2 天内送达实验室,不必冷冻,但要避光和防止受热,室温下储存不得超过 15 天。

⑦ 检测或采样人员还应当注意以下几点:检测或采样时,检测人员应注意个体卫生防护;检测采样过程中应保持采样仪器或检测仪器工作稳定性;采样时,应使用专用的检测、采样记录表单,做好现场检测、采样记录;采集的样品应及时进行编号,以避免样品之间发生混淆;在样品采集、运输和保存过程中,应注意防止样品污染,特别是涉及集中空调微生物采样时,应选择在现场较为干净、清洁、人员流动较少的区域进行样品放置等作业,从而确保采样过程无菌操作。

(3) 检测结果分析与评价:根据《公共场所集中空调通风系统卫生规范》(WS 394—2012)要求,对城市轨道交通集中空调通风系统的检测结果进行分析,可参照如下规则进行判断:

1) 新风量的实测结果小于卫生要求,即可判定该空调通风系统的新风量不合格;

2) 风管内表面的积尘量以各个检测断面积尘量的平均值作为系统的检测结果,如果该检测结果大于卫生要求,即可判定风管系统的积尘量不合格;

3) 风管内表面细菌、真菌总数以系统全部检测的最大值作为系统的检测结果,如果该检测结果大于卫生要求,即可判定风管内表面细菌、真菌总数不合格;

4) 送风中可吸入颗粒物以各个检测风口可吸入颗粒物的平均值作为系统的检测结果,如果该检测结果大于卫生要求,即可判定空调送风的可吸入颗粒物不合格;

5) 空调送风细菌、真菌总数和溶血性链球菌以系统全部检测风口的最大值作为系统的检测结果,如果该检测结果大于卫生要求,即可判定空调送风细菌、真菌总数和溶血性链球菌不合格;

6) 由于对嗜肺军团菌的检测只做定性分析,因此当检测报告显示水样中检出嗜肺军团菌,即可判定检测水样不合格。

集中空调通风系统监测示例：

1. 监测站点　某城市轨道交通线路各站点。

2. 监测项目　送风细菌总数、送风真菌总数、送风溶血性链球菌、送风可吸入颗粒物（PM_{10}）、内表面细菌总数、内表面真菌总数、内表面积尘量、新风量、冷却（凝）水嗜肺军团菌。

3. 监测结果　共监测地铁站台集中空调通风系统20套，合格14套，合格率为70%；抽检样品177宗次，合格146宗次，合格率为82.5%。具体为：空调送风细菌总数60宗，合格33宗，合格率为55%；真菌总数60宗，合格55宗，合格率为91.7%；β-溶血性链球菌和可吸入颗粒物各60宗，合格率均为100%；风管内表面积尘量、细菌总数和真菌总数各60宗，合格率均为100%；新风量20宗，合格18宗，合格率为90%；冷却（凝）水嗜肺军团菌37宗，合格35宗，合格率为94.6%。不合格项目主要是送风细菌总数、送风真菌总数、新风量和嗜肺军团菌。

（五）结论及建议

1. 结论　评价结论是在全面总结评价内容和结果的基础上，论证城市轨道交通项目是否达到国家有关法律、法规、标准、规范的卫生要求，确定在卫生方面是否可行。评价结论要符合有关文件的精神，文字条理清晰，表达内容准确。

评价结论示例：

通过对某城市轨道交通项目的工程分析和现场调查，该项目的卫生状况、设置、采取的卫生防护措施、建立的卫生管理档案等内容基本符合《公共场所卫生指标及限值要求》（GB 37488—2019）和《公共场所集中空调通风系统卫生管理办法》（WS 394—2012）的有关规定。

通过对本项目的现场抽查检测、分析，本城市轨道交通项目的卫生质量基本符合《公共场所卫生指标及限值要求》（GB 37488—2019）和《公共场所集中空调通风系统卫生规范》（WS 394—2012）等相关卫生要求。

2. 建议　城市轨道交通竣工验收评价建议主要是在分析评价的基础上，根据城市轨道交通项目运行管理中存在的卫生方面的问题，有针对性地，以简洁、概括的语言提出旨在改善上述不足和问题的建议，能满足集中空调通风系统卫生要求技术和管理措施，供建设单位参考。

评价建议示例：

1. 做好站内清洁卫生工作,保持车站内环境、设施卫生状况良好,落实各项保洁工作。

2. 加强车站的通风排气,保证足够新风量。进一步完善通风空调等设施的卫生管理措施,特别应保障站外新风口周围的环境卫生。因为本市大气环境质量现状主要是以煤烟与机动车尾气排放复合型的空气污染,各站点靠近客流集散点、交通枢纽,因此必须防止地铁新风口受到新的污染源影响。应保证所吸入的空气为室外新鲜空气。

3. 运营车站及主要卫生设施的运行应合理控制,温度、湿度调节效果良好,保证车站内具有良好的通风、照明和舒适的候车环境。

4. 注意运营过程中采取相应的消声和减振措施,适当控制站厅、站台广播的声量,以控制车站内的噪声。

5. 由于隧道内的污染物浓度较高,因此在运营过程中应注意屏蔽门和隧道门的关闭。

6. 新风量较低的车站适当增大送风中新风量的比例,保证足够的新风供应。

7. 加强车站空调冷却系统的清洗消毒工作,加强卫生管理,定期做好冷却塔的清洗保洁工作,确保冷却系统清洁干净。

六、评价结果的应用

城市轨道交通项目竣工验收卫生学评价应识别可能存在的健康危害因素,预测健康危害的程度,评价拟采取的健康危害控制措施,从公共卫生角度评估建设项目是否可行,对发现的问题提出有针对性的管理和技术建议。通过科学、规范、准确的卫生学评价形成卫生学预评价报告书,向城市轨道交通及其行业主管、卫生行政部门提供明确、规范的卫生评价结论,是不可或缺的重要技术资料,为项目立项审批、卫生行政决策和日常卫生管理提供科学的卫生技术依据,为全民改善、提高城市轨道交通卫生水平提供科学依据。

第五节 经常性卫生学评价

一、评价目的

城市轨道交通的经常性卫生学检测与评价是对运营中的城市轨道交

通的卫生状况、卫生设施运行效果以及卫生管理进行的综合性卫生学评价。根据国家有关卫生法律、法规、标准和规范要求,在城市轨道交通项目运营过程中,通过卫生学调查和随机卫生检测,发现和分析存在的卫生问题,提出改进措施,为改善卫生质量、加强卫生管理提供科学依据。

二、评价依据

1. 相关卫生法规、标准和规范(以最新版本为准)

(1)《公共场所卫生管理条例》

(2)《公共场所卫生管理条例实施细则》

(3)《突发公共卫生事件应急条例》

(4)《公共场所卫生指标及限值要求》(GB 37488—2019)

(5)《公共场所设计卫生规范》(GB 37489—2019)

(6)《公共场所卫生管理规范》(GB 37487—2019)

(7)《公共场所卫生学评价规范》(GB 37678—2019)

(8)《公共场所卫生检验方法》(GB/T 18204—2013/2014)

(9)《公共场所集中空调通风系统卫生规范》(WS 394—2012)

(10)《公共场所集中空调通风系统卫生学评价规范》(WS/T 395—2012)

2. 相关技术资料　城市轨道交通场所卫生档案及卫生检测报告等相关资料。

三、评价方法及内容

对运营中的城市轨道交通场所进行经常性卫生学评价,内容主要包括卫生学调查和卫生检测两部分内容。

(一)现场卫生学调查

城市轨道交通场所的现场卫生学调查要按照《公共场所卫生管理规范》(GB 37487—2019)和其他相关标准的要求,调查城市轨道交通场所卫生管理和制度的执行情况,生活饮用水、二次供水、公共用品用具的消毒、净化、病媒生物防制、集中空调通风系统等卫生设施和卫生防护设施的运行情况,公共用品的配置和使用情况,卫生管理的实施情况等。

(二)现场卫生学检测

1. 室内空气

(1)检测指标:①物理因素:温度、湿度、风速、气压、照度、噪声;②化学因素:一氧化碳、二氧化碳、可吸入颗粒物、苯、甲苯、二甲苯、甲醛、氨、总挥发性有机物、臭氧;③生物因素:空气细菌总数;④放射性因素:空气氡。

(2)检测布点:站台、站厅按梅花布点方式各布 5 个监测点(个别特殊站适当调整布点方式,但监测点数不变),每条轨道的隧道口各设一个采样点,同时在车站地面通风口或者出入口周围选取对照点。

(3)检测频率和时间:一天,运营高峰时采样检测一次。

(4)检测和采样方法:城市轨道交通场所现场采样检测所用的方法依据《公共场所卫生检验方法》(GB/T 18204—2013/2014)要求执行。

1)现场采样项目:城市轨道交通现场化学污染物和生物污染物需要现场采样,送实验室进行分析,具体项目见表8-15。

表8-15　城市轨道交通现场采样项目

项目	检测标准	采样方法	检验方法
空气细菌总数	GB/T 18204.3—2013	撞击法	恒温箱培养法
		自然沉降法	恒温箱培养法
氨	GB/T 18204.2—2014	有泵型采样法(液体吸收法)	靛酚蓝分光光度法、纳氏试剂分光光度法
甲醛	GB/T 18204.2—2014	有泵型采样法(液体吸收法)	酚试剂分光光度法
臭氧	GB/T 18204.2—2014	有泵型采样法(液体吸收法)	靛蓝二磺酸钠分光光度法
苯、甲苯、二甲苯	GB/T 18204.2—2014	有泵型采样法(固体吸附剂管法)	气相色谱法
总挥发性有机物(TVOC)	GB/T 18204.2—2014	有泵型采样法(固体吸附剂管法)	气相色谱法

2)现场检测项目:城市轨道交通现场物理因素及部分化学污染物可采用仪器直读现场检测,具体项目见表8-16。

表8-16　城市轨道交通现场测定项目

项目	监测标准	现场采样仪器
温度	GB/T 18204.1—2013	玻璃液体温度计
		数显式温湿度计
相对湿度	GB/T 18204.1—2013	数显式温湿度计
风速	GB/T 18204.1—2013	热球式电风速计
气压	GB/T 18204.1—2013	空盒气压表
照度	GB/T 18204.1—2013	照度计
噪声	GB/T 18204.1—2013	声级计

项目	监测标准	现场采样仪器
一氧化碳	GB/T 18204.2—2014	CO 红外线气体分析仪
二氧化碳	GB/T 18204.2—2014	CO_2 红外线气体分析仪
氡	GBZ/T 155—2002	连续测氡仪
可吸入颗粒物	GB/T 18204.2—2014	微电脑激光粉尘仪

仪器直读法由持有上岗证的操作人员根据相关标准,通过现场直读仪器对现场的健康危害因素进行检测,仪器可直接读取检测点现场的健康危害因素的浓度或强度。现场测定时,仪器的使用不当会引起一定的误差,因此测定时应注意规范操作:①温湿度:仪器需在采样点设置一定时间后再读数,读数应快速准确,以免人体呼吸气和热辐射影响读数的准确性;读数的时候手不要碰到感温部位。②风速:开机校准的时候测杆要垂直,探头不可拉出;仪器探头上的红点要对准风向。③二氧化碳、一氧化碳:每次检测前需要校准零点终点,一氧化碳体积浓度(ppm)换算成标准状态下质量浓度(mg/m^3)。二氧化碳读数时应注意,不要离采气口太近,采样者的呼吸会影响读数。④可吸入颗粒物:每次检测时需要调节仪器满度,使显示值调整到检验表记载的满度值,以消除系统误差;现场测定时须将旋钮指向"测量"位置。⑤照度:现场的灯要打开一段时间后再测现场照度,白炽灯至少开 5min,受光器在测量前要至少曝光 5min,测定时受光器水平放置在测定面上,测定者的位置和服装不应该影响测定结果。⑥噪声:城市轨道交通多为无规则变化噪声,要用满档,每隔 5s 读一个瞬时 A 声级,测量一个周期。⑦气压:需要查仪器每次检定证书上的校正公式,求出实际气压。

3)注意事项:城市轨道交通场所现场采样和检测时注意,在采集样品的同时应根据现场情况随机抽取样品并制备空白对照样品;在样品采集期间,要经常对采样仪器设备运行状态进行检查;应根据实施方案,在正常的工作状态和环境条件下进行,避免人为因素和环境因素的影响;在现场样品采集的同时,应记录样品采集地点的温度、湿度和大气压,必要时测定风速。

生物因素的采样应做到无菌操作;避免人员的频繁流动造成室内空气质量变化;人员远离平皿,以免呼吸等人为活动影响检测结果。

甲醛、氨、苯、挥发性有机物采样时注意,仪器采样前要经过流量校正(皂膜流量计或转子流量计);采样器连接要注意方向性,不要接反造成试剂倒吸,损伤采样器;要注意仪器电量是否充足,否则会影响流量稳定;采用集中空调通风系统的公共场所,集中空调通风系统应处于正常运行状态;采用自然通风的公共场所,应关闭门窗 1h 后进行。

进行氡现场测定时,采用集中空调通风系统的公共场所,集中空调通风系统应处于正常运行状态;采用自然通风的公共场所,应关闭门窗 24h 后进行。

2. 集中空调通风系统

(1) 检测指标:城市轨道交通集中空调通风系统卫生学检测指标为集中空调通风系统冷却水和冷凝水中嗜肺军团菌;新风量;集中空调风管内表面积尘量、细菌总数、真菌总数;集中空调送风中可吸入颗粒物、细菌总数、真菌总数、溶血性链球菌等致病微生物。

(2) 抽样原则:公共场所集中空调通风系统的卫生抽样检测应具有随机性、代表性和可行性。

(3) 采样点和抽样量:集中空调通风系统(机组)的抽样比例不少于空气处理机组对应的风管系统总量的 5%;不同类型的集中空调系统,每类至少抽 1 套,每套应选择 2~5 个代表性部位。

每套系统抽样量与采样点如下:①冷却水:不少于 1 个冷却塔,采样点设置在距塔壁 20cm、液面下 10cm 处。②冷凝水:不少于 1 个冷凝部位,采样点设置在排水管或冷凝水盘处。③新风:每个进风管不少于 1 个部位,采样点设置于新风管,选择气流平稳的直管段,避开弯头和断面急剧变化的部位。④送风口:抽取 3~5 个送风口,设置 1~3 个检测点,在送风口散流器下风方向 15~20cm、水平方向向外 50~100cm 处采样。⑤风管内表面:选择空调系统的风管(如送风管、回风管、新风管)2~3 个代表性断面,设置 3~6 个采样点,如无法在风管采样,可选择全部送风口的 3%~5% 且不少于 3 个作为采样点。⑥新风量检测点设置:对于圆形风管,通常将风管分成适当数量的等面积同心环,测点选在各环面积中心线与垂直的两条直径线的交点上,见表 8-12。对于矩形管道,通常将管道断面分成适当数量的等面积小块,各块中心即为测点,见表 8-13。

(4) 检测采样方法

1) 现场检测、采样常用方法:集中空调通风系统卫生学检测所用方法依据《公共场所集中空调通风系统卫生规范》(WS 394—2012)的要求执行。

2) 现场检测、采样常用仪器:集中空调通风系统现场检测、采样所用仪器及仪器要求见表 8-14。

3) 现场检测、采样时注意事项

① 检测、采样条件:检测风管内表面积尘量、细菌总数、真菌总数时,集中空调通风系统应处于非运转状态;检测送风中细菌总数、真菌总数、溶血性链球菌与可吸入颗粒物时,集中空调通风系统应处于正常运转状态。

② 新风量:如果一套系统设有多个新风管,则每个新风管均要测定风

量,全部新风管风量之和即为该套系统的总新风量。可用热电风速仪测量风速,每个检测点应检测 2 次数值,取平均数作为该点的检测结果。

③ 送风中可吸入颗粒物检测时,仪器应放置送风口下风方向 15~20cm 处进行检测,每个检测点检测 3 次数值,取平均值作为该点的检测结果。

④ 送风中微生物注意采样环境条件:采集送风中微生物样品前,应关闭采样区域的门窗 1h 以上,并尽量减少人员活动幅度与频率。采样时,采样器应放置送风口下风方向 15~20cm 处进行采样。采样流量设为 28.3L/min,采样时间为 5~15min。

⑤ 风管内表面采样:使用人工采集风管内表面积尘量时,应根据风管断面的大小选取合适的取样框,并将取样框放在风管的采样位置上。取用 2 片已经称过重的无纺布将取样框内风管内壁上的灰尘擦拭干净,如果需要再用 2 片,直到擦拭干净为止。当风管内积尘较多时,可先用已消毒的铲具将取样框内的大量积尘取到密封袋中,然后再用无纺布擦拭。在采集风管内表面微生物过程中,当积尘量较多时,采用刮拭法采样(使用采样面积为 100cm^2 的采样框,并用已消毒的铲具将采样框内灰尘铲至无菌容器中);当积尘量少(无法用铲具收集)时,采用擦拭法采样(使用采样面积为 50cm^2 的采样框,并用沾有适量无菌生理盐水的无菌棉签进行擦拭采样)。

采用机器人采样时,应注意采样风管的宽度和高度。采样点的设置距风管开孔处的距离宜由近及远,以避免采样机器人在风管内行驶时污染设定的采样区域。为避免人工采样对采样环境的影响,宜采用机器人采样。

⑥ 冷凝水、冷却水嗜肺军团菌检测水样采集时应注意:采样前容器应进行消毒;对于经氯或臭氧等消毒的样品,需在采样容器灭菌前加入硫代硫酸钠溶液以中和样品中的氧化物;样品最好 2 天内送达实验室,不必冷冻,但要避光和防止受热,室温下储存不得超过 15 天。

⑦ 检测或采样人员应注意以下几点:检测或采样时,检测人员应注意个体卫生防护;检测采样过程中应保持采样仪器或检测仪器工作稳定性;采样时应使用专用的检测、采样记录表单,做好现场检测、采样记录;采集的样品应及时进行编号,避免样品之间发生混淆;样品采集、运输和保存过程中,应注意防止样品污染,特别是涉及集中空调微生物采样时,应选择在现场较为干净、清洁、人员流动较少的区域进行样品放置等作业,从而确保采样过程无菌操作。

(三) 检测结果分析与评价

根据基本情况分析、现场卫生学调查和卫生学检测结果,依据《公共场所卫生管理规范》(GB 37487—2019)、《公共场所卫生指标及限值要求》(GB 37488—2019)和《公共场所集中空调通风系统卫生规范》(WS 394—2012)

对城市轨道交通场所的调查检测结果进行全面地分析和评价。

（四）报告编写、签发

根据基本情况分析、现场卫生学调查和卫生检测结果，对城市轨道交通场所编制经常性卫生学评价报告，报告内容包括评价目的、评价依据、评价范围、评价内容、现场卫生学调查情况、卫生检测与评价、评价结论及建议等方面，以及评价场所的名称、委托单位、评价机构、评价人员、复核人、签发人、评价时间等信息。

四、评价结果的应用

依据相关法规、技术规范和标准，通过科学、规范的经常性卫生学评价，帮助城市轨道交通场所把好卫生防护关，使城市轨道交通符合卫生要求，才是保障公众健康最有效、最经济的措施。公共场所建设项目卫生学评价结果也是卫生行政部门实施卫生监督管理的科学依据。

第六节 质 量 控 制

一、工程分析阶段

城市轨道交通工程分析内容比较多，工程分析是否透彻、全面、翔实，关系到整个评价过程的质量，因此，项目组成员可以分工合作，根据个人特长，各自承担一部分工程分析。完成初步分析后，项目组应当把各个部分分析内容汇总成一份完整的工程分析资料，并组织讨论，进一步补充、完善。工程分析的质量好坏，关键在于资料收集是否完整、真实、可靠；分析研究是否透彻、仔细、全面，这是工程分析质量控制的要点。

二、卫生学调查

城市轨道交通卫生学调查主要分为类比调查和现场调查。类比调查是通过取得与项目相同或相似的轨道交通的资料推测、论证项目竣工后卫生状况的一种评价方法，在设计阶段预评价中经常使用。现场调查主要是通过现场勘察和询问，了解掌握城市轨道交通项目运行时的卫生状况，主要用于竣工验收评价和经常性卫生学评价。

引用类比调查资料时，应当在评价报告中详细描述类比的轨道交通项目与评价项目之间的异同点。特别要强调的是除了详细描述相同点外，也要详细说明不同点，并加以分析，不同点是否会对评价项目的卫生状况产生影响，以及影响程度有多大。

现场调查一般运用调查表的方法,将需要调查了解的内容先制订成表格,然后去现场一一核对记录。因此,作为质量体系中的一部分,应当将现场调查表的基本内容及调查方法,制订成作业指导书,指导、规范评价人员开展现场调查的行为,以保证现场调查结果的真实性和完整性。

三、现场采样与检测

卫生学检测是城市轨道交通竣工验收评价和经常性卫生学评价的主要内容之一,也是设计阶段预评价中类比分析的一种手段。现场检测与采样是实验室质量控制与评价质量控制之间的交叉点,现场检测与采样中检测项目的确定、检测点的设置以及现场检测,应当纳入评价的质量控制。

1. 检测项目选择　城市轨道交通室内空气与集中空调通风系统的检测项目主要根据《公共场所卫生指标及限值要求》(GB 37488—2019)和《公共场所集中空调通风系统卫生规范》(WS 394—2012)等有关技术规范、标准进行选择,相对比较固定。如何通过科学地验证,对室内空气与集中空调通风系统的检测项目进行筛选和优化,这是确定城市轨道交通场所检测项目时要考虑的问题。

2. 检测点的设置　城市轨道交通室内空气与集中空调通风系统主要按照国家标准《公共场所卫生检验方法》(GB/T 18204—2013/2014)和《公共场所集中空调通风系统卫生规范》(WS 394—2012)的要求进行。

3. 现场采样　现场采集空气样品时,容易受周边环境、气象条件、人为干扰等因素的影响,因此,为了使样品具有代表性、有效性和完整性,确保检测结果的准确性,必须对采样过程实施有效地质量控制。现场采样的质量控制可以通过系列的程序文件和作业指导书实现。应注意以下几方面:

(1) 城市轨道交通场所现场采样必须根据《公共场所卫生检验方法》(GB/T 18204—2013/2014)和《公共场所集中空调通风系统卫生规范》(WS 394—2012)规定的采样条件、采样方法、采样位置及运输、保存方法等内容进行,并选用适宜的采样设备。

(2) 采样人员严格执行采样规范的要求、坚持原则,在采样过程中如发现被采样单位或人员弄虚作假,采样人员应拒绝采样,并记录在相关表单上。

(3) 采样仪器的气路连接必须稳固,避免出现漏气现象,出现漏气会导致采样体积不准,直接影响检测结果的准确性。

(4) 现场采样前,应当在现场抽取采样仪器进行流量校准。应当注意采样仪器动力对采样流量的影响,采样前应保证采样器电源的充足,采样过程中应注意调节流量。

（5）应当注意采样时的污染,包括采样用具放置不当、采样前后收集器密闭不好、样品运输保存不恰当等造成的污染。

4. 现场检测 为了使城市轨道交通场所现场检测的结果具有代表性、有效性、完整性和准确性,必须对现场检测实施有效的质量控制。应注意以下几方面:

（1）现场检测时,必须有两位检测人员同时在场,并有被检测单位人员陪同。

（2）检测人员必须严格执行检测标准的要求,坚持原则,在检测过程中如发现被检测单位或人员弄虚作假,检测人员可拒绝检测。

（3）现场检测必须根据《公共场所卫生检验方法》（GB/T 18204—2013/2014）和《公共场所集中空调通风系统卫生规范》（WS 394—2012）等标准和技术规范的要求进行。

（4）检测时要根据相关标准的内容进行,并选用适宜的检测设备。

（5）检测仪器要满足标准中量程和精度的要求。

（6）检测前应做现场调查,避免检测仪器的使用范围与检测对象不符。

5. 记录 完整、规范的现场检测或采样记录,是现场采样和检测质量控制的重要内容。应注意以下几方面:

（1）要使用符合质量控制体系规定的统一格式的表单。填写时要做到字迹清楚,书写规范,不漏项。

（2）记录表单的内容,应满足相关标准要求,包括仪器型号、检测（采样）人员、检测（采样）地点、采样时间、采样流量、测量数据、气象条件等内容。

（3）记录表单由于填写人的笔误需要更改时,应按照规定要求进行涂改。

（4）记录保存要注意防火、防盗、防潮、防霉变等,并按规定交给档案室归档保存。

第七节　健康管理与健康促进

城市轨道交通场所对广大乘客来说是出行的场所,对于轨道交通从业人员来讲则是工作、劳动的场所。这两类人群均是城市轨道交通场所健康教育促进和个人防护的重点对象。开展个人防护和健康促进目的是使城市轨道交通从业人员掌握系统的卫生知识以及与本职工作和自身健康相关的疾病防护知识,自觉执行《公共场所卫生管理条例》及《公共场所卫生管理条例实施细则》等卫生法规,为广大乘客提供清洁、舒适、安全的乘车环境;利用各种形式向广大乘客宣传卫生知识和个人防护措施等。

一、从业人员健康管理

根据车站公共区员工工作性质不同,从业人员的健康管理分为直接服务乘客和间接服务乘客的从业人员。直接服务乘客的从业人员,是指车站站务、保安、保洁及安检等直接与乘客接触的工作人员。间接服务乘客的从业人员,是指车站设备设施巡检、维修及临时施工等不与乘客直接接触的工作人员。直接服务乘客从业人员每年至少进行一次健康检查,并取得健康合格证。每天上岗前,如出现发热、皮疹、腹泻、黄疸、结膜充血等症状,诊断为传染病病人、病原携带者和疑似传染病病人,在传染期内或在排除传染病前经评估可导致疾病传播扩散的,应立即离岗治疗,待痊愈后方可重新上岗。间接服务乘客的从业人员建议实施健康管理。

二、从业人员的健康教育和卫生培训

1. 基本要求

(1)城市轨道交通运营单位应组织从业人员学习卫生管理制度,掌握基本卫生知识和卫生操作技能。

(2)城市轨道交通纳入公共场所卫生行政许可范围的,直接服务乘客的从业人员应当每年至少进行一次卫生知识培训,组织一次卫生防护设施基本知识和现场操作培训,制订公共卫生事件应急预案并开展演练,确保从业人员掌握必要的技能,取得卫生知识培训合格证后方可上岗。

(3)保安、保洁及车站安检人员应学习、掌握并遵守轨道交通运营单位卫生健康相关规章制度及管理办法,实行一体化管理,接受和服从属地监管单位的管理,履行岗位职责,按监管单位的要求完成日常培训、应急培训,并定期检视培训效果,将培训时间、培训内容、考核结果记录归档。

2. 培训内容

(1)相关卫生法律法规。

(2)相关卫生管理制度:①环境卫生清洗保洁;②空气质量、微小气候、采光、照明、噪声、公共卫生设施、集中空调通风系统定期检测;③公共场所禁烟管理;④公共卫生设施更换、清洗、消毒管理;⑤卫生设备设施使用、维护管理;⑥空调系统的保洁、清洗、消毒管理;⑦从业人员健康检查、卫生培训、个人卫生;⑧公共卫生间卫生管理;⑨日常卫生检查及奖惩;⑩传染病、健康危害事故应急处置和报告。

(3)卫生操作规程:①车站通风空调设施运行管理;②车站通风空调设施清洁消毒;③车站环境及公共设施清洁消毒;④车站公共卫生间设施清洁消毒;⑤车辆空调设施的清洗消毒。

三、公众卫生宣教

1. 对广大乘客的卫生宣教应以广播、电影、电视、网络平台、公众号、卫生画廊、卫生报刊、卫生宣传标语等为主要形式。

2. 城市轨道交通场所要在醒目位置设置卫生宣传标语、标牌和固定的健康教育宣传栏,利用广播、网络平台、公众号等方式定期开展卫生知识宣传,其中要包括控烟、消毒、杀虫、灭鼠的知识与技能,以及预防呼吸道传染病、肠道传染病的防治知识等内容,向广大群众进行卫生科普知识教育。

3. 城市轨道交通室内禁止吸烟,应设置醒目的禁止吸烟警语和标志。不得设置自动售烟机,并应开展吸烟危害健康的宣传,配备专(兼)职人员对吸烟者进行劝阻。

四、突发公共卫生事件应急

1. 制订《地铁突发公共卫生事件应急预案》,做好物资、人员和技术准备,开展突发公共卫生事件应急演练。

2. 发生突发公共卫生事件时,及时通报事件信息,保护现场,协调组织乘客医疗救治及疏散。配合卫生部门开展事件的调查处理,落实行政控制措施。

五、个人防护

1. 从业人员个人卫生防护

(1) 工作时应穿工作服,备两套以上工作服,工作服应定期清洗,保持清洁。

(2) 保持良好的个人卫生,不留长指甲,勤剪发、勤修甲、勤洗澡、勤换衣,保持口腔、牙齿清洁,饭前便后、工作前后洗手,工作时不得涂指甲油及佩戴饰物。

(3) 严禁班前饮酒、工作时吸烟,保持身体清洁无异味。

2. 乘客个人卫生防护

(1) 保持良好的个人卫生习惯,注意个人卫生,打喷嚏或咳嗽时不要对着人群,应用手、手绢或纸巾等掩住口鼻。

(2) 勤洗手,保持双手清洁,双手被呼吸道分泌物污染后(如打喷嚏后)应洗手。

(3) 切勿与他人共用毛巾。

(4) 出现呼吸道感染症状的人员、照顾呼吸道感染患者的人员应按要求做好个人防护;与新型冠状病毒肺炎等传染病确诊患者密切接触后,应按规定在指定地点接受隔离观察。

（5）尽量避免直接用手揉眼睛，接触鼻子或口腔，以免通过眼、鼻腔和口腔黏膜感染呼吸道病原体。

🍃 案例分析

案例一　广州地铁超级细菌

2015 年 10 月 29 日，广东药学院公共卫生学院副教授姚振江带领的研究团队在《自然》（Nature）出版集团旗下的国际学术期刊《科学报告》（Scientific Reports）上发表了一项研究，广州地铁系统检出超级细菌——耐甲氧西林的金黄色葡萄球菌（MRSA）。在广州地铁的 7 条线路（1、2、3、4、5、8号线和 APM）采集了 320 个样本，取样点涉及 32 个地铁车站，包括地铁中经常被乘客触碰的位置，例如扶手、座椅、售票机、自动扶梯等。60.31%（193 个）的取样点含有耐药的葡萄球菌，其中 8 个含有超级细菌，检出率 2.5%。

29 日下午，姚振江表示超级细菌经常在医院被检测到，但在国内地铁中被发现还是第一次。一般而言，人群中携带超级细菌的比例为 1%~5%，但近年来由于抗生素滥用等问题，这一比例有升高的趋势。广州地铁超级细菌的检出率与此前日本一列火车上的检出率持平。

广东省疾控专家表示，超级细菌不是指对人的杀伤力提升，也不会导致新的疾病产生，不用过分恐慌。超级细菌的产生，是不合理地使用抗生素导致，其危害在于它对抗生素有抵抗能力，而不是说它对人的感染能力和杀伤力会增强。由于包括甲氧西林在内的多种青霉素都难以杀死这种细菌，因此，它引发的感染可能导致死亡。但公众不用因此恐慌，正常人如果手上没有伤口，而且勤洗手，不用担心感染。

乘客在日常生活中也应注意个人卫生防护，尤其是正确洗手；勤换床单、毛巾、衣物；避免揉眼抠鼻，避免共用毛巾、剃须刀等；避免与发热伴皮肤感染的人身体接触；如有伤口要保持清洁，并及时就医；不要滥用抗生素。

案例二　广州市地铁空气质量调查

2019 年 1 月 3 日下午，广州市疾控中心会同广州市政协调研组与广州地铁三号线相关人员进行了座谈，了解地铁通风设施及运行的基本情况，共同探讨地铁空气质量问题。随后对广州地铁三号线体育西路站的站厅、站台和列车进行了室内空气质量的检测。抽检站厅、站台室内空气 6 宗，其中相对湿度、二氧化碳、可吸入颗粒物指标均合格；有 5 宗温度指标超过标准值。抽检两列列车车厢室内空气 2 宗，相对湿度、可吸入颗粒物均合格，但温度和二氧化碳均超过标准值。

根据上述调研检测结果,地铁三号线体育西路站站厅和站台在 1 月 3 日的通风空调设备运行状态下,可基本满足室内空气质量要求。建议地铁各线路系统可参照体育西路站通风空调设备运行工况,根据实际情况调整设置合适的通风空调设备运行工况,确保空气质量符合卫生标准要求,保障公众健康。针对列车车厢二氧化碳超标问题采取必要的有针对性的措施,如适当增加新风供给或限制人流,以确保车厢内二氧化碳浓度符合卫生标准的要求。

(杨轶戬 施 洁 吕嘉韵)

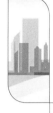

第九章

游泳场所卫生

随着生活水平不断提高,人们越来越重视自身健康,游泳作为一种放松身心、提高心肺功能的体育锻炼方式越发受到市民青睐。同时,经济发展也刺激了游泳场所类型的不断增加和变化。然而,这种有益身心的体育运动,如果场所环境条件不佳、水质卫生不良,就有可能损害人体健康。游泳场所中会出现什么因素对人体健康产生危害?我们应该采取什么措施去预防或改善?本章游泳场所卫生监测评价与健康促进将分别从游泳场所的设计、竣工以及营业中日常管理这三个阶段去识别健康危害因素,提供卫生学监测与评价的具体实操方法,同时为管理者以及泳客提供针对性的健康促进的建议,最大限度保障泳客及游泳场所从业人员的健康。

第一节　游泳场所卫生监测评价的对象与任务

一、游泳场所相关定义

游泳场所是指能够满足人们进行游泳健身、训练、比赛、娱乐等项活动的室内外水面(域)及其设施设备,包括人工游泳场所、天然游泳场所和水上游乐设施。

根据《体育场所开放条件与技术要求　第 1 部分:游泳场所》(GB 19079.1—2013)的规定,游泳池指人工建造的供人们在水中进行各种游泳竞赛、训练、休闲健身的不同形状的水池。根据《公共场所设计卫生规范　第 3 部分:人工游泳场所》(GB 37489.3—2019)的规定,人工游泳场所指人工建造的、向社会公众开放的、进行游泳活动的各类室内外水面(域)及其设施设备。

二、游泳场所卫生学特点

本节仅对人工游泳场所(不包括天然游泳场)的卫生学特点进行介绍。

游泳场所是以水为必须介质的公共场所,其卫生学特点主要是泳池水水体卫生,其次为游泳场所环境空气卫生。

1. 水体卫生　泳客量大、新水量不足、池水净化消毒能力欠佳是造成水体污染的主要原因。泳客游泳时将皮屑、脱落的毛发,体表附着的细菌、灰尘,鼻涕、痰液、汗液、尿液及粪便等人体排泄物带入池水造成污染。同时,游泳池周围的扬尘、落叶、污水等排入;游泳池壁或底部破裂造成污水渗入;外围水位高于游泳池排水口造成污水倒灌,也是重要的污染来源。

一些眼、耳、鼻、喉、皮肤、胃肠道等疾病可通过游泳池水或经不洁的游泳衣、裤、毛巾、拖鞋等引起传播。常见的疾病包括:流行性咽峡炎、急性出血性结膜炎(俗称红眼病)、传染性软疣(水疣)等。

目前,泳池水主要以过滤、循环、消毒以及适量补充新水的方式保持水体卫生。但随着池内泳客人数增多,泳客存在不良卫生习惯(如在池水内吐痰、排尿,游泳前不淋浴等),循环过滤设施设备功能不匹配,则会加剧泳池水被污染的程度。

2. 空气卫生　室内游泳场所常因人群密集、场馆通风不良,导致空气污染持续存在。因此在室内的游泳场所,除了水体卫生外,室内空气也是一项重要的卫生学评价指标。密集的人群在室内进行游泳运动时会导致二氧化碳浓度增高,同时,使用了含氯消毒剂或臭氧消毒的游泳池,空气中可能残留相应的消毒剂成分(如臭氧、氯气等),如果通风不良,则会影响游泳场所空气卫生,从而危害泳客或从业人员的身体健康。

三、游泳场所卫生学评价

游泳场所卫生学评价是指在游泳场所项目的选址、设计、竣工验收及日常运营各阶段进行卫生监测评价活动,发现可能存在的卫生问题,并提出科学、合理、可行的卫生控制措施,预防、控制和消除项目中可能产生或存在的健康危害因素,确保公共场所项目在投入使用过程中各项卫生指标和措施符合国家相关卫生要求和技术标准,保障人群身体健康。游泳场所卫生监测评价工作是游泳场所卫生管理的重要抓手,是改善游泳场所卫生水平,保障人群健康的重要措施。

根据项目设计、建设及运营的不同阶段,游泳场所的卫生学监测评价可分为设计阶段卫生学预评价、竣工验收阶段卫生学评价以及运营阶段经常性卫生监测评价。

1. 设计阶段卫生学预评价　人工游泳场所设计阶段卫生学预评价是指在选址设计阶段,对其选址、各建筑单体布局以及单体建筑的内部设计等进行卫生学评价。建筑单体布局包括游泳池、更衣室、淋浴室、浸脚消毒池等的建设排布顺序,单体建筑内部设计包括更衣室、淋浴室等的内部设置以及泳池水水质处理设施设备的设置要求。以上因素都将直接影响建成后的人工游泳场所的水质卫生,同时,建成后难以改变,因此在设计阶段就需要对以上因素进行评价。

2. 竣工验收卫生学评价　人工游泳场所竣工验收卫生学评价是在游泳场所建成后对其进行现场卫生调查以及卫生检验检测的卫生监测评价。其内容包括实地调查游泳场所是否按图纸施工并符合设计卫生规范,所涉及的检测项目是否符合卫生标准。同时,根据公共场所卫生管理规范的要求,审查场所营业前的必备证照及管理制度是否符合开业要求。

3. 经常性卫生监测评价(日常监测)　人工游泳场所经常性卫生监测评价是在游泳场所营业后对其进行的日常卫生评价,真实地反映了游泳场所卫生情况。该评价可促进游泳场所规范卫生管理,发现日常管理的不足之处,让管理者重视泳池水卫生情况,及时改进泳池水卫生,从而保障泳客健康。

第二节　游泳池水质主要卫生指标及其意义

一、游泳场所相关卫生标准及其变迁

国务院 1987 年 4 月 1 日发布了《公共场所卫生管理条例》,卫生部 1988 年 8 月 13 日发布了《游泳场所卫生标准》(GB 9667—88),并于 1989 年 1 月 1 日正式实施。该标准首次规定了室内外游泳场所水质和游泳馆的空气质量、噪声等卫生标准,并提出了建筑设计卫生要求。该标准适用于一切人工及天然游泳场所。标准中包括 9 项人工游泳池水质卫生指标(室内游泳池池水温度、pH、浑浊度、耗氧量、尿素、余氯、细菌总数、总大肠菌群以及有毒物质),以及 6 项游泳馆空气质量及噪声指标(冬季室内气温、相对湿度、风速、二氧化碳、细菌总数、噪声)。

1996 年 1 月发布的《游泳场所卫生标准》(GB 9667—1996)代替了 GB 9667—88。该标准引用了《海水水质标准》(GB 3097—82)以及《工业企业设计卫生标准》(TJ36—79),规定了室内外游泳场所的水质和游泳馆的空气质量等标准值及其卫生要求,适用于一切人工和天然游泳场所。

现行的游泳场所相关卫生标准包括 2019 年发布的《公共场所设计卫生规范　第 3 部分:人工游泳场所》(GB 37489.3—2019)、《公共场所卫生

管理规范》(GB 37487—2019)以及《公共场所卫生指标及限值要求》(GB 37488—2019),分别替代了 1996 年版的《游泳场所卫生标准》(GB 9667—1996)。原标准中的指标及限值被整合成《公共场所卫生指标及限值要求》(GB 37488—2019);原标准中的卫生管理、设计布局要求,被整合成《公共场所卫生管理规范》(GB 37487—2019)和《公共场所设计卫生规范 第3部分:人工游泳场所》(GB 37489.3—2019)。2019 年实施的标准对公共场所设计和日常管理提出了规范、详细、全面的要求,并进一步增强了日常监督管理的法律效力。

二、游泳池水质卫生指标及其卫生学意义

根据现行卫生标准,游泳池水质卫生指标包括:物理性指标(浑浊度、水温等);化学性指标(pH、游离性余氯、化合性余氯、尿素、氰尿酸等);生物性指标(细菌总数以及大肠菌群)。不同的卫生学指标对指示泳池水卫生有不同的意义,在判断泳池水是否符合卫生标准时,须对标准内所纳入的卫生学指标进行综合评价,才能全方位判断泳池水卫生。

1. 浑浊度

(1) 浑浊度是用于反映泳池水能见度或透明度的一个指标。通过水中悬浮物和胶体物对光线透过时的障碍程度来评判。浑浊度的标准单位是以 1L 水中含有相当于 1mg 标准硅藻土形成的浑浊状况作为 1 个浑浊度单位,简称1度。浑浊度主要取决于胶体颗粒的种类、大小、含量、形状和折射指数,是判断池水清洁度最为直观的指标。

(2) 影响池水浊度的因素众多,一方面是游泳者的皮屑、脱落的毛发,体表附着的细菌、灰尘、鼻涕、痰液、汗液、尿液及粪便等人体排泄物;另一方面是游泳池周围环境的扬尘、落叶、污水、污物等。除此以外,池水净化、过滤、消毒过程中添加的药物、试剂的残留物也能导致浊度增加。

(3) 浊度会造成多方面的影响,例如影响水中的能见度从而影响救援安全;浊度增加给游泳者带来不良的感官感受。降低浊度对清除某些有害物质、细菌、病毒,提高消毒效果具有积极作用。

(4) 从消毒和安全考虑,WHO“游泳池水环境指导准则”提出,泳池水浑浊度宜在 0.5NTU 以下。同时,国内游泳场所的初步调查显示,常规水处理(混凝沉淀 - 过滤 - 消毒)在正常合理的运行条件下,能将水的浑浊度控制在 1~2NTU 以下。因此,GB 37488—2019 规定泳池水浑浊度≤1NTU。

《游泳池给水排水工程技术》介绍,当游泳者在泳池中睁开眼睛能清楚看到 25m 的距离,则池水的浑浊度为 0.5NTU。

2. pH 纯水的 pH 等于 7,天然水的 pH 一般在 7.2~8.5 之间。规定泳

池水的 pH 范围主要因为不同的 pH 对泳池水的消毒效果、水管道寿命以及人的皮肤和眼睛有不同的影响。在用含氯消毒剂消毒时,水中产生 HClO 以及 ClO⁻。HClO 比 ClO⁻ 的氧化性更强,消毒效果更好。然而,HClO 以及 ClO⁻ 的占比受水中 pH 影响,当 pH<7.0 时,HClO 占比增多,杀灭细菌的能力增加,但游泳池的管道更容易腐蚀或损坏。当 pH>8.0 时,ClO⁻ 占比增多,游离氯杀灭细菌的能力降低。结合 pH 在 7.2~7.8 范围内有助于防止眼睛和皮肤的刺激,使游泳者在水中保持舒适。因此,GB 37488—2019 规定泳池水的 pH 范围为 7.0~7.8。

3. 游离性余氯及化合性余氯

氯化消毒是指应用氯或氯制剂进行水消毒的一种方法,是目前国内应用最广的游泳池水消毒方式。

(1) 余氯是指氯化消毒后水中剩余的氯。余氯(residual chlorine)有两种,一种为游离性余氯,如 HClO 和 ClO⁻;另一种为化合性余氯,如一氯胺(NH_2Cl)、二氯胺($NHCl_2$)以及三氯胺(NCl_3)。两者合起来称为总余氯。

(2) 氯气溶于水后发生以下反应,产生的次氯酸、次氯酸根离子为游离性余氯。

$$Cl_2 + H_2O \longrightarrow HClO(次氯酸) + H^+ + Cl^-$$
$$HClO \Longleftrightarrow H^+ + ClO^-(次氯酸根离子)$$

氯的杀菌作用机制是由于次氯酸体积小,电荷中性,易于穿过细胞壁;同时,它又是一种强氧化剂,能损害细胞膜,使蛋白质、RNA 和 DNA 等物质释出,并影响多种酶系统(主要是磷酸葡萄糖脱氢酶的巯基被氧化破坏),从而使细菌死亡。而对于病毒,由于病毒缺乏一系列代谢酶,氯对病毒的作用在于容易破坏—SH 键,这是对核酸的致死性损害。

(3) 氯与水中存在的一定量氨氮可发生可逆性反应,形成化合性余氯如:一氯胺、二氯胺和三氯胺。

$$NH_3 + HClO \Longleftrightarrow NH_2Cl + H_2O$$
$$NH_2Cl + HClO \Longleftrightarrow NHCl_2 + H_2O$$
$$NHCl_2 + HClO \Longleftrightarrow NCl_3 + H_2O$$

一氯胺、二氯胺有一定的消毒作用,但杀菌作用不如次氯酸强,三氯胺几乎无杀菌作用。二氯胺和三氯胺会产生讨厌的氯臭味,游泳场所的刺激性气味多来自于此。因此,希望产生一氯胺进行消毒,不希望产生二氯胺、三氯胺。

(4) 水中游离氯及无机氯胺中的有效氯能与水中含胺有机化合物反应生成各种有机氯胺,且这种反应的速度较氯与胺反应快 0.6~60 倍。有机氯胺几乎或完全没有杀菌作用。因此,如水中存在易于反应的含胺有机物(如尿素等),会大量消耗水中有杀菌作用的游离氯及有效氯,此时即使大量投放氯,消毒效果也很差,更会导致泳池水(氯胺)中的化合性余氯水平高,刺激性气味重,消毒效果不好,继而不断增加消毒剂导致的恶性循环。

目前测定余氯的常规方法不能区分无机和有机氯胺。因此,WHO 泳池水指南,池水(氯胺)中的化合性余氯水平不应超过游离氯水平的一半(结合氯水平应尽可能低,理想情况下低于 0.2mg/L)。我国把化合性余氯的标准设定为≤0.40mg/L。

4. 尿素　尿素又称碳酰胺,化学式:$CO(NH_2)_2$。游泳池水中尿素超标主要来自人体的尿液和汗液,特别是尿液。在我国,长期以来游泳池水中的尿素含量是评价游泳池水质污染程度的主要指标之一。尿素无法用过滤、消毒等常规手段清除,一般只能用换水方法解决,可反映池水的新旧程度。游泳池水中尿素过高时会对游泳者身体造成危害,尿素释放出的氨与氯消毒剂形成氯胺类物质,使游泳者产生厌恶感,刺激皮肤、眼角膜,腐蚀头发,高尿素使氯形成结合态,此时即使大量投放氯消毒效果也很差。

5. 氰尿酸　氰尿酸(cyanuric acid),又名三聚氰酸(tricyanic acid)。化学式:$C_3H_3N_3O_3$,是游泳池使用二氯或三氯异氰尿酸消毒剂所产生的消毒副产物。对人体健康危害与三聚氰胺类似,卫生行政部门下文禁止三氯或二氯异氰尿酸消毒剂用于生活饮用水消毒。室外游泳池使用可起到氯稳定剂的作用,防止紫外线分解氯。其作用原理类似尿素等含胺有机化合物,过量氰尿酸能够"锁定"氯,严重影响消毒效果。氰尿酸也无法用过滤、消毒等常规手段清除,发现氰尿酸指标超标,应督促经营者不断补充新水,直至指标达标。

氰尿酸是最容易让池水失去消毒活性的指标,池水中如不含氰尿酸,则池水氧化性会得到大幅度提高。美国游泳行业建议将氰尿酸控制在 40mg/L 以下,我国现行卫生标准为 50mg/L 以下。

6. 氧化还原电位(ORP)　游泳池水中氧化还原电位是反映游泳池水中所有物质氧化活性总和的一个综合性指标。氧化还原电位越高,氧化性越强,电位越低,氧化性越弱。氧化还原电位值不能独立反映水质的好坏,但是能够综合其他水质指标来反映水系统中的生态环境。

对水质污染物的清除,很大程度上依靠生化氧化作用完成。对于有机物来说,微生物通过氧化作用,经过复杂的生化过程最终将各种不同形式的有机碳氧化为二氧化碳;同时,这些氧化作用还将氮、磷、硫等物质从相应的碳键上断开,形成相应的无机物。对于无机物来说,微生物通过氧化作用将低价态的无机物质氧化为高价态物质。生化氧化的过程伴随着氧化产物的不断生成,氧化还原电位不断被提高。因此,从这个角度上看,氧化还原电位越高,显示水中污染物质被清除得越彻底。

由于游泳者会给泳池带入油脂、蛋白质、各种护肤化妆品等有机物,上述物质易溶于水,不会被常规的水处理方式(过滤、消毒等)清除掉,日积月累,会造成池水污浊、产生异味、影响消毒效果。因此,需要依靠氧化剂将水中的溶解性有机物分解,改善水质。过低的 ORP 值表明该水体环境不能有效分解溶解性有机物。我国现行卫生标准要求游泳池水中的 ORP 值不低于 650mV。

7. 细菌总数　指水样在一定的条件下培养后(如培养基成分和 pH、培养的温度和时间以及需氧性质等)1ml 检样中所含菌落的总数。本方法规定的培养条件下所得的结果,只包括一群在营养琼脂上生长发育的嗜中温性需氧菌菌落总数。其可反映水体生物性污染的程度,水体污染愈严重,水的细菌总数愈多,可作为水生物性污染的指示指标。

8. 大肠菌群　人体肠道内存在大量的大肠菌群,其他温血动物如牛、羊、狗等的肠道内也存在大量大肠菌群,在土壤、水等自然环境中也可存在大肠菌群。某些肠道病毒对氯的抵抗力往往比大肠菌群强,有时水质的大肠菌群数虽已符合规定要求,但仍可检出病毒。因此应用大肠菌群作指标表示水质在微生物学的安全性已显不足。尽管如此,大肠菌群仍为一种有较多优点的粪便污染指示菌,迄今尚未找到可替代大肠菌作为指示菌的细菌或其他微生物。

第三节　人工游泳场所选址设计及水质净化相关卫生知识介绍

建造一个符合卫生规范的人工游泳池,须在游泳池建设阶段对其进行合理的规划,包括选址、布局、设计以及选择合适的水质净化处理设备等。《公共场所设计卫生规范》(GB 37489.3—2019)、《体育场所开放条件与技术要求　第 1 部分:游泳场所》(GB 19079.1)及原住建部门的《游泳池给水排水工程技术规范》(CJJ 122—2017)均对人工游泳场所的选址、设计及水质净化处理等做了具体要求,其中与卫生相关的内容摘录汇总如下。

一、选址

符合城市总体规划;不得设在自然疫源地;远离粉尘、有毒有害气体、放射性物质等污染源,与暴露垃圾堆、旱厕、粪坑等病媒生物孳生地的间距不小于 25m;具备给排水和电力供应的条件。

二、总体布局

1. 总体布局明确、功能分区合理。

2. 人员、物资通道宜分开设置。

3. 不同类别场所应分区设置,并与锅炉房、空调机房、水泵房、厨房操作间等辅助用房保持适当的距离。

4. 应在公共区域设置公共卫生间。

5. 卫生间、盥洗室、浴室、游泳池等不应设在餐厅厨房、食品贮藏等有严格卫生要求用房的直接上层。

6. 更衣室与游泳池之间应设置强制通过式浸脚消毒池,淋浴室与浸脚消毒池之间应当设置强制通过式淋浴装置。

7. 人工游泳场所应设置游泳池、更衣室、淋浴室、浸脚消毒池、公共卫生间、水处理机房和消毒剂专用库房。

8. 按更衣室、淋浴室、浸脚消毒池、游泳池的顺序合理布局。

9. 水处理机房和消毒剂专用库房不得与游泳池、更衣室、淋浴室连通。

10. 人工游泳场所不宜设置在地下室。

三、功能分区

1. 游泳池

(1) 游泳池人均面积不应小于 $2.5m^2$。

(2) 儿童池不应与成人池连通,儿童池和成人池应分别设置连续循环供水系统。

(3) 设有深、浅不同分区的游泳池应设置明显的水深度、深浅水区警示标识,或者在游泳池内设置明显的深、浅水区隔离带。

(4) 游泳池浅水区水深应不大于 1.2m,儿童游泳池水深应不大于 0.8m。

(5) 带出发台的游泳池,从出发端开始延伸至少 6m 的范围内,水深应不小于 1.35m。

(6) 水面面积在 $500m^2$ 以下的游泳池应至少设置 2 个出入水扶梯,水面面积在 $500m^2$ 及以上的游泳池应至少设置 4 个出入水扶梯。扶梯应经过光滑倒角处理,不应有粗糙或锐角部位。

(7) 游泳池应配置池水循环、净化、消毒处理设备,水处理设备应符合《游泳池给水排水工程技术规范》的要求,同时,游泳池内的排水设施应设置安全防护罩。

2. 更衣室

(1) 更衣室通道应宽敞、保持空气流通。

(2) 更衣室墙壁及天花板采用防水、防霉、无毒材料覆涂。地面应使用防滑、防渗水、易于清洗消毒的材料,地面应有一定坡度且有排水系统。

(3) 更衣室应按其规模设置更衣柜,一客一用。最多接待泳客数计算方法为 A=S/2.5,式中:A 为最多接待泳客数;S 为游泳池池水面积,单位为 m^2。

（4）更衣柜宜采用光滑、防霉、防透水材料制造。

3. 淋浴室

（1）应分设男、女淋浴室,每 20~30 人应设一个淋浴喷头。

（2）宜设淋浴阻断。

（3）墙壁及天花板应使用耐腐、耐热、防潮、防水材料;天花板应有防止水蒸气结露措施;地面应耐腐、防渗、防滑,便于清洁消毒,地面应有一定坡度且有排水系统。

（4）淋浴室和邻区域应设公共卫生间,公共卫生间地坪应低于淋浴室。

4. 浸脚消毒池

（1）淋浴室通往游泳池通道上应设置强制通过式浸脚消毒池,其宽度应与走道同宽,长度不小于 2m,深度不小于 20cm。

（2）浸脚消毒池应具备给水排水条件。

5. 清洗消毒间

（1）提供毛巾、浴巾、拖鞋等公共用品用具且自行清洗消毒的,应设专用的清洗消毒间。清洗消毒间内应有毛巾、浴巾、拖鞋等专用清洗消毒池。

（2）提供杯具且自行清洗消毒的,应设置专用的清洗消毒间。采用物理法消毒的,消毒间内应有清洗水池和消毒柜。采用化学法消毒的,消毒间内应设杯具专用的去污池、消毒池、清洗池。消毒池的容量、深度应能满足浸泡消毒的需求。

6. 消毒剂专用库房

（1）应独立设置,并靠近建筑物内的次要通道和水处理机房的加药间。

（2）墙面、地面、门窗应采用耐腐蚀、易清洗的材料。

（3）应设给水和排水设施,并应设冲淋洗眼设施。

7. 暖通空调

（1）应充分利用自然通风,自然通风无法满足需求的场所应设机械通风装置。

（2）厨房、卫生间的竖向排风道应具有防火、防倒灌、防串味及均匀排气的功能。

（3）如安装了集中空调装置,应符合 WS 394 的要求。

（4）集中空调应设初效过滤器,采用初效过滤器不能满足要求时,应设中效过滤器。

（5）新风口应避免设置在开放式冷却塔夏季最大频率风向的下风侧。

（6）新风口距离开放式冷却塔、污染气体排放口和其他污染源的水平间距不宜小于 10m。

（7）新风口应设防雨罩或防雨百叶窗等防水配件。新风应直接由风管通过送风口送入室内。

（8）回风口及吊装式空气处理机不得设于产生异味、粉尘、油烟的位置上方。

（9）排放有毒有害的排风系统不得与集中空调通风系统相连通。

（10）冷凝水管道应采取防凝露措施。冷凝水排入污水系统时，应有空气隔断措施，冷凝水管不得与污水、废水、室内密闭雨水系统直接相连。

（11）开放式冷却塔应通风良好，避免阳光直射集水池，远离热源。开放式冷却塔应设持续净化消毒、加药装置。

（12）室内游泳池、淋浴间应设机械通风和除湿设施。

（13）更衣室应设供暖设施和通风设施。

（14）消毒剂专用库房、游泳池水处理机房、使用燃煤或煤气设备的区域，应设机械排风和事故排风装置，事故排风换气次数不应低于 12 次 /h。

（15）风管及其配件应采用防腐材料或采取相应的防腐措施。

8. 照明 开放夜场应设应急照明灯。

9. 电气

（1）应符合《民用建筑电气设计规范》的要求。

（2）应采用耐腐蚀材料制作的密闭灯具或带防水灯头的开敞式灯具，各部件应有防腐蚀或防水措施。

（3）应设漏电保护开关。

10. 游泳池水处理设施 游泳池水处理设施在游泳池水卫生中具有重要的作用。其中，游泳池给水排水设施的设计布局是整个游泳池水处理设施的关键，在设计阶段必须根据游泳场所的规模、服务类型选择合适的给水排水设施才能保证运营期间的水卫生。因此，在设计卫生学预评价阶段应予以重点关注。

四、游泳池水处理设施设计要求

1. 设置基本要求

（1）应安装游泳池补水计量专用水表。

（2）宜安装水表远程监控在线记录装置。

（3）池水循环周期不应超过 4h。

（4）应设余氯、浑浊度、pH、氧化还原电位等指示的水质在线监控装置；循环给水管上的监控点应设在循环水泵之后、过滤设备工艺之前；循环回水管上的监控点应设在絮凝剂投加点之前。

（5）应设加氯机，加氯机应有压力稳定且不间断的水源，其运行和停止应与循环水泵的运行和停止设置连锁装置。

（6）消毒剂投入口位置应设在游泳池水质净化过滤装置出水口与游泳池给水口之间。

（7）循环净化设备不得与淋浴水、饮用水管道连同。

（8）放置、加注净化、消毒剂区域应设在游泳池下风侧并设置警示标志。

（9）游泳池水处理机房应设与池水净化消毒加热相配套的检测报警装置，并设明确标识。

（10）应设毛发过滤装置。

（11）应设给水排水设施。

游泳池水处理设施设置要求详见图 9-1。

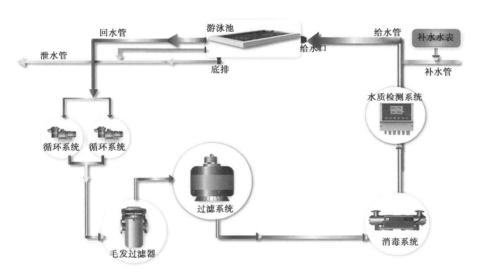

图 9-1　游泳池水质处理系统示意图

2. 设计要求及设计参数　游泳池水处理设施包括：池水循环、池水净化、池水消毒、池水加热四个重要部分，每个部分由多个结构部件有机组成。其设计要求及设计参数介绍如下。

（1）池水循环

1）一般规定：游泳池必须采用循环给水的供水方式，并应设置池水循环净化处理系统。池水循环应保证经过净化处理过的水可均匀地被分配到游泳池、水上游乐池及文艺演出池的各个部位，并使池内尚未净化的水可均匀被排出，回到池水净化处理系统。不同使用要求的游泳池应设置各自独立的池水循环净化处理系统。水上游乐池的池水循环应符合下列规定：池水循环净化处理系统、游乐设施的功能循环水系统和水景循环水系统均应分开设置;功能循环和水景循环水系统的水源宜取自该游乐设施和水景所在的水池;水景小品应根据数量、分布位置、水量、水压等情况适当组合成一个或若干个水景功能循环水系统。多座水上游乐池共用一套池水循环净化处理系统时,应符合下列规定:水池不宜超过 3 个,且每个水池的容积不应大于 150m³;各水上游乐池不应相互连通;净化处理后的池水应经过分水器分别设置管道送至不同用途的水上游乐池;应有确保每座水上游乐池循环水量、水温的措施。

2)设计负荷:设计负荷见表 9-1 及表 9-2。

表 9-1 游泳池的设计负荷

游泳池水深 /m	<1.0	1.0~1.5	1.6~2.0	>2.0
人均池水面积 /（m²·人⁻¹）	2.0	2.5	3.5	4.0

注:游泳池包含比赛类、专用类和公共类等;本表各项参数不适用于跳水池。

表 9-2 水上游乐池的设计负荷

游泳池类型	健身池	戏水池	造浪池	环流河	滑道跌落池
人均游泳面积 /（m²·人⁻¹）	3.0	2.5	4.0	4.0	按滑道形式、高度、坡度计算确认

注:文艺演出池的设计负荷应根据文艺表演工艺确定,且人均水面面积不应小于 4.0m²。

3)循环方式

池水循环水流组织应符合下列规定:经净化处理后的池水与池内待净化处理的池水应能有序更新、交换和混合;水池的给水口和回水口的布置应使被净化后的水流在池内不同水深区域内分布均匀,不应出现短流、涡流和死水区;应有利于保持水池周围环境卫生;应满足池水循环水泵自灌式吸水;应方便循环给水、回水管道及附件、设施或装置的施工安装、维修。

池水循环方式应符合下列规定:竞赛类游泳池、专用类游泳池和文艺演出用水池,应采用逆流式或混合流的池水循环方式。公共类游泳池宜采用逆流式或混合流的池水循环方式;季节性室外游泳池宜采用顺流式池水循环方式。

水上游乐池宜采用顺流式或混合流式池水循环方式:采用混合流池水循环方式时,从池水表面溢流回水的水量不应小于池水循环流量的 60%,从池底流回的回水量不应大于池水循环流量的 40%;从池底回水口回流的循环回水管不得接入均衡水池,应设置独立的循环水泵。采用顺流式池水循环方式时,应在位于安全救护员座位的附近墙壁上安装带有玻璃保护罩的紧急停止循环水泵的装置。其供电电压不应超过 36V。

造浪池的池水循环和功能循环方式应符合下列规定:池水应采用混合流式池水循环方式,深水区、中深水区应在池岸水面位置处设置撇沫器回水口;室内造浪池在浅水区末端应设置带格栅盖板的回水排水沟;室外造浪池的浅水区应在末端设置带格栅盖板和填有小粒径卵石的回水排水沟;室外造浪池距浅水区末端回水排水沟之外不小于1.0m处应设置地面雨水截流沟。造浪机房制浪水池应采取防止池水回流淹没机房的措施,并应设置供电、照明、通风及给水排水设施。

滑道跌落池的池水循环应符合下列规定:滑道跌落池应采用高沿水池,池水应采用顺流式循环方式;滑道润滑水的水源应采用滑道跌落池池水。

环流河的池水循环和功能循环应符合下列规定:环流河应采用高沿水池和顺流式池水循环方式。吸水口和出水口应设置格栅,出水口位置应远离上、下河道的扶梯。

环流河功能循环的推流水泵设计应符合下列规定:推流水泵的吸水口应设在河道底,吸水口应设格栅盖板且缝隙水流速度不应大于0.5m/s;推流水泵出水口应设在河道侧壁靠近河道底部位,其出水口流速不宜小于3.0m/s;推流水泵房宜设在河道侧壁外的地下,且泵房应设置配电、照明、通风和排水设施。

4)循环周期:池水循环净化周期,应根据水池类型、使用对象、游泳负荷、池水容积、消毒剂品种、池水净化设备的效率和设备运行时间等因素决定。水池的池水循环周期参考值见表9-3。

表9-3 游泳池池水循环净化周期

游泳池和水上游乐池分类		使用有效池水深度/m	循环次数/(次·d^{-1})	循环周期/h
竞赛类	竞赛游泳池	2.0	8~6	3~4
		3.0	6~4.8	4~5
	水球、热身游泳池	1.8~2.0	8~6	3~4
	跳水池	5.5~6.0	4~3	6~8
	放松池	0.9~1.0	80~48	0.3~0.5
专用类	训练池、健身池、教学池	1.35~2.0	6~4.8	4~5
	潜水池	8.0~12.0	2.4~2	10~12
	残疾人池、社团池	1.35~2.0	6~4.5	4~5
	冷水池	1.8~2.0	6~4	4~6
	私人泳池	1.2~1.4	4~3	6~8

续表

游泳池和水上游乐池分类		使用有效池水深度 /m	循环次数 /(次·d⁻¹)	循环周期 /h
公共类	成人泳池(含休闲池、学校泳池)	1.35~2.0	8~6	3~4
	成人初学池、中小学校泳池	1.2~1.6	8~6	3~4
	儿童泳池	0.6~1.0	24~12	1~2
	多用途池、多功能池	2.0~3.0	8~6	3~4
水上游乐类	成人戏水休闲池	1.0~1.2	6	4
	儿童戏水池	0.6~0.9	48~24	0.5~1.0
	幼儿戏水池	0.3~0.4	>48	<0.5
	造浪池 深水区	>2.0	6	4
	造浪池 中深水区	2.0~1.0	8	3
	造浪池 浅水区	1.0~0	24~12	1~2
	滑道跌落池	1.0	12~8	2~3
	环流河(漂流河)	0.9~1.0	12~6	2~4
文艺演出池		—	6	4

5) 循环流量:池水循环净化处理系统的循环水流量应按下式计算。

$$q_c = \frac{V \times \alpha_p}{T}$$

公式中:q_c——水池的循环水流量(m^3/h);V——水池的池水容积(m^3);α_p——水池的管道和设备的水容积附加系数,一般取 1.05~1.10;T——水池的池水循环周期(h),不同水池的循环周期参照表 9-3 游泳池池水循环净化周期。

当不设滑道跌落池而设置滑道跌落延伸水道时,其池水循环净化的循环水量按每条滑道不应小于 30m^3/h 计算确定。

滑道润滑水量应按滑道设施专业公司根据滑道形式、长度和数量计算确定。

当水上游乐池设置水景小品时,其功能供水量应根据水景小品形式、数量及相应的技术参数计算确定。

6) 循环水泵:池水循环净化处理系统的循环水泵、水上游乐设施的功能循环水泵和水景系统的循环水泵应分开设置。

池水循环净化处理系统循环工作水泵的设置应符合下列规定:水泵组

的额定流量不应小于保证该池池水循环周期所需要的流量。水泵的扬程不应小于吸水池最低水位至泳池出水口的几何高差、循环净化处理系统设备和管道系统阻力损失及水池进水口所需流出水头之和。当采用并联水泵运行时,宜乘以 1.05~1.10 的安全系数。水泵应为高效节能、耐腐蚀、低噪声的泳池离心水泵,并宜采用变频调速水泵。颗粒过滤器的循环水泵的工作泵不宜少于 2 台,且应设置备用泵,并应能与工作泵交替运行。颗粒过滤器的反冲洗水泵,宜采用池水循环水泵工作泵与备用泵并联运行工况设计,并应按单个过滤器反冲洗时所需要的流量和扬程校核调整循环水泵的工况参数。

水上游乐池游乐设施的功能循环水泵的设置应符合下列规定:供应滑道润滑水的水泵应设置备用水泵,并应能交替运行;环流河的推流水泵按多处设置,并应同时联动运行。

水景给水水泵应按多台泵并联运行工况设计,可不设置备用水泵。

池水净化循环水泵、游乐设施功能循环水泵及水景循环水泵的设计应符合下列规定:池水为逆流式循环时应靠近均衡水池;池水为顺流式循环时应靠近游泳池的回水口处或平衡水池;应采用自灌式吸水,当设有均(平)衡水池时,每台水泵应设置独立的吸水管;每台水泵应配置吸水管上应装设可曲挠软接头、阀门、毛发聚集器和真空压力表;出水管上应装设可曲挠软接头、止回阀、阀门和压力表;水泵吸水、出水管上应先安装变径管再安装其他附件;从池底直接吸水的水泵吸水管上应设置专用的防吸附装置;水泵机组和管道应设置减振和降低噪声的装置。

7) 循环管道

池水循环系统的供水和回收管道、阀门和附件的材质应符合下列规定:管道、阀门和附件的材质应卫生无毒、不滋生细菌、耐腐蚀、抗老化、内壁光滑、不易结垢、不二次污染水质、强度高、耐久性好;管材应与管件相匹配,连接应采用管材专用胶粘剂;当管径大于 150mm 时,宜选用带齿轮操作的蝶形阀门;循环给水管、循环回水管、阀门和附件等的公称压力应经计算确定,且不宜小于 1.0MPa;管材、管件、阀门和附件等均应取得涉及饮用水卫生安全产品卫生许可批件,卫生质量符合原卫生部《生活饮用水输配水设备及防护材料的安全性评价标准》(GB/T 17219—1998)的规定。

循环水管道内的水流速度应符合下列规定:循环给水管道内的水流速度应为 1.5~2.5m/s;循环回水管道内的水流速度应为 1.0~1.5m/s;循环水泵吸水管内的水流速度应为 0.7~1.2m/s。

循环水管道的敷设应符合下列规定:室内的游泳池应沿池体周边设置专用的管廊或管沟,并设置吊装运输管道、阀门及附件的吊装孔或通道、人孔或检修门;检修用的低压照明和排水装置;通风换气装置。当室外游泳池设管廊或管沟有困难时,循环管道宜埋地敷设,并应采取防止管道受重压损坏、防止产生不均匀沉降损坏及防冰冻的措施;金属管道应采取防腐蚀措施;阀门处应设置套筒。

当采用池底给水时,池底配水管的敷设应符合下列规定:配水管敷设在架空池底板下面时,池底板与所在层建筑地面应预留有效高度不小于1.20m的管道安装空间。配水管埋设在池底垫层内或沟槽内时,其垫层厚度或沟槽尺寸应符合下列规定:池长度不大于25m时,垫层厚度不宜小于300mm;沟槽不宜小于300mm×300mm。池长度大于25m时,垫层厚度不宜小于500mm;沟槽不宜小于500mm×500mm。应采取措施保证配水管在浇筑垫层时不移位、不被损坏。

逆流式和混合流式的池水循环净化处理系统溢流回水槽、回水管的设计应符合下列规定:当溢流回水槽设有多个回水口时,应采用分路等流程布管方式设置溢流回水管;连接溢流回水口的管道应以不小于0.5%的坡度坡向均衡水池;溢流回水槽的回水管管径应经计算确定;接入均衡水池的溢流回水管管底应预留高出均衡水池最高水位不小于300mm的空间。

8) 平衡水池和均衡水池

平衡水池:对采用顺流式循环给水系统的游泳池,为保证池水有效循环和减小循环水泵阻力损失、平衡水池水面、调节水量和间接向池内补水而设置的与游泳池水面相平供循环水泵吸水的水池。

均衡水池:对采用逆流式、混合流式循环给水系统的游泳池,为保证循环水泵有效工作而设置的低于池水水面的供循环水泵吸水的水池,其作用是收集池岸溢流回水槽中的循环回水,调节系统水量平衡和储存过滤器反冲洗时的用水,以及间接向池内补水。

池水采用逆流式或混合流循环时,应设置均衡水池,并应符合下列规定。

均衡水池的有效容积应按下列公式计算:

$$V_j=V_a+V_d+V_c+V_s$$
$$V_s=A_s \cdot h_s$$

式中:V_j——均衡水池的有效容积(m^3);V_a——最大游泳及戏水负荷时每位游泳者入池后所排出水量(m^3),取$0.06m^3$/人;V_d——单个过滤器反冲洗时所需水量(m^3);V_c——充满池水循环净化处理系统管道和设备所需的水量(m^3),当补水量充足时,可不计此容积;V_s——池水循环净化处理系统运行时所需的水量(m^3);A_s——水池的池水表面面积(m^2);h_s——水池溢流回水时溢流水层厚度(m),可取0.005~0.010m。

均衡水池的构造应符合下列规定:均衡水池应为封闭形,且池内最高水位应低于溢流回水管管底 300mm 以上;均衡水池应设多水位程序显示和控制装置;当补水管管底与池内最高水位的间距不满足现行国家标准《建筑给水排水设计规范》[GB 50015—2003(2009 版)]的规定时,接入均衡水池的补水管应装设真空破坏器;水池应设检修人孔、水泵吸水坑及有防虫网的溢流管、泄水管、通气管、液位管和超高水位报警装置。

以下情况需设置平衡水池:顺流式池水循环水泵从池底直接吸水时,吸水管过长影响循环水泵汽蚀余量时。多座水上游乐池共用一组池水循环净化设备系统,循环水泵采用自吸式水泵吸水时,平衡水池的有效容积应按下式计算:

$$V_p = V_d + 0.08q_c$$

式中:V_p——平衡水池的有效容积(m^3);V_d——单个过滤器反冲洗所需水量(m^3);q_c——水池的循环水量(m^3/h)。

平衡水池的构造应符合下列规定:平衡水池应为封闭形,且池内最高水位应与游泳池及水上游乐池的最高水面相平;平衡水池内底表面应低于游泳池及水上游乐池回水管底标高不少于 700mm;游泳池、游乐池补水管应接入该池,补水管口与池内最高水位的间距应符合现行国家标准《建筑给水排水设计规范》[GB 50015—2003(2009 版)]的规定;平衡水池应设有检修人孔、水泵吸水坑及有防虫网的溢水管、泄水管和通气管;平衡水池的有效尺寸应满足施工安装和检修要求。

均衡水池、平衡水池的材质应符合下列规定:采用钢筋混凝土材质时,内壁应衬贴或涂刷不污染水质的材质或耐腐涂料。采用金属或玻璃纤维材质时,应符合下列规定:不变形、不透水、耐腐蚀、寿命长;表面涂料不应污染水质,应光滑,易于清洁;外表面宜设绝热防结露措施。与池水接触的材料应符合现行国家标准《生活饮用水输配水设备及防护材料的安全性评价标准》(GB/T 17219—1998)的规定。

9)给水

池水给水口的设置应符合下列规定:给水口的数量应按水池的全部循环水流量计算确定;给水口的设置位置应保证池内水流均匀;给水口应具有调节出水量的功能。

池底型给水口的布置应符合下列规定:矩形池应布置在每条泳道分隔线在池底的垂直投影线上,间距不应大于 3.0m;不规则形状的水池,给水口的布置应按每个给水口最大服务面积不超过 8.0m² 确定。

池壁型给水口的布置应符合下列规定:矩形池两端壁进水时,给水口应设在泳道线端壁固定点下的池壁上;两侧壁进水时,给水口在侧壁的间距不应大于 3.0m;端壁与侧壁交界处的给水口距无给水口池壁的距离不应大于 1.5m。不规则形状水池的给水口按间距不应大于 3.0m 在池壁上布置。当池壁曲率半径不大于 1.5m 时,给水口应布置在曲率线的中间。

池壁给水口标高的确定应符合下列规定:当池水深度不大于 2.0m 时,应设在池水面以下 0.5~1.0m 处。当池水深度大于 2.5m 时,应至少在池壁上设置两层给水口,上下层给水口在池壁上应错开布置。两层给水口的间距不宜大于 1.5m,且最底层给水口应高于池底表面 0.5m。同一池内同一层给水口在池壁的标高应在同一水平线上。

儿童游泳池、戏水池及池水深度小于 0.6m 的游乐池、休闲池,宜采用池底给水方式。

给水口应设置格栅护盖,格栅空隙的水流速度及安装应符合下列规定:池壁给水口的出水流速不宜大于 1.0m/s。儿童池、进入水池的台阶处、教学区等部位附近的给水口出水流速不宜大于 0.5m/s。水深不大于 3.0m 的池底给水口出水流速不宜大于 0.5m/s;水深超过 3.0m 时,池底给水口的出水流速不宜大于 1.0m/s。给水口的安装应与池底或池壁内表面相平。当水上游乐池、文艺演出水池设置高水流速度的给水口时,应采取保障演出人员及工作人员安全的措施。

给水口的构造和材质,应符合下列规定:形状应为喇叭口形,且喇叭口的面积不应小于给水口连接管截面积的 2 倍;喇叭口内应配备出水流量调节装置;喇叭口应设格栅护盖,格栅的孔隙宽度不应大于 8mm,且表面应光洁、无毛刺;材质应与配水管材质相一致,且不变形、耐冲击、坚固牢靠。

10) 回水口和泄水口

溢流回水槽内溢流回水口的设置应符合下列规定:设有多个溢流回水口时,单个溢流回水口的接管直径不应小于 50mm,设置间距不宜大于 3.0m。设有安全气浪设施的跳水池溢流回水槽内溢流回水口的总流量应按循环流量的 2 倍计算。应采用有消声措施的溢流回水口。溢流回水槽回水口数量应按下式计算;

$$N=1.5Q/q_d$$

式中:N——溢流回水槽内回水口数量(个);Q——溢流回水槽计算回水量(m³/h),逆流式池水循环净化系统按池子的全部循环水量计算,混合流式池水循环净化系统按表 9-3 的规定计算;q_d——单个回水口流量(m³/h)。

池底回水口的设置及安装应符合下列规定:应具有防旋流、防吸入、防卡入功能;每座水池的池底回水口数量不应少于 2 个,间距不应小于 1.0m,且回水流量不应小于池子的循环水流量;设置位置应使水池各给水口的水流至回水口的行程一致;应配置水流通过的顶盖板,盖板的水流孔(缝)隙尺寸不应大于 8mm,孔(缝)隙的水流速度不应大于 0.2m/s。

回水口与回水管的连接应符合下列规定:溢流回水沟内溢流回水口与回水管的连接应符合 CJJ 122—2017 第 4.7.5 条的规定;池底回水口应以并联形式与回水总管连接。

泄水口的设置应符合下列规定:逆流式池水循环系统应独立设置池底泄水口;顺流式和混流式池水循环系统宜采用池底回水口兼作泄水口;重力式泄水时,泄水管不应与其他排水管道直接连接;泄水口数量宜按泄空时间不超过 6h 计算确定,且不应少于 2 个;应设在水池的最低位置处;格栅表面应与池底最低处表面相平。

回水口及泄水口的构造和材质应符合下列规定:池底成品回水口和泄水口应为喇叭口形式,回收口顶盖应设表面光洁、无毛刺的过水格栅。池底回水口和泄水口的格栅表面积不应小于接管截面积的 6 倍。格栅开孔面积不宜超过格栅表面积的 30%。池底成品回水口和泄水口的格栅盖板材质应与主体材质一致;坑槽式回水口及泄水口格栅盖板、盖座应采用耐冲击、耐腐蚀、耐老化、不污染水质、不变形和高强度的材料制造。

11)溢流回水沟和溢水沟:溢流回水沟的设置及过水断面的确定应符合下列规定:沿池岸四周或两侧应紧贴池壁设置,且溢水沟顶应与池岸相平;标准游泳池及跳水池回水沟断面的宽度不应小于 300mm,沟深不应小于 300mm;溢流回水沟底应有不小于 1% 的坡度坡向溢流回水口。

顺流式池水循环净化系统的游泳池、水上游乐池及文艺演出池应沿池壁四周或两侧壁池岸设置溢水沟,并应符合下列规定:溢水沟的最小尺寸不宜小于 300mm×300mm;溢水沟内应设溢水排水口,且接管管径不应小于 50mm,间距不应大于 3.0m,并应均匀布置;溢水沟底应以 1% 的坡度坡向溢水排水口。

溢流回水沟和溢水沟的构造应符合下列规定:游泳池向溢流回水沟及溢水沟溢水的溢流水堰应保持水平,其标高误差应为 2.0mm;溢流水沟内与游泳池相邻的沟壁与铅垂线由上至下向回水沟内应有 10°~12° 的倾斜夹角;沟内表面应衬贴耐腐蚀、不污染水质、表面光滑、易清洗、不变形、坚固耐用的材料;沟顶应设可拆卸组合格栅盖板,并应与池岸相平。

12)补水水箱:游泳池、水上游乐池采用顺流式池水循环净化处理系统且不设平衡水池时,应设置补水水箱,且补水水箱的出水管应与循环水泵吸水管相连接。

补水水箱的有效容积应按下列规定确定:单纯作补水用途时,按计算补水量确定,且不应小于 2.0m³;同时兼作回收溢流水用途时,宜按 10% 的池水循环流量计算确定。

补水水箱的设计应符合下列规定:补水水箱进水管管径应按计算的补水量、溢流水流量确定,且进水管管底与水箱内最高水位的间距应符合现行国家标准《建筑给水排水设计规范》[GB 50015—2003(2009 年版)]的规定。补水箱进水管应装设阀门、水表。补水箱进水管与溢流水进水管宜分开设置。补水水箱出水管仅用于补水用途时,应按游泳池、水上游乐池的小时补水量确定,兼作溢流水回收用途时,应按游泳池、水上游乐池等小时补水量与小时溢流水量之和确定。出水管应装置阀门。当补水水箱水面低于游泳池、水上游乐池水面时,出水管还应装设止回阀。当补水水箱兼作初次和再次充水隔断水箱时,宜另行配置进水管和出水管。补水进水管和出水管管径应按 CJJ 122—2017 第 3.4.2 条规定计算确定。补水箱应设置人孔、通气管、溢流管、泄水管及水位计。当水箱有效水深大于 1.5m 时,应设内外扶梯。

补水水箱应采用不污染水质、耐腐蚀、不变形和高强度材料,并应符合现行国家标准《生活饮用水输配水设备及防护材料的安全性评价标准》(GB/T 17219—1998)的规定。

(2)池水净化

1)净化工艺:池水循环净化处理工艺流程应按下列规定选用:采用颗粒过滤介质时,应包括循环水泵、颗粒过滤器、加热和消毒等水净化处理工序。采用硅藻土过滤介质时,应包括硅藻土过滤机组、加热和消毒池水净化处理工序。小型游泳池,宜采用一体化过滤设备的池水净化处理设施。池水宜采用最大余氯量消除水藻,不宜采用硫酸铜等重金属盐类化学药品除藻剂。

对池水过滤设备,应设置过滤参数实时在线监测控制装置,并应采用运行高效、节能、节水、安全可靠、材质耐腐蚀的产品。

2)池水过滤:池水过滤设备的选用应符合过滤效率高,过滤精度应确保滤后出水水质稳定;内部配水、布水应均匀,不产生短流;选用体积小、安装方便、操作简单、反冲洗水量小的设备。滤器可不设置备用,每座大、中型游泳池的过滤设备不应少于 2 台,其总过滤能力不应小于 1.10 倍的池水循环水量。重力式过滤器应配置突然停电防止水溢流淹没设备机房的防护措施。

常用的过滤材质有石英砂和硅藻土。选用石英砂作为过滤介质时,泳池水中的杂质会在过滤时被阻隔分离,石英砂价格低廉,应用时间较长,适合多数游泳场所使用。硅藻土是一种具有多孔结构的材质,在过滤中不仅发挥物理阻挡的作用,还能起到一定的吸附效果,总体来说比石英砂的过滤效果要强,但价格较高,滤材更换也比石英砂要麻烦和成本高。具体选用哪种材质应该根据游泳场所的实际需要决定。

3)毛发聚集器:池水在进入净化过滤设备之前,应经毛发聚集器对池水进行预过滤,并应符合下列规定:毛发聚集器应安装在每台循环水泵的吸水管上;当循环水泵与毛发聚集器为一体化设备时,不应重复安装;当循环水泵无备用泵时,宜设置备用过滤筒(网框)。

毛发聚集器的构造和材质应符合下列规定:内部过滤筒(网框)孔眼(网眼)的总面积不应小于进水管接管道截面面积的 2 倍,采用过滤筒时,孔眼直径不应大于 3.0mm;采用网框时,网眼不应大于 15 目;过滤筒(网框)的材质应耐腐蚀、不变形。毛发聚集器外壳构造应简单,采用碳钢、铸铁材质时,内外表面应进行防锈蚀处理;顶盖应开启、关闭灵活方便,并宜设透明观察窗;应设有排气装置,并宜装真空压力表。毛发聚集器的耐压不应小于0.40MPa。

与池水循环水泵构造为一体式的毛发聚集器材质应与泵体材料相同,其内部构造应符合 CJJ 122—2017 第 5.3.2 条规定。

4)压力颗粒过滤设备:压力式颗粒过滤器的滤料应符合下列规定:应选用机械强度高、耐磨损、抗压性能好、使用周期长、比表面积大、孔隙率高、截污能力强的滤料;滤料化学性能应稳定、不应污染恶化水质、不应含有危害游泳和戏水者健康的有毒有害物质;滤料不应含杂物和污泥。

压力式颗粒过滤器的滤层和承托层的组成、技术参数及反冲洗应符合 CJJ 122—2017 第 5.4.2 条规定。压力式颗粒过滤器的反冲洗排水管与过滤器的接管处应设可观察反冲洗排水清澈度的透明短管或装置,且反冲洗排水管不应与其他排水管直接连接。

压力式颗粒过滤器的选用应符合下列规定:立式过滤器的直径不应超过 2.40m;卧式过滤器的直径不应小于 2.20m,且过滤面积不应超过 10.0m^2。过滤器的工作压力不应小于池水循环净化系统工作压力的 1.5 倍;非金属过滤器的耐热温度不应小于 50℃。过滤器的外壳材质、内部和外部配套附件的材质应耐腐蚀、不透水、不变形和不污染水质,并符合现行行业标准《游泳池用压力式过滤器》(CJ/T 405—2012)的规定。过滤器内的支承层底部不应产生死水区。

重力式颗粒过滤器的选用应符合下列规定:单介质或多介质的滤料层厚度(不含承托层)均不应小于 700mm;过滤速度应符合单层单介质滤料时不宜大于 10m/h;多层多介质滤料时不宜大于 12m/h。过滤器的材质应不变形、不二次污染水质并耐腐蚀;池水循环水泵设在过滤器之前还是之后,应经技术经济比较后确定。

5)压力颗粒过滤器辅助装置:颗粒过滤器应配套设置辅助混凝剂投加装置。混凝剂应根据原水水质和当地化学药品供应情况选用,且不应危害人体健康。

混凝剂应采用湿式投加方式并符合下列规定:混凝剂应配制成浓度不超过 5% 的溶液,通过可调式计量泵连续、均匀、自动地投加到循环水管内;混凝剂的投加量应按实验资料确定,当缺乏实验资料时,投加量宜按有效含量 1.0~3.0mg/L 确定;重力式过滤器混凝剂应投加在循环水泵的吸水管内;混凝剂溶液应投加在循环水泵吸水管内或泵后进入过滤之前的管道内,应确保水流速度不超过 1.5m/s,应预留不少于 10s 的混合反应时间,且设置反应器;投加点应远离余氯和 pH 的采样点。

混凝剂投加装置及材质应符合下列规定:压力式投加的计量泵应选用具有调节功能的隔膜加药泵,投加计量泵应与池水循环系统联锁控制运行;混凝剂应采用带有搅拌装置的溶解槽,并应在槽内水力溶解,溶解槽的容积应按不小于一个开放场次的用量确定;混凝剂溶液投加计量泵的吸水口宜配置过滤装置;计量泵、配套管道、阀门、附件等均应能耐腐蚀和满足投加系统工作压力的要求。

6) 硅藻土过滤器:硅藻土过滤器的过滤介质硅藻土应符合国家现行标准《食品安全国家标准硅藻土》(GB 14936—2012)和《食品工业用助滤剂硅藻土》(QB/T 2088—1995)的规定。

硅藻土过滤器的预涂膜应符合下列规定:硅藻土宜采用现行行业标准《食品工业用助滤剂硅藻土》(QB/T 2088—1995)中的 700 号硅藻土助滤剂;烛式硅藻土过滤器硅藻土涂膜应符合预涂膜厚度不小于 2.0mm,且涂膜厚度均匀一致;单位过滤面积硅藻土用量宜为 0.5~1.0kg/m²;烛式硅藻土过滤器应设有效可靠的再生硅藻土装置;可逆式硅藻土过滤器单位过滤面积硅藻土用量宜为 0.2~0.3kg/m²。

硅藻土过滤器的过滤速度宜为 5~10m/h。采用硅藻土过滤器的游泳池池水循环净化处理系统中配置的硅藻土过滤器不应少于 2 组,总过滤能力宜为 1.05~1.10 倍循环流量。

硅藻土过滤器的反冲洗应符合下列规定:当烛式压力式硅藻土过滤器的进水口与出水口的压力差达到 0.07MPa 时,应用水或气 - 水进行反冲洗,并应符合水反冲洗强度不小于 0.3L/(s·m²);冲洗持续时间应为 2~3min。可逆式硅藻土过滤器宜每日用池水进行反冲洗,并应符合反冲洗强度不小于 1.4L/(s·m²);冲洗持续时间应为 1~2min。

硅藻土过滤器的壳体应能承受 1.5 倍的系统工作压力,其外壳及附件的材质应符合下列规定:烛式硅藻土过滤器壳体应采用牌号不低于 30408 的奥氏体不锈钢材质或其他耐腐蚀材料;可逆式硅藻土过滤器的板框应采用高强度耐压、耐腐、不污染水质的聚乙烯塑料材质;过滤器内部及外部组件的材质应符合现行行业标准《游泳池用压力式过滤器》(CJ/T 405—2012)的规定;过滤器的滤元在 1.5 倍工作压力的压差下不应出现变形。

7）负压颗粒过滤器

负压颗粒过滤器的滤料应采用均质石英砂,并应符合下列规定:滤料质量应符合 CJJ 122—2017 第 5.4.1 条规定;石英砂粒径不均匀系数 K80 应小于 1.4;过滤层厚度不应小于 500mm。

负压颗粒过滤器应采用中阻力配水系统,并应符合下列规定:过滤速度不宜超过 20m/s;过滤层表面的过滤水厚度不应小于 350mm;承托层厚度及构造应符合 CJJ 122—2017 表 5.4.2-2 中阻力集配水形式的规定;过滤器进水管应高于过滤器内水面 200mm,且流速不应大于 0.8m/s。

负压过滤器的循环水泵吸水不应小于 0.06MPa。

负压过滤器的反冲洗应符合下列规定:循环水泵吸水管的阻力损失不小于 0.03MPa 时,应进行反冲洗;反冲洗为气 - 水冲洗时,应符合气洗强度为 10~12L/（s·m²）,气洗历时应大于 5min;水洗强度应为 6~8L/（s·m²）,水洗历时应大于 5min。

负压颗粒过滤器的外壳应采用牌号不低于 S30408 的不锈钢材质。

8）有机物降解器:游泳池有机物降解器在池水循环净化系统中,应设置在过滤器之后加热设备之前,生物降解器的出水应回流至过滤器之前。有机物降解器按旁流量设计,旁流量应根据游泳负荷按池水容积的 2%~10% 计算确定。

有机物降解过滤器采用活性炭 - 石英砂组合过滤层,并应符合下列规定:池水在生物降解器中的停留时间不少于 3min;活性炭应符合现行国家标准《煤质颗粒活性炭净化水用煤质颗粒活性炭》（GB/T 7701.2—2008）或《木质净水用活性炭》（GB/T 13803.2—1999）的规定;活性炭滤层的有效厚度不宜小于 1 000mm,石英砂层的厚度不宜小于 150mm;水流速度应控制在 5~10m/h 范围内;采用水冲洗,每 90~180d 反冲洗一次,冲洗强度应符合 CJJ 122—2017 第 6.2.7 条第 3 款规定,冲洗持续时间宜为 3~5min。

生物降解器的构造和材质应符合 CJJ 122—2017 第 6.2.7 条第 2 款规定。

（3）池水消毒

1）一般规定:游泳池的循环水净化处理系统必须设置池水消毒工艺工序。

消毒剂的选择应符合下列规定:应能有效快速杀灭水中的各种致病微生物,具有持续消毒功能,并与原水相兼容;应对人体、设备和建筑危害性小,不产生不良气味;应具有合理的经济性;应取得《消毒产品卫生安全评价报告》。

消毒设备的选择应符合下列规定:设备应简单、安全可靠,便于操作和检修;计量装置应准确且灵活可调;设备应能实现投加系统自动监测和控制;设备的建设费和运行费用应经济合理。

2) 臭氧消毒

臭氧的消毒方式、工艺工序及设备、装置配置应符合下列规定:臭氧消毒系统应辅以长效消毒剂系统;竞赛类游泳池及公共类游泳池的消毒工艺应在池水过滤工序之后加热工序之前设置,宜采用全流量半程式臭氧消毒工艺;游泳负荷稳定的游泳池和原有游泳池增设臭氧消毒时,消毒工艺流程宜在池水过滤净化工序之后加热工序之前设置,宜采用分流量全程式臭氧消毒工艺。

臭氧投加量应按游泳池、水上游乐池的全部循环流量计算确定,并应符合下列规定:全流量半程式臭氧消毒系统的臭氧投加量应按 0.8~1.2mg/L 计算确定;分流量全程式臭氧消毒系统的臭氧投加量应按全部循环水量 0.4~0.6mg/L 计算确定,且分流量不应小于池水全部循环流量的 25%;循环水进入池内时,池水中的臭氧余量不应大于 0.05mg/L。

臭氧消毒系统应符合下列规定:游泳池水面上 0.20m 处空气中的臭氧含量不应超过 0.20mg/m³;应辅以长效消毒单元。

臭氧的投加应符合下列规定:应采用负压方式投加在水过滤器滤后的循环水中;应采用全自动控制投加系统,并应与循环水泵联锁。

臭氧与水接触的反应器(罐)的容积应按下列公式计算:

$$V_f = \frac{q_0}{60} t$$

$$t \geqslant \frac{1.6}{C_{O_3}}$$

式中:V_f 为反应器(罐)的有效容积(m^3);q_0 为进入反应罐的池水循环流量(m^3/h);分流量全程式臭氧消毒系统的臭氧投加量应按全部循环水量 0.4~0.6mg/L 计算确定,且分流量不应小于池水全部循环流量的 25%;t 为臭氧与水接触反应所需要的时间(min),不应少于 2min;C_{O_3} 为臭氧的投加量(mg/L)。

臭氧接触反应器(罐)的构造应符合下列规定:确保臭氧与水的充分接触反应时间不应小于臭氧与水接触的反应器(罐)容积的计算所需时间,且罐内应设一定数量导流板,以保证水与臭氧的流动不出现短流,传质系数不应小于 90%;臭氧反应器(罐)应为全密闭的立式压力容器,且罐体应设进水管、出水管、观察窗和检修人孔;罐顶部应配套设置尾气自动释放阀、尾气排气管及尾气消除或回收装置;罐体应采用牌号为 S31603 的奥氏体不锈钢或其他抗臭氧腐蚀的材料,并应能承受 1.5 倍系统的工作压力。

全流量半程式臭氧消毒系统应设置多余臭氧吸附过滤器(罐),并应符合下列规定:吸附介质应采用吸附性好、机械强度高、化学性能稳定、再生能力强的颗粒活性炭,并应符合活性炭的粒径宜为 0.9~1.6mm,比表面积不应小于 1 000m²/g;活性炭介质层的有效厚度不应小于 500mm;吸附过滤器的过滤速度不应大于 35m/h;承托层的组成应符合 CJJ22—2017 的第 5.4.2 条第 2 款规定。

多余臭氧吸附过滤器(罐)的构造应符合下列规定:采用牌号为 S31603 或 S31608 的奥氏体不锈钢或其他抗臭氧腐蚀的材料制造,且耐压不应小于系统工作压力的 1.5 倍;内部集配水宜采用大、中阻力配水系统。

活性炭吸附过滤器(罐)宜采用先气后水组合进行反冲洗,并应符合下列规定:进水压力与出水压力的压力差达到 0.05MPa 时应进行反冲洗,每个月应至少反冲洗一次;气 - 水反冲强度应为 9~12L/(s·m²),气反冲洗时间宜为 3~5min,水反冲洗时间应为 5~8min;反冲洗介质的膨胀率应按 25%~35% 计;反冲洗水源宜采用游泳池池水,反冲洗时应关闭臭氧发生器;反冲洗管的阀门应采用隔膜阀。

臭氧发生器的设置应符合下列规定:臭氧的产量应满足设计最大需求量的要求,且生产量可调幅度应为 40%~100%。臭氧发生器生产的臭氧浓度采用氧气源和富氧化处理的空气为气源时,生产的臭氧浓度不应低于 80mg/nm³;直接采用空气气源时生产的臭氧浓度不应低于 20mg/nm³。标准型游泳池及超标准大型规模的游泳池,宜按 2 台各 60% 需要量的臭氧发生器同时工作进行配置。臭氧发生器应具有设备出现异常时自动关机的实时监控装置。臭氧发生器工作时,应有连续不断的冷却水供应,且冷却水应予以回收利用。臭氧发生器宜配置露点检测仪。机房设在地下室时,臭氧发生器宜采用负压发生器。

输送臭氧气体和臭氧溶液的管道应采用牌号不低于 S31603 和公称压力不小于 1.0MPa 奥氏体的不锈钢或其他耐臭氧腐蚀的管道、阀门及附件,使用前应进行脱脂处理,并应设置区别于其他管道的标志。

臭氧消毒能力强,对多种微生物和有机物均能发挥作用,但作用后在水中留存时间短,且成本较高,如发生臭氧泄漏会对人体造成严重危害。

3) 氯消毒:严禁采用将氯消毒剂直接注入游泳池内的投加方式。

采用氯制品消毒剂时应符合下列规定:液体及粒状氯制品消毒剂应将其稀释或溶解配制成有效氯含量为 5% 的氯消毒液,采用计量泵连续投加到水加热器后的循环给水管内,并应在循环水进入水池之前完全混合;缓释型片状氯制品消毒剂应置于专用的投加器内自动投加;不同的氯制品消毒剂投加系统应分开设置;消毒剂投加设备应与池水循环净化处理系统的循环水泵联锁。

氯消毒成本较低,但有一定毒性,容易对皮肤黏膜造成刺激,并且容易腐蚀管道,氯消毒剂的制备与存储也有一定的危险性。

4)紫外线消毒:游泳池采用紫外线消毒时,消毒工艺流程应在过滤净化工序之后加热工序之前设置,并应采用全流量工序设备。

游泳池采用紫外线消毒时宜采用中压紫外灯消毒器,并应符合下列规定:室内池紫外线剂量不应小于 $60mJ/cm^2$;室外池紫外线剂量不应小于 $40mJ/cm^2$。

紫外线消毒器的设置应符合下列规定:应设在水过滤单元之后水加热单元之前,紫外线消毒器应设置旁通管;紫外线消毒器的安装应保证水流方向与紫外灯管长度方向平行,使水流被紫外线充分照射,并应预留更换灯管和检修空间;采用多个紫外线消毒器时应并联连接。

紫外线消毒器的选型应符合下列规定:紫外线灯外过水室内壁应光洁,紫外线的反射率不应小于 85%。紫外灯管的石英玻璃套管透光率不宜小于 90%;耐压不应小于 0.6MPa。被消毒的水温超过 25℃时应留有富余量。应配有完整的紫外线运行工况电气自动监控和紫外线强度监控装置及可靠安全措施。紫外线消毒器应具有自动清洗、灯管照射功率与水质或紫外光强度联锁功能。

紫外线消毒器的出水口应设置安全过滤器。

紫外线消毒不会引起水质的变化,但对水质要求较高,且水的深度会极大影响消毒效果。紫外线灯的寿命有限,需进行监测护理和定期更换,成本较高。

5)氰尿酸消毒剂:氰尿酸消毒剂宜用于室外游泳池、水上游乐池和室内阳光游泳池。当地采购其他消毒剂有困难时,也可用于室内无阳光游泳池池水的消毒。

采用氰尿酸消毒剂时,应符合下列规定:室外池的投加浓度不应超过 80mg/L;室内阳光池的投加浓度不应超过 30mg/L;池水的 pH 应保持在 7.2~7.8;应将其溶解成液体用加压泵湿式投加。

6)无氯消毒剂:游泳池采用过氧化氢消毒时,应在循环水泵之后池水过滤净化之前,设置无氯消毒设备工序的旁流消毒工艺。旁流量不应小于池水循环流量的 18%。

无氯消毒器应由过氧化氢与臭氧混合反应器、吸附装置、自动投加过氧化氢装置、检测装置、远程监控等组成,并应具有下列功能:全自动水质检测和自动投药;自带三台抽药泵;自带臭氧检测报警和断电保护;自带缺水保护防止臭氧泄漏;自带漏电、过流保护;可远程监控。

过氧化氢应与臭氧配套同时使用,并应符合下列规定:过氧化氢应符合现行国家标准《食品添加剂过氧化氢》(GB 22216—2020)的规定;过氧化氢消耗量宜按每 50m³ 池水每小时 20~30g 和浓度不低于 35% 计算确定,且池水中过氧化氢剩余浓度应维持在 60~150mg/L 范围内;臭氧消耗量宜按每 50m³ 池水每小时 1g 计算确定,且池水剩余臭氧浓度不应超过 0.02mg/L;臭氧发生器应独立设置;池水的氧化还原电位应控制在 200~300mV。

无氯消毒器的配套臭氧发生器应采用负压制取臭氧发生器,且可与无氯消毒器设置在同一房间,并应符合下列规定:房间应有每小时不少于 6~8 次的通风设施;应有不间断的电力供应和照明;应有给水、排水条件;臭氧发生器应有超浓度报警装置。

无氯消毒器及配套设施、管道、阀门及附件,均应采用高强度、耐腐蚀、不产生二次污染的材质。

无氯消毒剂用于竞赛类游泳池时,应与相应竞赛级别的组委会协商确定。

7) 盐氯发生器

盐氯发生器制取氯消毒剂应采用分流量循环系统,并应符合下列规定:盐氯发生器循环管道流量不应小于 1~2m³/h;盐氯发生器应设流量控制装置;对池水进行消毒时,应在过滤设备之后加热工序之前设置盐氯发生器及其配套的水质监测等设备。

盐氯发生器应由盐氯发生控制器和极板模块组成,并应符合下列规定:应能根据游泳戏水负荷、气候条件自动监测和控制盐氯发生器工作状态;应能在线监控和自动投加所需盐量,制氯量输出应可调;高、低盐浓度应能够指示及报警;pH 和氧化还原电位(ORP)应能够显示,且高、低限值能报警;电极钝化应能够报警;电极板应能够自动清洗,并应能记录运行情况及远程控制等;应能极性自动反转消除电解所产生的结垢;设备应为钛金属材质,且结构模块设计易于更换极板;盐氯发生器与控制器的距离不应超过 2m。

盐氯发生器采用的盐质量应符合现行国家标准《食品安全国家标准食用盐》(GB 2721—2015)的规定且为不含碘的高浓度盐。盐的投加量应确保池水盐浓度不小于 1 500mg/L。盐氯发生器制取氯消毒剂适用于私人游泳池、中小型会所(俱乐部)游泳池及中小型成人游泳池。室外池使用盐氯发生器制取消毒剂消毒池水时,应投加氰尿酸稳定剂,浓度宜控制在 30~60mg/L 范围内。

每座游泳池、水上游乐池设置的盐氯发生器不应少于 2 台。

8) 次氯酸钠发生器:次氯酸钠发生器选用符合现行国家标准《次氯酸钠发生器安全与卫生标准》(GB 28233—2020)的规定。

次氯酸钠发生器宜选用以电解食盐水直接生成次氯酸钠的发生器,且所产生的次氯酸钠浓度不宜超过 3%,pH 不应大于 9.5,液体应清澈透明、无可见杂质。

制备次氯酸钠消毒剂中盐的氯化钠含量不应小于97.0%(质量分数)。卫生质量应符合现行国家标准《食品安全国家标准食用盐》(GB 2721—2015)的规定,且每生成1kg有效氯的盐耗量不宜超过2.5kg。

次氯酸钠发生器的容量应按池水所需最大次氯酸钠量确定,且每座水池配置次氯酸钠发生器不宜少于2台。

次氯酸钠发生器应设有自动监控装置,并应符合下列规定:应能自动监测和控制发生器的工作状况;应具有在线监控实现次氯酸钠按需投加的功能;发生器配套储液桶中的加药泵应与池水循环水泵联锁控制运行。

次氯酸钠发生器制备次氯酸钠过程中所产生的氢气应用管道引至屋外排放至大气。

(4)池水加热:由于池水加热不是每个泳池必须配置的设备,在此不做过多介绍,如有此设备的泳池,可根据《游泳池水给水排水工程技术规程》(CJJ 122—2017)的要求配置。

第四节 游泳场所设计阶段卫生学评价

一、评价目的

为全面贯彻落实《中华人民共和国传染病防治法》《公共场所卫生管理条例》《突发公共卫生事件应急条例》等法律、法规的相关规定,维护城市游泳场所的公共卫生安全和人群健康,需要从公共卫生专业角度论证和评价城市游泳场所建设项目在选址、布局、空气质量、水质卫生和净化消毒设施等方面规划设计的可行性,识别可能存在的影响泳客和工作人员健康的危险因素,评估和预测疾病传播的健康风险,提出改进措施,为建设项目设计、审批和卫生监督执法、卫生管理提供卫生技术依据。

二、评价依据

1. 法律法规、标准及规范

(1)《公共场所设计卫生规范 第1部分:总则》(GB 37489.1—2019)

(2)《公共场所设计卫生规范 第3部分:人工游泳场所》(GB 37489.3—2019)

(3)《公共场所卫生管理规范》(GB 37487—2019)

(4)《游泳池给水排水工程技术规范》(CJJ 122—2017)

2. 技术资料及相关文件 设计卫生专篇及卫生相关建设图纸,包括建筑地点四置图、总平面布置图、各单体建筑物平面布置图、游泳池吸水排水系统布置图、空调通风平面图。

三、评价范围

评价范围包括游泳场所选址、总体布局、功能分区设置、病媒生物防制措施以及单体设施(包括游泳池、更衣室、淋浴室、浸脚消毒池、清洗消毒间、消毒剂专用库房、游泳池水处理设施、暖通空调、照明设备等)的设计卫生学情况。

评价重点为功能分区的设置以及游泳池水处理设施的设计,具体要求详见本章第三节。

四、评价程序与技术路线

评价基本程序分准备、实施和报告编制三个阶段。

1. 准备阶段 成立项目组,项目组负责收集研读有关资料进行初步调查分析,确定评价单元,编制评价方案。

2. 实施阶段 项目组依据评价方案应用检查表分析法、现场调查法、类比法对游泳场所建设项目进行分析、评估。

3. 报告编制阶段 项目组对现场调查、类比后得出的结果进行汇总,分析存在问题得出评价结论,并提出具体的建议与对策。

五、评价方法

1. 检查表分析法 依据国家有关的卫生法律法规、技术规范和标准以及游泳场所相关的健康危害事故案例等,通过对拟评估的游泳场所项目提交的图纸以及材料进行详细的分析和研究,列出检查项目、检查依据、检查情况、检查结果等编制成表,逐项检查符合情况,确定拟评价项目存在的问题、缺陷和潜在健康危害。

2. 现场调查法 采用现场卫生学调查的方法,了解拟评价的游泳场所选址地点以及周边环境情况,把实际情况写入检查表中。

3. 类比法 通过对拟评价的游泳场所相关文件、技术资料等综合分析,结合项目选址、设计规模、建筑布局以及建筑功能设置等信息找出过往与其相同或相似的项目进行类比,从而类推拟评价项目健康危害因素的种类、浓度或强度。

六、评价内容

运用检查表分析法对游泳场所的选址、总体布局,以及功能分区进行评价。用现场调查法现场考察游泳场所选址地点以及周边环境情况,并把实际情况写入检查表中。运用类比法对游泳场所的健康危害因素进行识别和分析。

1. 危害因素识别　健康危害因素识别是为了在设计阶段,根据环境卫生学、毒理学的相关理论,结合类比法最大限度找出游泳场所内不同功能区域对人体可能产生的危害因素,从而在设计阶段给出相应的建议,避免或减少相关健康危害因素。一般来说,在人工游泳场所中,存在健康受影响风险的人群为泳客以及游泳场所的工作人员。健康影响因素一般分为物理因素、化学因素及生物因素。对人工游泳场所的不同功能区域进行健康危害因素识别以及来源分析如下。

(1) 室外游泳池:室外游泳池存在的健康影响因素包括物理因素、化学因素以及生物因素。物理因素为浑浊度、pH;化学因素为游离性余氯、化合性余氯、臭氧、氰尿酸、尿素以及其他毒理指标;生物因素为菌落总数及大肠菌群等。浑浊度、尿素、菌落总数以及大肠菌群大多来源于泳客的身体排泄物(粪便、尿液、呕吐物)。pH、游离性余氯、化合性余氯、臭氧、氰尿酸以及其他毒理指标一般来源于人工加入的泳池水混凝沉淀剂以及消毒剂。

(2) 室内游泳池:室内游泳池除了上述室外游泳池提及的健康危害因素外,还包括室内空气相关指标,如新风量、二氧化碳、甲醛、苯、甲苯、二甲苯、总挥发性有机物。室内空气相关指标(新风量、二氧化碳)不符合要求一般是由于自然通风不足或使用集中空调时新风量不足。甲醛、苯、甲苯、二甲苯以及总挥发性有机物等指标异常一般来源于室内装修材料。

(3) 更衣室:更衣室最容易存在的健康危害因素为新风量、二氧化碳、甲醛、苯、甲苯、二甲苯以及挥发性有机物。泳客量大、通风不足则容易引起新风量及二氧化碳不符合标准;甲醛、苯、甲苯、二甲苯及挥发性有机物大多来源于更衣室的装修材料。

(4) 淋浴室:淋浴室的健康危害因素为一氧化碳和二氧化碳。如淋浴室运用燃气则容易出现一氧化碳超标,如淋浴室同时淋浴的泳客数量多则容易引起二氧化碳超标。

(5) 浸脚消毒池:浸脚消毒池区域本身不存在物理、化学以及生物性的健康危害因素。但如果游泳场所缺乏浸脚消毒池或浸脚消毒池不按规范建造,则可能导致泳池水被泳客的脚部细菌污染,从而增加游泳池的健康危害因素。

(6) 消毒剂专用库房:消毒剂专用库房用于专门存放泳池水消毒剂,大多为含氯消毒剂,因此可能产生含氯消毒剂挥发性气体。如游泳场所工作人员消毒剂存放不当或取出时不慎接触皮肤或眼睛,消毒剂会对皮肤或眼睛产生刺激或伤害。

(7) 水处理机房有可能因器械故障造成消毒剂泄漏,消毒剂配制操作不当会引起消毒剂瞬间高浓度挥发等伤害人体健康。同时,应关注消毒剂专用库房和水处理机房与泳池区不能直接相通,防止库房或机房内消毒剂高浓度挥发飘散到泳池区造成健康危害事件。

2. 关键控制点 游泳场所设计阶段健康危害因素关键控制点见表9-4。

表 9-4 游泳场所设计阶段健康危害因素关键控制点

不同功能区域	健康危害因素	设计阶段关键控制点
室外游泳池	浑浊度、尿素	游泳池须按要求设置池水循环净化处理系统,过滤水中杂质,降低浑浊度 补水管应设水量计量专用水表,宜安装水表远程监控在线记录装置,了解补水量,保证有足量新水注入池内,稀释如尿素等池水内不能被循环过滤走的污染物。确保补充的新水水质符合游泳池用水要求 泳池内应设毛发过滤装置
	pH、游离性余氯、化合性余氯、臭氧、氰尿酸以及其他毒理指标、菌落总数以及大肠菌群	游泳池须按要求设置池水消毒工艺工序,保证消毒剂能在池水内起效,同时不能过量 应设置余氯、浑浊度、pH、氧化还原电位等指标的水质在线监控装置,及时了解池水内化学物的状态 应设加氯机,加氯机应有压力稳定且不间断的水源,其运行和停止应与循环水泵的运行和停止设联锁装置 消毒剂投入口位置应在游泳池水质净化过滤装置出水口与游泳池给水口之间
室内游泳池（泳池水的关键控制点与室外游泳池一致）	新风量、二氧化碳	室内泳池设计时应充分利用自然通风 室内泳池建造时如使用集中空调,应按照集中空调的相关建设规范建造,同时需保证建设后符合《公共场所集中空调通风系统卫生规范》(WS 394—2012)以及《公共场所卫生指标及限制要求》(GB 37488—2019)中新风量的要求
	甲醛、苯、甲苯、二甲苯、总挥发性有机物	装修材料需符合相关标准

续表

不同功能区域	健康危害因素	设计阶段关键控制点
更衣室	新风量、二氧化碳	更衣室通道应宽敞、保持空气流通 如使用集中空调,应按照集中空调的相关建设规范建造,同时需保证建设后符合《公共场所集中空调通风系统卫生规范》(WS 394—2012)以及《公共场所卫生指标及限值要求》(GB 37488—2019)中关于新风量的要求
	甲醛、苯、甲苯、二甲苯以及挥发性有机物	更衣室墙壁及天花板采用防水、防霉、无毒材料覆涂
淋浴间	一氧化碳、二氧化碳	合理建设水加热装置,如用燃气时,应按照相关规定把燃气装置置于室外,防止一氧化碳飘散入室内 设置相应的通风排风设施,防止二氧化碳超标
浸脚消毒池		浸脚消毒池应建于淋浴室通往游泳池的通道上 其宽度应与走道同宽,长度不小于 2m,深度不小于 20cm
消毒剂专用库房(加药间)	消毒剂	消毒剂专用库房应独立设置,并应靠近建筑物内的次要通道。消毒剂专用库房和水处理机房的加药间应设有排风装置 墙面、地面、门窗应采用耐腐蚀、易清洗的材料 应设给水和排水设施,并应设冲淋洗眼设施
水处理机房		应独立设置,且不得与泳池区直接相通,设置检测报警装置和防护设施(如防毒面具、排风等)

七、评价结果的应用

1. 评价报告内容

(1) 工程概况:包括拟建设项目的选址、规模、不同建筑区域的用途。

(2) 评价方法:包括检查表法、现场卫生学调查法以及类比法。

(3) 评价内容:根据建设项目的设计材料选定评价单元,对照相关标准,检查出设计的不足。

(4) 评价结果及建议:汇总评价内容,以类比法识别出的健康危害因素为设计关键控制点,对设计方案提出相应的建议。

2. 结果应用 游泳场所设计阶段的卫生学预评价识别可能存在的健康危害因素,评价拟采取的控制健康危害的措施,从公共卫生角度评估该建设项目是否可行,源头上控制了游泳场所的卫生隐患。

如卫生行政部门需审查游泳场所建设项目,该评价报告则通过科学、规范、准确的流程形成卫生学预评价报告书,为卫生行政部门提供不可或缺的重要技术资料,是游泳场所建设项目卫生行政审核的技术保障和科学依据。

通过该卫生学预评价,建设单位可逐步了解和掌握我国公共卫生政策以及相应的法律法规、卫生标准及技术规范,增强建设单位的法制观念和健康意识;同时,还可以通过评价避免盲目追求经济利益而出现的安全与健康隐患,有效降低发生健康危害事故或事件的风险,提高建设单位的社会效益和经济效益。

第五节　游泳场所竣工验收阶段卫生学评价

一、评价目的

通过对竣工后的人工游泳场所进行现场卫生学调查,检测泳池水卫生以及检查该场所的卫生管理方案等,最大限度地保障游泳场所卫生安全,消除或控制潜在危害因素对泳客及相关工作人员健康的危害。

二、评价依据

1. 法律、法规、标准和规范

(1)《公共场所卫生管理条例》

(2)《公共场所卫生管理条例实施细则》

(3)《公共场所卫生管理规范》(GB 37487—2019)

(4)《公共场所卫生指标及限值要求》(GB 37488—2019)

(5)《公共场所设计卫生规范　第 1 部分:总则》(GB 37489.1—2019)

(6)《公共场所设计卫生规范　第 3 部分:人工游泳场所》(GB 37489.3—2019)

(7)《公共场所卫生检验方法　第 1 部分:物理因素》(GB 18204.1—2013)

(8)《公共场所卫生检验方法　第 2 部分:化学污染物》(GB 18204.2—2014)

(9)《公共场所卫生检验方法　第 3 部分:空气微生物》(GB 18204.3—2013)

(10)《公共场所卫生检验方法　第 6 部分:卫生监测技术规范》(GB

18204.6—2014)

(11)《公共场所集中空调通风系统卫生规范》(WS 394—2012)

(12)《游泳池给水排水工程技术规范》(CJJ 122—2017)

2. 相关技术资料和文件 设计阶段的卫生学预评价报告、工程竣工图纸、预评价报告建议落实情况说明等。

三、评价范围

评价范围包括游泳场所总体布局及功能分区设置、病媒生物防制措施、单体设施(包括游泳池、更衣室、淋浴室、浸脚消毒池、清洗消毒间、消毒剂专用库房、游泳池水处理设施、暖通空调、照明设备等)的卫生情况以及场所的卫生管理措施。

评价重点为项目是否根据设计方案进行施工并按工程图纸竣工;是否具备完善的管理制度;场所内所涉及的卫生学指标是否合格。

四、评价程序

竣工验收的评价程序分为准备阶段、实施阶段、报告编制阶段。

1. 准备阶段 根据游泳场所提供的相关材料,制订现场调查的方案,同时,根据场所类别拟定相关的卫生学检测指标。

2. 实施阶段 现场调查,在不同的功能区域进行卫生学指标的抽样、检测,同时向管理者获取相应的卫生管理制度。

3. 报告编制阶段 根据现场调查结果、卫生学指标检测结果以及场所预计容纳客流量进行综合分析、评估,提出建议及对策。

五、评价方法

1. 现场调查法 根据项目方提供的设计阶段卫生学预评价报告、工程竣工图纸、预评价报告建议落实情况说明等材料,现场考察游泳场所是否按要求建设,同时调查游泳场所的卫生管理措施。

2. 检验检测法 根据游泳场所内不同功能的区域,对相应的卫生学指标进行全面系统检测。

六、评价内容

运用现场调查法,根据设计阶段预评价中的检查表以及建设项目工程图纸对已竣工的人工游泳场所进行现场调查,包括游泳场所的布局、每个单体建筑的位置、大小、装修是否符合要求,游泳池给水排水系统是否符合设计要求、卫生管理措施是否落实等。调查后,可按照检查表的格式写出调查结果。依据《公共场所卫生管理条例》《公共场所卫生管理条例实施细则》《公共场所卫生管理规范》评价游泳场所管理措施。同时,运用检验检测法对游泳场所内的卫生学指标进行采样检测。

1. 现场调查

(1) 人工游泳场所、沐浴场所使用的原水水质应符合《生活饮用水卫生标准》(最新版本)的要求。

(2) 人工游泳场所池水循环净化、消毒、补水等设施设备应正常运行,每日补充足量新水,发生故障时应及时检修,游泳池水质应符合《公共场所卫生指标及限值要求》(最新版本)要求。

(3) 儿童池营业期间应持续供给新水。

(4) 游泳场所设置的强制通过式浸脚消毒池应正常使用。池水 4h 更换一次,游离性余氯含量应保持 5~10mg/L。

(5) 沐浴场所淋浴水、浴池水供应管道、设备、设施等系统的运行应避免产生死水区、滞水区,淋浴喷头、热水龙头应保持清洁。

(6) 沐浴场所浴池水应循环净化处理,循环净化装置应正常运行,营业期间每日补充足量新水,池水水质符合《公共场所卫生指标及限值要求》(最新版本)要求。

(7) 沐浴场所应在前厅吧台、更衣室醒目处设置"禁止性病、传染性皮肤病患者沐浴"警示性标志,标志符合固定耐用的要求。

(8) 游泳场所应在入口、更衣等醒目处设置"禁止甲型病毒性肝炎、戊型病毒性肝炎、性病、传染性皮肤病、重症沙眼、急性结膜炎、中耳炎、肠道传染病、心脏病、精神病患者、酗酒者及其他不宜人群游泳"的警示性标志,标志符合固定耐用的要求。

2. 卫生检测

(1) 室外游泳池:根据《公共场所卫生指标及限值要求》(GB 37488—2019),室外游泳池涉及的检测指标主要为人工游泳池水质指标。人工游泳池水质指标应符合表 9-5 的要求,其原水及补水用水应符合《生活饮用水卫生标准》(最新版本)的要求。

表 9-5　人工游泳池水质指标卫生要求

指标	要求	备注
游泳池水浑浊度 /NTU	≤1	—
pH	7.0~7.8	—
游离性余氯 /(mg·L^{-1})	0.3~1.0	使用氯气及游离氯制剂消毒时要求
化合性余氯 /(mg·L^{-1})	≤0.4	使用氯气及游离氯制剂消毒时要求

续表

指标	要求	备注
浸脚池游离性余氯 /(mg·L^{-1})	5~10	—
臭氧 /(mg·m^{-3})	≤0.2	使用臭氧消毒时要求,水面上方 20cm 空气中浓度
氧化还原电位 /mV	≥650	采用氯和臭氧消毒时
氰尿酸 /(mg·L^{-1})	≤50	使用二氯氰尿酸钠和三氯异氰尿酸消毒时要求
尿素 /(mg·L^{-1})	≤3.5	—
菌落总数 /(CFU·ml^{-1})	≤200	
大肠菌群(单位:CFU/100ml 或 MPN/100ml)	不得检出	—
其他毒理指标	按 GB 5749 执行	根据水质情况选择
人工游泳池水温度 */℃	23~30	
三卤甲烷(THMs,单位:μg/L)*	≤200	

* 推荐性指标

(2) 室内游泳池:根据《公共场所卫生指标及限值要求》(GB 37488—2019),室内游泳池的检测指标除了表 9-5 的水质指标外,还涉及相关物理因素指标、室内空气质量相关指标以及集中空调通风系统相关指标。室内配备集中空调的游泳场所,则需按照《公共场所集中空调通风系统卫生规范》(最新版本)中涉及的指标进行抽样检测。物理因素相关指标卫生要求见表 9-6,室内空气质量相关指标卫生要求见表 9-7。

表 9-6　室内人工游泳场所物理因素指标卫生要求

指标	要求
游泳池区域的水面水平照度 /lx	≥200
冬季室内温度 /℃*	池水温度 ±(1~2)
夏季室内温度 /℃*	采用空调等调温方式的,为 26~28
相对湿度 /%*	带有集中空调通风系统的游泳场 ≤80
风速 /(m·s^{-1})*	≤0.5
采光照明 *	室内游泳场馆采光系数 ≥1/4
噪声 /dB(A 计权)*	<55

* 推荐性指标

表 9-7 人工游泳场所室内空气质量指标卫生要求

指标	要求
室内新风量 /(m³·h⁻¹·人 ⁻¹)	≥20
二氧化碳 /%	≤0.15
细菌总数（根据不同采样方法选取不同限值要求）	≤4 000CFU/m³ 或 40CFU/ 皿
一氧化碳 /(mg·m⁻³)	≤10
可吸入性颗粒物 /(mg·m⁻³)	≤0.15
甲醛 /(mg·m⁻³)	≤0.10
苯 /(mg·m⁻³)	≤0.11
甲苯 /(mg·m⁻³)	≤0.20
二甲苯 /(mg·m⁻³)	≤0.20
氨 /(mg·m⁻³)	≤0.20
臭氧 /(mg·m⁻³)*	≤0.16
总挥发性有机物 /(mg·m⁻³)*	≤0.60
氡 /(Bq·m⁻³)*	≤400

* 推荐性指标

（3）更衣室：根据《公共场所卫生指标及限值要求》（GB 37488—2019），更衣室的卫生指标涉及物理因素相关指标以及室内空气质量相关指标。如室内配备集中空调，则需按照《公共场所集中空调通风系统卫生规范》（最新版本）中涉及的指标进行抽样检测。物理因素指标卫生要求见表 9-8，室内空气质量相关指标卫生要求见表 9-9。

表 9-8 更衣室物理因素指标卫生要求

指标	要求
冬季室内温度 /℃ *	≥25
相对湿度 *	带有集中空调通风系统的，宜在 40%~65%
风速 /(m·s⁻¹)*	≤0.3
噪声 /dB（A 计权）*	<55

* 推荐性指标

表 9-9 更衣室室内空气质量指标卫生要求

指标	要求
室内新风量 /(m³·h⁻¹·人 ⁻¹)	≥20
二氧化碳 /%	≤0.15

续表

指标	要求
细菌总数（根据不同采样方法选取不同限值要求）	≤4 000CFU/m³ 或 40CFU/皿
一氧化碳 /(mg·m⁻³)	≤10
可吸入性颗粒物 /(mg·m⁻³)	≤0.15
甲醛 /(mg·m⁻³)	≤0.10
苯 /(mg·m⁻³)	≤0.11
甲苯 /(mg·m⁻³)	≤0.20
二甲苯 /(mg·m⁻³)	≤0.20
氨 /(mg·m⁻³)	≤0.20
臭氧 /(mg·m⁻³)*	≤0.16
总挥发性有机物 /(mg·m⁻³)*	≤0.60
氡 /(Bq·m⁻³)*	≤400

* 推荐性指标

（4）公共浴室：根据《公共场所卫生指标及限值要求》（GB 37488—2019），普通浴室的卫生指标涉及物理因素相关指标以及室内空气质量相关指标。物理因素指标卫生要求见表 9-10，室内空气质量相关指标卫生要求见表 9-11。

表 9-10　公共浴室物理因素指标卫生学要求

指标	要求
冬季室内温度 /℃*	30~50
风速 /(m·s⁻¹)*	≤0.3
噪声 /dB（A 计权）*	<55

* 推荐性指标

表 9-11　公共浴室室内空气质量指标卫生要求

指标	要求
室内新风量 /(m³·h⁻¹·人⁻¹)	≥20
二氧化碳 /%	≤0.15
细菌总数（根据不同采样方法选取不同限值要求）	≤4 000CFU/m³ 或 40CFU/皿
一氧化碳 /(mg·m⁻³)	≤10
可吸入性颗粒物 /(mg·m⁻³)	≤0.15
甲醛 /(mg·m⁻³)	≤0.10

续表

指标	要求
苯 /(mg·m^{-3})	≤0.11
甲苯 /(mg·m^{-3})	≤0.20
二甲苯 /(mg·m^{-3})	≤0.20
氨 /(mg·m^{-3})	≤0.20
臭氧 /(mg·m^{-3})*	≤0.16
总挥发性有机物 /(mg·m^{-3})*	≤0.60
氡 /(Bq·m^{-3})*	≤400

* 推荐性指标

（5）集中空调通风系统：在室内游泳场所、更衣室中配备集中空调通风系统的，均须符合《公共场所集中空调通风系统卫生规范》《公共场所集中空调通风系统卫生学评价规范》以及《空调通风系统运行管理规范》最新版本的要求。相关指标的卫生要求见表 9-12。

表 9-12　集中空调通风系统相关指标的卫生学要求

指标		标准值
空调送风	可吸入颗粒物 PM$_{10}$/(mg·m^{-3})	≤0.15
	细菌总数 /(CFU·m^{-3})	≤500
	真菌总数 /(CFU·m^{-3})	≤500
	β- 溶血性链球菌	不得检出
	嗜肺军团菌(不作为许可的必检项目)	不得检出
风管内表面	积尘量 /(g·m^{-2})	≤20
	细菌总数 /(CFU·cm^{-2})	≤100
	真菌总数 /(CFU·cm^{-2})	≤100
冷却水、冷凝水	嗜肺军团菌	不得检出

（6）沐浴用水：沐浴用水水质指标卫生要求见表 9-13。

表 9-13　沐浴用水水质指标卫生要求

指标	要求	备注
嗜肺军团菌	不得检出	沐浴用水
池水浑浊度	≤5NTU	有沐浴池时
原水及补充用水	按 GB 5749 执行	有沐浴池时

(7)公共用品用具:根据《公共场所卫生指标及限值要求》(GB 37488—2019),如果游泳场所提供非一次性杯具、毛巾等棉织品、直接接触皮肤的洁具(如坐便)、拖鞋等,相关指标需满足表9-14的卫生学要求。

表9-14 公共用品用具相关指标卫生学要求

公共用品用具	外观	细菌总数	大肠杆菌	金黄色葡萄球菌	真菌总数
杯具	表面光洁、无污渍、无水渍、无异味、无破损	≤5CFU/cm²	不得检出	—	—
棉织品	清洁整齐、无污渍、无破损、无毛发、无异味	≤200CFU/25cm²	不得检出	不得检出	—
洁具	表面光洁、无污渍、无异味	≤300CFU/25cm²	不得检出	—	—
鞋类	表面清洁、无破损、无污渍、无异味	≤300CFU/25cm²	—	—	≤50CFU/50cm²
美容美发工具	表面清洁、无异味	≤200CFU/25cm²	不得检出	不得检出	—
修脚工具	表面清洁、无异味	≤200CFU/25cm²	不得检出	不得检出	≤50CFU/50cm²
其他用品用具	表面清洁、无污渍、无破损、无异味	≤300CFU/25cm²	不得检出	—	—

大肠菌群、金黄色葡萄球菌在与检验方法相对应的采样面积内不得检出。

棉织品的pH应在6.5~8.5之间。

七、评价结果的应用

1. 评价报告内容

(1)竣工概况:竣工项目的基本情况介绍,同时评价项目是否按照竣工图纸以及设计阶段预评价报告的建议进行建设。

(2)评价方法:包括现场调查法和检验检测法。

(3)评价内容:游泳场所的布局是否符合要求;各单体功能区域的设计及装修是否符合卫生学要求;游泳池给水排水系统是否符合设计要求;卫生管理措施是否符合要求;各功能场所的卫生学指标是否符合要求。

（4）评价结果及建议：汇总评价内容相关结果，对竣工情况、检测指标以及管理措施进行评价，对不符合项给出改进建议。

2. 结果的应用 游泳场所竣工验收卫生学评价识别可能存在的健康危害因素，评价拟采取的健康危害控制措施，针对发现的问题提出有针对性的管理和技术建议。通过科学、规范、准确的卫生学评价形成的卫生学预评价报告书，向游泳场所经营者、卫生行政部门提供明确、规范的卫生评价结论，是不可或缺的重要的技术资料，为项目立项审批、卫生行政决策和日常卫生管理提供科学的卫生技术依据，为改善、提高游泳场所卫生水平提供科学依据。

第六节 经常性卫生学评价（日常监测）

一、评价目的

经常性卫生监测评价是针对运营中的游泳场所进行卫生状况、卫生设施运行效果以及卫生管理情况进行的评价。为了发现日常运营过程中存在的卫生问题并提出改进措施，保障泳客以及工作人员的健康。

二、评价依据

1.《公共场所卫生管理条例》

2.《公共场所卫生管理条例实施细则》

3.《公共场所卫生管理规范》（GB 37487—2019）

4.《公共场所卫生指标及限值要求》（GB 37488—2019）

5.《公共场所卫生检验方法 第1部分：物理因素》（GB 18204.1—2013）

6.《公共场所卫生检验方法 第2部分：化学污染物》（GB 18204.2—2014）

7.《公共场所卫生检验方法 第3部分：空气微生物》（GB 18204.3—2013）

8.《公共场所卫生检验方法 第6部分：卫生监测技术规范》（GB 18204.6—2014）

9.《公共场所集中空调通风系统卫生规范》（WS 394—2012）

三、评价范围

游泳场所卫生管理相关内容（包括基本卫生要求、卫生管理措施以及从业人员卫生)以及游泳场所相关卫生指标,以上两个内容均为日常监测的评价重点。

四、评价程序

1. 准备阶段 根据游泳场所的经营范围制定抽样检测方案。

2. 实施阶段 现场监督,对游泳场所的所有管理设施设备进行检查,同时查看管理文件以及日常管理记录。抽样检测,对不同功能的场所抽检相关卫生学指标。

3. 报告编制阶段 根据现场监督以及抽样检测的结果,对游泳场所进行卫生学评价,并给出相关结论与可行性建议。

五、评价方法

1. 现场调查法 为了解游泳场所日常卫生管理情况,专业技术人员到达现场通过查看卫生相关证件(卫生许可证、从业人员健康证等)、卫生管理制度、卫生指标自检情况以及水质净化消毒设施运转情况等,定性评价游泳场所卫生状况,对不符合项提出整改建议。

2. 检验检测法 根据游泳场所的类型及功能,选择相应的卫生学指标进行检验检测,包括游泳场所室内空气相关指标、用品用具相关指标以及泳池水相关指标。

六、评价内容

经常性卫生评价通过现场调查法以及检验检测法对游泳场所卫生措施的落实情况,卫生质量的控制情况进行卫生评价。评价内容包含游泳场所卫生管理要求、游泳场所人员及制度管理要求以及卫生检测。

1. 游泳场所卫生管理要求

(1) 通风换气:使用集中空调的场所,空调运行期间新风系统、排风系统或设施应正常使用。人群密度高、自然通风条件不良、营业期间不便于采用自然通风方式的场所应安装机械排风系统或设施,营业期间保证正常使用,室内新风量不应小于 $20m^3/(h\cdot人)$。

(2) 空调设施:使用集中空调的场所,卫生指标及卫生管理应符合 GB 37488—2019 和 WS 394—2012 要求。使用壁挂式、吸顶式、柜式、窗式等分散式空调设施的场所,宜设置与经营规模相适应的机械通风系统或设施,营业期间正常使用。

(3) 游泳池水、沐浴水:①人工游泳场所、沐浴场所使用的原水水质应符合《生活饮用水卫生标准》(GB 5749—2006)要求。②人工游泳场所池水循环净化、消毒、补水等设施设备应正常运行,每日补充足量新水,发生故障时应及时检修,游泳池水质应符合《公共场所卫生指标及限值要求》。儿童池营业期间应持续供给新水。③游泳场所设置的强制通过式浸脚消毒池应正常使用。池水 4h 更换一次,游离性余氯含量应保持 5~10mg/L。④沐浴场所淋浴水、浴池水供应管道、设备、设施等系统的运行应避免产生死水区、滞水区,淋浴喷头、热水龙头应保持清洁。⑤沐浴场所浴池水应循环净化处理,循环净化装置应正常运行,营业期间每日补充足量新水,池水水质符合《公共场所卫生指标及限值要求》。⑥在游泳池开放时间内,应进行水质监测并记录。

(4)病媒生物防制:①提倡使用物理方法防制,应根据当地病媒生物特点采取相应防制措施,消除病媒生物孳生地,定期对场所内病媒生物防制设施进行检查维护,保证正常使用。②公共场所应配备垃圾桶(箱)、垃圾房、垃圾车等废弃物存放设施,数量充足,使用坚固、防水、防腐、防火材料制作,内壁光滑,便于清洗。废弃物收集、存放、运输设施应采取加盖、装门等密闭措施,防止不良气味溢散和病媒生物侵入。

(5)标志标识:①游泳场所应在入口、更衣等醒目处设置"禁止甲型病毒性肝炎、戊型病毒性肝炎、性病、传染性皮肤病、重症沙眼、急性结膜炎、中耳炎、肠道传染病、心脏病、精神病患者、酗酒者及其他不宜人群游泳"的警示性标志,标志符合固定耐用的要求。②沐浴场所应在前厅吧台、更衣室入口等醒目处设置"禁止性病、传染性皮肤病患者沐浴"警示性标志,标志符合固定耐用的要求。

2. 游泳场所人员及制度管理要求

(1)证照管理:游泳场所及从业人员应证照齐全,卫生许可证应悬挂在场所醒目处。

(2)人员管理:①游泳场所应做好从业人员健康检查和卫生知识培训的组织安排工作,并根据健康检查的结果,对患有不宜从事游泳场所服务工作疾病的人员,调离其直接为顾客服务的工作岗位。②游泳场所从业人员应加强业务和卫生知识的培训学习,完成规定学时的卫生知识培训,掌握有关卫生法规、基本知识和卫生操作技能等。卫生知识培训每两年进行一次。新参加工作的从业人员应取得卫生知识培训合格证明后方可上岗。③对从事较强技术性工作,如水质处理、消毒、监护和急救等人员应按照有关法律、法规和行业有关规定要求参加相关培训合格后上岗。④游泳场所应建立卫生及专业知识培训考核制度,定期对本单位的工作人员进行卫生及专业知识培训和考核并做好记录。⑤建立自身检查制度,对场所卫生状况、从业人员个人卫生、操作卫生、日常清洗消毒等工作进行经常性检查,并做好清洗消毒的记录。

（3）制度管理：①游泳场所水质净化消毒、水质监测、沐浴、浸脚消毒池、救生、巡视监护等岗位应建立相应的管理制度，并明确管理人员及岗位责任。②人工游泳场所应设置专人负责池水净化消毒工作，并配备足量、符合国家卫生要求的净化、消毒剂。每场开放前、开放时均应进行池水余氯、pH、温度等检测，检测结果应公示并注明测定时间，且记录备查。游泳池每年开放前和连续开放期间应对卫生标准规定的全部项目进行检测。③游泳场所应当建立禁止出租游泳衣裤管理制度。④游泳池注水、排水、清污期间应停止营业。

（4）传染病和健康危害事故应急预案、事故报告制度：①游泳场所应当制订预防传染性疾病传播、氯气泄漏等健康危害事故的应急处置工作预案。当发生传染病或健康危害事故时，应及时抢救受害者脱离现场，迅速送病人到附近医疗机构救治，采取预防控制措施，防止事故的继发。②游泳场所负责人及卫生负责人是传染病和健康危害事故报告责任人。当发生室内空气不符合卫生标准所致的虚脱休克；水质受到污染所致的介水传染性疾病流行；公共用具、用水和卫生设施受到污染所致传染性疾病、皮肤病流行事件，或其他健康危害事故时应及时报告当地卫生、体育行政部门；导致死亡或同时出现 3 名及以上受害人时，事故报告责任人应在事故发生 24h 内电话报告。

3. 卫生检测

（1）根据《公共场所卫生指标及限值要求》（GB 37488—2019），室外游泳池涉及的检测指标主要为人工游泳池水质指标（表 9-5）。

（2）根据《公共场所卫生指标及限值要求》（GB 37488—2019），室内游泳池的检测指标除了表 9-5 的水质指标外，还涉及相关物理因素指标（表 9-6）、室内空气质量相关指标（表 9-7）以及集中空调通风系统相关指标（表 9-12）。

（3）根据《公共场所卫生指标及限值要求》（GB 37488—2019），更衣室的卫生指标涉及物理因素相关指标（表 9-8）以及室内空气质量相关指标（表 9-9）。

（4）根据《公共场所卫生指标及限值要求》（GB 37488—2019），普通浴室的卫生指标涉及物理因素相关指标（表 9-10）以及室内空气质量相关指标（表 9-11）。

（5）在室内游泳场所、更衣室中配备集中空调通风系统的，均需符合《公共场所集中空调通风系统卫生规范》（WS 394—2012）、《公共场所集中空调通风系统卫生学评价规范》（WS/T 395—2012）以及《空调通风系统运行管理规范》（GB 50365—2005）（表 9-12）。

（6）沐浴用水中不得检出嗜肺军团菌。如有沐浴池,沐浴池池水浑浊度不应大于 5NTU;沐浴池池水原水及补充用水应符合 GB 5749—2006 要求。

（7）根据《公共场所卫生指标及限值要求》(GB 37488—2019),如果游泳场所提供非一次性杯具、毛巾等棉织品、直接接触皮肤的洁具(如坐便)、拖鞋等,相关卫生学指标需满足表 9-14 的卫生学要求。

4. 检测方法　游泳场所卫生学指标主要包括室内空气卫生学指标以及泳池水卫生学指标。在选择卫生学指标的检测方法时,应注意检测方法的检测范围必须包含指标的标准值范围。例如,室内游泳池夏季室内温度的标准为 26~28 ℃,则空气温度的检测方法测量范围须包含该标准范围。除此以外,当运用仪器法测量时,须将仪器说明书中的参数与测量方法进行对照,从而判断所选仪器是否适用。因为每种测量方法有相应的注意事项,例如对环境条件有特殊要求,或者在检测时结果表达有特殊要求。因此,在选择检测方法时,需要一边对照卫生指标的标准值范围,一边对照仪器说明书的应用范围,从而选择适当的检测方法。

游泳场所室内空气卫生学指标以及水质卫生学指标的检测方法及检测依据见本书第二章相关内容。

5. 监测频次与样本量要求

（1）室内空气:①监测频次:经常性卫生监测在场所营业的客流高峰时段监测 1 次。②样本量:营业面积 <50m² 的场所布置 1 个监测点,营业面积 50~200m² 的场所布置 2 个监测点,营业面积 >200m² 的场所布置 3~5 个监测点。同时,场所营业面积按不同功能(如更衣室、休息室、浴室、游泳池等)分别计算。

（2）泳池水:①监测频次:人工游泳场所经常性卫生监测在场所营业的客流高峰时段监测。②样本量:儿童池布置 1~2 个采样点,成人泳池面积 ≤1 000m² 的,布置 2 个采样点;成人泳池面积 >1 000m² 的,布置 3 个采样点。③样品采集规范:在泳池水面下 30cm 处采集水样 500ml。

（3）沐浴水:①监测频次:经常性卫生监测为随机监测。②样本量:随机选择 5 个淋浴喷头,各采集淋浴水样 500ml;在沐浴池选择 3 个采样点,采集水面下 30cm 处水样 500ml。

（4）公共场所集中空调通风系统:按 WS/T 395—2012 中要求的频次与样本量进行。

（5）公共用品用具:公共用品用具的监测样本量按各类物品投入使用总数的 3%~5% 抽取。当某类用品用具投入使用总数不足 30 件时,此类物品的采样数量至少为 1 件。

（6）卫生学评价监测要求:当开展公共场所卫生学评价时,要连续监测 3

天,每次监测应采集平行样。

6. 水样的采集与保存要求见本书第二章相关内容。

七、评价结果的应用

1. 评价报告内容　内容应包括评价目的、评价依据、评价范围、评价内容、现场卫生学调查情况、卫生检测与评价、评价结论及建议等方面。同时,报告需包含评价场所的名称、委托单位、评价机构、评价人员、复核人、签发人、评价时间等信息。

2. 结果的应用　依据相关的法规、技术规范和标准形成科学、规范的经常性卫生学评价报告。卫生行政部门监督管理机构可依据该评价报告监督游泳场所的卫生情况,促进游泳场所规范管理,维护泳客健康。游泳场所经营者可通过公开该评价报告提高自身公信力,并依据该报告改善不足之处,从而打造规范的健康游泳场所。

第七节　健康管理与健康促进

一、泳客健康管理

游泳池水的健康危害因素主要为化学及生物因素,容易对皮肤、黏膜、胃肠道产生刺激或造成损害。因此,为了维护泳客健康,促进泳池水卫生,建议泳客应佩戴泳镜、泳帽游泳,在游泳前应淋浴并经过浸脚消毒池,减少呛水,避免吞食泳池水,禁止在泳池大小便。同时,禁止甲型病毒性肝炎、戊型病毒性肝炎、性病、传染性皮肤病、重症沙眼、急性结膜炎、中耳炎、肠道传染病、心脏病、精神病患者,以及酗酒者和其他不宜人群游泳。

二、工作人员健康管理

游泳场所每年应做好从业人员健康检查和卫生知识培训的组织安排工作,并根据健康检查结果,对患有不宜从事游泳场所服务工作疾病的人员,应调离直接为顾客服务的工作岗位。

游泳场所从业人员应加强业务和卫生知识的培训学习,完成规定学时的卫生知识培训,掌握有关卫生法规、基本知识和卫生操作技能等。卫生知识培训每两年进行一次。新参加工作的从业人员应取得卫生知识培训合格证明后方可上岗。

对从事较强技术性工作,如水质净化消毒员、救生员等人员应按照有关法律、法规和行业规定要求参加相关培训合格后上岗。

案例分析

案例一　西安 12 岁男孩被吸进游泳池排水管身亡

时间:2014 年 7 月

事件:在西安某游泳池,一名正在玩水的 12 岁男孩突然消失。据目击者称,泳池的水被一个洞全部吸进去了。当晚,工作人员将埋于地下 2m 左右的水管砸开后发现男孩遗体。据测量,该洞口直径约 33cm。

警示:根据《体育场所开放条件与技术要求　第 1 部分:游泳场所》(GB 19079.1—2013)规定,游泳池内的排水设施应设置安全防护罩。在竣工验收卫生学评价以及经常性卫生学评价中,需注意评价该项。

来源:http://news.sohu.com/20140723/n402608727.shtml.

案例二　游泳"游"出氯中毒

时间:2003 年 7 月

事件:福州台江游泳池内,工作人员在泳池边勾兑漂白粉精,有泳客出现咳嗽不止、胸闷、嘴巴苦等症状。

警示:根据《公共场所设计卫生规范　第 3 部分:人工游泳场所》(GB 37489.3—2019)的规定,人工游泳场所应设置消毒剂专用库房。在设计阶段卫生学评价以及竣工验收阶段卫生学评价中,注意评价游泳场所是否按照规范设置该库房。在经常性卫生学评价中,注意评价泳池水游离性余氯以及化合性余氯。同时,建议检查游泳场所从业人员培训情况,检查游泳场所相应从业人员配置、加入消毒剂是否规范,从而评价该场所的管理情况。

来源:http://www.people.com.cn/GB/shehui/1062/1968764.html.

案例三　一起腺病毒 3 型引起的咽结膜热暴发疫情

时间:2016 年 7 月 26 日至 9 月 3 日

事件:7 月 26 日至 9 月 3 日期间,387 名泳客中 64 名患病,罹患率 16.54%。患者主要表现为高热(发热≥39.0℃者占 89.06%)、咽充血(96.88%)、扁桃体肿大(93.75%)、咽痛(67.19%)、扁桃体脓性分泌物(60.94%)和眼结膜充血(34.38%)。

8 月 22 日,卫生监督人员分别采集了游泳池浅水区、中水区和深水区水样,细菌总数、大肠菌群、浑浊度、尿素、pH 及余氯等检测结果均符合游泳场所卫生标准。游泳池设有循环消毒系统,有专人定时监测池水余氯,但记录不全。泳池设有更衣室、冲淋设备及强制浸脚池等消毒设施。但是暑期游泳班开班期间,长 25m、宽 12.5m 的游泳馆高峰期日接待量近 400 人,从 06:00 营业至 22:00。

警示:暑期游泳班火热,本次事件发生的游泳馆在暑假期间日接待量近 400 人,游泳馆超负荷运转造成卫生管理不善。同时,腺病毒是非包膜病毒,对化学消毒剂敏感性相对较低,因此,即使游离余氯合格、细菌总数合格也不能避免腺病毒传播。从游泳场所卫生管理角度出发,防止该疫情的关键控制点在于严格控制游泳馆接待人数和及时补充足量新水。根据《公共场所设计卫生规范 第 3 部分:人工游泳场所》(GB 37489.3—2019)的规定,游泳池人均面积不应小于 2.5m^2;场所内应安装游泳池补水计量专用水表;宜安装水表远程监控在线记录装置;池水循环周期不应超过 4h。因此,在经常性卫生学评价中,建议加强对游泳场所卫生管理流程的检查。另外,从泳客个人防护来说,泳客应佩戴好泳镜,尽量避免吞食泳池水,同时避免在水中吐痰及小便。

来源:李寿俊,董维波,夏颖苹,等.一起腺病毒 3 型引起的咽结膜热暴发疫情流行病学调查[J].疾病监测,2017,32(8):703-705.

(吕嘉韵 刘鹏达 刘世强)

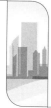

第十章
住宿场所卫生

第一节　住宿场所的定义及卫生学特点

一、住宿场所的定义

住宿场所,是指向消费者提供住宿及相关综合性服务的场所,如宾馆、饭店、旅馆、旅店、招待所、度假村等。住宿场所以开展多种经营为特点,成为既满足旅客的住宿需求,又作为会议、办公、教育、购物、娱乐以及保健的场所。住宿场所已经成为当今社会生活中不可缺少的重要公共场所之一。住宿场所卫生状况好坏与人们日常出行和居住密切相关,直接影响到个体健康甚至群体健康,同时也是一座城市乃至一个国家向外界递交的精神文明名片。

二、住宿场所的卫生学特点

人群密集,流动性大,易混杂各种污染源;设备及物品供人群重复使用,易造成污染;健康与非健康个体混杂,易造成疾病特别是传染病的传播。

1. 住宿场所接待客人多,人员流动性大　在旅客中年龄、性别、职业、民族各异,生活习惯、健康状况不同。特别是住酒店的人一般都有高于日常的生活需求,因而住宿场所的服务质量、卫生水平也必须适应这一特点制定某些特殊要求。

2. 环境和物品容易被污染　从住宿场所的地面到每一件物品和器具,被众多的人群反复触摸。而在这些众多人群中,往往混杂有身患某种传染病的人,其中有一些人缺乏对维护公共场所环境、公用物品和器具清洁卫生的责任心,自觉程度低,从而造成公共场所室内环境和室外环境的保洁相当困难,多种公用物品和器具被污染的机会相当多。

3. 影响健康的致病因素传播快　目前,我国大部分的住宿场所都是多功能的综合性营业实体,来往宾客的成分复杂,影响人体健康的因素非常广泛;再加上住宿场所人群高度密集,人与人之间直接接触和间接接触的机会十分频繁,同一种公用物品(如毛巾、卧具)、同一件公用器具(如水杯、茶杯)也被来来往往的人群反复使用、接触。如果清洁消毒不彻底,在上述的过程中一旦有传染源存在,客观上非常有利于致病因素的传播,可在短时间内被接触人群带到四面八方,导致流行。

第二节　住宿场所设计阶段卫生学预评价

一、评价目的

根据国家有关法律、法规、规章、卫生标准和规范要求,在住宿建设项目的设计、施工阶段,从卫生学角度论证住宿场所建设项目在选址、布局、建筑装修材料、集中空调通风系统、室内空气质量、二次供水设施、生活饮水、用水、病媒生物防制和净化消毒设施、客流控制和分流等方面规划设计的可行性,识别可能存在的影响公众健康的危害(影响)因素,评估疾病传播的健康风险,提出改进措施,为建设项目设计、审批和卫生监督执法、卫生管理提供卫生技术依据。合理布局,完善卫生设施布设,完善施工方案,具体指导施工,避免项目因偏离相关卫生法规、设计卫生规范等标准而返工,造成损失和浪费。

二、评价依据

1. 相关卫生法规、标准和规范(以最新版本为准)

(1)《公共场所卫生管理条例》

(2)《公共场所卫生管理条例实施细则》

(3)《公共场所卫生管理规范》(GB 37487—2019)

(4)《公共场所卫生指标及限值要求》(GB 37488—2019)

(5)《公共场所设计卫生规范》(GB 37489—2019)

(6)《公共场所卫生检验方法》(GB/T 18204—2013/2014)

(7)《公共场所集中空调通风系统卫生规范》(WS 394—2012)

(8)公共场所集中空调通风系统卫生学评价规范》(WS/T 395—2012)

2. 相关技术资料

(1)建设项目立项的审批文件。

(2)建设项目概况和可行性研究资料。

（3）设计卫生资料：住宿场所及其选址、总体布局与功能分区、建筑装修材料、集中空调通风设施、室内空气质量、二次供水设施、生活饮水、用水、病媒生物防制和净化消毒设施、客流控制和分流设施等方面设计资料、设计说明及主要参数。

（4）国内外文献资料。

（5）其他相关文件和资料。

三、评价范围

在住宿场所建设过程中，涉及公共场所卫生、劳动卫生和职业病危害、突发公共卫生事件应急和救援等一系列卫生学问题。

按《公共场所卫生管理条例》（国务院 1987 年 4 月 1 日发布，2019 年修正）规定，住宿场所属于公共场所范畴，应实施公共场所卫生管理，有关卫生指标必须达到相关卫生标准。因此住宿场所设计阶段的卫生学预评价范围应主要包括住宿场所项目建设中与旅客健康相关的公共卫生危害因素分析与评价，对项目建设和经营过程中涉及的公共场所卫生、突发公共卫生事件应急与救援等一系列卫生学问题进行科学分析与评估，对项目可能出现的危害因素应采取的卫生防护措施。

评价报告需要从卫生学角度分析住宿场所的选址、设计，评估和预测工程建设及经营后对旅客身体健康的影响，进而提出相关的卫生要求和卫生指标限值，提出完善项目规划建设、设施设计和有关健康影响因素控制的措施和建议。对项目在建设、经营过程中，可能存在的对工作人员的健康危害因素，须通过科学预测与评估，采取合理的防护措施，加强控制，以保护劳动人群的身体健康。

四、评价方法与内容

（一）评价方法

1. 评价方法的选择　根据住宿场所的卫生学特点，预防性卫生学评价一般采用风险评估法、类比法、检查表分析法、现场调查法、检测检验法等方法进行定性和定量评价。应根据项目的不同评价要素和不同需要，采用不同的方法进行评价，必要时也可采用其他评价方法。

2. 风险评估法　根据住宿场所公众健康危害因素的种类、理化和生物特性、浓度或强度、暴露和传播方式及接触人数、时间、频率，结合毒理学、流行病学、卫生防护等有关资料，按健康风险评估的准则，对拟评价建设项目发生公众健康危害的可能性和危害程度进行评估，按危害程度提出相关的预防控制措施，使其降低到可承受水平。

3. 类比法　通过对与拟评价项目相同或相似的公共场所建设项目进行卫生学调查与检测,结合拟评价项目的有关技术资料,综合统计分析,类推拟评价项目健康危害因素浓度或强度、人群健康影响和应采取的卫生技术措施。

4. 检查表分析法　依据国家有关卫生法律、法规、标准和规范,以及公共场所健康危害事故案例等,通过对拟评价项目的分析和研究,列出检查单元、检查部位、检查项目、检查内容、检查要求等编制成表,逐项检查符合情况,确定拟评价项目存在的问题、缺陷和潜在健康危害。必要时可诸项赋予分值进行量化分析。

5. 现场调查法　采用现场卫生学调查方法,了解拟评价项目周边环境、场所营业过程中可能存在的公众健康危害因素及影响程度、卫生管理、卫生设施配置等情况。

6. 检测检验法　依据国家相关标准和规范的要求,通过现场检测和实验室分析,对拟评价项目公众健康危害因素的浓度或强度以及卫生设施、净化消毒装置的效果进行评定。

(二)评价内容

1. 基本情况分析　对所提供的技术资料按照《公共场所设计卫生规范》(GB 37489—2019)和其他相关标准的要求进行基本情况分析,重点包括:住宿场所及其选址、总体布局与功能分区、建筑装修材料、集中空调通风设施、消毒设施、客流控制和分流设施等方面设计资料、设计说明及主要参数。

2. 健康危害因素识别和分析　按评价场所的类型,依据《公共场所卫生指标及限值要求》(GB 37488—2019),参考基本情况分析的结果,甄别、分析与公共场所服务人群相关的物理性、化学性、生物性、放射性健康危害(影响)因素,预测、评估或类比分析危害(影响)因素(卫生指标)的强度和浓度。

住宿场所的环境因素是指住宿场所内、外环境的各种因素。一般来说,这些因素都属于人为的环境因素,和住宅的卫生学意义相同,一些不良的外界环境因素(寒、暑、风、雨、潮湿、噪声等)都能对旅客的身心健康产生不良影响。研究各种环境因素的产生和对机体的作用是制定酒店卫生标准、提出卫生学要求的重要依据。影响酒店卫生的环境因素如下:

(1) 微小气候:酒店微小气候是指在酒店内部,如接待厅、会客室、客房卧室及其他辅助房间等小单位内部各种气象因素的综合。酒店微小气候应该并能够受人工的控制,有些微小气候又纯属人工创制的。由于酒店内微小气候直接作用于旅客,因此直接关系着旅客的健康,酒店的微小气候应尽量满足来自不同地区旅客的需求和习惯,帮助旅客顺利地获得对当地气候的适应能力。

(2) 采光与照明:酒店的采光与照明对旅客的生理和心理健康影响甚大。明亮的采光和适度的照明常常使旅客感到亲切、温暖,对保护旅客视力、减少疲劳、避免意外事故、提高工作效率以及杀灭室内微生物都有重要作用。

1) 自然采光:自然采光效果取决于室外光照的强弱、房间的朝向、窗面积的大小和构造、室内墙壁和天花板的颜色及室外光线的遮挡物等因素。酒店内采光系数一般以 1∶8 至 1∶10 为宜。为保持室内良好的自然采光,酒店内墙壁和家具颜色以清淡、柔和的冷色为宜。

2) 人工照明:人工照明的卫生要求为安全、照度充足、光线分布均匀、光源固定、避免炫目、光谱接近日光。酒店内的人工照明应针对酒店不同场所的功能和客人的活动要求而分别考虑。

(3) 噪声:酒店内的噪声直接影响旅客的休息、睡眠和工作。过强的噪声往往使旅客在心理上对旅店缺乏安全感。酒店噪声主要来源有:①城市的噪声,其中以交通噪声为主;②酒店内部的锅炉、引风除尘装置;③机械通风装置,集中或分散式空调;④上下水道声;⑤门窗等物体碰撞声;⑥人员走动、谈话、鼾声;⑦其他。

为了保障旅客在酒店内的充分休息和正常生活、活动,一般情况下应从酒店的地址选择、建筑设计、建筑材料的吸音及隔音性能出发,合理配置不同功能的房间,加强管理,尽量减少和控制各种噪声的侵扰。在必要时,应采取消声措施。酒店客房的噪声应依据不同的功能需要,分别控制在 45dB(A)以下。

(4) 一氧化碳:客房一氧化碳主要来源于客人吸烟、北方冬季室内分散式取暖以及南方某些无排烟管道的取暖煤炉。其次是由于酒店厨房、开水房位置安排不合理,炊烟等侵入客房。位于交通频繁地区的酒店,也常由于汽车尾气排出的一氧化碳进入客房而影响室内空气卫生质量。在酒店内,特别是采用分散式取暖的酒店发生一氧化碳中毒事故并不鲜见。

(5) 二氧化碳:客房内二氧化碳主要来源于客人的活动、呼吸和吸烟。客房空气中的二氧化碳含量与室内通风状况及人均占有面积有关。当客房内通风不好,居住密度过大和客人活动频繁时,客房内二氧化碳含量明显增加。客房内空气中二氧化碳浓度达 0.2%~0.5% 时,表明空气已经相当污浊。

(6) 可吸入颗粒物:客房内可吸入颗粒物含量与房屋结构、卫生条件、通风方式及居住人员数量,室外风速、温度、湿度等都有密切关系,同时又受城市大气中可吸入颗粒物的影响。城市悬浮颗粒物成分复杂,受城市环境的影响,尘粒中可含有汞、镉、铅、砷等多种有害金属元素,致癌物质如苯并[a]芘,以及细菌和病毒,都随时对人体健康产生危害。由于尘粒大小不同,在呼吸道内滞留部位不同,对人体健康的危害也不尽相同。

(7) 空气中的微生物:客房内空气中的微生物主要来自旅客本身和室外污染的空气。旅客来自各种环境,其随身衣物、各种用具,以及旅客的毛发、皮屑和各种分泌物含有大量的微生物,都能够扩散至室内空气中,使室内空气微生物含量增多。来自人体的病原微生物主要有结核杆菌、白喉杆菌、溶血性链球菌、金黄色葡萄球菌、脑膜炎双球菌、流感病毒、麻疹病毒等。在适当的环境中,微生物可存活数小时到几周,甚至更长时间。

随着现代技术的发展,很多旅店使用了空调装置。一些空调装置往往因设备本身或卫生管理不良,导致室内微生物的种类和数量都明显增多,如军团菌、嗜麦芽假单胞菌、黄杆菌等,都能对人体健康产生严重危害。

(8) 空气中的甲醛:目前一些高级宾馆频频进行内部装修,以满足旅客的要求并提高其竞争能力,而各种装修材料和黏合剂中可能含有大量的甲醛。释放到空气中的甲醛构成了对客房室内空气的污染。空气中甲醛的污染水平又与房间的密闭性能成正比,成为现代酒店室内空气卫生质量的重要问题。

造成室内空气甲醛污染的主要来源是涂塑墙壁纸和新制家具,旅客吸烟也是构成甲醛污染的一方面原因。密闭性能较好的空调房间污染程度更为严重。应采取的措施首先是在现有条件下加强通风,空调房间应连续不断地输送新风以减轻甲醛的污染,也应不断改进装修材料。我国目前室内甲醛浓度的卫生标准为 $\leqslant 0.10 \text{mg/m}^3$。

(9) 空气中的苯、甲苯、二甲苯、挥发性有机物等:酒店装修时空气中有机物最主要的来源是装修材料,包括板材、油漆、涂料等。板材在生产过程中使用大量黏胶剂,其中脲醛树脂黏胶剂应用最广泛,由尿素和甲醛缩聚而成,存在一定量未完全聚合的游离甲醛。聚氨酯漆用途广、用量大、能挥发苯、甲苯、二甲苯及 TVOC 等多种有毒有害物质。密闭性能较好的空调房间污染程度更为严重。应采取的措施首先是在现有条件下加强通风,空调房间应连续不断地输送新风以稀释苯系物及 TVOC 等有毒有害物质的污染,施工应选择符合安全标准的绿色环保材料。

(10) 空气中的氡:主要来自酒店的建筑材料,对人体健康的危害主要是引起肺癌。建筑物室内氡的来源不仅与建筑材料中的 ^{226}Ra 含量、氡及其子体在建筑材料中的析出率有关,而且与建筑物地基的地质条件、建筑物的结构有关,更与人的生活习惯、室内通风条件有关。因此,以人防工程为基础改造而成的住宿场所应注意可能存在这一问题。

(11) 嗜肺军团菌(军团菌病):酒店是在较封闭的环境中,通过中央空调来调节室内空气环境。军团菌病是由军团菌引起、通过呼吸道传播的一种人类呼吸道传染病,世界各地每年都有军团菌病暴发的报道,其中多次暴发证明与空调系统冷却塔有关。当冷却塔水被军团菌污染后,通过空调机入口、门窗和通风管等被抽入室内或在冷却塔一定范围内经雾化形成气溶胶,人群经呼吸道吸入而感染。若此时人体抵抗力降低或菌株的毒力增强,就可能导致军团菌病的发生和流行。因此,应定期对酒店空调冷却塔水进行清洗、消毒,去除冷却塔底部沉淀物,防止藻类的孳生,进而控制军团菌的生长与繁殖。此外,客房浴室的淋浴热水有检出嗜肺军团菌的报道,应引起重视。

3. **现场卫生学调查**　住宿场所新建、扩建、改建项目的设计阶段,在基本情况分析的基础上进行现场调查:建设项目周边环境现状及危害因素、可能对住宿场所造成影响的环境污染源及其相对位置和距离、常年主导风向、建设项目的饮用水水源、二次供水、消毒、净化、病媒生物防制设施、集中空调通风系统、客流控制和分流等主要卫生设施。

(三) 住宿场所卫生保障(关键控制点)

在对住宿场所运营过程中可能存在的健康危害因素进行系统和全面分析的基础上,确定能有效预防、减轻或消除各种危害的关键环节,进而在关键环节对可能发生的健康影响因素进行控制,以保障旅客和工作人员身体健康。

1. **住宿场所集中空调通风系统**

很多住宿场所使用集中空调通风系统,由于室内空间密闭,空调通风系统对其内部环境质量的影响至关重要。

(1) 确保足够的新风量:《公共场所卫生指标及限值要求》(GB 37488—2019)中明确要求对有睡眠、休憩需求的公共场所,室内新风量不应小于 $30m^3/(h \cdot 人)$,室内二氧化碳浓度不应大于 0.10%。避免由于室内新风量不足,最终造成客房内部环境的污染。

(2) 确保空调新风的卫生质量:住宿场所的集中空调通风系统一般都通过建筑物外墙或楼顶来吸取新风和排风,容易受到周围环境的影响,一旦新风受到污染,将对酒店室内空气质量影响较大。

目前,住宿场所周围存在的污染源主要有酒店自身的排风、开放式冷却塔、交通污染、餐厅油烟污染等。受制于城市规划等因素,某些场所将新风井和排风井合建在一个风亭,中间用水泥柱隔开,一侧送风,一侧排风,且风亭距离开放式冷却塔均较近,使得空调新风容易受到酒店排风、开放式冷却塔的影响。而酒店建在城市交通干道旁或餐厅附近,将带来较大的汽车尾气和油烟污染,影响新风的卫生质量。

《公共场所设计卫生规范 第1部分:总则》(GB 37489.1—2019)对集中空调提出了一系列的要求:应符合《公共场所集中空调通风系统卫生规范》(WS 394—2012)的要求;应设初效过滤器;采用初效过滤器不能满足要求时,应设中效过滤器;新风口应避开开放式冷却塔,开放式冷却塔设在夏季最大频率风向的下风侧;新风口距离开放式冷却塔、污染气体排放口和其他污染源的水平间距不宜小于10m;新风口应设防雨罩或防雨百叶窗等防水配件;新风应直接由风管通过送风口送入室内;回风口及吊装式空气处理机不得设于产生异味、粉尘、油烟的位置上方;排放有毒有害的排风系统不得与集中空调通风系统相连通;冷凝水管道应采取防凝露措施;冷凝水排入污水系统时,应有空气隔断措施,冷凝水管不得与污水、废水、室内密闭雨水系统直接连接;开放式冷却塔应通风良好,避免阳光直射集水池,远离热源;开放式冷却塔应设持续净化消毒、加药装置。

住宿场所集中空调系统新风口应尽量远离排风口,排风井尽量和新风井分开单独设置,防止新风、排风短路污染新风,减少建筑物自身排放污染对室内空气质量的影响;开放式冷却塔尽量远离新风口,防止开放式冷却塔产生的水雾中可能存在的军团菌等致病菌进入住宿场所空调系统;新风口尽量远离酒店周围的交通干道或餐厅,避免尾气污染和油烟对新风口可能带来的不良影响,并且设置防护网和初效过滤器,进一步提高新风品质。

2. 空调系统军团菌控制 住宿场所空调系统的冷却水、冷凝水均有可能滋生军团菌,其中冷却水系统的污染尤其常见。当冷却水被军团菌污染后,通过新风井、新风管或通风管等进入空调风管,或在冷却塔一定范围内产生水雾形成气溶胶,经由呼吸道侵犯人体,就可能导致军团菌病的暴发和流行。而酒店由于人员流动性大,一旦暴发后果不堪设想。所以应加强对军团菌的控制管理,定期对空调系统冷却塔水进行全面清洗,去除底部沉淀物,并且采取适当的消毒措施对空调系统管道设施进行消毒,控制军团菌的繁殖。

(四)评价步骤

预防性卫生学评价主要步骤包括:评价方案设计、资料收集和分析、健康危害(影响)因素的识别和分析、现场卫生学调查、评价方法选择、综合分析评价、报告编制、专家咨询、评审、报告修改完善、复核、签发。

(五)结论及建议

通过对住宿场所可行性研究报告、相关资料图纸、酒店的选址、空调通风系统、给排水系统等方面的分析,结合现场调查,运用现场调查法等方法,分析存在的问题,得出评价结论,明确补充措施,并提出具体的对策和建议,包括管理方面和技术方面的建议、措施。

五、评价结果的应用

住宿场所项目设计阶段的卫生学预评价结论识别可能存在的健康危害因素,预测健康危害的程度,评价拟采取的控制健康危害的措施,从公共卫生角度评估住宿场所建设项目是否可行,源头上控制住宿场所项目的健康危害隐患。

在卫生行政部门审查住宿场所项目的过程中,通过科学、规范、准确的卫生学评价形成的卫生学预评价报告书,为卫生行政部门提供不可或缺的重要的技术资料,是住宿场所项目卫生行政审核的技术保障和科学依据。

通过住宿场所项目设计阶段的卫生学预评价,建设单位可以逐步了解和掌握我国公共卫生政策以及相应的法律法规、卫生标准及技术规范,增强建设单位的法制观念和健康意识;还可以通过评价避免盲目追求经济利益而出现的安全与健康隐患,有效降低发生健康危害事故或事件的风险,提高建设单位的社会效益和经济效益。

第三节 住宿场所竣工验收阶段的卫生学评价

一、评价目的

开展竣工验收卫生学评价时,工程项目已竣工,可通过现场卫生学调查、现场采样和卫生检测检验,验证室内空气、饮水和用水卫生质量,空调、净化等卫生设施运行效果,以及建筑布局、清洁消毒间、卫生间等功能间的规范性,根据经营项目提出系统的卫生管理要求,保障场所正常营业后,相关卫生指标达到《公共场所卫生指标及限值要求》(GB 37488—2019)的规定,为建设项目卫生审批、卫生监督执法和卫生管理提供卫生技术依据。

二、评价依据

1. 相关卫生法规、标准和规范(以最新版本为准)
(1)《公共场所卫生管理条例》
(2)《公共场所卫生管理条例实施细则》
(3)《公共场所卫生管理规范》(GB 37487—2019)
(4)《公共场所卫生指标及限值要求》(GB 37488—2019)

(5)《公共场所设计卫生规范》(GB 37489—2019)

(6)《公共场所卫生检验方法》(GB/T 18204—2013 /2014)

(7)《公共场所集中空调通风系统卫生规范》(WS 394—2012)

(8)《公共场所集中空调通风系统卫生学评价规范》(WS/T 395—2012)

2. 相关技术资料

(1) 建设项目立项的审批文件。

(2) 建设项目概况和可行性研究资料。

(3) 设计卫生资料:住宿场所及其选址、总体布局与功能分区、建筑装修材料、集中空调通风设施、室内空气质量、二次供水设施、生活饮水、用水、病媒生物防制和净化消毒设施、客流控制和分流设施等方面设计资料、设计说明及主要参数。

(4) 根据设计卫生学评价内容、结论及建议,逐项对比检查落实情况及控制措施的效果。

(5) 国内外文献资料。

(6) 其他相关文件和资料,项目设计阶段的卫生学预评价报告。

三、评价范围

住宿场所的竣工验收评价,以客人活动的公共场所范围为准,主要从卫生学角度分析住宿场所在试运行期间、常规客流量状态、公共卫生设施正常运行情况下酒店的物理、化学和生物性污染物水平以及公共场所卫生、酒店集中空调通风系统的卫生状况。评价内容主要包括项目的总体布局、设备布局、各类卫生设施、辅助卫生设施设置情况、卫生管理制度的实施情况以及集中空调通风系统、室内空气、用品用具等各项卫生指标的检测情况。

四、评价方法与内容

1. 基本情况分析

对所提供的技术资料按照《公共场所设计卫生规范》(GB 37489—2019)和其他相关标准的要求进行基本情况分析,重点包括:

(1) 选址、地理位置、周边环境状况、周边主要建筑及其相对位置和距离。

(2) 建筑面积、总体布局与功能分区。

(3) 用途、营业特征、服务人数。

(4) 集中空调通风系统规划设计情况。

(5) 二次供水设施、生活饮用水的规划设计情况。

(6) 病媒生物防制措施的规划设计情况。

(7) 相关卫生设施设计种类、用途、位置和参数。

(8) 卫生设备、消毒设备、空气净化和净水设备的型号和参数。

2. 健康危害因素识别和分析　按评价场所的类型,依据《公共场所卫生指标及限值要求》(GB 37488—2019),参考基本情况分析的结果,甄别、分析与公共场所服务人群相关的物理性、化学性、生物性、放射性健康危害(影响)因素,预测、评估或类比分析危害(影响)因素(卫生指标)的强度和浓度。

(1) 健康危害因素类别及对人群健康的影响:住宿场所内部空间相对密闭,自然通风不良。住宿场所健康危害因素的浓度与通风口周围环境的卫生质量密切相关。酒店的空气污染物除了来源于室外空气污染,建筑布局设计、建筑和装饰材料的选用、通风空调系统设计和调节、酒店设备的使用和控制、酒店卫生管理等因素都可能是污染来源。住宿场所人群密集且流动性大,人群健康状况复杂,酒店环境相对密闭,如果缺乏有效的通风排气,室内污染物无法扩散,容易产生蓄积。有的住宿场所位于交通干线或交通枢纽附近,交通干线和公交站场的汽车尾气等交通污染是住宿场所室内空气污染的主要来源;此外各酒店室内装修使用的建筑材料、酒店附近空调冷却塔的水雾等也是室内空气污染的源头。

(2) 健康危害因素的识别:住宿场所内存在健康危害因素的场所分为两部分,主要影响旅客健康的公共场所和主要影响工作人员健康的作业场所。住宿场所竣工验收评价主要考虑影响旅客健康的公共场所。

1) 客房:客房主要存在的健康影响因素为微小气候(温度、相对湿度、风速等);建筑装饰材料产生的有害物质(甲醛、苯、甲苯、乙醇、氯仿、氡等);人类活动产生的污染物(可吸入颗粒物、病原微生物、二氧化碳等);电梯及空调系统运行时产生的噪声以及酒店设备引起的影响因素(照度、新风量等)。

客房的卧具及其他生活设施都属于公共使用的设备,是保障旅客舒适生活、休息和睡眠的主要环境因素。客房的卧具包括床、褥、被、床单、凉席、枕、枕巾、毛毯、毛巾被、蚊帐及睡衣等,其他生活设施包括茶具、拖鞋、浴池(盆)、面盆、毛巾、浴巾、厕所等。

2) 集中空调通风系统:住宿场所内部空间相对密闭,自然通风不良,且人员流动量大、人群聚集等,一旦通风不畅,内部环境空气质量易受到各种危险因素的影响,甚至造成疾病的发生和流行,威胁到广大旅客和工作人员的身体健康。集中空调通风系统主要存在的健康影响因素为冷却水和冷凝水中的嗜肺军团菌,新风量,送风可吸入颗粒物、细菌总数、真菌总数、溶血性链球菌,风管内表面积尘量、细菌总数、真菌总数等。

3) 评价因子及其标准的选择:在充分识别住宿场所可能存在的健康危

273

害因素的基础上,通过分析筛选出主要健康危害因素作为评价因子,然后根据国家现行有效的标准和技术规范,确定这些评价因子的评价指标。①客房:根据识别出的住宿场所客房内可能存在的健康危害因素,将照度、噪声、一氧化碳、二氧化碳、可吸入颗粒物、空气细菌总数、甲醛、苯、甲苯、二甲苯、氨作为强制性评价因子,温度、相对湿度、风速、臭氧、总挥发性有机物(TVOC)、氡作为推荐性评价因子,评价标准参照《公共场所卫生指标及限值要求》(GB 37488—2019)。②集中空调通风系统:根据识别出的住宿场所集中空调通风系统可能存在的健康危害因素,一般空调送风可吸入颗粒物、细菌总数、真菌总数、溶血性链球菌,风管内表面积尘量、细菌总数、真菌总数,新风量和冷却(凝)水嗜肺军团菌作为主要评价因子,评价标准参照《公共场所集中空调通风系统卫生规范》(WS 394—2012)。

3. 现场卫生学调查　竣工验收评价需要通过现场卫生学调查全面了解和掌握场所的有关情况,不同的情况会造成不同的检测结果,故现场卫生学调查是竣工验收评价的重要依据。现场调查内容如下:

(1) 现场核实项目的基本情况是否符合设计要求(是否按图施工)。

(2) 调查项目的运行情况:①空调通风系统运行情况,包括空调系统试运行过程中的污染状况、卫生安全隐患以及周边环境的污染情况。②卫生设施的设置及运行情况,核实酒店相关卫生设施的运行情况、卫生防护措施的落实情况等。③室内装修情况,包括装修装饰材料的材质、类型等。④卫生管理情况,包括卫生管理制度、应急预案的制订及执行情况,卫生防护设施的维护、清洗措施,组织、机构和人员状况等。

4. 卫生检测　在住宿场所竣工验收卫生学评价中,卫生学检测是其主要内容之一。检测结果是否达到相关的卫生标准,是衡量该住宿场所项目是否符合卫生要求的重要指标。因此,科学、规范、全面地进行卫生学检测,是保证住宿场所项目竣工验收卫生学评价质量的基本要素。

(1) 标准与依据(以最新版本为准):《公共场所卫生管理条例》及其实施细则、《公共场所卫生管理规范》(GB 37487—2019)、《公共场所卫生指标及限值》(GB 37488—2019)、《公共场所设计卫生规范》(GB 37489—2019)、《公共场所卫生学评价规范》(GB/T 27678—2019)、《公共场所集中空调通风系统卫生规范》(WS 394—2012)、《公共场所集中空调通风系统卫生学评价规范》(WS/T 395—2012)、《公共场所集中空调通风系统清洗消毒规范》(WS/T 396—2012)、《公共场所卫生检验方法》(GB/T 18204—2013/2014)和《生活饮用水卫生标准》(GB 5749—2006)。

(2) 方法及内容

1) 监测指标:①物理因素:温度、湿度、风速、气压、照度、噪声。②化学因素:一氧化碳、二氧化碳、可吸入颗粒物、苯、甲苯、二甲苯、甲醛、氨、总挥发性有机物、臭氧。③生物因素:细菌总数、大肠菌群、金黄色葡萄球菌。④放射性因素:空气氡。

2) 监测样本量:客房数量≤100 间的场所,抽取客房数量的 3%~5% 进行监测;客房数量 >100 间的住宿场所,抽取客房数量的 1%~3% 进行监测;且每个场所监测的客房数量不得少于 2 间,每间客房布 1 个监测点。公共用品用具的监测样本量按各类物品投入使用总数的 3%~5% 抽取。当某类用品用具投入使用总数不足 30 件时,此类物品的采样数量至少应为 1 件。

3) 监测频次:每天上午、下午分别监测一次,连续三天,每次监测应采集平行样品。

4) 检测和采样方法:卫生检测分为现场快速检测、采样后送实验室检测两种类型。

现场采样项目:住宿场所的化学污染物和生物污染物检测需要现场采样,然后送实验室进行分析。具体项目见表 10-1。

表 10-1　住宿场所现场采样项目

项目	采样方法	检验方法
空气细菌总数	撞击法 自然沉降法	恒温箱培养法
氨	有泵型采样法(液体吸收法)	靛酚蓝分光光度法、纳氏试剂分光光度法
甲醛	有泵型采样法(液体吸收法)	酚试剂分光光度法
臭氧	有泵型采样法(液体吸收法)	靛蓝二磺酸钠分光光度法
苯、甲苯、二甲苯	有泵型采样法(固体吸附剂管法)	气相色谱法
总挥发性有机物 (TVOC)	有泵型采样法(固体吸附剂管法)	气相色谱法

住宿场所生物因素检测现场采样应当注意,应做到无菌操作;避免人员的频繁流动造成室内空气质量的变化;人员远离平皿,以免人员的呼吸等人为活动影响检测结果。甲醛、氨、苯、挥发性有机物采样时应注意,仪器采样前要经过流量校正(皂膜流量计或转子流量计);采样器连接要注意方向性,不要接反造成试剂倒吸,损伤采样器;要注意仪器电量是否充足,否则会影响流量稳定。

现场检测项目:住宿场所物理因素及部分化学污染物可以使用便携式仪器现场快速检测,具体项目见表 10-2。

表 10-2 住宿场所现场快速检测项目

项目	现场快速检测仪器
温度	玻璃液体温度计
	数显式温湿度计
相对湿度	数显式温湿度计
风速	热球式电风速计
气压	空盒气压表
照度	照度计
噪声	声级计
一氧化碳	CO 红外线气体分析仪
二氧化碳	CO_2 红外线气体分析仪
氡	连续测氡仪
可吸入颗粒物	微电脑激光粉尘仪

现场快速检测由持上岗证的操作人员根据相关标准,通过便携式现场快速检测仪器进行检测,仪器可直接读取检测点现场相应卫生指标的浓度或强度。

便携式现场快速检测仪器在现场使用时易受各类因素影响,因此现场测定时应注意规范操作:①温湿度仪器需在采样点设置一定时间后再读数,读数应快速准确,以免人体呼吸和热辐射影响读数的准确性;读数的时候手不要碰到感温部位。②风速计开机校准的时候测杆要垂直,探头不可拉出;仪器探头上的红点要对准风向。③二氧化碳、一氧化碳每次检测前需要校准零点终点,一氧化碳体积浓度(ppm)换算成标准状态下质量浓度(mg/m^3)。二氧化碳读数时应注意,不要离采气口太近,采样者的呼吸会影响读数。④可吸入颗粒物检测每次使用仪器前应进行测量校准(以消除系统误差),选择"校准模式",如实测值与校准值误差超出 ±2% 范围,将专用小改锥插入"校准"微调孔进行调整。现场测定时须恢复到"测量"位置。⑤照度现场的灯要打开一段时间后再测现场照度,白炽灯至少开 5min,受光器在测量前要至少曝光 5min,测定时受光器水平放置在测定面上,测定者的位置和服装不应该影响测定结果。⑥住宿场所为稳态噪声时,用声级计快档读取 1min 指示值或平均值。⑦测量气压时,每次须检查仪器检定证书上的校正公式,求出实际气压。

(3)集中空调通风系统:住宿场所项目竣工验收评价中,集中空调通风系统卫生学检测是其主要内容之一。科学、规范、全面地进行集中空调通风系统卫生学检测,是保证住宿场所项目竣工验收评价质量的基础。集中空调通风系统的检测主要是根据《公共场所集中空调通风系统卫生规范》(WS 394—2012)设定的卫生指标进行检测,其目的是了解集中空调通风系统的设计参数和运行效果是否符合卫生要求。

根据《公共场所集中空调通风系统卫生规范》(WS 394—2012)要求,对住宿场所集中空调通风系统进行采样检测,具体可参照本书第八章第四节相关内容。

5. 结论及建议

(1) 结论:评价结论是在全面总结评价内容和结果的基础上,论证住宿场所项目是否达到了国家有关法律、法规、标准、规范的卫生要求,确定在卫生方面是否可行。评价结论要符合有关文件的精神,文字条理清晰、表达内容准确。

示例如下:

1. 项目基本能够按照设计要求进行施工建设,项目总体布局、功能分区、设施设备基本符合设计要求。

2. 项目相关卫生设施的设置及运行情况良好,采取的卫生防护措施、建立的卫生管理架构等内容基本符合《公共场所卫生管理条例》及其实施细则、《公共场所卫生管理规范》等相关法规、规范要求。

3. 卫生检测结果显示,项目的卫生指标基本符合《公共场所卫生指标及限值要求》等相关卫生标准要求。

(2) 建议:住宿场所竣工验收评价建议主要是在分析评价的基础上,根据住宿场所项目运行管理中存在的卫生方面的问题,有针对性地,以简洁、概括性的语言提出旨在改善上述不足和问题,能满足集中空调通风系统卫生要求技术和管理措施,供建设单位参考。

示例如下:

1. 做好酒店的清洁卫生工作,保持酒店内环境、设施卫生状况良好,落实各项保洁工作。

2. 加强酒店的通风排气,保证足够的新风量。进一步完善通风空调等设施的卫生管理措施,特别应保障酒店外新风口周围的环境卫生。

3. 酒店的主要卫生设施运行应合理控制,温度、湿度调节效果良好,保证酒店内具有良好的通风、照明和舒适的住宿环境。

4. 注意运营过程中采取相应的消声措施,适当控制电梯、空调、排气扇的声量,以控制客房内的噪声。

5. 新风量较低的客房应适当增大送风中新风量的比例,保证足够的新风供应。

6. 加强酒店空调冷却系统的清洗消毒工作,加强卫生管理,定期做好冷却塔的清洗保洁工作,确保冷却系统清洁干净。

五、评价结果的应用

住宿场所项目竣工验收卫生学评价应识别可能存在的健康危害因素,预测健康危害的程度,评价拟采取的控制健康危害的措施,从公共卫生角度评估建设项目是否可行,针对发现的问题提出管理和技术建议。通过科学、规范、准确的卫生学评价形成的卫生学评价报告书,向卫生行政部门提供明确、规范的卫生评价结论,是不可或缺的重要的技术资料,为卫生许可、卫生行政决策和日常卫生管理提供科学的卫生技术依据,为提高住宿场所卫生水平提供科学依据。

第四节 住宿场所经常性卫生学评价

一、评价目的

根据国家有关卫生法律、法规、标准和规范要求,在住宿场所营业过程中,通过经常性卫生学评价,发现和分析存在的卫生问题,提出改进措施,为改善卫生服务质量和卫生监督执法、卫生管理提供科学依据。

二、评价依据

1. 相关卫生法规、标准和卫生规范
(1)《公共场所卫生管理条例》
(2)《公共场所卫生管理条例实施细则》
(3)《公共场所卫生管理规范》(GB 37487—2019)
(4)《公共场所卫生指标及限值要求》(GB 37488—2019)
(5)《公共场所卫生检验方法》(GB/T 18204—2013/2014)
(6)《公共场所集中空调通风系统卫生规范》(WS 394—2012)
(7)《公共场所集中空调通风系统卫生学评价规范》(WS/T 395—2012)

2. 相关技术资料 住宿场所卫生档案及卫生检测报告等相关资料。

三、评价内容

1. 现场卫生学调查 按照《公共场所卫生管理规范》(GB 37487—2019)和其他相关标准的要求,调查住宿场所卫生管理和制度执行情况,生活饮用水、二次供水、消毒、净化、病媒生物防制、集中空调通风系统等卫生设施和卫生防护设施的运行情况,公共用品的配置和使用情况,卫生管理的实施情况。

2. 卫生检测 按照《公共场所卫生指标及限值要求》(GB 37488—2019)进行检测,采样、检测方法按照《公共场所卫生检验方法》(GB/T 18204—2013/2014)执行。

(1) 前期准备:①现场采样及检测的技术依据《公共场所检验方法:第一部分 物理因素》(GB/T 18204.1—2013)、《公共场所检验方法:第二部分 化学污染物》(GB/T 18204.2—2014)。②制订监测计划与采样方案,监测方案的内容包括监测的时间、范围、布点、指标、人员安排和后勤准备工作等。③检测前准备:每次检测前应对现场检测人员进行工作培训,其内容包括检测目的、计划安排、检测技术的具体指导和要求、记录填写等,以确保工作质量;现场采样前,应详细阅读仪器的使用说明,熟悉仪器性能及适用范围,能正确使用检测仪器;每件仪器应定期进行检定,修理后的仪器应重新进行计量检定,每次连续监测前应对仪器进行常规检查;采样器的流量于每次采样之前进行流量校正;使用化学法现场采集样品时,应设空白对照,采平行样;微生物采样应无菌操作,采样用具如采样器皿、试管、广口瓶、剪子等应经灭菌处理,无菌保存。④与被检测单位沟通协商。⑤仪器、耗材、现场采样单、编号、车辆等准备。

(2) 现场采样及检测

1) 现场采样与检测内容:包括空气及用品、集中空调通风系统、室内环境污染物等。

2) 现场采样与检测的要求:①检测频次:经常性卫生监测为随机检测。②检测样本量:客房数量≤100间的场所,抽取客房数量的3%~5%进行监测;客房数量>100间的住宿场所,抽取客房数量的1%~3%进行监测;且每个场所监测的客房数量不得少于2间,每间客房布1个监测点。③公共用品用具的检测样本量按各类物品投入使用总数的3%~5%抽取。当某类用品用具投入使用总数不足30件时,此类物品的采样数量至少应为1件。

3) 检测点设置原则及方法:①室内面积不足50m^{2}的设置1个测点,50~200m^{2}的设置2个测点,200m^{2}以上的设置3~5个测点。②室内1个采样点的设置在中央,2 个采样点的设置在室内对称点上,3 个采样点的设置在室内对角线四等分的 3 个等分点上,5 个采样点的按梅花布点,其他的按均匀布点原则布置。③测点距离地面高度 1~1.5m,距离墙壁不小于 0.5m。④测点应避开通风口、通风道等。

4)样品保存与运输:①采样前或采样后应立即贴上标签,每件样品应标记清楚(如名称、来源、数量、采样地点、采样人及采样时间)。②样品(特别是微生物样品)应尽快送实验室,为防止在运输过程中样品的损失或污染,存放样品的器具应密封性好,小心运送。

5)实验室检测(送样、实验室检测、原始记录录入实验室系统、打印任务单等)。

(3)集中空调通风系统

1)检测指标:住宿场所集中空调通风系统卫生学检测指标为集中空调通风系统冷却水和冷凝水中嗜肺军团菌;新风量;集中空调风管内表面积尘量、细菌总数、真菌总数;集中空调送风中可吸入颗粒物、细菌总数、真菌总数、溶血性链球菌等致病微生物。

2)抽样原则:公共场所集中空调通风系统的卫生抽样检测应具有随机性、代表性和可行性。

3)采样点和抽样量:集中空调通风系统(机组)的抽样比例不少于空气处理机组对应的风管系统总量的 5%;不同类型的集中空调系统,每类至少抽 1 套。每套应选择 2~5 个代表性部位。

4)检测采样方法:集中空调通风系统卫生学检测采样方法依据《公共场所集中空调通风系统卫生规范》(WS 394—2012)要求执行。

3. 检测结果分析与评价 根据现场调查和卫生学检测结果,依据《公共场所卫生管理规范》(GB 37487—2019)、《公共场所卫生指标及限值要求》(GB 37488—2019)和《公共场所集中空调通风系统卫生规范》(WS 394—2012)对住宿场所设施设备运行管理情况及卫生检测结果进行全面地分析和评价。

4. 报告编制 经常性卫生学评价报告分为评价报告表、评价报告书两种形式。评价报告表应用于规模较小、顾客数量较少的小型住宿场所,评价报告书应用于规模较大、顾客数量较多的大、中型住宿场所。评价报告应包括评价目的、评价依据、评价范围、评价内容、现场卫生学调查情况、卫生检测与评价、评价结论与建议等方面,评价报告应清晰显示评价项目名称和编号、委托单位、评价机构、评价人员、复核人、签发人、评价时间等相关信息。

5. 质量控制

(1)质量控制基本要求:评价质量控制是指为达到评价质量要求所采取

的技术和活动,其目的在于监视评价过程并排除质量中任何环节导致不满意的因素。住宿场所卫生学评价应符合《各类检查机构能力的通用要求》(GB/T 18346—2001)和《合格评定各类检查机构运作的基本准则》(ISO/IEC 17020)的要求。

评价机构应确立质量方针和质量目标,通过建立和实施公共场所卫生学评价质量管理体系,控制和保障评价质量,维持评价的独立性和公开性。

(2)准备过程质量控制:在评价项目合同洽谈评审、资料审核、资料收集等过程实施相应的质量控制。

(3)实施过程质量控制:在工程分析、健康危害因素识别与分析、现场卫生学调查、评价方法选择、现场检测项目选择、检测点设置、现场采样与测定、记录、检测报告编制、评价报告编制和评审等环节实施质量控制。

(4)评价报告质量控制:在评价报告技术编写、审核、签发和申诉等环节实施质量控制。

四、评价结果的应用

依据相关的法规、技术规范和标准,通过科学、规范的经常性卫生学评价,帮助住宿场所把好卫生防护关,使住宿场所符合卫生要求,是保障公众健康最有效、最经济的措施。开展住宿场所建设项目卫生学评价也有助于提高卫生行政部门实施卫生监督管理的科学性及准确性。卫生行政部门在综合分析住宿场所评价报告书的基础上,再提出卫生监督管理意见,是比较稳妥的。

(江思力)

🌱 案例分析

案例一　"杯子的秘密"

一、事件回顾

2018 年 11 月 14 日,某网友发布了一段名为"杯子的秘密"的视频,揭露国内五星级酒店卫生乱象。视频中,多家五星级酒店都存在清洁人员用同一块抹布擦客房的坐便器、洗手台、镜子、杯子等情况,甚至存在清洁人员用洗发水洗咖啡杯、从垃圾桶回收一次性塑料盖用衣服擦拭后继续使用等恶劣情况。

在"杯子的秘密"之前,曾有第三方测评机构曝光北京 5 家五星级酒店存在不换床单、不洗马桶等问题,酒店"马桶刷刷杯子"等问题也多次曝光,但始终没有激起什么浪花。

而"杯子的秘密"利用针孔摄像头,清晰地拍摄记录了酒店工作人员如何给房间做卫生保洁,聚焦长期存在的酒店卫生乱象,迅速成为热点事件,引发众多议论。

二、案列分析

收取顾客不菲的服务费用,本应为顾客提供高质量服务的星级酒店,竟存在如此恶劣的不卫生行为,原因令人深思。

1. 酒店管理松懈,相关制度流于形式　事实上,相关酒店都制定了一系列规章制度和操作规程,规定使用过的杯具应由专人在专用的杯具洗消间内进行清洁;在清扫房间、浴室时,应使用不同颜色的抹布,比如擦拭马桶和坐便器的抹布应为红色,擦拭洗脸池、浴缸、淋浴装置的抹布为绿色,而擦拭玻璃杯、瓷器、银器等则需用白色抹布。但在实际工作中,却被屡屡曝光"用同一块抹布擦客房的坐便器、洗手台、镜子、杯子"等违反公共场所卫生法规标准要求和酒店操作规程的问题,说明部分酒店对卫生安全管理松懈,对制度和规程的执行流于形式,缺乏严格的检查和督促。

2. 酒店追求利益最大化而牺牲卫生要求　酒店宁愿砸重金提升门面装潢和硬件配套,以吸引更多人流提高入住率,而对人力成本和卫生处理方面的开支则尽量缩减,造成从业人员数量不足而"偷工减料";为了减少卫生处理方面的开支,对员工不按要求及时更换卫生用品睁一只眼闭一只眼,默许和纵容员工不按规范和规程操作。

3. 从业人员素质有待提高　服务行业从业人员离职率高,流动性非常大,用工荒是常态。部分从业人员没有经过系统的培训和考核合格就直接上岗,法制观念和卫生意识严重不足。同时,酒店对员工实行区域包干制或计件制,打扫房间越多工资越高。这样一来,一些图"快"的清洁人员往往只做表面功夫,打扫质量也因此下降。

4. 行政执法监管手段落后,威慑力不足　卫生监督执法机构快速检测仪器的配备严重不足,卫生监督工作还停留在"一双眼、一张嘴"上,难于及时发现卫生用品更换和清洗隐患,缺乏直接、科学的检测判断手段。同时,2011 年修订颁布的《公共场所卫生管理条例实施细则》,没有对抽检不合格经营单位的直接处罚条款;对公共场所经营单位未按照规定对顾客用品用具进行清洗、消毒、保洁,或者重复使用一次性用品用具的违法行为,处罚金额也过低,不足以构成对违法违规行为的威慑力。

5. 星级评定机制有待完善　对星级酒店的评定与管理尚未建立能上能下的动态机制,酒店星级未能与顾客投诉率、媒体曝光率、监督检查不合格率、卫生检测不合格率等进行挂钩。

三、对策建议

1. 经营单位加大投入、加强管理　卫生安全是服务行业立足之本,良好的声誉和口碑才能赢得大众的信赖,才能获得更多的客源和利润。经营单位应高度重视酒店卫生安全工作,根据经营规模合理评估人力需求和卫生处理费用。增加服务人员数量,提高从业人员待遇,加强卫生安全管理,强化日常巡查和检查工作,确保相关制度和操作规程的严格执行,保证客房和公共用品用具卫生清洁。

2. 加强人员培训,更新管理手段　应加强对从业人员卫生法规和知识培训,提高卫生安全理念,更新和固化操作要求;合理测算和设置工作量,建立合理的奖惩制度,让员工收入与工作量、投诉率、卫生服务质量挂钩。还可使用记录仪让工作人员在打扫客房时进行全程录像,对员工操作进行监控,这样既可及时纠正员工的错误操作,也让住客放心。

3. 多种措施并举,加大监督执法力度　立法层面应尽快配套完善法规标准,增强法规可操作性,加大处罚力度。卫生监督执法机构应与时俱进,配套完善执法记录仪和现场快速检测设备,及时发现问题,科学监管。建立黑名单制度,及时公布违法违规行为和抽检不合格单位;动员社会参与,鼓励公众发挥监督作用,积极维权。

4. 星级评定实行动态管理　建议设立星级酒店红黑榜,对不落实相关制度和操作规程多次被曝光卫生问题或抽检不合格单位,应采取"摘星""降级"等措施,实行动态管理。

"杯子的秘密"固然是一件坏事情,让酒店的脸面很难看,但这不正是一个行业整顿的契机吗? 中国消费者协会及时发布声明,建议对名不符实的星级酒店,该摘星的摘星、该降级的降级,为消费者评选出真正名实相符的星级酒店。多地文化、旅游、卫生、质监等行政部门都高度重视,联合实施专项检查,对涉事酒店给予警告及罚款处理。

经过"杯子的秘密"一事,希望酒店高度重视,积极行动起来,有则改之无则加勉,加强管理,规范工作人员行为,为用户提供满意的服务,真正做到让用户"宾至如归"。

案例二　一起集中空调通风系统军团菌污染事件分析

军团菌病是由军团菌引起,通过呼吸道传播的一种人类呼吸道传染病,世界各地每年都有军团病暴发的报道,其中多次暴发证明与空调系统冷却塔有关。

一、事件回顾

1997 年 6 月,北京某写字楼员工发生一起上呼吸道感染(上感)疫情。

108 名上感患者均有不同程度的发热,最高达 40.2℃。绝大多数有咽痛、浑身肌肉酸痛、乏力、头痛、关节痛,部分患者扁桃体化脓,少数患者有咳嗽、咳痰,个别患者有腹泻症状。为查明暴发原因,分别对病例组、对照组进行嗜肺军团菌(LP)抗体 1~14 型血清学检测,并对大厦空调系统采样进行细菌学培养检测。结果显示上感患者 LP 抗体阳性率达 45.94%;空调冷凝水培养 LP 阳性;结合现场调查,证明这是一起以空调系统为媒介由 LP9、12 引起的上呼吸道感染军团菌病暴发。

二、原因分析

该场所员工在短时间内出现大量上感病人,属暴发流行。本次上感暴发流行仅限于该场所员工,病人家属大多数无类似疾病,说明人与人之间传染性小,病毒性感染可能性小,但却与工作场所密切相关。另外,咽拭子采样检测排除了乙型溶血性链球菌感染。经对该场所空调系统部件采样,在冷凝水中培养出 4 株嗜肺军团菌。现场调查发现:

1. 该场所采用风机盘管 + 新风式空调系统。该场所自然通风窗口少而小,而且中央空调新风口由于二次装修后并非每个房间均有,关闭空调后多数房间无新风进入,导致室内通风不良。

2. 该场所每一层天棚内约有 30 个风机盘管,每个盘管风机下均有一个冷凝水盘,冷凝水盘长期积水或消毒清洗不到位,容易导致嗜肺军团菌滋生,并随送风以气溶胶形式吹入室内,在室内通风不良的情况下,容易引起室内人员感染。

三、对策措施

为了预防和控制空调系统对人群健康影响,国家卫生部门从 2003 年起先后制定了关于集中空调通风系统的相关卫生管理规范和标准。使用集中空调系统的各类公共场所应根据要求做好集中空调通风系统的日常管理及突发公共卫生事件的应急处置。具体措施包括:

1. 加强学习和宣教。对军团菌一些临床症状及预防消毒措施等知识的宣传,加强人们对军团菌流行病学特征的认识,以防止军团菌病的暴发和流行。对于带有中央空调系统的公共场所出现呼吸道感染疾病暴发时,应考虑军团菌病的可能。

2. 空调系统冷却塔和冷凝水盘是易造成军团菌病暴发的主要传播因素,定期做好空调系统的清洗消毒工作,特别是对冷却塔、冷凝水盘进行清洗消毒,冷凝水管道应设置水封。

3. 集中空调系统加湿方式宜选用蒸汽加湿,选用自来水喷雾或冷水蒸发的加湿方式应有控制军团菌繁殖措施。

4. 集中空调系统开放式冷却塔应符合下列要求:开放式冷却塔的设置

应远离人员聚集区域、建筑物新风取风口或自然通风口,不应设置在新风口的上风向;宜设置冷却水系统持续消毒装置;开放式冷却塔应设置有效的除雾器和加注消毒剂的入口;开放式冷却塔水池内侧应平滑,排水口应设在塔池的底部。

5. 通过增大新风量、加强通风换气等一系列措施,改善场所的通风效果,保证空调场所的新风量达到标准要求。

(江思力　李彩苋　冯文如　施　洁)

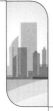

第十一章
美容美发场所卫生

第一节 美容美发场所的定义及其卫生学特点

一、美容美发场所的定义

美容场所,是指根据宾客的脸型、皮肤特点和要求,运用手法技术、器械设备并借助化妆、美容护肤等产品,为其提供非创伤性和非侵入性的皮肤清洁、护理、保养、修饰等服务的场所,包括等候、洗净、美容等区域和专间。

美发场所,是指根据宾客的头型、脸型、发质和要求,运用手法技艺、器械设备并借助洗发、护发、染发、烫发等产品,为其提供发型设计、修剪造型、发质养护和烫染等服务的场所,包括等候、洗发、理发、烫染等区域和专间。

本书中所述美容美发场所不包括开展医疗美容项目的场所和无固定服务场所的流动摊点。

二、美容美发场所的卫生学特点

1. 人员集中,流动性大 美容美发场所是短时间内人员高度集中的环境,在一定空间内同时接纳众多人群。人群成分复杂,男女老幼、体质强弱和处在不同生理状态下的人员互相接触,彼此交往,容易传播疾病。

2. 设备和物品容易污染 美容美发场所有很多设备、器械和供多人使用的物品。这些物品和设备反复为多人所使用和触摸,因此,容易交叉污染,危害人群身体健康。美容美发场所的设备和物品有很多,如理发美容用具、毛巾、化妆品等。

3. 美容美发场所容易传播疾病 美容美发场所人员众多,接触密切,是传播各种传染病的场所,在美容美发场所影响健康的致病因素传播快。首先容易传播呼吸道疾病,呼吸道传染病能否传染,在一定意义上取决于人口的密度和接触机会,人口密度越大,接触机会越多,越容易传播;其次,容易传播其他疾病,美容美发场所设有公用毛巾、卧具、各种用品用具,多人反复交叉接触,容易被各种致病菌污染,传播疾病;另外也容易传播某些接触性疾病,如癣、皮肤病、性病等。同时,由于化妆品使用不当造成过敏性疾病等。

4. 美容美发场所建筑布局和管理别具特点　随着城市的不断发展和人口的增多,美容美发场所发展迅速,满足了居民日常活动的需要。但是,有一些美容美发场所是在旧城市基础上见缝插针建起来的,选址与布局不尽合理,设计也不完全符合卫生要求,这给卫生监督和管理带来更大的挑战。

第二节　美容美发场所卫生监测评价

一、美容美发场所预防性卫生学评价

对新建、改建和扩建公共场所建设项目在可行性研究、设计、施工、竣工验收阶段进行的综合性卫生学评价,具体可分为公共场所建设项目设计阶段及竣工验收阶段的卫生监测评价。

1. 评价目的　为加强美容美发场所卫生管理,规范经营行为,防止传染病传播与流行,保障人体健康,依据《中华人民共和国传染病防治法》《公共场所卫生管理条例》《突发公共卫生事件应急条例》《化妆品卫生监督条例》等法律、法规,通过对建设项目进行预防性卫生学评价,把可能影响人体健康的环境因素和卫生问题消除或者控制在选址、设计和施工阶段。

2. 评价依据

(1) 相关标准与规范:《公共场所卫生管理条例》《公共场所卫生管理条例实施细则》,《公共场所卫生管理规范》(GB 37487—2019)、《公共场所卫生指标及限值要求》(GB 37488—2019)、《公共场所设计卫生规范》(GB 37489—2019)、《公共场所卫生检验方法》(GB/T 18204—2013/2014)、《各类检查机构能力的通用要求》(GB/T 18346—2001)、《公共场所集中空调通风系统卫生规范》(WS 394—2012)和《公共场所集中空调通风系统卫生学评价规范》(WS/T 395—2012)。

(2) 公共场所建设项目技术资料:建筑物的选址和环境情况、设计图纸、卫生专篇等材料,一般具体是指设计说明书,总体平面布置图,主建筑物平面图、剖面图、立面图(包括二次供水设备、污水处理设备等),工艺流程图、工艺设备平面与立面配置图,采暖通风与空气调节图,给排水系统与透视图,洗消间及设备图,卫生防护措施、设备的设计图及文字说明(包括防震隔音、防潮、防辐射等),三废治理的设计图及文字说明。

3. 评价范围　评价范围包括从事经营服务的美容美发场所,但不包括开展医疗美容项目的场所和无固定服务场所的流动摊点。

4. 评价内容与方法

(1) 评价内容

1) 基本情况分析:对所提供的技术资料按照《公共场所设计卫生规范》(GB 37489—2019)和其他相关标准的要求进行基本情况分析,重点包括:①建设项目选址、地理位置、周边环境状况、周边主要建筑及其相对位置和距离;②建设项目建筑面积、总体布局与功能分区;③建设项目用途、营业特征、服务人数;④集中空调通风系统规划设计情况;⑤二次供水设施、生活饮用水的规划设计情况;⑥病媒生物防制措施的规划设计情况;⑦相关卫生设施设计种类、用途、位置和参数;⑧卫生设备、消毒设备、空气净化和净水设备的选型和参数。

2) 健康危害因素识别和分析:根据基本情况分析的结果,甄别、分析与公共场所服务人群相关的物理性、化学性、生物性健康危害(影响)因素,预测、评估或类比分析危害(影响)因素(卫生指标)的强度和浓度。美容美发场所的环境影响因素如下:

① 二氧化碳:美容美发场所内的二氧化碳浓度与场所面积、人员密度有关,高浓度二氧化碳会导致人体不适。在设计阶段,按照要求对场所经营面积进行限制,减少人员密集程度,降低二氧化碳浓度。美容美发场所的二氧化碳浓度不得高于 0.1%。

② 一氧化碳:一氧化碳主要来源于客人吸烟、北方冬季室内分散式取暖以及燃气或其他形式的热水器不完全燃烧,且无排烟管道时所产生。其次地处交通频繁地区的美容美发场所,也常由于汽车尾气排出的一氧化碳进入而影响室内空气卫生质量。美容美发场所的一氧化碳浓度不得高于 $10mg/m^3$。

③ 甲醛:美容美发场所的甲醛主要来自室内装修,室内空气中甲醛浓度与房间的密闭性相关。目前,美容美发场所室内空气甲醛浓度不得高于 $0.1mg/m^3$。

④ 可吸入颗粒物:可吸入颗粒物含量与房屋结构、卫生条件、通风方式及居住人员数量,室外风速、温度、湿度等密切关系,同时又受城市大气中可吸入颗粒物的影响。城市悬浮颗粒物成分复杂,受城市环境的影响,尘粒中可含有汞、镉、铅、砷等多种有害金属元素,致癌物质如苯并[a]芘,以及细菌和病毒,都对人体健康产生危害。美容美发场所多位于街道边,受环境影响较大,合理设置店内布局,可降低外环境可吸入颗粒物对美容美发店内人员的影响。目前,美容美发场所室内空气可吸入颗粒物浓度不得高于 $0.15mg/m^3$。

⑤ 氨:染发、烫发产品含有氨,对人体健康有损害。氨以气体形式吸入肺泡,与血红蛋白结合,破坏运氧功能;氨破坏细胞膜结构,降低人体对疾病的抵抗力;长期接触氨后可能出现皮肤色素沉积或手指溃疡等症状;短期内吸入大量氨气后可出现流泪、咽痛、声音嘶哑、咳嗽、痰带血丝、胸闷、呼吸困难,并伴有头晕、头痛、恶心、呕吐、乏力等症状,严重者可发生肺水肿、成人呼吸窘迫综合征,同时可能发生呼吸道刺激症状。目前,美容美发场所室内空气氨浓度不应大于 0.50mg/m³。

⑥ 空气细菌数:美容美发场所人员来源复杂,顾客的毛发、皮屑和各种分泌物含有大量微生物,都能够扩散至室内空气中,使室内空气微生物含量增多。增强室内通风,降低人群密度,合理布置场所布局可以有效降低美容美发场所室内空气中细菌总数。目前,美容美发场所室内空气细菌浓度不应大于 4 000CFU/m³ 或 10CFU/皿。

⑦ 美容美发场所公共用品用具微生物:因美容美发场所的用品用具为多人共用,消毒不当易引起疾病传播。美容美发场所用品用具的微生物指标应符合表 11-1 要求。

表 11-1　美容美发场所公共用品用具卫生要求

公共用品用具	外观	菌落总数	大肠菌群	金黄色葡萄球菌	真菌总数	pH
杯具	表面光洁、无污渍、无水渍、无异味、无破损	≤5CFU/cm²	不得检出	—	—	—
棉织品	整洁整齐、无污渍、无破损、无毛发、无异味	≤200CFU/25cm²	不得检出	不得检出	—	6.5~8.5
洁具	表面光洁、无污渍、无异味	≤300CFU/25cm²	不得检出	—	—	—
美容美发工具	表面清洁、无异味	≤200CFU/25cm²	不得检出	不得检出	—	—

3) 现场卫生学调查

在基本情况分析基础上进行的现场调查包括:①设计阶段:建设项目周边环境现状及危害因素、可能对公共场所造成影响的环境污染源及其相对位置和距离、常年主导风向,建设项目的饮用水水源、二次供水、消毒、净化、病媒生物防制设施、集中空调通风系统、客流控制和分流等主要卫生设施。②竣工验收阶段:建设项目布局、卫生设施、卫生防护设施和用品配置、种

类、用途、参数、有效性和卫生安全性,卫生管理的组织、机构、制度和人员状况。具体内容如下:

a. 选址:美容美发场所宜选择在交通方便、人口密集或靠近居民区的地方。环境洁净,具备给排水条件和电力供应,场所周围25m范围内应无粉尘、有害气体、放射性物质和其他扩散性污染源。有完善的上下水系统,远离污染源。

b. 功能性房间设置

美容美发场所应当设置在室内,并有良好的通风和采光。美容场所经营面积应不小于30m²,美发场所经营面积不小于10m²。一般应设置顾客更衣等候休息室,美容美发操作室,染、烫发室,清洗消毒室,工作人员休息更衣室等。美容美发场所应当设置公共用品用具消毒设施,美容场所和经营面积在50m²以上的美发场所,应当设立单独的清洗消毒间,专间专用;50m²以下的美发场所应当设置消毒区。

等候室的面积依总面积来确定,一般要占总营业面积8%以上。兼有美容和美发服务的场所,美容、美发操作区域应当分隔设置。经营面积在50m²以上的,应当设有单独的染发、烫发间;经营面积小于50m²的,应当设有烫、染工作间(区),烫、染工作间(区)应有机械通风设施。

美容美发场所应当设置从业人员更衣间或更衣柜,根据需要设置顾客更衣间或更衣柜。美发场所应当设置流水式洗发设施,且洗发设施和座位比不小于1:5。

美容美发场所应保持良好的通风,控制风速不低于0.3m/s,使微小气候和空气质量符合卫生标准的要求。

要有良好的朝向,自然采光系数以1/5~1/8为宜。工作面照度不低于150lx。

c. 设施设备

给排水设施:美容美发场所应有完备的给排水设施(含热水供应设施),排水设施具有防止逆流、病媒生物侵入和臭味产生的装置,并设有毛发过滤装置;给水水质符合《生活饮用水卫生标准》(GB 5749—2006)的要求。

清洗消毒间:第一,面积应不小于3m²,有给排水设施,通风和采光良好,地面、墙壁防透水,易于清扫。墙裙用瓷砖等防水材料贴面,高度不低于1.5m。配备操作台、清洗、消毒、保洁和空气消毒设施。第二,清洗池应使用不锈钢或陶瓷等防透水材料制成,易于清洁,容量满足清洗需要。第三,消毒保洁设施应为密闭结构,容积满足用品用具消毒和保洁贮存要求,并易于清洁。第四,以紫外线灯作为空气消毒装置的,紫外线波长应为200~275nm,按房间面积每10m²设置30W紫外线灯一支,悬挂于室内正中,距离地面

2~2.5m,照射强度大于70μW。第五,清洗、消毒和保洁设施应当有明显标识。

d. 公共卫生间:公共卫生间应设置水冲式便器,便器宜为蹲式,配置坐式便器宜提供一次性卫生坐垫;卫生间应有流动水洗手设备和盥洗池;卫生间应设有照明和机械通风设施,机械通风设施不得与集中空调通风系统相通。

e. 储藏设施:储藏间或储藏柜应有足够的储藏空间,门窗装配严密,有良好的通风、照明、防潮和防病媒生物侵入设施。物品分类存放,离地、离墙并明显标识。

f. 通风设施:美容美发场所的通风设施应完备,空气流向合理。安装集中空调通风系统的,应符合《公共场所集中空调通风系统卫生规范》(WS 394—2012)的要求。使用燃煤或液化气供应热水的,应使用强排式通风装置。

g. 废弃物存放设施:美容美发场所应当设有加盖密闭的废弃物盛放容器。

h. 预防控制病媒生物设施:美容美发场所应当配置有效的防尘、防鼠、防虫害设施,污水出口处及场所通风口安装防鼠网,门窗装配紧密,无缝隙。

(2) 评价方法:根据美容美发场所的卫生学特点,预防性卫生学评价一般采用风险评估法、类比法、检查表分析法、现场调查法、检测检验法等进行定性和定量评价。应根据项目的不同评价要素和不同需要,采用不同的方法进行评价,必要时也可采用其他评价方法。

二、美容美发场所的竣工验收卫生学评价

竣工验收是预防性卫生监督工作的最后一个步骤,由于美容美发场所的特殊性,其竣工验收的重点主要集中在功能间及设施设备的设置管理及卫生指标的检测,主要有以下几个方面:

1. 美容美发场所功能面积及流程布局情况

(1) 美容美发场所应当设置在室内,并有良好的通风和采光。美容场所经营面积应不小于 $30m^2$,美发场所经营面积应不小于 $10m^2$。

(2) 美容美发场所的地面、墙面、天花板应使用无毒、无异味、防水、不易积垢的材料铺设,并且平整、无裂缝、易于清扫。

(3) 兼有美容和美发服务的场所,美容、美发操作区域应当分隔设置。经营面积在 $50m^2$ 以上的,应当设有单独的染发、烫发间;经营面积小于 $50m^2$ 的,应当设有烫、染工作间(区),烫、染工作间(区)应有机械通风设施。

(4) 美容美发场所应当设置公共用品用具消毒设施,美容场所和经营面积在 $50m^2$ 以上的美发场所,应当设立单独的清洗消毒间,专间专用;$50m^2$ 以下的美发场所应当设置消毒设备。

（5）美容美发场所应当设置从业人员更衣间或更衣柜,根据需要设置顾客更衣间或更衣柜。美发场所应当设置流水式洗发设施,且洗发设施和座位比不小于 1：5。

2. 给排水设施、二次供水设施及防积水地面坡度施工情况　美容美发场所应有完备的给排水设施(含热水供应设施),排水设施具有防止逆流、病媒生物侵入和臭味产生的装置,并设有毛发过滤装置;给水水质符合《生活饮用水卫生标准》(GB 5749—2006)的要求。

3. 集中空调通风系统　一般美容美发场所面积较小,具有集中空调通风系统的多为大型建筑物中的经营场所。

4. 卫生检测　在竣工验收阶段,根据健康危害因素识别和分析的结果,确定卫生检测参数,开展系统的卫生学检测。美发美容场所卫生检测内容包括:物理因素及室内空气质量、公共用品用具、集中空调通风系统(如有)的采样检测,卫生检测频次、检测项目按照本书第二章相关要求进行。

三、美容美发场所的经常性卫生学评价

1. 评价目的　为加强美容美发场所卫生管理,规范经营行为,及时发现存在的卫生问题,对不符合卫生要求的具体功能布局及时给予卫生技术指导,提出具体改进意见,督促其采取有效的措施,迅速改善和提高卫生水平。

2. 评价依据

（1）相关卫生法规、标准和卫生规范:《公共场所卫生管理条例》《公共场所卫生管理条例实施细则》,《公共场所卫生管理规范》(GB 37487—2019)、《公共场所卫生指标及限值要求》(GB 37488—2019)、《公共场所设计卫生规范》(GB 37489—2019)、《公共场所卫生检验方法》(GB/T 18204—2013/2014)、《公共场所集中空调通风系统卫生规范》(WS 394—2012)、《公共场所集中空调通风系统卫生学评价规范》(WS/T 395—2012)。

（2）相关技术资料:美容美发场所卫生档案及卫生检测报告等相关资料。

3. 评价内容及方法

（1）评价内容

1）现场调查:现场调查是公共场所经常性卫生监督的重要检查方法。公共场所基本卫生状况可通过现场观察获得大体印象。美容美发场所的现场卫生情况主要观察以下几个方面:现场环境卫生状况;卫生设备、设施是否完好;毛巾、剪刀、梳子等用品用具的清洗、贮存、消毒情况;查看"卫生许可证"和从业人员"健康证"有效情况等。

2）卫生检测:通过使用各种仪器对美容美发场所的室内空气、用品用具

等项目进行现场检测或采样后带回实验室分析检测,是对现场调查不能做出准确判断的卫生指标进行定性或定量的科学测定。卫生检测频次、检测项目按照本书第二章相关要求进行。

① 前期准备

a. 制订监测计划与采样方案:监测方案的内容包括监测时间、范围、布点、指标、人员安排和后勤准备工作等。

b. 检测前准备:每次检测前应对现场检测人员进行工作培训,其内容包括检测目的、计划安排、检测技术的具体指导和要求、记录填写等,以确保工作质量。现场采样前,应详细阅读仪器的使用说明,熟悉仪器性能及适用范围,能正确使用检测仪器。每件仪器应定期进行检定,修理后的仪器应重新进行计量检定。每次连续检测前应对仪器进行常规检查。采样器的流量于每次采样之前进行流量校正。使用化学法现场采集样品时,应设空白对照,采平行样。微生物采样应无菌操作。采样用具,如采样器皿、试管、广口瓶、剪子等,应经灭菌处理,无菌保存。

c. 与被检测单位沟通协商。

d. 仪器、耗材、现场采样单、编号、车辆等准备。

② 现场采样及检测:按照本书第二章相关内容执行。

③ 检测结果分析与评价:综合基本情况分析,现场调查和卫生学检测结果,依据《公共场所卫生管理规范》(GB 37487—2019)、《公共场所卫生指标及限值要求》(GB 37488—2019)对美容美发场所的调查检测结果进行全面的分析和评价。

④ 报告编制:经常性卫生学评价报告分为评价报告表、评价报告书两种形式,评价报告表应用于规模较小、顾客数量较少的小型场所,评价报告书应用于规模较大、顾客数量较多的大、中型场所,美容美发店多以评价报告表的形式进行评价。

(2)质量控制

1)质量控制基本要求:评价质量控制是指为达到评价质量要求所采取的技术和活动,其目的在于监视评价过程并排除质量中任何环节导致不满意的因素。

2)准备过程质量控制:在评价项目合同洽谈评审、资料审核、资料收集等过程实施相应的质量控制。

3)实施过程质量控制:在工程分析、健康危害因素识别与分析、现场卫生学调查、评价方法选择、现场检测项目选择、检测点设置、现场采样与测定、记录、检测报告编制等环节实施质量控制。

4)评价报告质量控制:在评价报告技术编写、审核、签发和申诉等环节实施质量控制。

(3)评价方法:根据美容美发场所卫生学特点,经常性卫生学评价一般采用现场调查法、检测检验法等,必要时可采用其他评价方法。

1)现场调查法:采用现场卫生学调查方法,了解拟评价项目周边环境、场所营业过程中可能存在的公众健康危害因素及影响程度、卫生管理、卫生设施配置等情况。

2)检测检验法:依据国家相关标准和规范的要求,通过现场检测和实验室分析,对拟评价项目公众健康危害因素的浓度或强度以及卫生设施、净化消毒装置的效果进行评定。

第三节　健康促进措施和个人防护

一、美容美发场所的公共用品用具卫生要求

1. 美容美发场所应配有数量充足的毛巾、美容美发工具。美容场所毛巾与顾客座位比大于 10∶1,美发场所毛巾与座位比大于 3∶1,公共用品用具配备的数量应当满足消毒周转的要求。

2. 毛巾、面巾、床单、被罩、按摩服、美容用具等公共用品用具应一客一换一消毒,清洗消毒后分类存放;直接接触顾客毛发、皮肤的美容美发器械应一客一消毒。毛巾和床上卧具细菌总数应 <200CFU/25cm²;大肠菌群和致病菌不得检出。

3. 公共用品用具如需外送清洗的,应选择清洗消毒条件合格的承洗单位,做好物品送洗与接收记录,并索要承洗单位物品清洗消毒记录及一年内检测合格报告。

4. 美发用围布每天应清洗消毒,提倡使用一次性护颈纸。

5. 美容用唇膏、唇笔等应做到一次性使用,一般美容院不得做创伤性美容术,更不能从事医疗美容(文眉术、文唇术、隆乳术、重睑术、隆鼻术、面部除皱术、吸脂术、牙齿漂白术、瓷贴面技术、皮肤磨削术、药物加压治疗、针灸美容等都包括在内)。

二、美容美发场所的环境、从业人员要求及消毒要求

1. 美容店、美发院(店)的环境应整洁、明亮、舒适。地上的碎发要及时清扫,美发、美容工具应摆放整齐,做到操作台上和刀具等用品表面无碎发残留。

2. 公共用品用具应按服务功能和种类分类存放,专柜专用,保持洁净;

化妆品、消毒产品储藏应遵循先进先出原则,变质或过期产品应及时清除并销毁。

3. 从业人员应保持良好的个人卫生,不留长指甲,勤剪发、勤修甲、勤洗澡、勤换衣,饭前便后、工作前后洗手。工作时不得涂指甲油及佩戴饰物,操作过程中严格洗手消毒。

4. 工作人员操作时应穿清洁干净的工作服,清面时应佩戴口罩。

5. 从业人员不宜在工作区域内食、宿,不宜在工作场所摆放私人物品。

6. 公用饮具应一客一换一消毒,消毒后贮存于专用保洁柜内备用,已消毒和未消毒饮具应分开存放。保洁柜应保持洁净,不得存放其他物品。提倡使用一次性饮具。饮具清洗消毒后应表面光洁,无油渍、无水渍、无异味,符合《食品安全国家标准消毒餐(饮)具》(GB 14934—2016)规定。

三、美容、美发操作

1. 从业人员操作前应认真检查待用化妆品,感官异常、超过保质期以及标识标签不符合规定的化妆品不得使用。不得自制或分装外卖化妆品。

2. 从业人员操作时应着洁净工作服,工作期间不得吸烟。美容从业人员应在操作前清洗、消毒双手,工作期间佩戴口罩,并使用经消毒的工具取用美容用品;理(美)发从业人员应在修面操作时佩戴口罩,对患有头癣等皮肤病的顾客,使用专用工具。

3. 不得使用未经消毒的公共用品用具。美容用唇膏、唇笔等应专人专用,美容棉(纸)等应一次性使用,胡刷、剃刀宜一次性使用。

4. 美容、美发、烫发、染发所需毛巾和工具应分开使用,使用后分类收集、清洗和消毒。烫发、染发操作应在专门工作区域进行。

5. 美容用盆(袋)应一客一用一换,美容用化妆品应一客一套。

四、公共用品用具采购

1. 采购的公共用品用具应符合国家有关卫生标准和规定要求。采购的一次性卫生用品、消毒产品、化妆品等中文标识应规范,并附有必要的证明文件。

2. 采购公共用品用具应向经销商索要产品卫生质量检测报告或有效证明材料,物品入库前应进行验收,出入库时应登记,文件和记录应妥善保存,便于溯源。

五、卫生信息公示要求

美容美发场所卫生许可证、卫生信誉度等级、卫生检测结果报告单应当在经营场所醒目位置公示。

六、禁烟管理

美发美容场所室内禁止吸烟,应当设置醒目的禁止吸烟警语和标志。不得设置自动售烟机,并应当开展吸烟危害健康的宣传,配备专(兼)职人员对吸烟者进行劝阻。

(步　犁　施　洁)

第十二章
沐浴场所卫生

第一节　沐浴场所的定义及其卫生学特点

一、沐浴场所的定义

沐浴场所是指向消费者提供沐浴等相关服务的经营性场所,包括浴场(含会馆、会所、俱乐部所设的浴场)、桑拿中心(含宾馆、饭店、沐浴场所、娱乐城对外开放的桑拿部和水吧 SPA)、浴室(含浴池、洗浴中心)、温泉浴、足浴等。

二、沐浴场所卫生学特点

沐浴活动是保持身体清洁所必需的人类活动,同时还具有促进血液循环、增强代谢和消除疲劳等保健功能。目前来看,单纯洗澡功能的公共浴室越来越少,更多的场所具备了很多休闲、娱乐甚至健身的功能。沐浴方式可分淋浴、池浴、盆浴和蒸汽浴(桑拿浴)等。淋浴是既卫生又经济的良好洗浴方式;浴池由于多人共用同一浴池,易造成污染,引起皮肤癣、肠道传染病和性病等传播和流行;蒸汽浴是一种健身型的洗浴方式,但有心脏病、糖尿病、肾病、高血压病等疾病的患者不宜进行蒸汽浴。

1. 沐浴用水污染　沐浴场所主要卫生风险就是沐浴用水污染。沐浴时人体皮肤长时间、大面积地直接与沐浴用水接触。如果沐浴用水(尤其是浴池水)受到致病微生物污染极易引起皮肤癣、阴道滴虫病、肠道传染病、寄生虫病和性病等传染性疾病的传播和流行。另外,温泉浴作为一种特殊的沐浴场所,其水质存在氡及其子体、嗜肺军团菌、浴池壁霉菌等污染。

2. 室内空气污染　影响沐浴场所室内空气卫生质量的主要成分有一氧化碳、二氧化碳、致病微生物等。特别是一氧化碳,近几年来空气污染引发的公共场所危害健康事件多数是由一氧化碳引起,目前有很大一部分沐浴场所都使用锅炉烧热水,一旦浴室与锅炉房之间密封不严,其排放的一氧化碳等废气进入浴室内,加之浴室内通风设施不够,空气不流通,造成室内缺氧,极易导致浴室内人群一氧化碳中毒。同时,温泉浴空气中可因水体中相关物质的挥发导致其他污染,如氡及其子体、硫化氢气体等。

3. 卧具及公共用品用具污染 沐浴场所内的公共用品用具主要包括浴巾、毛巾、垫巾、浴衣裤、拖鞋、饮具、修脚工具、洗脚容器等。这些公共用品用具与顾客密切接触并反复使用,容易受到污染。一旦清洗、消毒、保洁不规范,将成为各种疾病传播的重要媒介。如各种传染性皮肤病、性病、沙眼、流行性出血性结膜炎、病毒性肝炎等。特别是修脚工具,因为修脚工具在使用中容易损伤皮肤或指甲,造成破口,如果未清洗消毒到位,很可能会引起各种经血液传播疾病的传播,如乙型肝炎等。

4. 从业人员 直接为顾客服务的从业人员若患有痢疾、伤寒、甲型病毒性肝炎、戊型病毒性肝炎等消化道传染病,以及活动性肺结核、化脓性或渗出性皮肤病等疾病,可能通过空气、直接或间接接触导致上述疾病的传播。

5. 晕厥 沐浴场所内温度高、气压低,如通风不良可使空气中二氧化碳等含量增高。年老体弱者入浴时间较长可引起胸闷头晕,甚至发生晕厥。一旦发现此类事件应当迅速将晕厥者抬离现场,使其在安静、温暖的环境中呼吸新鲜空气;有条件时可给予吸氧,严重者应组织医护人员抢救。

6. 病媒生物危害 病媒生物指能直接或间接传播疾病(一般指人类疾病),危害、威胁人类健康的生物。最常见四大类病媒生物为老鼠、蚊子、苍蝇、蟑螂。

第二节 沐浴场所预防性卫生学评价

沐浴场所预防性卫生学评价具体可分为设计阶段卫生学预评价和竣工验收卫生学评价。

一、评价目的

1. 根据国家有关法律、法规、规章、卫生标准和规范要求,在沐浴场所建设项目的设计、施工阶段,从卫生学角度论证其建设项目在选址、布局、建筑装修材料、集中空调通风系统、室内空气质量、二次供水设施、生活饮水、用水、病媒生物防制和净化消毒设施等方面规划设计的可行性,识别可能存在的公众健康危害(影响)因素,评估疾病传播的健康风险,提出改进措施,为建设项目设计、审批和卫生监督执法、卫生管理提供卫生技术依据。

2. 已竣工的工程项目可通过现场卫生学调查、现场采样和卫生检测检验开展竣工验收卫生学评价,验证室内空气、饮水和用水卫生质量,空调、净化等卫生设施运行效果,以及建筑布局、清洁消毒间、卫生间等功能间的规范性,根据经营项目提出系统的卫生管理要求,保障场所正常营业后,相关卫生指标达到《公共场所卫生指标及限值要求》(GB 37488—2019)规定,为建设项目卫生审批、卫生监督执法和卫生管理提供卫生技术依据。

二、评价依据

1. 相关卫生法规、标准和规范　《公共场所卫生管理条例》《公共场所卫生管理条例实施细则》,《公共场所卫生管理规范》(GB 37487—2019)、《公共场所卫生指标及限值要求》(GB 37488—2019)、《公共场所设计卫生规范》(GB 37489—2019)《公共场所卫生检验方法》(GB/T 18204—2013/2014)《公共场所集中空调通风系统卫生规范》(WS 394—2012)和《公共场所集中空调通风系统卫生学评价规范》(WS/T 395—2012)。

2. 相关技术资料
(1)建设项目立项的审批文件。
(2)建设项目概况和可行性研究资料。
(3)沐浴场所及其选址、总体布局与功能分区、建筑装修材料、集中空调通风设施、室内空气质量、二次供水设施、生活饮水、用水、病媒生物防制和净化消毒设施等方面设计资料、设计说明及主要参数。
(4)国内外文献资料。
(5)其他相关文件和资料。

三、评价范围

1. 设计阶段的卫生学预评价　范围应主要包括沐浴场所项目建设中与健康相关的公共卫生危害因素分析与评价,对项目建设和经营过程中涉及的公共场所卫生、突发公共卫生事件应急与救援等一系列卫生学问题进行科学分析与评估,对项目可能出现的危害因素提出应采取的卫生防护措施。

评价报告需要从卫生学角度分析沐浴场所的选址、设计,评估和预测工程建设及经营后对在场所活动人员健康的影响,进而提出相关的卫生要求和卫生指标限值,提出完善项目规划建设、设施设计和有关健康影响因素控制的措施和建议。对项目在建设、经营过程中,可能存在的人体健康危害因素,须通过科学预测与评估,采取合理的防护措施,加强控制,以保护人群的身体健康。

2. 竣工验收评价 主要从卫生学角度分析沐浴场所在试运行期间、常规客流量状态、公共卫生设施正常运行情况下,沐浴场所的物理、化学和生物性污染物水平以及公共场所卫生、集中空调通风系统的卫生状况。评价内容主要包括选址,总体布局与设备布局,健康危害因素种类、分布及对客人健康影响程度,各类卫生设施和辅助卫生设施及其效果,卫生管理措施,突发公共卫生事件应急救援措施,提出改进措施和建议。

四、评价方法及内容

(一) 评价方法

1. 评价方法的选择 根据沐浴场所的卫生学特点,预防性卫生学评价一般采用风险评估法、类比法、检查表分析法、现场调查法、检测检验法等进行定性和定量评价。应根据项目的不同评价要素和不同需要,采用不同的方法进行评价,必要时也可采用其他评价方法。

2. 风险评估法 根据沐浴场所公众健康危害因素的种类、理化和生物特性、浓度或强度、暴露和传播方式及接触人数、时间、频率,结合毒理学、流行病学、卫生防护等有关资料,按健康风险评估的准则,对拟评价建设项目发生公众健康危害的可能性和危害程度进行评估,按危害程度提出相关的预防控制措施,使其降低到可承受水平。

3. 类比法 通过对与拟评价项目相同或相似的公共场所建设项目进行卫生学调查与检测,结合拟评价项目的有关技术资料,综合统计分析,类推拟评价项目健康危害因素浓度或强度、人群健康影响和应采取的卫生技术措施。

4. 检查表分析法 依据国家有关卫生法律、法规、标准和规范,以及公共场所健康危害事故案例等,通过对拟评价项目的分析和研究,列出检查单元、检查部位、检查项目、检查内容、检查要求等编制成表,逐项检查符合情况,确定拟评价项目存在的问题、缺陷和潜在健康危害。必要时可诸项赋予分值进行量化分析。

5. 现场调查法 采用现场卫生学调查方法,了解拟评价项目周边环境、场所营业过程中可能存在的公众健康危害因素及影响程度、卫生管理、卫生设施配置等情况。

6. 检测检验法 依据国家相关标准和规范的要求,通过现场检测和实验室分析,对拟评价项目公众健康危害因素的浓度或强度以及卫生设施、净化消毒装置的效果进行评定。按评价场所的类型,依据《公共场所卫生指标及限值要求》(GB 37488—2019),参考基本情况分析的结果,甄别、分析与公共场所服务人群相关的物理性、化学性、生物性、放射性健康危害(影响)因素,预测、评估或类比分析危害(影响)因素(卫生指标)的强度和浓度。

(二)评价内容

1. 基本情况分析 对所提供的技术资料进行基本情况分析,重点包括:

(1)建设项目选址、地理位置、周边环境状况、周边主要建筑及其相对位置和距离。

(2)建设项目建筑面积、总体布局与功能分区。

(3)建设项目用途、营业特征、服务人数。

(4)集中空调通风系统规划设计情况。

(5)二次供水设施、生活饮用水的规划设计情况。

(6)病媒生物防制措施的规划设计情况。

(7)相关卫生设施设计种类、用途、位置和参数。

(8)卫生设备、消毒设备、空气净化和净水设备的选型和参数。

2. 健康危害因素识别和分析 根据基本情况分析的结果,甄别、分析与沐浴场所服务人群相关的物理性、化学性、生物性、放射性健康危害(影响)因素,预测、评估或类比分析危害(影响)因素(卫生指标)的强度和浓度。

沐浴场所的环境因素是指沐浴场所内、外环境的各种因素。一些不良的外界环境因素(寒、暑、风、雨、潮湿、采光、照明、噪声等)都能对客人的身心健康产生不良的影响。沐浴场所危害因素的浓度与通风口周围环境的卫生质量密切相关,若场所选址位于交通干线或交通枢纽附近,交通干线和公交站场的汽车尾气等交通污染有可能成为场所室内空气污染的主要来源;场所的空气污染物除了来源于室外空气污染外,建筑布局设计、建筑和装饰材料的选用、通风空调系统设计和调节、设备的使用和控制、卫生管理等因素都可能是污染来源,室内装修使用的建筑材料、附近空调冷却塔的水雾等也是室内空气污染的源头。

评价因子及其标准的选择:在充分识别沐浴场所可能存在的健康危害因素的基础上,通过分析筛选出主要健康危害因素作为评价因子,然后根据国家现行有效的标准和技术规范,确定评价指标。

(1)室内空气:根据识别出的沐浴场所室内空气内可能存在的健康危害因素,一般将温度、相对湿度、风速、照度、噪声、一氧化碳、二氧化碳、可吸入颗粒物、空气细菌总数、甲醛、苯、氨、总挥发性有机物(TVOC)、氡作为主要评价因子。主要评价指标及限值要求见表12-1。

(2)集中空调通风系统:根据识别出的沐浴场所集中空调通风系统可能存在的健康危害因素,一般将空调送风可吸入颗粒物、细菌总数、真菌总数、溶血性链球菌,风管内表面积尘量、细菌总数、真菌总数,新风量和冷却(凝)水嗜肺军团菌作为主要评价因子。其限值要求见表12-2。

表 12-1 沐浴场所物理因素及空气质量指标限值要求

指标		标准值	指标		标准值
温度 */℃	冬季	16~20	空气细菌总数	撞击法(单位: CFU/m³)	≤1 500
	夏季	26~28		沉降法 / 个·皿⁻¹	≤20
相对湿度 */%		40~65	风速 */(m·s⁻¹)		≤0.3
一氧化碳 /(mg·m⁻³)		≤10	噪声 /dB(A)		≤45
可吸入颗粒物 /(mg·m⁻³)		≤0.15	二氧化碳 /%		≤0.10
苯 /(mg·m⁻³)		≤0.11	甲醛 /(mg·m⁻³)		≤0.10
二甲苯 /(mg·m⁻³)		≤0.20	甲苯 /(mg·m⁻³)		≤0.20
氨 /(mg·m⁻³)		≤0.20	总挥发性有机物 */(mg·m⁻³)		≤0.60
臭氧 */(mg·m⁻³)		≤0.16	氡 */(Bq·m⁻³)		≤400

* 推荐性指标。

表 12-2 沐浴场所集中空调通风系统卫生指标限值要求

指标		标准值
送风	可吸入颗粒物 /(mg·m⁻³)	≤0.15
	细菌总数 /(CFU·m⁻³)	≤500
	真菌总数 /(CFU·m⁻³)	≤500
	溶血性链球菌	不得检出
内表面	积尘量 /(g·m⁻²)	≤20
	细菌总数 /(CFU·cm⁻²)	≤100
	真菌总数 /(CFU·cm⁻²)	≤100
新风量 /(m³·h⁻¹·人⁻¹)	游泳场(馆)等	≥30
	公共浴室体育场(馆)等	≥20
嗜肺军团菌		不得检出

(3) 公共用品用具:沐浴场所经营者提供给顾客重复使用的床单、枕套、被套、毛巾、浴巾、浴衣、杯具、拖鞋以及其他重复使用且与皮肤、黏膜等接触的物品,其外观、细菌总数、大肠菌群、金黄色葡萄球菌以及真菌总数的限值要求见表 12-3。

(4) 沐浴用水:沐浴场所用水总的卫生要求应满足不得检出嗜肺军团菌、池水浑浊度 /NTU 不应大于 5 以及水温宜 38~40℃,具体详见表 12-4。

表 12-3　沐浴场所公共用品用具卫生指标限值要求

公共用品用具	外观	细菌总数	大肠菌群[e]	金黄色葡萄球菌[e]	真菌总数
杯具	表面光洁、无污渍、无水渍、无异味、无破损	≤5CFU/cm²	不得检出	—	—
棉织品	清洁整齐、无污渍、无破损、无毛发、无异味	≤200CFU/25cm²	不得检出	不得检出	—
洁具	表面光洁、无污渍、无水渍、无异味	≤300CFU/25cm²	不得检出	—	—
鞋类	表面清洁、无破损、无水渍、无异味	≤300CFU/25cm²	—	—	≤50CFU/50cm²
修脚工具	表面清洁、无异味	≤200CFU/25cm²	不得检出	不得检出	≤50CFU/50cm²
其他用品用具	表面清洁、无污渍、无破损、无异味	≤300CFU/25cm²	不得检出	—	—

[e] 大肠菌群、金黄色葡萄球菌在与检验方法相对应的采样面积内不得检出。

表 12-4　沐浴用水的卫生指标限值要求

场所类别	指标	要求
沐浴用水	沐浴池水温 */℃	38~40
	嗜肺军团菌	不得检出
	池水浊度 /NTU	≤5
	池水原水及补充用水	符合 GB 5749—2006 要求

* 推荐性指标。

3. 现场调查

（1）设计阶段：现场调查的主要内容包括建设项目周边环境现状及危害因素、可能对沐浴场所造成影响的环境污染源及其相对位置和距离、常年主导风向，建设项目的饮用水水源、二次供水、消毒、净化、病媒生物防制设施、集中空调通风系统、客流控制和分流等主要卫生设施。

（2）竣工验收：现场卫生学调查的主要内容包括全面了解和掌握沐浴

场所的总体布局、活动场所的数量、类型、客流量情况;空调通风系统运行情况,包括空调系统试运行过程中的污染状况、卫生安全隐患以及周边环境的污染情况;卫生设施的设置及运行情况,核实沐浴场所相关卫生设施的运行情况、卫生防护措施的落实情况;室内装修情况,包括装修装饰材料的材质、类型等;卫生管理情况,包括卫生管理制度、应急预案的制订及执行情况;卫生防护设施的维护、清洗措施,组织、机构和人员状况等。不同的情况会造成不同的检测结果,故现场卫生学调查对竣工验收评价是重要的依据。具体要求包括:

1)选址:沐浴场所应选择远离污染源的区域。一般室外周围 25m 内不得有污染源,且不受粉尘、有害气体、放射性物质和其他扩散性污染源的影响。污染源是指可能对沐浴场所产生污染的有毒有害物质的来源,包括粪池、垃圾场、污水池、旱厕等。

2)场所设置及布局要求

① 沐浴场所应设有休息室、更衣室、沐浴区、公共卫生间、清洗消毒间、锅炉房或暖通设施控制室等房间。用锅炉房供热水的沐浴场所,其沐浴区应该远离锅炉房,防止锅炉房排放的废气进入沐浴区内。更衣室、沐浴区、公共卫生间分设男女区域,休息室单独设在堂口、大厅、房间等或与更衣室兼用。各功能区要布局合理,相互间比例适当,符合安全、卫生、使用要求。更衣室、浴区及堂口、大厅、房间等场所应设有冷暖调温和换气设备,保持空气流通。

② 沐浴场所地面应采用防滑、防水、易于清洗的材料建造,墙壁和天顶应采用防水、无毒材料覆涂,内部装饰及保温材料不得对人体产生危害。

③ 使用燃气或其他可能产生一氧化碳气体的沐浴场所应配备一氧化碳报警装置。使用的锅炉应经质量技术监督部门许可。沐浴场所安装在室内的燃气热水器应当有强排风装置。池浴应配备池水循环净化消毒装置。

④ 更衣室应与浴区相通,配备与设计接待量相匹配的密闭更衣柜、鞋架、座椅等更衣设施,设置流动水洗手及消毒设施,更衣柜应一客一柜。更衣柜宜采用光滑、防水材料制造。休息室或兼做休息室的更衣室,每个席位不小于 $0.125m^2$,走道宽度不小于 1.5m。

⑤ 浴区四壁及天顶应用无毒、耐腐、耐热、防潮、防水材料。天顶应有相应措施,防止水蒸气结露。浴区地面应防渗、防滑、无毒、耐酸、耐碱,便于清洁消毒和污水排放,地面坡度应不小于 2%,地面最低处应设置地漏,地漏应当有箅盖。浴区内应设置足够的淋浴喷头,相邻淋浴喷头间距不小于 0.9m,每十个喷头设一个洗脸盆。浴区通道合理通畅。浴区内不得放置与沐浴无关的物品。

⑥ 公共卫生间要求:沐浴场所应配备相应的水冲式便器,在浴区内设置公共卫生间,公共卫生间的设计应符合卫生要求;公共卫生间内便器宜为蹲式,采用座式的宜提供一次性卫生坐垫;公共卫生间内应有独立的机械排风设施,排风设施不得与集中空调管道相通;公共卫生间内应设置流动水洗手设施。

⑦ 消毒设施要求

(a) 提供公用饮具的沐浴场所应设置专用的饮具清洗消毒间,专间内应有上下水,设有 3 个以上标记明显的水池,配备足够的消毒设备或消毒药物及容器,配备密闭饮具保洁柜并标记明显。

(b) 对浴巾、毛巾、浴衣裤等公用棉织品自行清洗消毒的沐浴场所应设置专用的清洗消毒间,专间内应有上下水,设有足够的清洗、消毒水池且标记明显,配备足够的清洗消毒设施或消毒药物及容器,配备毛巾、浴巾、垫巾、浴衣裤等专用密闭保洁柜且标记明显。提倡使用一次性浴巾、毛巾、浴衣裤等。

(c) 在沐浴场所适宜地点设置公用拖鞋清洗消毒处,配备足够的拖鞋清洗消毒设施或消毒药物及容器。

(d) 在沐浴场所适宜地点设置修脚工具消毒点,配置专用的紫外线消毒箱或高压消毒装置对修脚工具进行消毒。

⑧ 供水设施

(a) 有冷热水供应设备并有明显标志,给排水管道及阀门等设备安全可靠。

(b) 沐浴场所为顾客提供的生活饮用水必须符合《生活饮用水卫生标准》(GB 5749—2006),最好使用城市集中式供水的直供水。供顾客饮水的设备应当取得省级以上卫生行政部门许可批准文件(复印件),饮用水质应符合《生活饮用水卫生标准》(GB 5749—2006)。

(c) 沐浴用水水质、浴池水水质、温度、浊度应符合国家相应卫生标准的要求。采用市政供水自行提供热水的沐浴场所浴池水质应该符合《公共场所卫生指标及限值要求》(GB 37488—2019)中浴池水的要求。采用二次供水设备供水的场所应符合《二次供水设施卫生规范》(GB 17051—1997)的要求,应对供水设备进行日常维护、清洗、消毒和保养。每年应对供水设施进行一次全面的清洗、消毒,并对水质进行检测。二次供水蓄水池应加盖加锁,不得存在明显易受污染的隐患,地下蓄水池是关注重点。蓄水池每半年至少清洗消毒 1 次,并有相应记录和清洗后水质检测合格报告。利用自备供水的沐浴场所应提供自备供水水源的检测报告,应符合《生活饮用水卫生标准》(GB 5749—2006)卫生要求。

目前有很多沐浴场所停止使用燃煤锅炉、油锅炉、气锅炉等供热水,而改为向外购买热水的方式。对于这种供水方式,需要把握的原则:一是严禁工业用水,如钢铁厂、化工厂或其他工业用水作为沐浴场所的原水。虽然这类工业用水经过处理后能当作"中水"再利用,但也仅限在浇洒道路、绿化用水、消防、车辆冲洗等行业中。如发现浴场使用这种水,一定要严加处理。二是沐浴场所外购热水的应索证。索证包括热电厂或热水供应站的营业执照和所供热水的检测报告。检测指标应按照《生活饮用水卫生标准》(GB 5749—2006),而非《公共场所卫生指标及限值要求》(GB 37488—2019)中浴池水的标准,因为这些余热水是原水而不是浴池水,有条件的应做生活饮用水卫生标准全分析,没条件的可只做生活饮用水卫生标准常规项目。若非采用市政供水作为原水的,应提供热水原水检测报告,检测报告应符合《生活饮用水卫生标准》(GB 5749—2006)全分析项目要求。

⑨ 通风设施:沐浴场所应有良好的通风设施(新风、排风、除湿等),排气口应设置在主导风向的下风向,室内空气质量应符合国家有关卫生标准。使用集中空调通风系统的,集中空调通风系统应符合《公共场所集中空调通风系统卫生规范》(WS 394—2012)等相关卫生标准的要求;使用非集中空调通风系统的机械通风装置,其进风口、排气口应安装易清洗、耐腐蚀并可防止病媒生物侵入的防护网罩。如使用自然通风,应设有排气窗,排气窗面积为地面面积的 5%。

⑩ 其他要求:沐浴场所室内应设有废弃物收集容器,有条件的场所宜设置废弃物分类收集容器。废弃物收集容器应使用坚固、防水、防火材料制成,内壁光滑易于清洗。废弃物收集容器应密闭加盖,防止不良气味溢散及病媒生物侵入。

4. 卫生检测 在沐浴场所竣工验收卫生学评价中,沐浴场所的卫生学检测是其主要内容之一。检测结果是否达到相关的卫生标准,是衡量该沐浴场所项目是否符合卫生要求的重要指标。因此,科学、规范、全面地进行卫生学检测,是保证沐浴场所项目竣工验收卫生学评价质量的基本要素。

沐浴场所卫生检测的主要内容包括:物理因素及空气质量、集中空调通风系统、公共用品用具和沐浴用水等方面,主要检测指标和检测方法参照本书第二章相关内容。

(三)结论及建议

1. 评价结论是在全面总结评价内容和结果的基础上,论证沐浴场所项目是否达到国家有关法律、法规、标准、规范的卫生要求,确定在卫生方面是否可行。评价结论要符合有关文件的精神,文字条理清晰、表达内容准确。

2. 建议主要是在分析评价的基础上,根据沐浴场所项目运行管理中存在的卫生方面的问题,有针对性地,以简洁、概括性的语言提出旨在改善上述不足和问题的建议,以满足卫生技术和管理措施要求。

第三节 沐浴场所经常性卫生学评价

一、评价目的

根据国家有关卫生法律、法规、标准和规范要求,在沐浴场所营业过程中,通过经常性卫生学评价,发现和分析存在的卫生问题,提出改进措施,为改善卫生服务质量和卫生监督执法、卫生管理提供科学依据。

二、评价依据

1. 相关卫生法规、标准和卫生规范 《公共场所卫生管理条例》《公共场所卫生管理条例实施细则》,《公共场所卫生管理规范》(GB 37487—2019)、《公共场所卫生指标及限值要求》(GB 37488—2019)、《公共场所设计卫生规范》(GB 37489—2019)、《公共场所卫生检验方法》(GB/T 18204—2013/2014)、《公共场所集中空调通风系统卫生规范》(WS 394—2012)、《公共场所集中空调通风系统卫生学评价规范》(WS/T 395—2012)。

2. 相关技术资料 沐浴场所卫生档案及卫生检测报告等相关资料。

三、评价内容

1. 现场卫生学调查 按照《公共场所卫生管理规范》(GB 37487—2019)和其他相关标准的要求,调查沐浴场所卫生管理和制度执行情况,生活饮用水、二次供水、消毒、净化、病媒生物防制、集中空调通风系统等卫生设施和卫生防护设施的运行情况,公共用品的配置和使用情况,卫生管理的实施情况。

2. 卫生检测 沐浴场所卫生检测的主要内容包括物理因素及空气质量、集中空调通风系统、公共用品用具和沐浴用水等方面,主要检测指标和检测方法参照本书第四章相关内容。

3. 检测结果分析与评价 根据基本情况分析、现场调查和卫生学检测结果,依据《公共场所卫生管理规范》(GB 37487—2019)、《公共场所卫生指标及限值要求》(GB 37488—2019)和《公共场所集中空调通风系统卫生规范》(WS 394—2012)对沐浴场所的调查检测结果进行全面地分析和评价。

4. 报告编制 经常性卫生学评价报告分为评价报告表、评价报告书两种形式。评价报告表应用于规模较小、顾客数量较少的小型沐浴场所,评价报告书应用于规模较大、顾客数量较多的大、中型沐浴场所,评价报告应包括评价目的、评价依据、评价范围、评价内容、现场卫生学调查情况、卫生检测与评价、评价结论与建议等方面,评价报告应清晰显示评价项目名称和编号、委托单位、评价机构、评价人员、复核人、签发人、评价时间等相关信息。

5. 评价方法　根据沐浴场所卫生学特点,经常性卫生学评价方法一般采用风险评估法、现场调查法、检测检验法等,必要时可采用其他评价方法。

(1) 风险评估法:根据公共场所公众健康危害因素的种类、理化和生物特性、浓度或强度、暴露和传播方式及接触人数、时间、频率,结合毒理学、流行病学、卫生防护等有关资料,按健康风险评估的准则,对拟评价建设项目发生公众健康危害的可能性和危害程度进行评估,按危害程度提出相关的预防控制措施,使其降低到可承受水平。

(2) 现场调查法:采用现场卫生学调查方法,了解拟评价项目周边环境各类场所营业过程中可能产生的公众健康危害因素及影响程度、卫生管理、卫生设施配置等情况。

(3) 检测检验法:依据国家相关标准和规范要求,通过现场检测和实验室分析,对拟评价项目公众健康危害因素的浓度或强度以及卫生设施、净化消毒装置的效果进行评定。

四、评价结果的应用

依据相关的法律、法规、技术规范和标准,通过科学、规范的经常性卫生学评价,帮助沐浴场所把好卫生防护关,使沐浴场所符合卫生要求,是保障公众健康最有效、最经济的措施。开展沐浴场所建设项目经常性卫生学评价也有助于提高卫生行政部门实施卫生监督管理的科学性及准确性。卫生行政部门在综合分析沐浴场所评价报告书的基础上,再提出卫生监督管理意见,是比较稳妥的。

第四节　健康促进措施和个人防护

一、沐浴场所公共用品用具卫生要求

1. 公共用品用具的采购　沐浴场所使用的饮水设备、消毒药剂、消毒设施、清洁杀虫药剂、化妆品等用品用具应到证照齐全的生产厂家或经营单位购买,按照国家有关规定索取检验合格证、生产企业卫生许可证或有关产品卫生许可批件。沐浴场所应按照最大设计接待容量1∶3的比例配备浴巾、毛巾、浴衣裤等公共用品用具。

2. 公共用品用具的清洗、消毒　对供顾客使用的浴巾、毛巾、浴衣裤等棉织品、公共饮具、公用拖鞋、修脚工具应严格做到一客一换一消毒,禁止重复使用一次性用品用具。棉织品、公共饮具、拖鞋应分别在不同清洗消毒专间内清洗消毒。外送清洗公共用品用具的,应选择有资质、信誉好的清洗单位进行清洗,双方签订协议,日常清洗应有交接单,并由双方签字。另外,对于足浴场所除了其他一般的公共用品用具外,应特别重视修脚工具的清洗消毒,很多调查研究显示:修脚工具、捏脚巾的霉菌污染相当严重,而修脚师对修脚工具的消毒方法,很多仅使用酒精简单擦拭后又给下位顾客使用,存在严重的卫生隐患。经营单位应配备正确的消毒设施,采用正确的消毒方法,比如专用的紫外消毒箱、高压消毒装置等对修脚工具进行消毒,同时应增加修脚工具的配备数量,如《浙江省足浴场所卫生规范》中提到修脚工具的配备数量不低于 6 套 / 修脚师。有条件的可使用一次性修脚工具。其次应加强足浴用容器的清洗消毒,严格做到一客一消毒。

对于婴幼儿浴室除了其他一般的公共用品用具外,应注意游泳圈、戏水玩具的清洗消毒。

3. 公共用品用具的储藏　经清洗消毒后的各类用品用具应达到公共场所用品卫生标准并保洁存放备用。

二、浴池水净化消毒

沐浴场所设有浴池的,其浴池水应有循环过滤、消毒设置设备。浴池每天至少补充 2 次新水,每次补充水量不少于池水总量的 20%。可以要求浴池安装独立的水表,根据浴池的容量计算出每日需要补充的新水,按照水表上的用水量来判断该浴池是否满足每天补充 2 次及以上新水、每次补充水量不少于池水总量 20% 的换水要求。

浴池在每天停业后必须将水排出并清洗消毒。浴池原水水质应符合国家生活饮用水水质卫生标准。

三、沐浴场所环境设备的清洗消毒

1. 沐浴场所的地面、墙面、水龙头、座椅、茶几等应经常清扫或擦洗。同时根据相关要求对顾客经常使用或触摸的物体表面、更衣箱、公共卫生间、垃圾箱(桶)、浴池、浴盆、洗脸盆、擦背凳及擦背工具等进行清洗消毒。使用集中空调通风系统的,应对集中空调通风系统进行检测或评价,检测或评价不合格的应及时清洗消毒。

2. 设备设施维护　沐浴场所应当定期对清洗消毒、保暖通风、冷热水供应等设备设施进行检查和维修,做好检查、保养和维修记录。发现问题及时检修,发生故障时应采取应急处理措施,确保各类设施设备正常运行,保持良好状态。

四、沐浴场所人员卫生要求

沐浴场所直接为顾客服务的从业人员(包括临时工和实习人员等)上岗前应当取得"健康合格证明"。直接为顾客服务的从业人员应每年进行健康检查,取得"健康合格证明"后方可继续从事直接为顾客服务的工作。"健康合格证明"不得涂改、伪造、转让、倒卖。直接为顾客服务的从业人员若检查出患有痢疾、伤寒、甲型病毒性肝炎、戊型病毒性肝炎等消化道传染病,以及活动性肺结核、化脓性或渗出性皮肤病等,应调离直接为顾客服务的岗位。对怀疑患有以上疾病的从业人员,应先将其调离直接为顾客服务的岗位,并到有关医疗机构进行检查,确诊患有以上疾病的,治愈前不得从事直接为顾客服务的工作。

沐浴场所经营者应当建立卫生培训制度,组织从业人员学习相关卫生法律法规、基本卫生知识和卫生操作技能等。

从业人员应保持良好的个人卫生,不留长指甲,勤剪发、勤修甲、勤洗澡、勤换衣,饭前便后、工作前后洗手。工作时不得涂指甲油及佩戴饰物,操作过程中严格洗手消毒,保持工作服整齐干净。

五、禁浴要求

沐浴场所入口醒目位置应设有禁止性病和传染性皮肤病(如疥疮、化脓性皮肤病、霉菌引起的皮肤病等)等患者就浴的明显标志。

六、禁烟管理

沐浴场所室内禁止吸烟,应当设置醒目的禁止吸烟警语和标志。不得设置自动售烟机。应当开展吸烟危害健康的宣传,并配备专(兼)职人员对吸烟者进行劝阻。

(郑睦锐　施　洁)

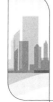

第十三章

其他公共场所

一、文化娱乐场所

1. 文化娱乐场所的定义　文化娱乐场所是供人们进行文化娱乐活动的场所。人们在工作之余,通过参加各种娱乐活动,可以获得文化艺术享受,并达到调节精神、解除疲劳、振奋精神的目的。卫生条件良好的娱乐场所,有助于增进身心健康,反之,不仅达不到娱乐和休息的目的,而且会危害身体健康,甚至引起疾病的传播。因此,必须做好文化娱乐场所的卫生监督和管理工作,改善和提高娱乐场所环境质量,使之更好地服务于社会主义的物质文明和精神文明建设。文化娱乐场所包括影剧院、录像厅(室)、游艺厅(室)、舞厅、音乐厅等。

2. 卫生学特点　影响文化娱乐场所卫生状况的因素主要有物理因素、室内空气质量等。

(1) 二氧化碳:二氧化碳浓度的高低是评价文化娱乐场所室内环境质量的一项主要指标。文化娱乐场所二氧化碳的来源主要是人的呼吸和吸烟。如舞客在舞池剧烈活动时每人每小时可呼出二氧化碳 36~38L,如果厅内通风不良、人数较多时,二氧化碳浓度可达到 0.5%~0.6%,超过国家卫生标准要求。

(2) 一氧化碳:文化娱乐场所空气中一氧化碳主要来自吸烟和场外汽车尾气。人员密集加上吸烟,一氧化碳浓度可高达 $50mg/m^3$。

(3) 病原微生物:文化娱乐场所空气中存在着各种病原微生物,如飘浮在空气中的流感病毒、乙型肝炎病毒、结核杆菌、脑膜炎双球菌等。根据影剧院监测发现,细菌超标率高达 57.2% 以上,空气中细菌总数可高达 103 万 $/m^3$,超出国家卫生标准 250 多倍;链球菌检出率达 34%,并检出乙型肝炎病毒表面抗原。

(4) 可吸入颗粒物:文化娱乐场所观众厅空气中可吸入颗粒物的含量主要取决于人群流动状态和地面清扫方式。卫生标准规定影剧院可吸入颗粒物不超过 0.20mg/m³。文化娱乐场所由于人群流动及运动量大,细菌污染较严重。此外,可吸入颗粒物污染也可随消费人数及活动量的增加而加重。

(5) 微小气候:文化娱乐场所的微小气候对人体的热平衡过程影响较大,如果厅内温度和湿度过高,可使人感到不适,甚至头晕、烦躁,严重的可发生中暑。温度和湿度太低,可使人的机体代谢功能降低,毛细血管收缩,呼吸道抵抗力下降,容易引起上呼吸道炎症。舞厅相对湿度应为 40%~65%;温度冬季不得低于 18℃,夏季室温在 30℃ 以上时应使用空调,将室温降至 24~28℃ 之间。

适宜的风速有促进空气对流和人体蒸发散热的作用,可清除或降低空气中二氧化碳和细菌含量。国家卫生标准规定舞厅风速应小于 0.3m/s。

(6) 噪声因素:文化娱乐场所的噪声主要来源于音响设备或乐队。据调查,许多舞厅的噪声往往超过卫生标准,甚至高达 90dB 以上。舞厅的噪声是人为控制的,只要采取切实有效措施,完全可以控制噪声污染。

3. 文化娱乐场所设计卫生要求

(1) 选址:文化娱乐场所应选择在市、镇中心区和居民区,有合理的服务半径,交通方便;最好有 15% 的绿化用地,并有足够面积的停车场和宽畅的车道;应尽量避开铁路线、机场和噪声较大的工厂。厂矿附近或厂矿系统内部的影剧院,应设置在工业废气污染源常年主导风向的上风向,并有一定的卫生防护带。

(2) 设计布局卫生要求

1) 平面布置:门厅、休息厅、观众厅、后台、放映室、厕所、售票处、办公室等布局要合理,并符合卫生要求。

观众厅的长度和高度:影剧院观众厅长度,普通银幕应小于幕宽的 6 倍,宽银幕应小于幕宽的 3 倍,70mm 宽胶片立体声影院应小于幕宽的 1.5 倍。剧场舞台的高度为 0.8~1.1m。

2) 座位应舒适,出入方便,视线畅通。

① 座位结构:座位宽应 >50cm,座高应为 43~47cm。

② 座位排距:短排法应 >80cm,长排法应 >90cm,楼上排距应 >85cm。

③ 地面坡度:楼下每排升高 6cm,楼上每排升高 12cm。

④ 座位与银幕的距离:第一排座位至银幕的距离应大于普通银幕幕宽的 1.5 倍、宽银幕幕宽的 0.76 倍、70mm 宽立体声影院幕宽的 0.6 倍。

⑤ 座位与舞台的距离:剧院头排到舞台的距离应为 0.8~1.2m。

⑥ 座位视角

联线夹角:普通银幕边缘和对侧第一排边缘的连线与银幕的夹角应大于45°;宽银幕边缘和后排中心点连线与银幕至对侧第一排的夹角不大于45°。

仰视角:第一排座位观众仰视银幕上缘的视线与银幕夹角不应小于50°,否则会造成仰头观看引起颈部肌肉疲劳。

俯视角:楼上后排座位俯视银幕下缘的最大俯视角不大于25°、楼上后座侧边的最大俯视角不大于35°。

⑦ 舞厅平均每人占有面积不少于 1.5m²,舞池内每人占有面积不少于 0.8m²,音乐茶座、酒吧、咖啡室等每人占有面积不少于 1.25m²。舞厅厅顶墙壁应有防震设备,地面应平整光滑。

3)银幕

① 银幕的高宽比例:窄银幕为 1:1.38,适用于普通和黑白电影放映;宽银幕有 1:2.35、1:2.55、1:2.0,前两种适用于各种宽银幕电影,后一种适用于全景电影放映;立体电影银幕高宽比例有 1:2.35 和 1:2.55 两种。

② 银幕反射种类

扩散性反射银幕:有高度的反射能力,放映时全体观众都能看到相同的银幕亮度。

方向性反射银幕:玻璃银幕适用于较窄的观众厅,金属光栅银幕适用于宽银幕电影院。

透射银幕:适用于露天及白昼电影院,放映机在银幕后面。

③ 银幕的亮度

亮度标准的卫生学依据:图像亮度应在最大限度减轻视力负担的条件下,使观众具有分辨图像物体层次和解像能力;对影片物体的色彩微差有分辨能力;考虑到人眼在放映机遮光器所造成输出光通最明亮交替 48 次/s 的条件下,不易被察觉这一要求;对电影图像亮度要求,银幕面积大,亮度可低些,银幕面积小亮度则可高些;银幕亮度的调整,以人眼在光亮度增加一倍或减少 1/2 时方能感知为根据。

亮度标准:银幕亮度单位为尼特(nt),35mm 放映机的电影院,普通银幕与宽银幕亮度为(50±15)尼特。

4)通风

① 自然通风:适合 800 个座位及以下的影院和录像厅。观众厅应有排风孔道、风帽、地脚窗,还应有良好的过堂风形成,以利于室内污浊空气排出。

② 机械通风:观众厅在 800 个座位以上的影剧院必须采用机械通风。一般采用排出式,夏季采用送入式,总风量不低于 50m³/(h·人)。

③ 空调:利用机械通风制冷、制热装置调节室温时,应注意新风量的补

充。利用空调补入新风量按 10~30m³/(h·人)计算。由于二氧化碳较空气重,回风道应设在观众厅墙壁的下方或舞台下。已经降温的新风入口应设在上方,送风应保证均匀。放映室最好单独设空调,以保证适宜的温度,防止放映机工作时产生的氮氧化物等有害气体进入观众厅,影响放映人员和观众健康。

5) 照明:影剧院人工照明非常重要。银幕及舞台足够的照度可以保证观众的视力识别速度和明视持久力,观众厅、休息厅、大厅等处应有适宜的照度以满足观众眼睛暗适应的需要。国家卫生标准规定:电影院、音乐厅、录像室的前厅照度不低于 40lx;观众厅(空场)不低于 10lx;剧场前厅不低于 60lx;影剧院休息厅不低于 40lx;并规定影剧院以及录像厅开始放映时,观众厅照度应逐渐减弱,变暗时间不少于 30s。

6) 声音:影剧院声学设计要求观众厅内声音分布均匀,使每个观众都感到足够的语言清晰度,并能够消除回声和噪声。舞厅厅顶墙壁应有吸声设备。

7) 辅助用室:合理安排休息室、化妆室的布局。鼓风机房、空调机房应有防震、隔声、吸声设施,并应符合卫生标准要求。

8) 厕所:根据文化娱乐场所卫生标准和相关建筑设计规范要求,厕所大便池按男 150 人一个、女 50 人一个设置(男女比例 1:1 时,男女蹲位比例为 1:3);小便斗每 40 人设一个(小便槽以 50cm 折合一个小便斗)。每 200 人设一个洗手盆。厕所应有单独通风设备,厕所门净宽不小于 1.4m,应安装双向门。

4. 文化娱乐场所的卫生管理要求

(1) 建立健全卫生管理制度,经常保持室内外环境整洁。

(2) 保持观众厅清洁,采用湿式清扫;观众及工作人员不得将不洁物或有碍公共卫生的物品携入场(厅)内。

(3) 控制场次间隔,每场间隔时间不得少于 30min,其中空场时间不得少于 10min。换场时应全部打开门窗进行通风换气。

(4) 呼吸道传染病流行时,应对室内空气和地面进行消毒。

(5) 立体影剧院供观众使用的眼镜,每场使用后须用紫外线消毒。

(6) 做好防蚊、灭蝇、灭鼠工作。注意防止舞台下积水产生蚊虫孳生地。

(7) 观众厅内严禁吸烟。

(8) 厕所应保持无污垢、无异味。

(9) 舞厅地面严禁使用滑石粉。

(10) 严格限制超员。

(11) 从业人员应定期进行健康检查,取得健康合格证并经卫生知识培训合格后方可上岗工作。

5. 文化娱乐场所的卫生标准限值见表 13-1。

表 13-1　文化娱乐场所卫生标准限值

项目	标准限值
温度 /(有空调装置,℃)冬季 *	16~20
夏季 *	26~28
相对湿度(有中央空调装置,%)*	40~65
风速(有空调装置,m/s)*	≤0.5
二氧化碳 /%	≤0.15
一氧化碳 /(mg·m^{-3})	≤10
甲醛 /(mg·m^{-3})	≤0.10
苯 /(mg·m^{-3})	≤0.11
甲苯 /(mg·m^{-3})	≤0.20
二甲苯 /(mg·m^{-3})	≤0.20
可吸入颗粒物 /(mg·m^{-3})	≤0.15
细菌总数　a. 撞击法 /(CFU·m^{-3})	≤4 000
b. 沉降法 /(个·皿$^{-1}$)	≤40
动态噪声 /dB(A)*	≤85(≤55#)
新风量 /(m^3·h^{-1}·人$^{-1}$)	≥20

注:* 表示推荐指标;# 为酒吧、茶座、咖啡厅的噪声限值。

二、商场(店)、书店

1. 定义和范围　商场、书店包括商场、超市、书店等购物场所。根据商场、书店的特点可分为:

(1) 综合性商场:是指经营多种商品的商场,如百货商场、综合商场、商业大厦等。

(2) 专业商场:专门经营某一类商品或以某一类商品为主,同时兼营少量其他商品的商场。如食品商场、服装商场、医药商场、化工商场、五金交电商店、工艺美术品商店等。

(3) 贸易中心:即专业商品批发市场,也可能同时零售商品,如轻工产品、手工产品、农副产品等贸易中心。

(4) 大型展销中心:指利用展览馆、博物馆等场所举办的临时商品展销,如各类商品展销会等。

(5) 书店分类:综合性书店,如新华书店;专业书店,如科技书店、外文书店。

2. 卫生学特点 影响商场、书店卫生的因素如下：

(1) 室内人员活动污染：商场客流量大，人群密集，人体呼吸、体表皮肤排泄物蒸发、吸烟、人员活动扬起地面、柜台、衣帽、鞋袜等处的尘埃和病原微生物等，可严重污染室内空气，使空气中二氧化碳、一氧化碳、可吸入颗粒物、病原微生物、异臭等危害健康的污染物浓度增加。据北京市对每天接待10万人的大商场监测报道，客流量每小时为 20 000 人次以上时，空气中二氧化碳、一氧化碳、细菌总数都显著上升且超过卫生标准，此时溶血性链球菌检出率高达 23%。

商场空气中的灰尘不仅污染各种物品表面，还可吸附有毒气体、液体及各种带电荷离子，其中 $10\mu m$ 以下的尘粒可随呼吸进入人的支气管和肺泡内，2%~3% 残留肺内，如果不间断地大量吸入，可引起鼻炎、咽炎、支气管炎、肺炎以及支气管哮喘、哮喘性支气管炎、偏头痛等疾病，严重危害健康。

(2) 商品散发污染：有些商品能散发出一些有害物质污染空气，影响人体健康。据监测，某中型百货商场化妆品柜台前空气甲醛浓度为 $150~408\mu g/m^3$，超出国家卫生标准 1.5~4 倍，针织品柜台前空气中甲醛浓度为 $117~255\mu g/m^3$。此外，胶合板、纤维板、黏合剂和油漆可挥发出苯等有机溶剂；塑料、橡胶、人造皮革、化学纤维、电木等聚合材料商品均能释出各种有害物质，如橡胶分解逸出乙酰苯、二甲基甲醇，含氯聚合材料聚氯乙烯可分解逸出氯化氢。合成洗涤剂在堆放、搬运中，由于散落等原因，其原料中离子型、非离子型表面活性剂可逸入空气中，表面活性物质虽属低毒性，但污染空气后，在低剂量长期作用下，可使人体非特异免疫力下降，产生过敏反应和变态反应。

(3) 室外空气污染：商场多建在交通便利的繁华区和居民聚集的生活居住区，商场室内空气往往受到汽车废气、炊烟、道路尘埃和生活废弃物等产生的有害气体污染，从而加重室内空气污染程度。

(4) 噪声：商场、书店的噪声主要来源于大量顾客流动时产生的喧哗谈笑声，货物移动发出的碰撞声，以及试听音响商品或招揽生意、活跃气氛而播放的音乐声等。此外，室外繁华街道的车辆声、人声等也可传入室内，成为危害顾客健康，特别是危害营业员健康的一种重要因素。经测定，一些百货商店、书店噪声均值可高达 80dB 以上，营业员不同程度地出现乏力、烦躁、头昏、失眠等症状。

(5) 采光和照明：商场、书店营业厅的面积大，室深长，不利于自然采光，加上陈列橱窗和沿墙单边柜台的设置，往往遮挡采光面积，因而只能通过人工照明来增加室内照度。如果人工照度偏低或者不恒定、不均匀，顾客由室外进入营业厅时,往往视力难以适应,可能在心理上产生抑郁感或其他不适感,从而影响顾客对商品的选购。同时,营业员长期在这种环境工作,视觉和机体容易疲劳,工作效率降低,事故差错增加。

(6) 微小气候:商场、书店柜台多、物品多、顾客多,因而不利于营业厅的空气流动及散热。近年来,一些新建的商场多采用落地玻璃窗,虽有利于美观和采光,但不利于保暖和隔热。不少大中型商店虽然安装了机械通风和空调设备,但由于管理不善,商场内微小气候仍未达到卫生标准要求。地下商场或地下室营业厅,一般通风不好,气湿较高,如果不加强通风换气,空气卫生质量问题更为严重。

3. 设计卫生要求

(1) 选址:按城市功能分区,商场、书店应建在人群较为集中、交通方便、不受工业污染、公用设施较为完善的地方。

(2) 设计卫生要求

1) 商场、书店平面布局要合理,应将营业用房、辅助业务用房、行政办公生活福利用房三部分紧密联系,分别设置出入口。营业厅柜台及通道布设应方便顾客购货和行走,减少顾客室内停留,便于人流疏散。小百货应设在底层显眼处,挑选性强或贵重品应设置在人流少的地方,笨重商品应设于底层或地下室,音响产品如需要应设置在最高层,食品、药品柜应设在清洁处,有害、有毒、易爆商品应单设营业室并做好防护。

② 要有充足的采光和照明。营业厅自然采光的室内自然采光系数不宜低于 1/8。人工照明应按标准照度一次设计,一次布置成功,光源以近似自然光谱的荧光高压汞钠灯和荧光灯为好,并应设有应急照明装置及通道指示灯。

③ 要有合理的通风设施。充分利用自然通风,建筑物应设进、出气口,进气口应设于正压区,出气口应设于负压区,气流速度不宜大于 0.5m/s。

④ 大、中型商场应设有卫生间和休息椅。厅内各柱角和通道尽头可多设镜面,以减少顾客视觉拥挤。

⑤ 应充分利用自然通风和自然采光,通风窗及采光面位置不得低于放置柜台。

⑥ 柜台布局要合理,食品、药品、化妆品等商品,应陈放在有防护和空气清洁的地方,仓库应有防尘、防蝇、防鼠、防潮措施。释放有毒有害物质的商品,应有单独售货室,并采取防护措施。

4. 卫生管理要求

(1) 应建立行之有效的卫生制度,不得有病媒昆虫和老鼠,垃圾应日产日清,采用湿式清扫,场(店)内禁止吸烟。

（2）建立健全卫生管理制度，配有专职或兼职卫生管理人员。禁止乱扔果皮杂物，禁止随地吐痰。

（3）按规定要求组织从业人员进行健康检查取得健康合格证，并经卫生知识培训合格后方可上岗工作。

（4）坚持卫生清扫制度。地面应进行湿式清扫，墙壁、衣服、货架的尘埃应用吸尘器进行清除。

（5）柜台、楼梯扶杆、栏杆、休息椅等应每天进行擦拭、消毒。

（6）定期开展杀虫灭鼠活动，堵塞鼠洞、铲除蚊蝇滋生场所，做到场内无病媒昆虫和老鼠。

（7）商场内厕所必须由专人负责，定期清洗和消毒，做到无臭、无蚊蝇滋生。

（8）出售生产资料的商店一般不得同时经营食品。销售化肥、农药应有专门的房间。柴油应在仓库存放，不得放在店内直接销售。

5. 商场、书店的卫生标准限值见表 13-2。

表 13-2　商场（店）、书店卫生标准限值

项目	标准值
温度 /℃，有空调装置 *	26~28
无空调装置的采暖地区冬季 *	16~20
相对湿度（有空调装置，%）*	40~65
风速 /(m·s^{-1})*	≤0.5
二氧化碳 /%	≤0.15
一氧化碳 /(mg·m^{-3})	≤10
甲醛 /(mg·m^{-3})	≤0.10
苯 /(mg·m^{-3})	≤0.11
甲苯 /(mg·m^{-3})	≤0.20
二甲苯 /(mg·m^{-3})	≤0.20
可吸入颗粒物 /(mg·m^{-3})	≤0.15
细菌总数　a. 撞击法 /(CFU·m^{-3})	≤4 000
b. 沉降法 /(个·皿$^{-1}$)	≤40
噪声 /dB（A）*	≤55
出售音像设备的柜台噪声 /dB（A）*	≤85
照度 /lx	≥100

注：* 表示推荐指标。

三、展览馆、博物馆、美术馆、图书馆

1. 定义和范围　展览馆、博物馆、美术馆、图书馆是面向广大观众供观展、借阅图书资料的公共场所。

(1) 展览馆是人们进行经济、贸易、科技、文化交流活动并供观展的场所。一般可分为综合性和专业性两类。综合性展览馆所展出的内容范围较广,专业性展览馆如工业展览馆、农业展览馆等,展品有一定范围。观众对象常随展览内容不同而有所不同。

(2) 博物馆(院)是对各类珍贵历史文物、文献资料、自然标本等陈列、研究、保藏并供观展的场所,包含革命、军事、民族、历史、地志、自然、艺术、医学、科技等方面,其观众十分广泛,是人们接受革命传统、历史和科学文化知识教育的场所。博物馆通常也可分为综合性和专业性两类。

(3) 美术馆是人们进行文化艺术交流并获得艺术享受的场所。展品内容主要是美术、摄影、书法、雕塑以及工艺美术作品。

(4) 图书馆是搜集、整理、收藏和流通各类图书、刊物、声像资料并供借阅、学习、参考、研究的文化场所,读者也十分广泛。

2. 卫生学特点

(1) 观众和读者相当广泛,不但有国内的,还常有来自国外的观光旅游者或经商者。观众和读者往往是短时间内大量聚集在一起,其中不免有病原携带者或传染病患者。

(2) 对建筑设施、陈列橱柜、环境质量及展出、保存条件等具有较高要求。

(3) 如场所卫生状况不好,管理不善,不仅会对公众的健康带来影响,而且可能对保存的珍贵文物、展品、图书资料等造成损坏,带来不可弥补的损失。因此,做好场所的卫生工作具有十分重要的意义。

3. 设计卫生要求

(1) 选址:一般宜建在城市的文化区或商业区内,与工业生产区、交通运输主要干线保持一定距离。避免受到工业"三废"污染和强烈噪声干扰;建筑场地应宽阔,有满足观众活动的广场及停车场,周围应有一定面积的绿化用地。

(2) 场所总体布局和内部结构应合理,符合卫生、安全、消防等方面的要求。

(3) 场所大小应根据使用性质、规模及最多容纳人数而定。

(4) 应有适宜的室高(净高)和室深,保证室内有足够的容积和自然采光。各厅(室)之间应有适当的间距和合理的朝向。

（5）室内自然采光要充足,分布要均匀;人工照明应做到光线均匀、柔和、不眩目。阅览室自然采光系数不小于1/6。

（6）室内应加强通风换气,一般可采用自然通风。采用集中式空调的阅览室,新风量不应小于20m³/(h·人)。

（7）阅览室每个座位占有面积不少于1.2m²。

（8）构筑物应防潮湿,并达到防虫、防鼠害的要求。特殊场所应配有去湿机,保持室内干燥。

（9）应根据建筑规模、接纳人数、观众或读者的停留时间及其他特殊需要,设置厕所和供观众歇息的场所。

4. 卫生管理要求

（1）建立健全各项卫生管理制度,落实卫生岗位责任制,从组织上、制度上、措施上保证各项卫生制度的实施,并根据各自的特点和需要制定卫生公约,使广大公众共同遵守。

（2）入馆人数应有一定限制,不得超过建筑设计的最大容量,以保证室内空气卫生质量。

（3）馆内应保持安静,不得大声喧哗和嬉闹。

（4）室内禁止吸烟。

（5）应有相应的卫生保洁设施,禁止随地吐痰和乱扔废弃物。

（6）阅览室内不得进行印刷和复印,以保持室内空气清洁。

（7）馆内应采用湿式清扫,以免扬尘污染环境和展品,并及时清除垃圾和废弃物。

（8）做好经常性消毒、杀虫、灭鼠工作,防止疾病传播及文物、展品、图书等物品的损坏。

（9）公共厕所应每日清扫,做到无蝇、无蛆、无臭,并应设有公用水笼头供观众洗手。

（10）工作人员应按规定定期进行健康检查,取得健康合格证并经卫生知识培训合格后方可上岗工作。

5. 图书馆、博物馆、美术馆、展览馆卫生标准限值见表13-3。

表13-3 图书馆、博物馆、美术馆和展览馆卫生标准限值

项目	卫生标准限值
温度/℃	
有空调装置 *	26~28
无空调装置的采暖地区冬季 *	16~20
相对湿度(有中央空调,%)*	40~65

续表

项目	卫生标准限值
风速 /(m·s⁻¹)*	≤0.5
二氧化碳 /%	≤0.15
一氧化碳 /(mg·m⁻³)	≤10
甲醛 /(mg·m⁻³)	≤0.10
苯 /(mg·m⁻³)	≤0.11
甲苯 /(mg·m⁻³)	≤0.20
二甲苯 /(mg·m⁻³)	≤0.20
可吸入颗粒物 /(mg·m⁻³)	≤0.15
细菌总数	
a. 撞击法 /(CFU·m⁻³)	≤4 000
b. 沉淀法 /(个·皿⁻¹)	≤40
噪声 /dB(A)*	≤55
台面照度 /lx	≥100

注:* 表示推荐指标

四、体育场(馆)

1. 定义及范围　体育场(馆)建筑形式一般分为室内封闭型和露天开放型两种。

2. 卫生学特点

(1) 室内封闭型体育馆如果设施和卫生管理不善,容易造成空气混浊,有害物质增多。

(2) 露天开放型体育场仅以栏杆围墙为屏障,场内空间较大,但易受到外源性污染。

3. 设计卫生要求

(1) 选址:应选在交通方便、地势平坦、地基坚实并远离烟尘、有毒有害气体的地方。周围应留出一定面积种植树木、草坪,以绿化、美化环境,改善局部微小气候。

(2) 设计卫生要求

1) 室内体育馆应设有机械通风装置。使用空调时新风量不低于20m³/(h·人)。

2) 比赛厅观众座位应舒适卫生,出入方便。一般座宽为 50~60cm,座高为 43~47cm,前后排座位间距不低于 80m。

3）要有良好的照明条件。体育场地表的照度应不低于 80lx。体育馆采光系数应为 1/4~1/5，照度在 100lx 以上。比赛时观众席不低于 5lx，休息厅不低于 60lx。场（馆）照明应防止产生眩目。

4）场（馆）内应设有饮水站。供观众饮用的水须经消毒，其水质应符合国家生活饮用水卫生标准要求。公用茶具应进行消毒处理。

5）根据观众厅座位数分设一定蹲位的男女厕所。厕所应有单独通风排气设施。

6）场（馆）内应设有卫生室或急救室，并配备必要的急救药品、器材及医护人员。

7）比赛场地周围应根据需要设置防护栏或采取其他防护措施，避免运动员或运动器械冲撞、砸伤观众。

8）场（馆）内应设有紧急疏散人员的安全出入口。

4. 卫生管理要求

（1）建立健全各项卫生管理制度，并加强对观众及运动员的卫生宣传工作，使之共同维护好场内卫生。

（2）比赛或表演时，应有专人负责看台的卫生监督。场内严禁吸烟，严禁乱扔果皮纸屑。

（3）场（馆）工作人员应每年进行一次体格检查，取得健康合格证后方可上岗。工作人员除掌握本职专业技能外，还应经过卫生知识培训，并取得合格证。

（4）加强室内通风换气，平时可利用门、窗进行自然通风，封闭型的体育馆必须采取机械通风。室内观众及运动员数量较多时，尤其在传染病流行季节，应对室内空气定期进行消毒，保证空气质量符合卫生标准。

（5）场（馆）地面应采用湿式清扫，并及时消除垃圾和污物。

5. 体育馆卫生标准限值见表 13-4。

表 13-4　体育馆卫生标准限值

项目	标准值	项目	标准值
温度（采暖地区冬季，℃）*	16~20	可吸入颗粒物 /(mg·m^{-3})	≤0.15
相对湿度 /%*	40~65	细菌总数数	
风速 /(m·s^{-1})*	≤0.5	a. 撞击法 /(CFU·m^{-3})	≤4 000
二氧化碳 /%	≤0.15	b. 沉淀法 /(个·皿$^{-1}$)	≤40
甲醛 /(mg·m^{-3})	≤0.10	苯 /(mg·m^{-3})	≤0.11
甲苯 /(mg·m^{-3})	≤0.20	二甲苯 /(mg·m^{-3})	≤0.20

注：* 表示推荐指标

五、其他公共场所

其他公共场所的卫生监测评价按照相应专业特点参照第八章到第十二章相关内容进行。

（吴　燕）

第三部分

卫生学评价范例

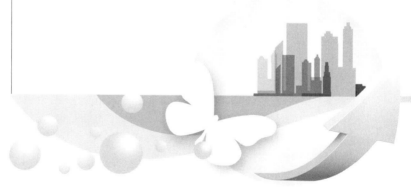

目前,公共场所的卫生学评价没有标准模板,本书根据公共场所现行规范标准的要求,结合日常工作经验,分别以城市轨道交通、旅店业及游泳场所为例编制公共场所卫生学评价不同阶段的卫生学评价范例,以供参考。

范例一

设计阶段卫生学预评价报告——城市轨道交通

一、项目背景与来源

（一）项目背景

FS 市位于 GD 省中部,是全国先进制造业基地、GD 省重要的制造业中心,在 GD 省经济发展中处于领先地位。FS 市下辖五个行政区,总面积为 3 797.72km²。其中心城区面积为 361.66km²。

优先发展公共交通、建设城市轨道交通是改善和提高城市交通条件与效率的有效途径。《FS 市综合交通规划》《FS 市国民经济和社会发展第十二个五年规划纲要》等文件都明确提出"建立以轨道交通为骨干、公交汽运为主体、出租车和公共自行车为补充的多模式交通服务体系"。城市轨道交通项目建设将对 FS 市经济社会发展和城市规划建设产生极大的推动作用。根据最新的轨道交通线网规划,FS 市远景轨道交通线网规划方案共有 14 条线组成,总里程 562km,其中市域骨干线 6 条,市区加密线 4 条,外围加密线 4 条,另有城际轨道线共 343.2km。为配合《FS 市城市轨道交通建设规划(2017—2022 年)》的编制工作及顺利报批,FS 市正加紧推进各条地铁线路的前期工作。

FS 市轨道交通四号线为市域骨干线。四号线规划经过多个功能组团,在轨道交通线网中串联了多条线路,实现了西部地区与 FS 中心城区的快速连接,加强了沿线各组团与中心城区交通的快速联系。

（二）项目来源

四号线一期工程全长约 56.2km,共设 33 座车站,其中换乘站 11 座,平均站间距 1.7km,另设一处停车场、一座车辆段,项目估算投资 364.04 亿元,属于(超)大型公共建设项目。根据《中华人民共和国传染病防治法》《公共场所卫生管理条例》《GD 省卫生厅关于新、改、扩建公共场所建设项目预防性卫生审查的程序规定》等有关法律、法规和规范,以及原国家卫计委《关于加强大型建设项目中疾病预防控制工作的通知》(卫疾控发〔2002〕42号)的要求,四号线一期工程应当进行卫生学预评价。

为保证四号线一期工程的可行性研究报告各专项工作的专业化与科学性,GZ地铁设计研究院有限公司正式委托GZ市预防医学会开展四号线一期工程的卫生学预评价工作,由GZ市预防医学会组织相关机构和专家编制四号线一期工程卫生学预评价报告。

二、项目所在地自然与社会环境

(一)地理位置

FS市位于GD省中南部,市域范围位于北纬22°38′~23°34′,东经112°22′~113°23′之间。区域内水、陆、空交通基础设施齐备,交通便捷,多条高速公路、轻轨在境内通过,市区内有多条河流贯穿,属典型的三角洲河网地区。

四号线一期工程是贯通FS市东西的主干线。线路主要沿既有道路行进,两侧开发程度中等较高,局部穿过绿地、水体等。

(二)社会经济环境

FS市位于中国最具经济实力和发展活力地区之一的三角洲腹地,与GZ市共同构成"都市圈",在GD省经济社会发展版图中处于领先地位。2015年,全市五区均进入中国市辖区综合实力百强排名。FS市现有中国产业名都、名镇41个,省级专业镇38个,数量位居全省地级市之首。

2015年,FS市全市生产总值8 003.92亿元,比2014年增长8.5%。其中第一产业增加值136.42亿元,增长2.6%;第二产业增加值4 838.89亿元,增长7.6%;第三产业增加值3 028.61亿元,增长10.3%。

(三)地形地貌

FS市地势总体是西北高东南低,大部分地区较为低平,地势起伏较小,以平原为主。境内海拔一般小于5m,多在1.2~4.8m,河汉众多,桑基鱼塘密布,其间零星分布有丘陵低山,地势陡峻,相对高差大,山谷纵横,植被茂密。

四号线一期工程规划线路沿多条道路行进,穿过多条河涌及湖泊。拟建场地整体地形稍有起伏,地面标高 -5.0~24m,形态上大体上呈西北高、东南低。

(四)气候气象条件

FS市位于北回归线以南,为南亚热带季风气候,雨季明显,日照充足,主要气候特点是雨热同季节、春湿多阴冷、夏长无酷热、秋冬暖而晴旱。

FS市全年平均温度在22℃左右,南部比北部稍高。FS市全年降水丰沛。根据FS气象局1949—2010年降雨资料,全年总降雨量在1 400~2 200mm之间,4~9月为雨季,总降雨量占全年的80%。FS市由于地处低纬区,海洋和陆地天气系统均对FS影响明显,冬夏季风的交替是FS季风气候突出特征:冬春多偏北风,夏季多偏南风,年平均风速2.2m/s,受台风影响极大风速35.4m/s。FS市主要气象灾害有热带气旋、暴雨、干旱、强对流、低温阴雨等,秋冬季节雾霾相对较多,对人们身体健康和交通安全检查有一定影响。据统计,FS市受热带气旋影响年平均1~2次。FS市的强降水频发,全年均有可能出现。据统计,在一年之内还可能出现1~3次持续性暴雨天气(连续2d或以上出现暴雨),持续时间可长达3d。持续性暴雨容易引发山体滑坡、泥石流等次生气象灾害。

(五)水文地质

FS市地下水资源较为丰富,地下水类型有第四系土层孔隙水(松散岩类孔隙水)、碳酸盐岩类裂隙溶洞水、红层孔隙裂隙水、层状基岩裂隙水和块状基岩裂隙水等,以松散岩类孔隙水为主。四号线一期工程沿线鱼塘密布,水道纵横。场地地下水稳定水位埋藏深度0.10~7.20m,标高 -3.57~18.57m。地下水位的变化与地下水的赋存、补给及排泄关系密切。

(六)环境质量状况

FS市2015年城市空气质量总体情况:二氧化硫(SO_2)、二氧化氮(NO_2)、可吸入颗粒物(PM_{10})、细颗粒物($PM_{2.5}$)年均浓度分别为17、41、58、39$\mu g/m^3$,一氧化碳(CO)浓度的第95百分位数为1.4mg/m^3,臭氧(O_3)日最大8h滑动平均浓度的第90百分位数为140$\mu g/m^3$。空气质量指数(AQI)优良天数307天,占有效天数比例为84.8%,无重度污染或严重污染天数,影响空气质量的主要污染物为$PM_{2.5}$、NO_2和O_3。

FS市2015年城市降水水质情况:降水pH为4.84,比上年上升0.09个pH单位;酸雨频率为53.2%,比上年下降5.4个百分点。酸雨污染较上年略有缓和。

FS市2015年水环境质量:FS市饮用水源地水质均达到《地表水环境质量标准》(GB 3838—2002)Ⅲ类水质标准,水质状况总体保持优良。饮用水源地水质达标率为100%。全市主要江河水质状况总体优良,主要污染物为溶解氧、氨氮、COD、五日生化需氧量和总磷等。

FS市2015年声环境质量:声环境质量基本稳定。全市区域环境噪声昼间平均等效声级为56.8dB(A),总体水平为"一般";道路交通噪声昼间平均等效声级为67.5dB(A),总体水平为"好";但功能区昼间和夜间噪声未能全面达标。

(七) 有害气体

四号线一期工程线路结构范围内分布有淤泥、淤泥质土等有机质含量高的地层,在细菌分解作用下可产生甲烷、硫化氢、一氧化碳、氰化物等对人体有害的气体,以液态或气态存在于土层孔隙水或土颗粒空隙中。基坑开挖时,有害气体会随之溢出,在一定的封闭环境下,当溢出的有害气体浓度达到一定界限值后,不但会造成人员中毒,甚至会发生火灾、爆炸等严重的安全事故;运营期间,如果逸出的有害气体不及时排出,车站内因电器、车轮与轨道碰撞摩擦等产生的火花会对地铁列车及乘客的安全构成极大威胁。

(八) 放射性本底

FS 地区室外天然 γ 辐射平均值为 $11.9 \times 10^8 Gy/h$,GD 省土壤 ^{226}Ra 含量均值为 49.22Bq/kg,土壤 ^{232}Th 含量均值为 84.7Bq/kg,土壤 40K 含量均值为 426Bq/kg,地表空气吸收剂量率计算值为 $9.77 \times 10^8 Gy/h$。

(九) 沿线环境影响

1. 与水源保护区的关系 四号线一期工程在某区间两次下穿二级水源保护区,本工程未在该二级水源保护区内设置地铁车站、中间风井和主变电站等地面建筑设施,线路工程方案可行。

2. 与文物及历史文化街区的关系 四号线一期工程全线未穿越历史文化街区,本工程线路方案不会对文物产生影响。

3. 沿线敏感点 四号线一期工程主要沿现状道路和规划道路布设,沿线两侧敏感点主要有学校和医院等。

三、项目工程分析

(一) 总体方案

FS 市轨道交通四号线沟通多个片区,与主城区的交通快速衔接,在轨道交通线网中串联了多条线路,是缓解主城区内部交通压力,带动城市快速发展的东西向骨干线。

四号线一期工程线路全长约 56.2km,采用地下 + 高架(地下线 49.3km,高架线 6.9km)形式敷设,设 33 座车站(含 3 座高架站),其中换乘站 11 座。

工程呈西北至东南走向,线路经过多个行政区域,与二号线、三号线、五号线、六号线、七号线、八号线、十号线、十一号线、十二号线、十四号线换乘,并衔接 FS 西站等 FS 市铁路客运站,有助于实现交通设施一体化及交通设施共享。项目设计的初期、近期、远期年限分别为 2026 年、2033 年、2048 年。

(二) 车站建筑设计方案

1. 车站设计方案

(1) ×× 站:×× 站位于北江大道与西青大道交叉口处,沿西青大道东西向敷设道路下方。本站为地下二层岛式站台车站,站台宽度11m,站前带出入段线,站后带单渡线。车站全长456.4m,标准段宽19.7m,设计总建筑面积约22 497m²,其中主体建筑面积为19 616m²。车站共设置4个出入口和2组风亭。风亭组位于规划绿化带上,均为低矮敞口,冷却塔位于1号风亭组附近。车站A、D号出入口设于西青大道北侧,B、C号出入口设于西青大道南侧。

(2) ××站:××站位于口岸大道与西青大道交叉口处,沿西青大道东西向敷设道路下方。本站为地下二层岛式站台车站,站台宽度11m,车站全长205m,标准段宽19.7m,车站总建筑面积约12 144m²,主体建筑面积8 833m²。车站在交叉路口处设置3个出入口,能较好地吸引周边客流,同时兼顾西青大道的地下过街功能。车站共设置4个出入口和2组风亭。1号风亭组位于西青大道、广海大道西路交叉路口的绿化带处;2号风亭组位于西青大道、广海大道西路与口岸大道交叉路口的西北绿岛上,风亭均为低矮敞口;冷却塔位于1号风亭组附近绿地内。车站出入口都设于口岸大道西侧,其中A、D出入口位于西青大道北侧,B、C出入口位于西青大道南侧,分别服务于北侧及南侧客流。车站功能特征见表1。

表1 车站功能特征汇总表

序号	车站名称	设计客流量/(人·h⁻¹)	车站形式	站台宽度/m	车站长度/m	总建筑面积/m²	主体建筑面积/m²	出入口数量/个	备注
1	××站	1 771	地下2层岛式	11	456.4	22 497.0	19 616.0	4	预留延伸条件、站前接进出场线
2	××站	9 448	地下2层岛式	11	205.0	12 160.0	8 333.3	4	一般站
3	××站	13 326	地下2层岛式	11	213.0	11 931.6	8 648.5	3	一般站

2. 客流预测情况 四号线一期工程建成初期,全线客运量预测约66.7万人次/d,高峰小时最大断面客流为1.62万人次/h。近期受人们出行方式改变、整体客运需求增加、轨道网络进一步完善等因素的影响,客运量将会增长至108.4万人次/d,年均增长约7.18%。预测远期(至2048年)客流量将达到148.1万人次/d,客运量年均增幅为2.1%,高峰小时最大断面客流为3.22万人次/h。四号线一期工程客流年预测总体指标如表2所示。

表2 四号线一期工程预测客流总体指标

项目	初期	近期	远期
设计年度	2025	2032	2047
线路长度 /km	56.0	56.0	56.0
全日客流 /(万人次·d⁻¹)	66.7	108.4	148.1
全日客流年均增长率	—	7.18%	2.10%
日客运强度 /(万人·km⁻¹)	1.19	1.63	2.13
单向高峰最大断面 /(人次·h⁻¹)	16 537	28 093	32 157

（三）车辆段与停车场设计方案

1. 基本要求 车辆基地应具备车辆运用、检修、救援、物资供应等功能，四号线全线设置一段一场，车辆段位于线路西端终点站西侧，停车场位于线路东端终点站北侧。

车辆段负责承担四号线全线列车的定修、临修和部分列车的停放、月检和双周检工作；停车场负责承担部分列车的临修、停放、月检和双周检工作。

2. 车辆段选址方案 根据四号线工程沿线用地规划、用地现状、地形地貌情况，车辆段选址位于线路西端，长1 075m，宽260m，地块呈东西向布置，总用地面积约24.1公顷。该地块方正，场地较为平坦，总平面工艺布置顺畅，车辆段出入段线从起始站接轨，单线长710m，出入段线可兼做折返线，收发车及列车折返方便。

3. 停车场选址方案 总平面布置采用尽端式布置方案，呈东西向布置，长1 000m，宽210m，总面积约14.6公顷，停车能力约44列位。停车场选址地块方正，场地较为平坦，总平面工艺布置顺畅。

（四）通风空调系统

为保证乘客过渡性舒适的乘车环境，同时为了满足工作人员的工作环境及工艺设备的运行环境要求，四号线各个车站应设置通风空调系统；同时，为了满足地下隧道内列车正常运行时的环境要求，以及事故时的通风排烟要求，全线必须设置隧道通风系统。

1. 通风空调系统服务区域及主要功能要求

（1）地下站

1）隧道通风系统：分为区间隧道通风系统和车站隧道通风系统两部分。通风系统工程在列车正常运营时应能排出隧道内的余热余湿并满足隧道内换气次数和温度要求；列车阻塞时应能向阻塞区间提供一定的通风量，控制隧道温度以满足列车空调器仍能正常运行；列车火灾时应能及时排出烟气和控制烟气流向，引导乘客安全撤离火灾区域。

2）车站公共区通风空调系统：四号线车站公共区通风空调系统（简称"车站大系统"）在正常运营时为乘客提供过渡性舒适环境。当车站公共区发生火灾时，车站大系统（可与其他系统协调动作，例如隧道通风系统）应能迅速排出烟气，同时为乘客提供一定的迎面风速，诱导乘客安全疏散。

3）设备管理用房通风空调系统（含防排烟系统）：四号线设备管理用房通风空调系统（简称"车站小系统"）正常运营时，应能为地铁工作人员提供舒适的工作环境及满足设备良好的运行环境条件。

4）空调冷源：空调冷源负责向车站大小系统提供进行空气处理所需要的符合温度和流量要求的冷冻水，并能根据负荷变化自动进行流量调节，实现节能运行。

（2）地面及高架站通风空调系统：为乘客和工作人员提供一定的舒适环境，为各种运营设备的正常运转提供必需的环境条件。

（3）车辆段、停车场、控制中心通风空调系统：为工艺设备用房提供合适的温度、湿度、空气含尘浓度等运行条件，正常运行时为工作人员提供一个舒适的工作环境，火灾时能迅速排除烟气。

2. 通风空调系统微小气候设计

（1）室外空气计算参数

1）地下车站公共区

空调室外计算干球温度　　31.8℃

空调室外计算湿球温度　　26.9℃

夏季通风室外计算温度　　31.0℃

2）车站设备管理用房、车辆段、控制中心、地面站厅

空调室外计算干球温度　　34.2℃

空调室外计算湿球温度　　27.8℃

夏季通风室外计算温度　　31.8℃

（2）室内空气设计参数

1）地下车站（按全封闭站台门设置）

站厅干球温度：29.0℃；相对湿度：40%~70%

站台干球温度：27.0℃；相对湿度：40%~70%

地下换乘平台、通道干球温度：27.0℃；相对湿度：40%~70%

需设置空调的出入口通道干球温度：30.0℃

温度波动范围：±1℃

2）封闭的地面站厅

干球温度：29.0℃；相对湿度：≤70%

温度波动范围：±1℃

3）开敞的地面站：自然通风

4）砌筑式商铺、银行

干球温度：29.0℃；相对湿度：40%~70%

温度波动范围：±1℃

开敞式简易商铺、自助银行纳入大系统。

5）车站主要管理、设备用房设计标准详见表3。

表3　车站主要管理、设备用房设计标准表

房间名称	冬季室内计算温度/℃	夏季室内计算		小时换气次数		备注
		温度/℃	湿度/%	进风	排风	
站长室、站务室、会议室、安全办公室、AFC维修室、保洁员室、更衣室	16	27	≤65	6	6	空调（运营时间）
车站控制室、票务管理室	18	27	40~60	6	6	空调（24h）
民用通信设备房、公安通信设备室、AFC设备室	12	27	40~60	6	6	空调（24h）
综合监控设备室、通信设备室及电源室、信号设备室及电源室、环控电控室、变电所控制室、站台门设备及控制室、应急照明电源室	12	27	40~60	6	6	空调（自动灭火系统保护用房，24h）
35K高压开关柜室、降压变电所、整流变压器室、0.4kV开关柜室、1 500V直流开关柜室	—	36				通风或冷风降温（24h）
照明配电室、电梯/扶梯机房、电缆井	—	36				通风
废水泵房、消防泵房、自动灭火设备室、保洁工具间、广告备品室、车站备品库、检修/储藏室、工务用房、紧急抢修用房、备用房、盥洗室、走道	>5			4	4	通风，其中设备走道新风进行处理
环控机房、冷水机房	>5			10	10	通风
茶水室	>5			10	10	通风
男女洗手间	>5				20	排风
污水泵房	>5				20	排风

6）停车场、控制中心、车辆基地等主要用房的设计标准按具体工艺要求确定。

（3）隧道通风系统主要设计参数

1）隧道温度：正常运行时区间隧道内最热月日最高平均温度≤40.0℃。

2）阻塞运行时送风量保证断面风速不小于 2m/s，并控制列车顶部最不利点隧道温度低于 45℃。

（4）新风量

1）车站公共区：车站公共区空调季节小新风运行时取下面两者最大值：①按 20m^3/（h·人）计算；②系统总送风量的 10%。

地下车站公共区空调季节全新风运行或非空调季节全通风：按 30m^3/（h·人）计算且换气次数大于 5 次。地面或高架站厅非空调季采用自然通风方式。

2）车站设备管理用房区：车站管理、设备用房区小新风运行时取下面两者最大值：①空调计算人员新风量按 30m^3/（人·h）计；②管理用房全空气系统新风量按不小于总送风量的 10% 计。

3）区间隧道内：每个乘客每小时需供应的新鲜空气量不应少于 12.6m^3。

（5）噪声标准

1）通风及空调机房≤90dB（A）。

2）通风空调系统传至其他区域的噪声

① 车站内站厅、站台：≤70dB（A）；

② 其他用房：≤60dB（A）；

③ 地面设施：通风空调设备传至地面风亭、室外冷却塔、布置在室外的空调室外机等地面设施的噪声应符合《声环境质量标准》（GB 3096—2008）的要求。临近地铁线路的建筑物，地铁对其的外环境噪声值见表 4。各功能空间的噪声卫生标准还应符合环评报告的专项要求。

表 4　环境噪声值

单位：dB（A）

类别		适用范围	时段	
			昼间	夜间
0		疗养、高级别墅宾馆区	50	40
1		居住、文教区	55	45
2		混合区	60	50
3		工业区	65	55
4	4a 类	交通干线两侧	70	55
	4b 类	铁路干线两侧	70	60

（6）空气质量标准

1）二氧化碳日平均浓度区间隧道、公共区 <1.5‰；设备管理用房区 <1‰。

2）可吸入颗粒物的日平均浓度 <0.25mg/m³。

（7）流速设计标准

1）事故工况：区间隧道通风风速 2≤V≤11m/s；金属风道最大排烟风速 ≤20m/s；非金属风道最大排烟风速 ≤15m/s；排烟口风速 ≤10m/s。

2）正常运行工况：混凝土风道、风井风速 ≤6m/s；钢制风管风速宜按表 5 取值。

表 5　钢制风管风速

服务房间室内 允许噪声级 /dB（A）	主管风速 ［无风口,(m·s⁻¹)］	支管风速 ［无风口,(m·s⁻¹)］	支管风速 ［有风口,(m·s⁻¹)］
50~65	6~9	3~5	3~4.5
65~85	8~10	5~8	4~6

（8）防排烟设计标准：四号线列车发生火灾且停在区间隧道内时，控制烟气流动的风速应根据隧道内烟气控制模型的临界风速计算确定，但断面风速不宜小于 2m/s，最大风速不得大于 11m/s。在连续长度大于 60m，但不大于 300m 的区间隧道和全封闭车道宜采用自然排烟，当无条件采用自然排烟时，应设置机械排烟。

地下车站站厅、站台、换乘厅的防火分区应划分防烟分区，设置机械排风设施；地下站设备区、管理用房区、楼梯间通道应设置机械排风设施。

地面建筑物应尽量采用天窗、可开启外窗、采光井等建筑设施自然排烟。

3. 通风空调系统方案设计　参照 GZ、FS 已建地铁线路的运营情况，且四号线一期工程地下站拟全部配置全封闭站台门，依照 FS 市线网服务水平及已建成地铁线各站采用通风空调系统制式，推荐设置四号线一期通风空调系统。

（1）隧道通风系统

1）隧道通风系统方案设计：目前隧道通风系统分为单活塞系统和双活塞系统。四号线一期工程双活塞系统配置：车站两端每条隧道各设置一个活塞风井（共 4 个），车站隧道排风与区间隧道通风分开设置。

2）车站隧道通风方案设计：车站隧道通风经设计单位对比考虑，拟采用取消轨底排风道并减少排风量的方案，不准备采用轨顶轨底均设置排风道的方案。

3）中间风井：根据行车提供资料，四号线按照大、小交路 20+10 对进行设计，根据地铁院行车牵引计算结果，任意相邻区间两机械风井之间运行时间未超过 120s，无须设置中间风井。

（2）通风空调大系统：四号线通风空调大系统推荐采用全空气一次回风系统，大系统通风空调设备房设置在车站两端设备用房区（常规形式），推荐采用双端送风，也可视情况采用中间布置或单端布置的全空气系统形式。

（3）地下站通风空调冷源系统：根据四号线一期目前的线路、站位情况，地下车站周边环境较好，周围民用建筑密度小，有条件设置冷却塔，对周围环境影响矛盾不尖锐，推荐采用分站供冷的形式。冷却塔布置方案根据车站周边情况采用地面绿化带内布置或者下沉布置。

对重要的设备管理用房，通信、信号、综合监控设备室（含相应的电源室）、站台门控制室，为保证水系统检修时重要设备用房的系统功能，设置多联分体空调系统，作为备用冷源。

（4）地面建筑通风空调方案：由于高架站负荷不大，且很多城市已运营高架线路所采用多联机空调方案，推荐四号线采用多联机作为高架车站站厅层的冷源，站台层则以自然通风为第一选择。车辆段和停车场及控制中心及其他特殊设备房应按各设备工艺用房的要求设置通风与空气调节系统。

（5）地下站通风空调小系统：主要服务于设备及管理用房，经设计单位测算，四号线拟采用分布式水冷式多联空调系统。

4. 通风空调系统设备监控　通风及空调系统的控制由中央控制、车站控制和就地控制三级组成。

四号线中央控制装置设在控制中心（OCC），可对全线隧道通风系统进行监控，执行隧道通风系统预定的运行模式或向车站下达各种隧道通风系统运行模式指令，对全线地下车站通风空调系统进行监视，向地下车站下达各种大小系统和水系统运行模式指令。

车站控制装置设在各车站控制室，可监视车站所管辖范围内的车站大小系统的运行状态，向 OCC 传送信息，同时可执行中央控制室下达的各项运行模式指令，通风空调系统的控制由车站控制和就地控制二级组成。

（五）给、排水系统

1. 给水系统　给水系统应满足车站和附属建筑生产、生活用水对水量、水压、水质、水温的要求。

（1）地下车站及地下区间生产、生活给水系统：四号线车站生产、生活给水系统符合市政给水直供要求，应充分利用市政压力供给车站生产、生活用水。各车站从城市供水管网引入一路进水管，保持常开。生产、生活给水系统和消防系统在车站内分别独立设置。生产、生活给水系统在车站内成枝状或环状布置。

（2）高架车站及高架区间生产、生活给水系统：四号线高架生产、生活用水应尽量采用市政水压直接供应，经计算水压不满足要求时应设增压设施，增压设施宜采用无负压供水设备。各高架区间不设置生产、生活给水系统，利用地面市政消防给水设施。

（3）车辆基地给水系统：四号线车辆基地地面附属建筑生产、生活及消防给水系统应充分利用市政压力供应生产、生活用水，压力不足楼层采用分区供水并采用无负压供水设备。

（4）管材及接口：室外生产、生活及消防系统统一采用球墨铸铁管，承插连接；或双面衬塑钢管，法兰连接。室内生活给水管采用钢塑复合管，螺纹或法兰连接。

2. 排水系统

排水系统应能及时排出车站、区间和沿线附属建筑在运营过程中产生的污水、废水和洞口露天雨水，同时保证各类污水、废水的排放符合国家和当地现行排放标准的规定。地下工程中的车站及区间排水系统方案，各类排水与建筑地面高程及坡向紧密联系，经有组织收集之后机械提升至室外分类排放。

排水种类：卫生间污水、结构渗漏水、事故水、凝结水、冲洗及消防废水、车站露天出入口、敞开风亭及洞口的雨水等。

排水方式：室内采用分质分流制排水方式，室外则根据室外市政排水体制进行接驳。其中室内渗漏水、消防废水与雨水水质接近，可以直排室外雨水系统。

（1）地下车站排水系统

1）地下车站污水系统：四号线车站产生污水的位置主要是卫生间和盥洗室。地下工程在增加乘客卫生间后，保洁工作量大为增加，且污水收集、临储及外排整修过程对系统密封性要求较高。通常考虑采用重力管道收集，临时存储于污水泵房的混凝土集水池后，再经潜污泵提升外排的方式。

2）地下车站废水系统：四号线地下站结构渗漏水、生产废水、车站冲洗及消防废水通过有组织重力排水，集中至车站废水泵房、地下人行通道自动扶梯底部、车站内局部低洼处等部位的废水池，经潜污泵外排。

3）地下车站雨水系统：四号线车站敞口式出入口及风亭设置排水沟和雨水泵站。所设潜污泵设置备用泵，总排水能力按排水量设计标准计算。

4）室外污水处理设施：四号线车站外排污水应满足《GD 省水污染物排放限值》（DB 44/26—2001）的要求。室外市政排水为雨污体制及设有截污工程的合流体制时，车站外排污水仅需设置化粪池处理即可排入相应市政管网。当室外无污水管网或只有未设截污工程的雨水管网时,车站应自设一体化污水处理设备,处理达标后排放。

（2）高架车站及高架区间排水系统

各类排水与建筑布局地面高程及坡向紧密联系,经有组织收集之后分类排放。按雨、污、废水的分流体制设计室内排水系统,除车站屋面雨水系统采用虹吸压力流系统外,其他为重力流排水系统。

1）高架车站污水系统:四号线高架车站污水系统是将车站厕所冲洗水及生活污水重力流经化粪池处理后排入城市污水管网。若车站室外无市政污水管网,车站应自设一体化污水处理设备,处理后达标排放。设置方案与地下车站一致。

2）高架车站废水系统:四号线高架车站的车站冲洗水及消防废水,通过线路排水沟集中到车站端部线路下坡向的集水坑后,一般重力流排水至室外市政雨水管网。

3）高架车站及区间雨水系统:四号线高架车站设置雨水排水系统,雨水系统主要来自车站屋顶、部分轨道雨水,雨水经室外雨水检查井汇合后,接入城市雨水管网。

（3）区间排水系统

1）区间废水系统:在四号线地下区间线路坡度最低点设主废水泵站,泵站服务区间长度超过《地铁设计规范》(GB 50157—2013)所限制的长度时,增设辅助排水泵站。泵站所设潜污泵设置备用泵,总排水能力按消防时的排水量和结构渗漏水量之和计算。

2）雨水系统:在四号线隧道出洞口处设截排水沟和雨水泵站。截水构筑物及泵站的排水能力按排水量设计标准计算。

（4）车辆基地排水系统:四号线车辆基地生产废水主要来源于车辆外部洗刷、内部清洗和蓄电池检修充电等作业,废水中主要含油和洗涤剂等。车辆基地各单体按雨、污、废水的分流体制设计室内排水系统,除库房等大型网架屋面雨水系统采用虹吸压力流系统外,其他为重力流排水系统。

（5）管材及接口:压力排水管采用双面钢塑管,管件接口;室内重力排水管采用阻燃性 UPVC 管,粘接;埋地排水管采用 HDPE 双壁波纹管,承插接口;虹吸雨水系统采用 HDPE 排水管／热熔连接或不锈钢管／焊接,具体应与装修风格匹配。高架区间雨水管道,暗埋管道采用球墨铸铁管,卡箍连接。

（六）供电系统与照明

1. 基本要求　根据《FS 市轨道交通线网规划》的要求,结合线网规划、电力系统的电源分布、对轨道交通的供电能力以及投资等方面因素影响,四号线一期工程采用集中供电方式。四号线一期工程正线设置 3 座供电站,每个主变电所应设置两台主变压器,共同承担本站供电区的负荷。

四号线一期工程全线共设置23座牵引变电所,正线设置21座牵引变电所。采用110/35kV两级电压制的集中供电方式,环网电压等级为35kV。牵引变电所可通过接触网隔离开关进行越区供电。

为保证地铁线路的接轨和运营维护的方便性以及FS轨道交通网络供电制式的一致性,四号线一期工程牵引供电采用1 500V直流供电制式。牵引网的电压水平应满足《城市轨道交通直流牵引供电系统》(GB/T 10411—2005)的规定,即在任何运行方式下,牵引网的最高电压不得高于1 800V,最低电压不得低于1 000V。

供电系统接线方案设计时,应考虑利用既有线路的供电预留容量,同时还应综合考虑向其他相邻的发展线路预留供电条件,为轨道交通线网供电网络的形成创造条件。供电系统容量按远期高峰小时负荷设计。

2. 供电负荷分级及供电方式

(1) 根据对供电可靠性的要求,四号线地铁动力照明负荷一般分为三级,具体分类如下:

1) 一级负荷:综合监控系统、通信系统、信号系统、火灾自动报警系统、环境与设备监控系统、自动售检票、门禁、屏蔽门、防淹门、民用通信、公安通信、用于消防疏散的自动扶梯、气体灭火、消防泵、废水泵、雨水泵、所用电、消防用风机及其风阀、站台(厅)公共区照明、应急照明等。

2) 二级负荷:污水泵、集水泵、不用于消防疏散的自动扶梯、电梯、楼梯升降机、银行、维修电源、非消防用风机及其风阀、设备用房的空调、设备区和管理区照明、出入口通道照明等。

3) 三级负荷:冷水机组、冷冻水泵、冷却水泵、冷却塔风机、清扫机械、商铺、生活用电源、广告照明等。

(2) 动力供电:四号线地铁车站动力供电主要根据负荷分布的特点,划分不同的供电区域来考虑,分为变电所直配和经环控电控室配供两类,主要采用放射式配电,辅以树干式。车辆段动力用电按车间和分区域供应,采用放射式与树干式相结合的方式。

(3) 照明供电:四号线地铁车站照明供电主要根据各部位功能需求,划分不同的区域分片分类配电,地下站原则上以车站中心为界,按两端站台、站厅设照明配电室分片供电和控制。照明设备配电采用放射式和树干式相结合的方式。

照度按《城市轨道交通照明》(GB/T 16275—2008)的规定执行,同时也需参照《建筑照明设计标准》(GB 50034—2013)。照明光源采用荧光灯为主,并在有条件情况下使用LED等新型绿色照明光源;地面道路照明采用高压钠灯;车辆段内高大厂房采用混光灯或金卤灯。

（七）车辆形式以及有关设计参数

根据行车组织的研究,四号线工程初、近、远期全部采用 B2 型车,6 辆编组列车。Tc 车、Mp 车和 M 车组成一个基本单元,每列车由两个基本单元组成,为实现双向运行,列车的编组方式为"–Tc+Mp+M=M+Mp+Tc–"。

1. 车辆主要技术参数与规格

（1）供电方式:架空接触网、电压 DC 1 500V,地下线路采用刚性接触网授流,车辆段采用柔性架空接触网授流。接触网电压波动范围:DC 1 000~1 800V。

（2）列车长度:6 辆编组 118 360mm（包括列车两端自动车钩）。

（3）外形尺寸:车体宽度 2.8m;车体高度 3.81m（落弓时）。

（4）运行速度:构造速度 110km/h,最大运行速度 100km/h。

（5）车辆编组:初、近、远期均为 6 节编组,4 动 2 拖。

（6）乘客人数:舒适标准 1 258 人（按 5 人 /m^2 计）,额定载客量 1 460 人（按 6 人 /m^2 计）,超员 2 062 人（按 9 人 /m^2 计）。

2. 车辆空调系统

（1）每辆车均配备两台空调装置及其控制系统。当隧道内的温度为 35℃,湿度（RH）为 65% 的条件下,每辆车内部的环境必须达到以下要求:车内温度:26~27℃;车内湿度:65%~70%;总风量≥8 000m^3/h,其中新风量≥3 000m^3/h。

（2）当每辆车上配备的空调均不能正常工作时,应能自动转换到紧急通风模式,此时,空调的送风机由车上的蓄电池供电,每节车厢内总风量必须达 4 000m^3/h,且全部为新风量。

（3）空调的控制应采用计算机控制技术。

3. 车辆照明系统

（1）车辆内部照明灯具应平行布置在车辆顶部两侧,车内地板面高 800mm 处照明照度应为 250~300lx。

（2）照明灯具应能耐受 IEC 61373 标准规定的振动和冲击,并便于清洁更换。

（3）车辆内部照明分为正常照明和紧急照明,紧急照明应是独立回路。正常情况下,紧急照明也作为正常照明;只用紧急照明时,地板面照明照度不得小于 10lx。

（4）在任何可能发生的故障条件下,应保证客室车门在紧急解锁情况下在站台位置可以自由的开闭。当列车 380V 电源失效的情况下,自动启动紧急通风,每节车总新风量不应少于 4 000m^3/h。另外蓄电池组的容量应满足至少 45min 的紧急用电要求。

（八）车站基础设施

四号线车站的总体布局符合城市规划、城市交通规划、环境保护和城市景观的要求，平面设计应布局合理，力求紧凑，便于运营管理。车站内应具有良好的通风、照明、卫生、防灾等条件，积极采用新技术、新工艺、新材料，方便施工，减少干扰，降低成本。车站尽可能地考虑与地面建筑物合建的可能性，考虑车站与商业结合。地下车站出入口、风亭、冷却塔位置应符合城市规划部门的规划要求，尽量与现有或规划建筑合建，减少对城市景观的影响。车站必须考虑无障碍设计。

四、轨道交通健康影响因素分析

轨道交通健康影响因素是指在轨道交通类建设项目运营过程中，相关场所存在的或可能存在的各种化学的、物理的、生物的，对轨道交通乘客以及工作人员的健康产生急性、慢性、非特异性或持续性蓄积损害的影响因素。

（一）存在健康影响因素的场所

四号线轨道交通建成投入运营后，公众主要的活动空间在站厅（含通道）、站台、列车车厢。四号线站厅（含通道）、站台或列车车厢中，公众所处的环境人为控制和调节的影响比较大。对于四号线站厅（含通道）、站台及列车车厢的活动环境，主要由空调通风系统调节的小气候、建筑物内部装饰装修环境、周边人群活动以及列车运行等因素构成。这些环境因素的变化，在一定程度上会对不同人群或个体产生不尽相同的心理反应或身体不适。这些心理反应或身体不适正是室内环境变化所致，也是四号线轨道交通可能存在或潜在的健康影响因素的诱因。

（二）站厅、站台健康影响因素分析

普通乘客进入四号线轨道交通车站后，其所处的活动环境发生了很大的变化，这些变化会对公众产生相应的心理反应或引起身体不适。通常室内环境的改变主要由室内微小气候、室内建筑装修、人群相互活动、机电设备运行及列车运行等原因所引起，而这些改变则会引起室内环境一些物理性、化学性、生物性及放射性因素的改变。当这些物理性、化学性、生物性及放射性因素的改变未能满足人体环境的卫生需要时，则形成各种健康危害影响因素。通常微小气候的变化是室内温度、相对湿度、风速、新风量等因素变化所致；四号线工程使用的建筑装饰材料会产生或释放一些如甲醛、苯、甲苯、乙醇、氯仿、氨等有害气体；人类活动可产生可吸入颗粒物、病原微生物、二氧化碳等污染物；四号线车站设备运行会产生噪声、粉尘、振动、电磁辐射等影响因素；四号线地铁列车运行同样会产生可吸入颗粒物、噪声、振

动等危害因素。这些因素的变化最终造成室内环境的改变,也就构成了四号线车站站厅(含通道)、站台及列车车厢等公共场所存在的主要健康影响因素。

1. 微小气候

四号线轨道交通地下车站的站台、站厅通常位于地下,与外界相对隔绝,室内微小气候主要通过车站的集中空调通风系统来调节室内温度、相对湿度、风速气流、新风量等因素,以实现室内环境的安全、舒适与卫生。当四号线集中空调通风系统安装调试或维护使用不当,导致空调系统失效不能满足室内环境的使用要求时,会导致室内微小气候的变化。如果四号线空调系统新风口设置不当,可能受到室外环境的干扰和污染,如工业企业排放的废气、各类公共场所排风口和机动车尾气排放等。尽管空调系统设有过滤器,但当回风中存在细菌、病毒时,或者过滤器失效,也会对人群健康构成严重威胁。四号线空调房间由于气流组织不合理也容易导致气溶胶类污染物(微粒、细菌、病毒)在局部死角滞留、积累,形成室内空气污染。这些都会引起室内环境的改变,导致室内微小气候恶化,最终形成各种健康危害因素。

通常,新风量是衡量集中空调与室内环境好坏的一个重要指标,新风量在一定程度上影响到室内环境的温度、湿度与气流。从使用和节约能源的角度考虑,四号线轨道交通集中空调通风系统会采用新风加回风的风量补充形式。当无室外新鲜空气(新风)补充或补充不足,则基本为室内再循环空气,容易引起室内微小气候环境的波动。当四号线空调系统新风量不足时,室内如有人长时间停留、活动、工作,可能导致室内空气中一氧化碳、二氧化碳、可吸入颗粒物、挥发性有机化学物质(三氯乙烷、苯、二甲苯等)浓度增加和空气负离子浓度降低,从而引起人体心理反应或身体不适等。因此,一旦四号线地下车站的集中空调通风系统设计先天不足或者运营时发生故障,室内微小气候会迅速恶化,严重影响乘客的候车环境,导致人体不适甚至滋生各类病菌危害室内环境卫生。

四号线高架车站站厅、站台多为开放式,公共环境与自然环境相通,不会设置集中空调通风系统。当车站候车人流较为密集时,应考虑设置机械送排风设施,加强站厅、站台的空气流通,提高候车人群的舒适度。

2. 建筑装饰材料产生的有害物质　建筑装饰材料是室内空气污染物的主要来源,油漆、涂料、胶合板、泡沫填料、塑料贴面等材料中都含有甲醛、苯、甲苯、乙醇、氯仿等挥发性有机物。四号线车站站台、站厅建造时使用的建筑材料以及装修时选用的各种具有挥发性的材料和助剂,都会释放出有毒有害气体,污染站台、站厅空气。砖块、石板等本身成分中含有镭、钍等氡的母元素较高时,室内氡的浓度也会明显增高。建筑材料中各种微量元素挥发,以及各种化工类装饰材料中挥发性有机物释放出来后,在室内积累到一定程度，会对人体健康造成不良影响，这些物质的存在构成了人体健康影响因素，是落实公共场所卫生防护措施所必须考虑的对象。

3. 人类活动产生的污染物 轨道交通运营时，每天大量的人群进出轨道交通车站，人体排出的大量代谢废弃物以及谈话时喷出的飞沫都成为车站站台、站厅空气污染物的来源之一。在炎热季节出汗蒸发出多种气味，在拥挤的通风不良的地下车站内引起的污染尤为严重。一旦四号线轨道交通车站内部乘客数量超过设计人数，或者原本空调设计中新风量指标设计参数过小，又或者车站运营方为了节省运行费用按最小新风量甚至零新风量运行时均会造成车站内部新风量不足，严重影响车站内空气质量，危害乘客的身心健康。人类活动产生的污染物主要有随着人群移动从室外带入车站的可吸入颗粒物、细菌、真菌等微生物；人体呼出的二氧化碳、水蒸气、氨类化合物等内源性气态物以及外来物在人体内代谢后产生的一氧化碳、甲醇、乙醇等产物。呼吸道传染病患者或带菌(毒)者也可将流感病毒、SARS 病毒、结核杆菌、链球菌等病原体随飞沫喷出污染车站内空气。四号线轨道交通中公用设施较多，乘客在流通过程中经常形成共用的态势，使用频率高，容易引起皮肤病、急性结膜炎等疾病的传播。

4. 地铁列车运行时产生的危害因素 地铁运行时产生粉尘、噪声、振动等是影响人体健康的相关危害因素。地铁列车长期在地下隧道中运行，运行中因电刷、闸瓦制动产生的粉末及隧道内灰尘，会由于列车进出站时的活塞效应，带入站台，影响站台上候车乘客的健康。这对未安装屏蔽门的地下车站站台空气质量的影响尤为严重。噪声是指人们主观上不需要的声音。四号线地铁站内噪声来源有列车运行产生的噪声、空调系统产生的噪声、站内广播产生的背景噪声及人群活动可能产生的噪声。四号线地铁列车高速行进时，车辆与钢轨同时发生作用产生的作用力，造成车辆与钢轨结构上的振动，振动通过土壤传送到四号线地铁沿线地面建筑物，包括轨道交通车站，使得候车的乘客以及车站工作人员受到影响。

5. 地铁车站设备引起的影响因素 四号线轨道交通车站站台、站厅内为方便乘客会配置各类辅助设施，包括空调设备、机电设备，还有明装的各类闸机、安检门、售票机、导向标识、广告灯箱、液晶屏幕等设施，以及公众广播、背景音乐等。四号线各类闸机、安检门在使用过程中通常会产生微量的电磁辐射，对室内环境形成干扰。尽管四号线轨道交通站厅、站台上的各类设施，在正常情况不会给乘客造成心理压力。但在特殊情况下，这些设施所产生的不正常干扰元素，也是健康影响因素所须考虑的一部分。

(三)列车车厢内健康影响因素分析

列车车厢内人群更加拥挤，车厢内环境更加恶劣，对乘客的身心健康可能存在或潜在的影响因素更加明显。相对于站厅、站台而言,车厢环境更容易受到人类活动、微小气候、列车运行等因素的影响。列车车厢主要存在的健康影响因素有:人类活动产生的可吸入颗粒物、病原微生物、二氧化碳等污染物;微小气候中温度、湿度、新风量、风速等因素;地铁列车运行时产生的可吸入颗粒物、噪声、振动等危害因素;以及列车内部设备引起的影响因素。

1. 微小气候　轨道交通列车车厢在行驶过程中相对封闭,与外界相对隔绝,所以室内温度、相对湿度、风速等均由车厢的集中空调通风系统提供。一旦四号线车厢集中空调通风系统设计先天不足或者运营时发生故障,车厢内温度、相对湿度等小气候指标会迅速恶化,严重影响乘客的乘车环境。

四号线地铁列车车厢行驶时相对封闭,车厢内部的风速主要由车厢空调系统的送风风速来调控。如果送风的平均风速低,乘客就会感到车厢内温度过高,不凉爽;若过高提高风速,由于出风口温度低,又会使乘客有吹冷风的感觉;加上载客量大,不能直接把风送到地板上,会有头凉足热的感觉。因此,四号线列车车厢内部空调系统对车厢的微小气候影响非常大。

2. 人类活动产生的污染物　四号线城市轨道交通作为城市交通网络的重要组成部分,每天有大量的人群搭乘,特别是上下班高峰时段,车厢内异常拥挤。大量的人群在呼出二氧化碳的同时,也呼出其他十余种物质,人体其他部位也不断排出污染物质,如汗液的分解产物和其他挥发性不良气味等,车厢内空气恶化,使乘客产生不适的感觉。轨道列车车厢行驶时相对封闭,车厢内污浊空气难以迅速排出,一旦车厢内有溶血性链球菌、结核杆菌、白喉杆菌、肺炎球菌、金黄色葡萄球菌、流感病毒的感染者时,这些致病微生物随着感染者的飞沫和悬浮颗粒物飞扬在车厢空气中。车厢内由于湿度大、通风不良、阳光不足,致病微生物在空气中能生存较长时间,侵袭人体,进而造成疾病的流行和蔓延。

四号线地铁列车每 3min 靠站一次,人群流动性极大,车厢内座椅、扶手和拉手等公共设施的使用频率非常高,如果不经常清洁消毒,很容易给病菌传播制造机会。这些都是潜在的健康影响因素。

3. 地铁列车运行时产生的危害因素　四号线轨道交通列车运行时,车轮与铁轨碰撞声、车厢振动引起的碰撞声、车辆制动摩擦声、电机声、风阻声、空调声等共同形成复杂的噪声源。在密闭的隧道中运行时,产生的噪声难以扩散,要经过隧道壁面的多次反复衰减才能消散,所以四号线地铁车辆在隧道通行时,车厢内的噪声要明显高于在地面通行时的水平。

4. 列车车厢内设施引起的影响因素　现在,越来越多的乘客习惯于搭乘轨道交通的时候在车厢内阅读报纸、书籍等读物,四号线车厢内一般还设置有液晶屏幕,循环滚动地播放节目,吸引乘客的注意。此时就要求列车车厢的照明系统,能够提供充足且柔和的照明照度,使得车厢内始终保持明亮的光线,满足乘客视觉功能的生理需要。

(四)轨道交通室外环境污染健康影响因素分析

室外环境污染的来源包括工业三废(废水、废气、废渣)的排放,汽车与其他交通运输工具尾气的排放,农药喷洒造成污染,以及人类生活与商业活动(如排气管道、采暖锅炉和生活炉灶)的废气排放。通常,室外污染物在室内一般比大气中的浓度有较大的衰减,而室内污染物的种类既与外环境大气中的污染物相对应,又因室内设施和人群的活动产生新的污染物,并且室内污染物无法利用气象因素的对流作用进行逸散,室内环境不利于空气污染物扩散。大气污染物种类繁多,性质复杂,目前已知的可对人体产生直接或间接危害的环境污染物已达100多种,比较常见的有微小颗粒、粉尘、病原微生物、二氧化碳、噪声等。这些环境污染物可通过四号线车站出入口、风亭进风口进入车站站台、站厅等,造成四号线轨道内部的环境污染。特别是高架车站,由于其站厅、站台环境直接与外界相通,室外环境污染的影响更明显。一旦周围发生重大的突发公共卫生事故、严重环境污染事故、火灾等灾情时,也会直接危害车站内部的公共卫生安全。

(五)轨道交通健康影响因素识别

目前,国内大部分轨道交通建设项目开展卫生学调查都是基于《公共场所卫生指标及限值要求》(GB 37488—2019)的相关规定。其中规定的指标就是公共场所中相应的健康影响因素。

1. 室内空气质量健康影响因素识别

对于轨道交通站厅、站台、管理用房及保障用房的空气质量要求在《地铁设计规范》(GB 50157—2013)中并无明确规定,通常空气质量要求无毒、无害、无异常嗅味。考虑到四号线一期工程大部分车站是一个密闭室内环境的地下车站,车站内相关卫生指标可以参考《公共场所卫生指标及限值要求》(GB 37488—2019)和《室内空气质量标准》(GB/T 18883—2002)。

(1)室内微小气候:温度、相对湿度、空气流速、新风量。

(2)建材污染:氨、臭氧、甲醛、苯、甲苯、二甲苯、苯并[a]芘、可吸入颗粒物、总挥发性有机物、放射性氡。

(3)人类活动:一氧化碳、二氧化碳、可吸入颗粒物。

(4)列车运行:二氧化硫、二氧化氮、可吸入颗粒物、新风量。

(5)室内设施:温度、相对湿度、可吸入颗粒物、总挥发性有机物。

2. 建筑装修材料健康影响因素识别 为预防和控制民用建筑工程中建筑装修材料产生的室内环境污染,保障公众健康,国家制定了《民用建筑工程室内环境污染控制标准》(GB 50325—2020),作为控制室内环境污染的工程建设强制性标准,对民用建筑工程所选用的建筑材料和装修材料所释放的环境污染物做出了限量规定。四号线轨道交通建设投资巨大,建设标准高,使用年限长,通常会选用一些较为现代、档次较高的建筑材料以及较现代的装饰工艺与手法,类似的现代装饰材料及工艺可能会释放一些有毒有害化学物质,造成室内环境甲醛、氨、苯、甲苯、二甲苯、挥发性有机化合物、氡等化学物质含量超标,进而形成潜在的健康危害。

3. 集中式空调通风系统健康影响因素识别　四号线轨道交通大多是地下车站,内部空间相对密闭,自然通风不良,且人员流动量大、人群聚集等,一旦通风不畅,内部环境空气质量易受到各种危险因子的影响,甚至造成疾病的产生和流行,威胁到广大乘客和工作人员的身体健康。因此,四号线轨道交通地下车站主要依赖机械通风,通常会选择集中式空调实现通风排风,保证输送空气的卫生质量,预防空气传播性疾病的传播。为了保证集中空调通风系统空气质量,国家针对公共场所集中空调通风系统制定了《公共场所集中空调通风系统卫生规范》(WS 394—2012)、《公共场所集中空调通风系统卫生学评价规范》(WS/T 395—2012)、《公共场所集中空调通风系统清洗消毒规范》(WS/T 396—2012)。总的卫生要求包括:冷却水和冷凝水中不得检出嗜肺军团菌;不同的公共场所要满足相应的新风量要求;对送风(PM_{10}、细菌总数、真菌总数、致病微生物)、风管内表面(积尘量、致病微生物、细菌总数、真菌总数)和净化消毒装置(臭氧、紫外线、总挥发性有机物、PM_{10})也规定了卫生要求。

4. 其他方面健康影响因素识别

四号线地下车站长期工作的工人和运营人员可能暴露于一些有害的职业因素,主要为一些物理性因子,包括高温、非电离辐射(工频电场、超高频辐射、高频电磁场、微波辐射)、噪声、手传振动等。地铁入口的行李安检系统所产生的电离辐射可能对周围人群,特别是安检员造成潜在的健康危害。这些职业危害因素主要影响工作人员的身心健康。

对于四号线高架车站,由于站厅、站台大多是敞开式,其环境空气质量基本与外界相同,受外界环境污染影响较大,源于外环境交通污染的影响因素有:一氧化碳、二氧化硫、氮氧化物、臭氧和电离辐射等。而地铁车辆进出站时带来的微小颗粒、噪声、振动等因素,对候车的乘客及工作人员会造成比较直接的影响。建筑物装修材料的危害因素,如甲醛、苯、甲苯、二甲苯、挥发性有机化合物和放射性氡等也存在。

从上述分析和识别可知,四号线轨道交通中潜在的健康危害因素相对较多,各个因素产生的原因及影响程度不尽相同,并且在站台、站厅(含通道)、列车车厢及管理保障用房等相应区域产生的后果各不相同。

五、轨道交通公共场所卫生状况类比分析

依据轨道交通相关的设计规范与卫生标准,本评价报告对四号线一期工程的方案设计进行了科学、系统地分析与评价,认为四号线一期工程的建设能够满足轨道交通公共卫生的管理要求。评价人员通过调查 GZ 地铁全线网日常运营的卫生状况,以及实际卫生监测数据,采用类比法分析和评价了四号线一期工程可能存在的有害因素的种类、浓度(强度)及其对乘客的潜在健康危害,评估项目建成后运营中公共卫生管理的可行性。

(一)类比车站建筑空间布置形式与检测方案

GZ 市与 FS 市同处三角洲中心地区,地理位置相邻,两地气候环境、自然环境基本一致,而且四号线一期工程与 GZ 地铁多条线路设计要素基本相同,大部分车站设计布置形式与 GZ 地铁类似,建成后运营环境与已投入运营的 GZ 地铁环境条件类似;另一方面,通过对四号线一期工程有关健康危害因素的分析与识别,其可能存在的健康危害因素与 GZ 地铁类似。从卫生学调查的角度而言,GZ 地铁相关线路可以作为四号线一期工程卫生学预评价类比分析的对象。

××××年××月,对 GZ 地铁全线网室内环境卫生进行了抽样检测,随机抽样检测了 10 个车站。抽查的 10 个车站均为地下站,建成投入使用年限各不相同。但在日常监测中,10 个地铁站的室内空气环境卫生及空调通风系统卫生质量要求,运营过程中均满足《公共场所卫生指标及限值要求》(GB 37488—2019)、《室内空气质量标准》(GB/T 18883—2002)、《民用建筑工程室内环境污染控制标准》(GB 50325—2020)、《公共场所集中空调通风系统卫生规范》(WS 394—2012)等规范标准的卫生要求。

进行类比的 10 个车站均采用集中空调通风系统,站台均设有屏蔽门。各个车站的建筑空间布置形式如表 6 所示。对 10 个站点的检测结果可以作为类比的基础数据,将据此分析四号线一期工程建成后可能存在的不足之处。

按确定的检测方案,检测评价主要以《公共场所卫生指标及限值要求》(GB 37488—2019)、《公共场所集中空调通风系统卫生规范》(WS 394—2012)作为依据,并据此确定了检测项目。对于室内空气环境卫生,每个站台按对角线布点方式各布 3 个监测点,分别检测温度、相对湿度、风速、照度、二氧化碳、一氧化碳、可吸入颗粒物、甲醛、空气细菌总数等 9 项指标;对于空调通风系统,每个站台抽检 1 套集中空调通风系统,分别检测送风中真菌总数、送风中细菌总数、送风中 β- 溶血性链球菌、风管内表面积尘量、风管内表面细菌总数、风管内表面真菌总数、新风量、嗜肺军团菌等 9 项指标。

(二)GZ 地铁全线网日常卫生检测结果分析

1. 室内空气环境卫生　室内空气卫生类比分析结果见表 7。

表 6　类比车站建筑空间布置形式

序号	线路名称	车站名称	开通时间	站台形式	车辆编组	设计车速	出口数量	冷却塔形式	风亭数量
1	1号	××站	1999年6月	地下二层岛式	6辆编组 B 型车 (Tc+Mp+M+M+Mp+Tc)	80km/h	4个	下沉式	4组
2	1号	××站	1999年6月	地下二层岛式	6辆编组 B 型车 (Tc+Mp+M+M+Mp+Tc)	80km/h	4个	下沉式	4组
3	2号	××站	2002年12月	地下二层岛式	6辆编组 B 型车 (Tc+Mp+M+M+Mp+Tc)	90km/h	3个	下沉式	4组
4	2号	××站	2002年12月	地下二层岛式	6辆编组 B 型车 (Tc+Mp+M+M+Mp+Tc)	90km/h	6个	下沉式	4组

表 7　站台室内空气卫生参数类比分析结果

类别	参数	设计值	标准值	检测结果				
				采样点数	最小值	最大值	平均值	合格率 /%
物理性	站台温度 /℃	≤27	26~28	30	22.1	28.2	25.3	83.3
	相对湿度 /%	40~70	40~65	30	46.2	87.9	74.3	86.7
	风速 /(m·s^{-1})	—	≤0.5	30	0.01	0.32	0.186	100.0
	照度 /lx	—	≥100	30	68.7	424	173	100.0
化学性	一氧化碳 /(mg·m^{-3})	—	≤10	30	0.1	1.2	0.603	100.0
	二氧化碳 /%	≤0.15	≤0.15	30	0.053	0.080	0.061	100.0
	可吸入颗粒物 (PM$_{10}$,单位:mg/m^3)	≤0.25	≤0.15	60	0.015	0.074	0.045 6	100.0
	甲醛 /(mg·m^{-3})	—	≤0.10	30	0.010	0.018	0.011	100.0
生物性	细菌总数 /(CFU·m^{-3})	≤4 000	100	30	100	1 900	680	100.0

2. 集中空调通风系统 集中空调通风系统卫生类比分析结果见表 8。

（三）各类比影响因素分析

对 GZ 地铁全线网随机抽查 10 个车站的卫生检测结果表明,站台的大部分卫生指标合格率比较高,GZ 地铁的室内空气质量与空调通风系统的卫生质量基本符合相关规范标准的要求。部分检测项目存在不合格项,不合格率相对较低,主要不合格项为温度、相对湿度、送风细菌总数与真菌总数。另外,除了个别指标出现不合格的情况之外,对整体检测数据分析时发现,各站点的检测结果比较接近,但不同的车站之间检测结果偏差较大,说明各车站在具体管理标准或操作上还须统一,并通过改善车站的卫生设施设备和调整参数设计来进一步完善。

1. 微小气候的影响 物理因素的检测值,特别是微小气候的数值波动较大,不够稳定,影响人体的舒适度。地铁全线网各车站温度、相对湿度的总体均值符合《公共场所卫生指标及限值要求》(GB 37488—2019)的规定,但个别点次检测值不符合标准要求且数值波动较大;大部分检测点的风速虽然未超出《公共场所卫生指标及限值要求》(GB 37488—2019)的规定,但如果车站内部空气流速过低,则不利于室内空气污染物、隧道带来的高湿空气以及站内机器设备产生的高热能的排出。参照《人防工程平时使用环境卫生标准》(GB/T 17216—2012)中 Ⅰ 类人防工程风速的标准值为 ≥0.15m/s,在类比检测中共有 7 点次低于该标准,因此建议车站内加强落实通风排气措施,保持一定的气流速度,避免四号线也出现相似的情况(微小气候的波动性大)。

考虑到轨道交通中各种因素对乘客的健康影响具有短时间、间歇性暴露的特点,对人群造成的影响相对较小,可期望通过采取多方面的措施来完善。一方面通过落实站台屏蔽门系统防止活塞风效应导致风速较大地波动,另一方面可以通过完善空调设计参数更好地调节温度和湿度。

2. 噪声的影响 地下轨道车站噪声来源比较广泛,包括列车运行时产生的轮轨碰撞声、列车进出站的摩擦声、人流活动的声音、站台机电设备运转产生的声音,以及现场的背影声和外界环境的干扰噪声。噪声是影响车站环境品质的重要物理因素之一,较高的噪声会对敏感人群造成不舒适感甚至对健康造成危害,对站厅、站台工作人员及列车驾驶人员更可能产生不同程度的损害。噪声超标,主要原因为地铁广播音量较大,加上车轮与钢轨冲击及车身周围空气动力产生的噪声。车厢噪声高于站厅和站台,与车轮和钢轨冲击及车身周围空气动力产生的噪声有关。根据 GZ 地铁 2015 年全线网测试结果,车站排风亭百叶窗外 1m 处噪声级为 50~55dB(A)、进风亭百叶窗外 1m 处噪声级为 50~55dB(A)、冷却塔为 57~61dB(A),检测结果显示地铁站台内噪声指标超标的概率比较高。

表 8 站台集中空调通风系统卫生类比分析结果

类别	参数	设计值	标准值	检测结果				合格率 /%
				采样点	最小值	最大值	平均值	
空调送风	可吸入颗粒物(单位:mg/m³)	—	≤0.15	30	0.012	0.08	0.042 4	100
	细菌总数 /(CFU·m⁻³)	—	≤500	30	14	1 000	323.3	87.5
	真菌总数 /(CFU·m⁻³)	—	≤500	30	7	770	242.3	90
	β- 溶血性链球菌	—	不得检出	30	未检出	未检出	未检出	100
风管内表面	积尘量 /(g·m⁻²)	—	≤20	30	0.013	0.8	0.238 6	100
	细菌总数 /(CFU·cm⁻²)	—	≤100	30	1	1	1	100
	真菌总数 /(CFU·cm⁻²)	—	≤100	30	1	9	3.53	100
新风量	新风量 /(m³·h⁻¹·人⁻¹)	≥30	≥20	10	4.03	119.5	27.0	90
冷却水冷凝水	嗜肺军团菌	—	不得检出	18	未检出	未检出	未检出	100

由于噪声产生的原因较多,建成后可控性技术手段不多,因此地铁车站中存在的噪声需要做进一步防范。经过前面章节的分析可知,地铁车站噪声的来源主要是列车运行和设备运行,因此对于地铁车辆与设备的选择应择优选取,尽量采用低噪声和低振动设备。在车辆和设备选用方面,四号线工程应严格按照《地铁设计规范》(GB 50157—2013),继续优化设备的选材和设计,完善站台、站厅和列车的降噪措施。同时,进行室内装修时,宜进行声学设计,合理选择吸声材料,尽量降低室内背景噪声。另一方面,四号线一期工程还应采取的噪声控制措施主要包括:对线路附近的学校、医院、居民住宅等敏感点采取减振措施,如轨道减振器扣件或弹性短轨枕整体道床。当然,本段轨道交通的运营,可部分代替地面交通,减少地面交通流量,缓解地面交通拥堵,对降低城市交通噪声将起到积极作用。

3. CO、CO_2 浓度的影响　CO、CO_2 的浓度均符合《公共场所卫生指标及限值要求》(GB 37488—2019)的规定。地下轨道交通室内空气主要通过风亭与外界连通,为尽量避免上述污染物对车站内环境造成影响,在选择风亭进风口时应远离交通主干线和其他污染源,风亭进风口离室外地面应保持一定高度。四号线沿线周围环境无明显污染源,空调系统新风量供应足够,客流高峰时采取客流控制措施,车站内 CO、CO_2 等污染物可期望控制在较低水平。

4. 游离甲醛的影响　游离甲醛(主要来源于车站建筑、设备、装饰材料的污染物)和可吸入颗粒物的浓度符合《公共场所卫生指标及限值要求》(GB 37488—2019)的要求,但车站的装修和设备对卫生质量有一定的影响,在项目竣工后和运行初期,这类污染物可能大量存在。

四号线一期工程设计单位已完成多个地下轨道项目的设计,对于本工程项目在装修和设备选材方面,可以吸取前期项目的经验,选择污染较小、性能更优的材料和设备,将原材料的化学性污染可期望控制在更低水平。此外,良好的通风可以降低地下轨道室内环境的污染物浓度。四号线一期工程在运营期间应根据不同时期、不同时刻的客流量大小合理调节设备的通风参数,避免因室内污染物浓度过高对人体健康造成影响。另一方面,站台屏蔽门系统可以较好地把隧道与车站隔离,使车站与隧道相对独立。四号线将应用站台屏蔽门系统,可较大程度地降低这类污染物的水平。

5. 空气细菌总数的影响　生物性污染较为常见,抽样检测发现站台的空气细菌总数符合《公共场所卫生指标及限值要求》(GB 37488—2019)的规定,但波动较大。车站未彻底做好保洁卫生措施以及地铁线网的实际客流量过大,隧道区间内的环境滋生着大量的细菌,在屏蔽门屏蔽效果欠佳的情况下,这些细菌随着活塞风进入站厅、站台,都有可能导致室内污染。因此,落实四号线车站、站台和车厢的设施与公共用品消毒,优化屏蔽门系统的设计,强化屏蔽门的密闭性能,对防止四号线车站空气细菌超标和经空气传播疾病的流行有积极意义。

6. 空调系统的影响　对地铁全线网运营阶段的空调系统检测结果显示,部分检测点空调送风中细菌总数、真菌总数超标,空调冷却水检出嗜肺军团菌。根据国内外文献报道,空调系统送风中细菌总数和真菌总数超标以及冷却塔冷却水中检出军团菌的现象并不罕见。地铁站台、站厅是人群十分密集的地方,集中空调通风系统的污染极易导致经空气传播疾病的暴发流行,造成不堪设想的后果。因此,运营管理单位应配合相关卫生管理部门自觉执行《公共场所集中空调通风系统卫生规范》(WS 394—2012)的有关规定,做好四号线空调系统的卫生管理,落实集中空调通风系统的定期清洗、消毒和监测的制度与措施。

7. 新风量的影响　新风量是衡量室内新鲜空气是否能满足人群生理需要的重要指标,补充新风是稀释室内空气污染物浓度和改善室内空气质量的重要手段。全线网日常运营阶段检测部分站点新风量未达到《公共场所集中空调通风系统卫生规范》(WS 394)的规定。经过分析,评价人员认为在长期运营过程中,设备问题、管理问题以及客流量增多等原因都会导致地铁空调新风量达不到国家标准的要求。因此,在四号线地铁空调通风系统建成后,要做好维护保养工作,定期监测设备运行情况与人流变动情况,切实解决地铁站公共场所新风量不足的问题。四号线一期工程在空调通风系统设计时,宜考虑一定的设计余量,作为日后新风量的补充措施。

（四）类比结论

从 GZ 地铁全线网空气质量和空调通风系统卫生质量监测结果来看,轨道交通建设能够满足社会公共卫生管理的要求,潜在的健康影响因素可以通过相应的设计和技术手段进行预防,并在运营过程中进一步完善相关卫生防护措施。根据四号线一期工程可行性研究报告相关基础资料,参考 GZ 地铁全线网检测类比分析结果,可知四号线轨道交通建成后,可能存在的问题主要在微小气候、送风风量等方面。

1. GZ 地铁全线网检测结果显示,站台的大部分卫生指标符合卫生标准,以微小气候为主要问题。

2. 设计单位对站台环境的设定值均满足卫生标准的要求,但温度、相对湿度和风速不能完全满足卫生标准的要求,如能在施工阶段落实现阶段的设计布置设施设备,可期望达到卫生学要求。

3. GZ 地铁全线网集中空调通风系统检测点的空气细菌总数和真菌总数合格率不高,建设阶段应严格按照《公共场所集中空调通风系统卫生规范》(WS 394—2012)和《公共场所集中空调通风系统卫生学评价规范》(WS/T 395—2012)的规定,完善地铁站台、站厅集中空调通风系统的卫生管理和清洗消毒措施,定期对集中空调通风系统进行清洗消毒。

鉴于四号线一期工程中、远期预测客流量较大,空调通风系统宜按中、远期运营条件(预测的远期客流量和最大通过能力)进行设计。同时,考虑到各个车站的总面积和客流量不一样,加上项目运营不同时期、不同时段存在客流高峰,四号线空调通风系统的空气设计参数宜根据各车站的客流量设置,尽量避免由于各车站人流变化引起站厅、站台环境需求的变化。

六、卫生保障评价

(一) 项目建设各阶段卫生保障基本原则

1. 设计阶段　从卫生学的角度,对四号一期工程的公共卫生防护进行系统科学地评估,分析评价存在的或潜在的健康危害因素。项目设计阶段,应委托专业机构,全面科学分析、预测、评估四号线轨道交通对乘客人群健康影响,针对各地地理特征,探索轨道交通系统健康影响因素的来源、种类,系统科学地分析健康影响因素在不同时间、不同空间分布规律,对人群健康危险进行科学地评估,提出系统、可行的改进措施和健康促进建议,应用于规划、设计、建设和运营管理。设计单位应根据现行卫生法律、法规、卫生技术标准,收集四号线沿线地段的最新环境质量资料、流行病学资料、放射性水平、电磁辐射本底水平和其他相关卫生学监测资料,完善各项卫生学参数的设计,进一步完善建设项目公共卫生防护相关设计。另外,根据《公共场所卫生管理条例实施细则》要求,本项目在初步设计中应完成其卫生学专篇。

2. 施工阶段　四号线建设项目进入施工阶段时,应严格按照设计文件规范施工,严格控制从勘察、设计、材料选择到施工及竣工验收各个环节的重要危害健康因素,对轨道交通运营前后重要危害健康因素实行实时监测和分析,必要时设置实时危害健康因素监测仪器与设备。本阶段主要涉及项目建筑材料和装修材料的使用,以及新工艺、新方法的运用,所有材料的选择应符合国家相关卫生标准,各种可能存在的健康影响因素设计参数均应满足设计要求。新工艺、新方法的运行,充分论证使用的合理性、规范性时,还应考虑其卫生许可性。对于不符合卫生要求的建筑材料、工艺方法,不能用在项目建设之中,施工中要加强卫生许可性的检查。

3. 项目运营阶段　项目投入运营后,应严格执行《公共场所卫生管理条例》和《公共场所卫生管理条例实施细则》等卫生法规,落实对四号线地下车站、列车的卫生管理制度、责任制度,不断完善各项卫生保障设施,成立内部专门的卫生管理组织,配合卫生监督机构和卫生技术部门完善对站台、站厅和列车等公共场所的卫生管理,努力营造良好、卫生的候车环境和乘车环境。项目运营阶段要建立较完备的管理制度与法规,并严格执行。为保证四号线轨道交通运行时尽量不产生影响健康因素,在国家未出台有关法规和标准的前提下,GD省及GZ市、FS市也出台了一些暂行规定,对轨道交通运营卫生健康管理措施,车站和列车及有关公用设施及用品的保洁和消毒、垃圾的管理、除四害措施、通风空调系统的维护清洗、空气质量的监测、乘客卫生行为引导与监督管理等诸多方面做出详细规定,建立轨道交通公共场所危害健康事故报告制度,从制度上保证乘客和工作人员的身体健康。在制度保证的基础上,加强监管,确保轨道交通运营过程中公共卫生的可行性和安全性。

（二）卫生管理评价

1. 组织制度　根据《公共场所卫生管理条例》规定,项目运营时应当为四号线的公共场所建立卫生管理制度,配备专门的卫生管理人员,落实场所保洁卫生。另外,按《公共场所卫生管理条例》实施细则,设计单位应为本项目的设计提供相应的卫生专篇资料。

2. 工作人员的管理　根据《公共场所卫生管理条例》要求,四号线工作人员需持有"健康合格证"方能从事本职工作。患有痢疾、伤寒、病毒性肝炎、活动期肺结核、化脓性或渗出性皮肤病以及其他有碍公共卫生的疾病,治愈前不得从事直接为顾客服务的工作。同时工作人员应定期体检,并接受卫生知识的教育和培训。

3. 有害生物防制和预防性消毒措施　类比分析结果显示,车站室内环境微小气候波动较大,影响乘客舒适度。按照《公共场所卫生管理规范》(GB 37487—2019)的卫生要求,保持四号线车站、列车环境清洁。定期做好四号线车站、列车公用设施消毒工作,落实并完善防虫、防鼠设施,蚊、蝇、蟑螂等病媒昆虫指数及鼠密度应达到全国爱卫会的考核规定。

4. 空调通风系统的卫生管理　主要参照《公共场所集中空调通风系统卫生清洗消毒规范》(WS/T 396—2012)的要求,对四号线集中空调通风系统的风管、部件和冷却塔进行定期清洗消毒,清洗过程中要做好污物的控制和收集,防止污物扩散,避免对非清洗区域和车站造成污染,影响乘客和工作人员身体健康,在清洗消毒后应密封好作业出入口。

5. 乘客行为管理　四号线运营管理单位应按照《公共场所卫生管理规范》(GB 37487—2019)的要求,加强禁烟宣传,落实禁烟标志,引导乘客形成文明的候车秩序。

七、结论与建议

根据《中华人民共和国传染病防治法》《公共场所卫生管理条例》及其

实施细则和相关的卫生法规、标准,通过现场调查并结合类比分析评估,参考委托方提供的《FS市轨道交通四号线一期工程可行性研究报告(简本)》等基础资料,完成了四号线一期工程卫生学预评价。

(一) 卫生学预评价结论

本评价报告对四号线一期工程设计方案进行了客观的卫生学预评价,针对项目车站的选址、站台及站厅平面布置、列车主要卫生设施和卫生管理组织、突发公共卫生事件应急救援措施及效果等存在的或潜在的健康影响因素,进行了全面分析、识别与评价,并形成以下评价结论。

1. 该项目各种健康影响因素可以得到控制、减轻或消除,达到良好卫生状态;站厅、站台和列车与乘客健康相关的卫生参数的设置或设计基本符合现行相关卫生标准;项目整体能满足公共场所公共卫生管理的要求,总体上基本符合卫生学原则,从公共场所卫生方面初步评估该工程可行。

2. 拟建项目沿线为商业用房、居民区和办公区,周围无昆虫大量滋生的潜在场所,也无明显的有毒、有害或放射性污染源和其他扩散性污染物,地理环境较好,空气卫生状况良好,周围生活配套设施完善,交通便利,具备市政供水供电条件;该项目建设方案在车站选址、工程建筑、布局、给排水系统、通风系统、消声和减振措施以及运营列车等方面提出设计要求,基本符合卫生学原则,从公共场所卫生学方面初步评价该项目选址可行。

3. 该项目在工程建筑、布局、通风空调系统、给排水系统、消声和减振措施等方面提出了设计要求,并提出较为有效的治理措施。根据类比分析结果,大部分的卫生指标符合国家的卫生标准。采取消声降噪、优化站台屏蔽门设计、对公共设施加强消毒和空调通风系统的卫生管理等有效措施,各项卫生指标可期望符合相关标准的要求。

4. 车站公共区空调通风系统的温度、相对湿度、新风量、可吸入颗粒物等参数的设定基本达到卫生学标准,但有关空调系统的送风卫生、风管内表面卫生、净化消毒装置和冷却塔管理等卫生资料有待完善。新风口应有过滤装置并定期清洗,必要时可考虑增加对风亭的防护与监控。

5. 本项目产生的电磁辐射污染符合卫生标准,不会对乘客健康构成危害。放射性 ^{222}Rn 浓度可期望符合《民用建筑工程室内环境污染控制标准》(GB 50352—2019),^{222}Rn、^{220}Rn 子体及 γ 辐射所致工作人员及乘客的年有效剂量当量可期望达到《电离辐射防护与辐射源安全基本标准》(GB 18871—2002)的要求,不会给地铁工作人员和乘客带来额外的放射性剂量负担。

6. 依照有关规定,建立轨道交通公共卫生事件应急与救援预案。车站各项卫生管理工作和员工卫生知识培训及考核有待完善,理顺车站内出租店档和站外建筑物卫生管理的部门职责。

（二）建议

1. 管理建议

（1）四号线一期工程作为公共交通的重要组成部分,预测客流量较大,车站、列车的卫生状况与广大乘客健康息息相关。地铁规划期间应充分调研,全面前瞻,使地铁线路设计、车辆长度、站台宽度、客流计算更加科学合理,减少高峰期客流,避免人满为患。因此,在项目的开发、运营阶段均应考虑预留必要的专项经费,开展涉及乘客健康的公共卫生专题项目研究。

（2）轨道交通管理部门应贯彻落实《突发公共卫生事件应急条例》,针对突然发生的,造成或者可能造成社会公众健康严重伤害的重大传染病疫情、群体性不明原因疾病、化学和生物恐怖袭击等突发公共卫生事件的应急机制,制定突发公共卫生事件应急与救援预案,并开展专题演练和演习。卫生管理和事故应急所需的组织、人员、设施、措施应有投入概算,适当增加卫生管理方面的投入概算。

（3）进一步加强卫生管理,完善和落实各项卫生管理措施,依照有关法规的规定,建立地铁公共场所危害健康事故报告制度。参照有关卫生标准,重点加强通风空调系统的调节、控制与维护,该项目站厅、站台和列车可期望达到良好卫生水平。

（4）四号线地铁站在设计阶段,必须按国家有关卫生规范,进行卫生学预评价,地铁研究、设计机构应依据相关卫生法规、标准对车站及卫生设施的选址、取向和建设,以及室内建筑装修设计、乘客列车提出更完善的卫生参数和要求。及时委托卫生技术机构开展现场检测、考核得到验证,必要时应考虑采取相应防护措施。对地铁站口周围环境及时硬化及绿化,施工期间严格按照规范操作,对易扬尘施工材料进行喷淋。

（5）项目竣工验收、试运行时应按照有关法律、法规,及时向卫生健康部门申请竣工验收卫生学评价。

2. 技术建议

（1）四号线地面新风亭设置应避免交通和周围环境污染(汽车尾气等),必要时根据环境污染状况设置相应防护设施;公共区空调系统应设空气净化消毒装置,新、送、回风管均应设置可开闭清洁口;公共区及各类风口应设防(灭)蚊蝇装置,各类排水口应设防鼠装置,公共区应设带盖废弃物收集装置和暂存垃圾房;应按国家电磁辐射防护标准考虑地铁站电磁辐射问题。

（2）建议四号线空调系统在安装调试后、运行前,委托有能力的集中空调清洗机构进行维护,同时按规范要求制定集中空调通风系统维护方案,对于敞开式风亭,应定期对新风道进行消毒和排出处理。个别风道内有垃圾废弃物,应对所用车站进行排查并及时清洁消毒;当新风亭与冷却塔距离较近时,建议风亭增设防护盖,冷却塔周边增设隔离屏障,同时应保证冷却塔得到及时合理的维护。冷却塔使用前清洗消毒,使用中定期加药除藻、除垢和消毒,过渡季节停用须对冷却塔水消毒后排空冷却塔。

（3）依据《公共场所集中空调通风系统卫生规范》（WS 394—2012）的要求,加强对集中空调通风系统卫生管理;定期对四号线集中空调进行检查、清洗、维护,应至少每两年清洗消毒一次;建立空调系统卫生档案,包括集中空调系统竣工图、卫生学检测或评价报告书、经常性卫生检查和清洗维护记录等特殊情况记录;制定集中空调系统预防经空气传播疾病的应急预案,包括设立应急处置责任人、不同送风区域隔离控制措施、最大新风量或全新风运行方案、空调系统的清洗消毒方法、集中空调系统停用后应采取的其他通风与调温措施等。

（4）卫生设施与四号线主体工程同时设计,同时施工,同时投入使用。建议四号线车站内加强落实通风排气措施,保持一定的气流速度。通过落实安装站台屏蔽门系统,防止活塞风效应导致的风速较大的波动,同时有助于降低和消除噪声对乘客的危害。

（杨轶戡　江思力）

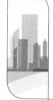

范例二

竣工验收卫生学预评价——旅店业

一、项目来源

×××× 年 ×× 月 ×× 日,我中心受 ×× 市 ×××× 酒店有限公司委托,对 ×××× 酒店项目进行竣工验收卫生学评价工作。该项目为综合性酒店,设有客房、酒吧、茶沙龙、中餐厅、宴会厅、健康中心、SPA、游泳池等功能分区。目前已完成项目建设,处于试运行阶段。

二、项目概况

×××× 酒店为一栋 27 层五星级酒店,位于 ×× 市 ×× 区 ×× 路与 ×××× 交汇处的西北角,是 ×××× 商业、酒店、办公楼和文化中心项目中的一个子项。地下四层,地上二十七层,总高度为 128m,总建筑面积 58 943m²。酒店设裙楼四层,主要功能为酒吧、茶沙龙、中餐厅、宴会厅、健康中心、SPA;塔楼第五至二十七层为酒店客房。空调系统为水冷式中央空调加风柜机空调系统,二次供水设施分别为负四层低位水箱、十层中位水箱、二十七层高位水箱。

三、评价范围和内容

本次竣工验收评价范围包括酒店范围内的所有公共场所服务项目,客房、酒吧、健康中心、SPA 等,评价内容包括项目的总体布局,设备布局,各类卫生设施、辅助卫生设施设置情况,卫生管理措施的实施情况以及集中空调通风系统、室内空气、用品用具、二次供水等各项卫生指标的检测情况。

四、评价依据

1. 国家相关法律、法规、规范、标准

(1)《公共场所卫生管理条例》及其实施细则

(2)《公共场所卫生管理规范》(GB 37487—2019)

(3)《公共场所卫生指标及限值》(GB 37488—2019)

(4)《公共场所设计卫生规范》(GB 37489—2019)

(5)《公共场所卫生学评价规范》(GB/T 27678—2019)

(6)《公共场所集中空调通风系统卫生规范》(WS 394—2012)

(7)《公共场所集中空调通风系统卫生学评价规范》(WS/T 395—2012)

(8)《公共场所集中空调通风系统清洗消毒规范》(WS/T 396—2012)

(9)《公共场所卫生检验方法》(GB/T 18204—2013 /2014)

(10)《生活饮用水卫生标准》(GB 5749—2006)

2. 其他资料 委托方或项目单位提供的资料:评价工作委托书或协议书;项目审批文件和卫生行政部门审查文件;项目概况资料、可行性研究资料、项目设计资料及设计说明、卫生管理资料;相关竣工图纸和设计阶段卫生学预评价报告(如有)。

五、评价程序和方法

根据××××酒店的公共卫生学特点,采用卫生学调查、卫生检测进行定性和定量评价。

评价流程如下:

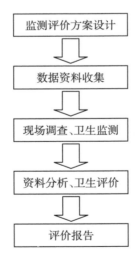

六、现场调查情况

(一)集中空调系统

1. 一般情况 ××××酒店的集中空调通风系统管道布局合理,所有空调系统风管均为矩形。客房、SPA 采用风机盘管加新风系统,新风由新风机组统一处理后通过风管送至风机盘管送风管,与风机盘管回风混合后利用风管送至室内;酒吧、茶沙龙、健康中心和各餐厅均采用集中处理低速送风系统,新风与回风按一定比例在风柜房混合后,经空气处理机组处理后送入空调区。空调区采用散流器顶送风、双层百叶侧送风,采用天花吊顶集中回风。

2. 新风系统　××××酒店集中空调的新风由外墙取风经过新风柜引入新风机组或空气处理机组,然后在空气处理机组处与回风混合或经新风管送入风机盘管处与回风混合后由送风管送出。客房新风系统按 $30m^3/(h\cdot人)$ 设计,其他场所按 $20m^3/(h\cdot人)$ 设计。调查发现酒店空调系统的新风口均设置有新风百叶,新风口设置有防鼠、防虫设施;新风口和滤网有少量积尘,新风口周围无污染源和废气排放口。

3. 风机房　××××酒店的空调风机房较干净、未堆放杂物、地面无积水,部分机房有少量积尘;空气处理机组和新风处理机组清洁干净,安装初效过滤网,滤网有少量积尘。

4. 回风系统　××××酒店空调系统由天花回风,在盘管处与新风混合处理后送出;或者由天花集中回风进入空气处理机组与新风混合处理后经送风管送出。空调回风口均设置有回风百叶和空气过滤网,回风口和滤网有少量积尘。

5. 送风系统　××××酒店空调系统的新风在新风处理机组过滤、去湿、冷却处理后经新风管送至房间,与回风在风机盘管处混合处理或者与回风在空气处理机组经过滤、冷却、除湿处理后由送风管送出。调查发现空调送风口设置有送风百叶,空气处理机组和风机盘管清洁干净、冷凝水盘无积水;送风口、百叶和管道无明显积尘。

6. 冷却(凝)系统　××××酒店集中空调系统的冷却机组位于酒店的写字楼天面,共有 12 台 1 000 冷吨的冷却塔,调查发现冷却塔内清洁干净,无明显水色和浮游物。

(二)用品用具卫生设施

××××酒店客房总数为 158 间,250 个床位。每层楼均设有专用杯具洗消间和布草间。杯具洗消间设有专用保洁柜,洗涤和消毒杯具的池能独立分开,并贴有相关标志。布草间较干净、未堆放杂物,布草柜设有门。

(三)二次供水

该项目的二次供水设施分别为负四层低位水箱、十层中位水箱、二十七层高位水箱。于 2012 年 8 月建成,并经清洗消毒投入使用。

该项目低位水箱设有 2 个不锈钢水箱,总容积为 $180m^3$。中位水箱设有

2 个不锈钢水箱,总容积为 150m³。高位水箱设有 1 个不锈钢水箱,容积为 60m³。水箱周围环境整洁,排水良好,无污水管线及污染物。水箱无渗漏,其顶部与屋顶距离大于 80cm;水箱设有透气管、溢水管与泄水管,并装有防护罩,防止蚊虫侵入;溢水管与泄水管排入集水渠,不与下水管道直接联通。水箱设有满足内部清洗消毒工作需要的爬梯及入口,入口加盖并上锁。

该二次供水设施没有安装水质净化消毒设备,没有使用防腐涂料。该供水设施由 ×× 市 ×××× 设备有限公司建造,已取得 ×× 省卫生厅卫生许可(批准文号:×× 卫水字[×××× 年]第 ×××× 号)。

(四)卫生管理状况

×××× 酒店卫生管理机构比较健全,酒店明确规定了卫生管理职能,制定了《客房卫生管理制度》《酒店从业人员卫生管理制度》《公共场所从业人员"五病"调离工作制度》《室内公共场所禁烟制度》《酒店空调系统卫生管理规范》《空调系统滤网清洗制度》《二次供水清洗消毒制度》以及有关操作规程等。

酒店的保洁、消毒、四害防制工作委托专业机构承担,并定期对风道、风口、过滤网进行清洁,定期对冷却水进行消毒。集中空调通风系统按《酒店空调系统卫生管理规范》进行管理、维护与清洁。基本做到了每日巡查;每月清洁、检测与消毒;每季度对空调机组进行维护与清洁。

七、卫生检测

根据相应的规范标准划分评价单元,确定卫生检测指标(详见表 1),开展现场采样检测,连续监测 3 天。

表 1 ×××× 酒店评价单元及卫生指标

评价单元	划分依据	卫生指标
集中空调系统	《公共场所集中空调通风系统卫生规范》(WS 394—2012)	积尘量、可吸入颗粒物、细菌总数、真菌总数、β- 溶血性链球菌、嗜肺军团菌、新风量
室内空气	《公共场所卫生指标及限值要求》(GB 37488—2019)	温度、湿度、风速、气压、照度、噪声、一氧化碳、二氧化碳、可吸入颗粒物、甲醛、空气细菌总数
用品用具	《公共场所卫生指标及限值要求》(GB 37488—2019)	细菌总数、大肠菌群、金黄色葡萄球菌
二次供水	《生活饮用水卫生标准》(GB 5749—2006)	细菌总数、总大肠菌群、耐热大肠菌群、总氯、耗氧量、浑浊度、锰、铅、铁、pH、肉眼可见物、色度、臭和味

(一)集中空调通风系统

1. 检测数量及布点　按规范要求抽取不同形式空调系统进行检测,其中抽取客房、健康中心各1套,共2套。每套系统各随机抽取3个送风口(面积均为0.25m²)进行空调送风检测;抽取2个代表性断面进行风管内表面检测;检测2套系统新风量;抽取2宗冷却塔水。连续监测3天。

2. 检测指标和方法

(1) 检测指标:新风量;空调送风可吸入颗粒物(PM_{10})、细菌总数、真菌总数、β-溶血性链球菌;风管内表面积尘量、细菌总数、真菌总数;冷却水嗜肺军团菌。

(2) 检测方法:按照《公共场所集中空调通风系统卫生规范》(WS 394—2012)采样检测。

3. 检测结果　连续3天的卫生检测结果显示:××××酒店客房和健康中心集中空调通风系统的空调送风中细菌总数、真菌总数、β-溶血性链球菌和可吸入颗粒物,风管内表面积尘量、细菌总数和真菌总数,以及空调系统新风量均符合《公共场所集中空调通风系统卫生规范》(WS 394—2012)要求。

卫生检测结果汇总见表2~5,详细布点及检测结果可查询检测原始记录。

(二)室内空气

1. 检测数量　按规范要求,抽检客房5间,每间(30m²)1个监测点;健康中心休息室(80m²)、酒吧(200m²)、茶沙龙(200m²)各2个监测点;SPA(500m²)3个监测点。连续3天,每天上、下午监测。

表2　空调系统新风量检测结果汇总(3天结果)

检测地点	检测项目	
	新风量/(m³·h⁻¹·人⁻¹)	参照标准值/(m³·h⁻¹·人⁻¹)
客房空调系统新风口	53/54/53	≥30
健康中心空调系统新风口	61/60/60	≥20

表3　空调送风中可吸入颗粒物和微生物检测结果汇总(3天结果)

检测项目	检测地点		标准值
	客房空调	健康中心空调	
可吸入颗粒物(平均值,mg/m³)	0.070/0.068/0.072	0.064/0.066/0.064	≤0.15
细菌总数(最大值,CFU/m³)	480/460/480	470/440/400	≤500
真菌总数(最大值,CFU/m³)	470/440/440	470/480/440	≤500
β-溶血性球菌(最大值)	未检出	未检出	不得检出

表 4　空调内表面积尘量和微生物检测结果汇总（3 天结果）

检测项目	检测地点		标准值
	客房空调	健康中心	
积尘量（平均值，g/m²）	0.97/0.90/0.82	1.10/1.21/1.26	≤20
细菌总数（最大值，CFU/cm²）	1/2/1	3/1/2	≤100
真菌总数（最大值，CFU/cm²）	2/2/1	14/8/11	≤100
β- 溶血性球菌（最大值）	未检出	未检出	不得检出

表 5　空调系统冷却（凝）水嗜肺军团菌检测结果汇总（3 天结果）

检测地点	检测项目	
	嗜肺军团菌	标准值
空调冷却水 1	未检出 / 未检出 / 未检出	不得检出
空调冷却水 2	未检出 / 未检出 / 未检出	不得检出

2. 检测指标和方法

（1）检测指标：室内温度 *、相对湿度 *、风速 *、照度 *、噪声 *、一氧化碳、二氧化碳、可吸入颗粒物、甲醛、苯 / 甲苯 / 二甲苯、氨、臭氧 *、总挥发性有机物 *、氡 *、细菌总数（* 为推荐性指标，根据实际情况选测）。

（2）检测方法：按照《公共场所卫生检验方法》（GB/T 18204—2013/2014）要求进行检测。

3. 检测结果　3 天检测结果显示：客房、健康中心休息室、酒吧、沙龙及 SPA 室内空气所检项目结果符合《公共场所卫生指标及限值要求》（GB 37488—2019）。室内空气检测结果汇总详见表 6，详细布点及检测结果可查询检测原始记录。

表 6　室内空气检测结果汇总表

检测项目	检测地点	采样宗数	合格宗数	不合格情况	标准值
温度 /℃	客房	30	30	—	26~28
	SPA	18	18	—	26~28
	酒吧	12	12	—	26~28
	茶沙龙	12	12	—	26~28
	健康中心休息室	12	12	—	26~28

续表

检测项目	检测地点	采样宗数	合格宗数	不合格情况	标准值
相对湿度 /%	客房	30	30	—	40~65
	SPA	18	18	—	40~65
	酒吧	12	12	—	40~65
	茶沙龙	12	12	—	40~65
	健康中心休息室	12	12	—	40~65
风速 /(m·s^{-1})	客房	30	30	—	≤0.3
	酒吧	12	12	—	≤0.5
	茶沙龙	12	12	—	≤0.5
	健康中心休息室	12	12	—	≤0.3
照度 /lx	客房	30	30	—	≥100
	SPA	18	18	—	—
噪声 /dB(A)	客房	30	30	—	≤45
	酒吧	12	12	—	<55
	茶沙龙	12	12	—	<55
	健康中心休息室	12	12	—	≤55
一氧化碳 /(mg·m^{-3})	客房	30	30	—	≤10
	SPA	18	18	—	≤10
	酒吧	12	12	—	≤10
	茶沙龙	12	12	—	≤10
	健康中心休息室	12	12	—	≤10
二氧化碳 /%	客房	30	30	—	≤0.10
	SPA	18	18	—	≤0.15
	酒吧	12	12	——	≤0.15
	茶沙龙	12	12	—	≤0.15
	健康中心休息室	12	12	—	≤0.15

检测项目	检测地点	采样宗数	合格宗数	不合格情况	标准值
可吸入颗粒物 /(mg·m^{-3})	客房	30	30	—	≤0.15
	SPA	18	18	—	≤0.15
	酒吧	12	12	—	≤0.15
	茶沙龙	12	12	—	≤0.15
	健康中心休息室	12	12	—	≤0.15
甲醛 /(mg·m^{-3})	客房	30	30	—	≤0.10
	SPA	18	18	—	≤0.10
	酒吧	12	12	—	≤0.10
	茶沙龙	12	12	—	≤0.10
	健康中心休息室	12	12	—	≤0.10
苯 /(mg·m^{-3})	客房	30	30	—	≤0.11
	SPA	18	18	—	≤0.11
	酒吧	12	12	—	≤0.11
	茶沙龙	12	12	—	≤0.11
	健康中心休息室	12	12	—	≤0.11
甲苯 /(mg·m^{-3})	客房	30	30	—	≤0.20
	SPA	18	18	—	≤0.20
	酒吧	12	12	—	≤0.20
	茶沙龙	12	12	—	≤0.20
	健康中心休息室	12	12	—	≤0.20
二甲苯 /(mg·m^{-3})	客房	30	30	—	≤0.20
	SPA	18	18	—	≤0.20
	酒吧	12	12	—	≤0.20
	茶沙龙	12	12	—	≤0.20
	健康中心休息室	12	12	—	≤0.20

续表

检测项目	检测地点	采样宗数	合格宗数	不合格情况	标准值
氨/(mg·m⁻³)	客房	30	30	—	≤0.20
	SPA	18	18	—	≤0.20
	酒吧	12	12	—	≤0.20
	茶沙龙	12	12	—	≤0.20
	健康中心休息室	12	12	—	≤0.20
空气细菌总数/(CFU·m⁻³)	客房	30	30	—	≤1 500
	SPA	18	18	—	≤4 000
	酒吧	12	12	—	≤4 000
	茶沙龙	12	12	—	≤4 000
	健康中心休息室	12	12	—	≤4 000

（三）用品用具

1. 检测数量　按床位数计算，客房用布草品种各约 250 件，按规范要求抽检客房的茶杯、水杯、面巾、浴巾、枕套、床单、洗面盆、浴缸各 8 件，合计采集样品 64 宗。连续监测 3 天。

2. 检测指标和检测方法

（1）检测指标：细菌总数、大肠杆菌、金黄色葡萄球菌。

（2）检测方法：按照《公共场所卫生检验方法》（GB/T 18204—2013/2014）要求进行检测。

3. 检测结果　3 天检测结果显示，客房用品用具 192 宗，所检项目结果符合《公共场所卫生指标及限值要求》（GB 37488—2019）。用品用具检测结果汇总见表 7，详细结果可查询检测原始记录。

表7　用品用具检测结果汇总表（3 天结果）

检测项目	检测地点	样品名称	检测宗数	合格宗数	不合格情况	标准值
细菌总数/(CFU·cm⁻²)	客房	茶杯	24	24	—	≤5
		水杯	24	24	—	≤5
细菌总数/(CFU·25cm⁻²)	客房	面巾	24	24	—	≤200
		浴巾	24	24	—	≤200
		枕套	24	24	—	≤200
		床单	24	24	—	≤200

续表

检测项目	检测地点	样品名称	检测宗数	合格宗数	不合格情况	标准值
大肠菌群 / （CFU·25cm⁻²）	客房	茶杯	24	24	—	不得检出
		水杯	24	24	—	不得检出
		面巾	24	24	—	不得检出
		浴巾	24	24	—	不得检出
		枕套	24	24	—	不得检出
		床单	24	24	—	不得检出
		洗面盆	24	24	—	不得检出
		浴缸	24	24	—	不得检出
金黄色葡萄球菌 / （CFU·25cm⁻²）	客房	茶杯	—	—	—	不得检出
		水杯	—	—	—	不得检出
		面巾	24	24	—	不得检出
		浴巾	24	24	—	不得检出
		枕套	24	24	—	不得检出
		床单	24	24	—	不得检出
		洗面盆	—	—	—	不得检出
		浴缸	—	—	—	不得检出

（四）二次供水

1. 检测数量 抽检高位、中位、低位水池水各 1 宗，共 3 宗。连续监测 3 天。

2. 检测指标和检测方法

（1）检测指标：pH、浑浊度、肉眼可见物、臭和味、色度、耗氧量、总氯、氨氮、锰、铅、铁、细菌总数、总大肠菌群、耐热大肠菌群。

（2）检测方法：按照《公共场所卫生检验方法》（GB/T 18204—2013/2014）要求进行检测。

3. 检测结果 3 天检测结果显示，该酒店高、中、低位水池水所检项目结果符合《生活饮用水卫生标准》（GB 5749—2006）的要求。二次供水检测结果见表 8。

八、结论

通过对 ×××× 酒店的现场调查和卫生检测，形成以下结论：

1. 项目相关卫生设施基本能够按照设计要求进行施工建设，项目总体

表8　二次供水检测结果汇总（3天结果）

检测项目	检测地点			标准值
	高位水池水	中位水池水	低位水池水	
细菌总数/(CFU·ml⁻¹)	10/10/10	20/20/30	2/10/8	≤100
总大肠菌群/(MPN·100ml⁻¹)	未检出/未检出/未检出	未检出/未检出/未检出	未检出/未检出/未检出	0
耐热大肠菌群/(MPN·100ml⁻¹)	未检出/未检出/未检出	未检出/未检出/未检出	未检出/未检出/未检出	0
总氯/(mg·L⁻¹)	0.12/0.15/0.15	0.08/0.08/0.10	0.19/0.19/0.20	≥0.05
耗氧量/(mg·L⁻¹)	1.14/1.20/1.50	1.14/1.15/1.14	1.22/1.25/1.23	≤3
浑浊度/NTU	<0.50/<0.50/<0.50	0.92/0.89/0.92	0.94/0.91/0.94	≤1
锰/(mg·L⁻¹)	<0.05/<0.05/<0.05	<0.05/<0.05/<0.05	<0.05/<0.05/<0.05	≤0.1
铝/(mg·L⁻¹)	<0.005/<0.005/<0.005	<0.005/<0.005/<0.005	<0.005/<0.005/<0.005	≤0.01
铁/(mg·L⁻¹)	<0.05/<0.05/<0.05	<0.05/<0.05/<0.05	<0.05/<0.05/<0.05	≤0.3
pH	7.57/7.57/7.57	7.56/7.57/7.57	7.56/7.56/7.56	6.5~8.5
肉眼可见物	无/无/无	无/无/无	无/无/无	0
臭和味	无/无/无	无/无/无	无/无/无	0
氨氮/(mg·L⁻¹)	<0.05/<0.05/<0.05	<0.05/<0.05/<0.05	<0.05/<0.05/<0.05	≤0.5
色度/度	5/5/5	5/5/5	5/5/5	<15

布局、功能分区、设施设备基本符合公共场所相关设计要求。

2. 项目相关卫生设施的设置及运行情况良好,采取的卫生防护措施、建立的卫生管理架构等内容基本符合《公共场所卫生管理条例》及其实施细则以及《公共场所卫生管理规范》等相关法规、规范要求。

3. 卫生检测结果显示,项目的卫生指标基本符合《公共场所卫生指标及限值要求》(GB 37488—2019)等相关卫生标准要求。

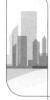

范例三

经常性卫生学评价——游泳场所

一、任务来源

××市××××游泳场所位于××区××街道××路××号,××××年××月××日竣工并投入使用。卫生许可项目为游泳。该游泳场所于××××年××月××日委托我中心对该游泳场所进行日常监测和卫生学评价。

二、评价目的

根据国家游泳场所有关法律、法规、卫生标准和规范的要求,对××市××××游泳场所进行现场卫生学调查和监测,发现和分析存在的问题,提出改进建议,把好日常卫生防护关,促进公共场所卫生质量的持续改善,确保公众和工作人员的身体健康,有效预防传染病在游泳场所的传播。

三、评价范围

本次卫生学评价的范围是××市××××游泳场所的室内空气、游泳池水、沐浴水(池水)。

四、评价依据

1. 国家相关法律、法规、规范、标准(以最新版本为准)《公共场所卫生管理条例》及其实施细则,《公共场所卫生管理规范》(GB 37487—2019)、《公共场所卫生指标及限值》(GB 37488—2019)、《公共场所设计卫生规范》(GB 37489—2019)、《公共场所卫生学评价规范》(GB/T 37678—2019)、《公共场所卫生检验方法》(GB/T 18204—2013/2014)、《生活饮用水卫生标准》(GB 5749—2006)和《游泳池水质标准》(CJ/T 244—2016)。

2. 其他相关资料　卫生档案(卫生许可证、健康合格证、卫生知识培训证、卫生管理组织架构、卫生管理制度、卫生监测报告等);空调平面图和空调管道图;相关卫生批件:游泳池消毒净化设备、消毒剂等的合格证、有效期材料等;清洗消毒记录等材料。

五、评价内容和方法

(一) 现场卫生学调查

1. 选址与卫生　××市××××游泳场所位于××区××街道××路××号,环境相对安静,远离污染源;远离粉尘、有毒有害气体、放射性物质等污染源,与暴露垃圾堆、旱厕、粪坑等病媒生物孳生地间距超过25m;具备给排水和电力供应的条件。游泳场所环境整洁、舒适、明亮、空气无异味,地面无果皮、痰迹、垃圾。

2. 游泳场所位置　场所设有室外泳池1个,25m×20m;儿童池1个,约100m²。

3. 总体布局明确、功能分区合理

该游泳场所设置了更衣室、淋浴室、浸脚消毒池、公共卫生间、水处理机房和消毒剂专用库房。按更衣室、淋浴室、浸脚消毒池、游泳池的顺序合理布局。更衣室与游泳池之间设置了强制通过式浸脚消毒池,淋浴室与浸脚消毒池之间设置了强制通过式淋浴装置。水处理机房和消毒剂专用库房不与游泳池、更衣室、淋浴室连通。该游泳场所不提供公共用品用具。

(1) 游泳池:儿童池不与成人池连通,儿童池和成人池分别设置连续循环供水系统。池水循环净化的方式为沙缸过滤,消毒方式是含氯消毒剂消毒(但未使用二氯异氰尿酸钠和二氯异氰尿酸消毒)。设计的最大客流量为250人。成人池设有明显的水深度、深浅水区警示标识。游泳池浅水区水深1.0m,儿童游泳池水深0.8m。游泳池设置2个出入水扶梯,扶梯光滑无锐角。

(2) 更衣室:更衣室通道宽敞、空气流通;更衣室墙壁及天花板采用防水、防霉、无毒材料覆涂。地面使用防滑、防渗水、易于清洗消毒的材料,地面有一定坡度且有排水系统。更衣室设置更衣柜,一客一用。更衣柜采用光滑、防霉、防透水材料制造。

(3) 淋浴室:分设男、女淋浴室,每25人一个淋浴喷头。设有淋浴阻断,墙壁及天花板使用耐腐、耐热、防潮、防水材料;天花板有防止水蒸气结露措施;地面耐腐、防渗、防滑,便于清洁消毒,地面有一定坡度且有排水系统。淋浴室和邻区域设公共卫生间,公共卫生间地坪低于淋浴室。

(4) 浸脚消毒池:淋浴室通往游泳池通道上设置强制通过式浸脚消毒池,其宽度与走道同宽,长度2m,深度20cm,具备给水排水条件。

（5）消毒剂专用库房：独立设置，靠近建筑物内的次要通道和水处理机房的加药间。墙面、地面、门窗采用耐腐蚀、易清洗的材料。设给水和排水设施，并设冲淋洗眼设施。

4. 通风设施　淋浴间设机械通风和除湿设施。更衣室设有供暖设施和通风设施。消毒剂专用库房、游泳池水处理机房、使用燃煤或煤气设备的区域，设机械排风和事故排风装置，事故排风换气次数 20 次 /h。

5. 卫生管理

（1）建立完善的卫生管理制度和岗位责任制度，包括水处理卫生设施设备使用、维护管理制度；从业人员健康检查、培训、个人卫生制度；卫生相关产品采购、索证、验收制度；水质管理制度；卫生间卫生管理制度；日常卫生检查及奖惩制度；传染病、健康危害事故应急处置和报告制度、公共场所禁烟管理制度等。

（2）游泳场所法定代表人或负责人是卫生安全的第一责任人，应设立卫生管理部门或者配备专（兼）职卫生管理人员。

（3）从业人员有合格的健康证明，水质净化消毒员经过卫生知识培训并考核合格，救生员取得游泳救生员证。

（4）游泳场所在入口处及更衣室等处设置"禁止甲型病毒性肝炎、戊型病毒性肝炎、性病、传染性皮肤病、重症沙眼、急性结膜炎、中耳炎、肠道传染病、心脏病、精神病患者、酗酒者及其他不宜人群游泳"的警示性标志。

（5）按管理要求开展定期检查并有记录。

（二）现场检测内容和检验方法

1. 监测频次与样本量

（1）室内空气：更衣室、淋浴间在场所营业的客流高峰时段监测 1 次，每个单体中心位置布置 1 个监测点。

（2）泳池水在场所营业的客流高峰时段监测。在泳池水面下 30cm 处采集水样 500ml。该场所儿童池布置 1 个采样点，成人泳池布置 2 个采样点。

（3）沐浴水在场所营业的客流高峰时段监测，随机选择 5 个淋浴喷头，各采集淋浴水样 500ml。

2. 检测内容

（1）室内空气（更衣室、淋浴间）：室内温度 *、相对湿度 *、风速 *、照度 *、噪声 *、一氧化碳、二氧化碳、可吸入颗粒物、甲醛、苯 / 甲苯 / 二甲苯、细菌总数、臭氧 *、总挥发性有机物 *、氡 *（* 为推荐性指标，根据实际情况选测）。

（2）游泳池水质：浑浊度、pH、游离性余氯、化合性余氯、浸脚池游离性余氯(mg/L)、氧化还原电位、尿素、菌落总数、大肠菌群、人工游泳池池水温度 *、三卤甲烷（THMs）*（* 为推荐性指标，根据实际情况选测）。

（3）沐浴水：嗜肺军团菌。

3. 检验方法　按照《公共场所卫生检验方法》（GB/T 18204—2013/2014）要求进行检测。

六、检测结果

1. 泳池水所检指标结果符合《公共场所卫生指标及限值要求》（GB 37488—2019）的规定，检测结果见表1。

表1　游泳池水检测结果

检测地点	卫生指标								
	菌落总数 /(CFU·ml⁻¹)	大肠菌群 /(CFU·100ml⁻¹)	pH	浑浊度 /NTU	尿素 /(mg·L⁻¹)	浸脚池游离余氯 /(mg·L⁻¹)	池水游离余氯 /(mg·L⁻¹)	池水化合性余氯 /(mg·L⁻¹)	氧化还原电位 /mV
成人池1	62	<3	8.24	1.17	0.17	6	0.5	0.3	660
成人池2	84	<3	8.21	1.24	0.10		0.5	0.3	670
儿童池	500	<3	7.80	2.51	0.20	—	0.3	0.3	652
标准值	≤200	不得检出	7.0~7.8	≤1	≤3.5	5-10	0.3-1.0	≤0.4	≥650

其中，浑浊度/NTU 列标注单位为 $mg·L^{-1}$。

2. 更衣室及沐浴室所检指标结果符合《公共场所卫生指标及限值要求》（GB 37488—2019）的规定，检测结果见表2。

表2　物理及室内空气卫生指标检测结果

卫生指标	检测值		标准值
	更衣室	沐浴间	
冬季室内温度 /℃	26	28	更衣室≥25；沐浴间 30~50
相对湿度 /%	60	—	带有集中空调通风系统的，宜在 40~65
风速 /(m·s⁻¹)	0.3	—	≤ 0.3
噪声 /dB(A)	50	50	<55
室内新风量 /(m³·h⁻¹·人⁻¹)	25	20	≥20
二氧化碳 /%	0.10	0.10	≤0.15
一氧化碳 /(mg·m⁻³)	0.5	0.5	≤10
可吸入性颗粒物 /(mg·m⁻³)	0.123	0.080	≤0.15

续表

卫生指标	检测值		标准值
	更衣室	沐浴间	
甲醛 /(mg·m^{-3})	0.04	0.04	≤0.10
苯 /(mg·m^{-3})	0.09	0.09	≤0.11
甲苯 /(mg·m^{-3})	0.05	0.05	≤0.20
二甲苯 /(mg·m^{-3})	0.05	0.05	≤0.20
氨 /(mg·m^{-3})	0.02	0.02	≤0.20
细菌总数 /(CFU·m^{-3})	100	150	≤4 000

3. 沐浴用水所检指标结果符合《公共场所卫生指标及限值要求》(GB 37488—2019)的规定,检测结果见表3。

表3　沐浴用水卫生指标检测结果

指标	检测值					标准值
	沐浴水1	沐浴水2	沐浴水3	沐浴水4	沐浴水5	
嗜肺军团菌	未检出	未检出	未检出	未检出	未检出	不得检出

七、评价结论

通过对 ×× 市 ×××× 游泳场所现场卫生学调查和卫生检测结果综合分析,该游泳场所相关卫生设施的设置及运行情况良好,采取的卫生防护措施及卫生管理措施基本符合卫生规范的要求;水质指标、物理及室内空气质量相关指标均符合《公共场所卫生指标及限值要求》(GB 37488—2019)的要求。

（杨轶戬　冯文如　江思力　蒋琴琴）

附录

附录一

公共场所卫生管理条例

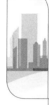

　　1987 年 4 月 1 日国务院发表并实施。2016 年 2 月 6 日根据《国务院关于修改部分行政法规的决定》(国务院令第 666 号)第一次修改。2019 年 4 月 23 日根据《国务院关于修改部分行政法规的决定》(国务院令第 714 号)第二次修改。

第一章　总　　则

　　第一条　为创造良好的公共场所卫生条件,预防疾病,保障人体健康,制定本条例。

　　第二条　本条例适用于下列公共场所:

　　(一) 宾馆、饭馆、旅店、招待所、车马店、咖啡馆、酒吧、茶座;

　　(二) 公共浴室、理发店、美容店;

　　(三) 影剧院、录像厅(室)、游艺厅(室)、舞厅、音乐厅;

　　(四) 体育场(馆)、游泳场(馆)、公园;

　　(五) 展览馆、博物馆、美术馆、图书馆;

　　(六) 商场(店)、书店;

　　(七) 候诊室、候车(机、船)室、公共交通工具。

　　第三条　公共场所的下列项目应符合国家卫生标准和要求:

　　(一) 空气、微小气候(湿度、温度、风速);

　　(二) 水质;

　　(三) 采光、照明;

　　(四) 噪音;

　　(五) 顾客用具和卫生设施。

　　公共场所的卫生标准和要求,由国务院卫生行政部门负责制定。

　　第四条　国家对公共场所实行"卫生许可证"制度。

"卫生许可证"由县以上卫生行政部门签发。

第二章 卫 生 管 理

第五条 公共场所的主管部门应当建立卫生管理制度,配备专职或者兼职卫生管理人员,对所属经营单位(包括个体经营者,下同)的卫生状况进行经常性检查,并提供必要的条件。

第六条 经营单位应当负责所经营的公共场所的卫生管理,建立卫生责任制度,对本单位的从业人员进行卫生知识的培训和考核工作。

第七条 公共场所直接为顾客服务的人员,持有"健康合格证"方能从事本职工作。患有痢疾、伤寒、病毒性肝炎、活动期肺结核、化脓性或者渗出性皮肤病以及其他有碍公共卫生的疾病的,治愈前不得从事直接为顾客服务的工作。

第八条 除公园、体育场(馆)、公共交通工具外的公共场所,经营单位应当及时向卫生行政部门申请办理"卫生许可证"。"卫生许可证"两年复核一次。

第九条 公共场所因不符合卫生标准和要求造成危害健康事故的,经营单位应妥善处理,并及时报告卫生防疫机构。

第三章 卫 生 监 督

第十条 各级卫生防疫机构,负责管辖范围内的公共场所卫生监督工作。

民航、铁路、交通、厂(场)矿卫生防疫机构对管辖范围内的公共场所,施行卫生监督,并接受当地卫生防疫机构的业务指导。

第十一条 卫生防疫机构根据需要设立公共场所卫生监督员,执行卫生防疫机构交给的任务。公共场所卫生监督员由同级人民政府发给证书。

民航、铁路、交通、工矿企业卫生防疫机构的公共场所卫生监督员,由其上级主管部门发给证书。

第十二条 卫生防疫机构对公共场所的卫生监督职责:

(一)对公共场所进行卫生监测和卫生技术指导;

(二)监督从业人员健康检查,指导有关部门对从业人员进行卫生知识的教育和培训。

第十三条 卫生监督员有权对公共场所进行现场检查,索取有关资料,经营单位不得拒绝或隐瞒。卫生监督员对所提供的技术资料有保密的责任。

公共场所卫生监督员在执行任务时,应佩戴证章、出示证件。

第四章 罚 则

第十四条 凡有下列行为之一的单位或者个人,卫生防疫机构可以根据情节轻重,给予警告、罚款、停业整顿、吊销"卫生许可证"的行政处罚:

(一)卫生质量不符合国家卫生标准和要求,而继续营业的;

(二)未获得"健康合格证",而从事直接为顾客服务的;

(三)拒绝卫生监督的;

(四)未取得"卫生许可证",擅自营业的。

罚款一律上缴国库。

第十五条 违反本条例的规定造成严重危害公民健康的事故或中毒事故的单位或者个人,应当对受害人赔偿损失。

违反本条例致人残疾或者死亡,构成犯罪的,应由司法机关依法追究直接责任人员的刑事责任。

第十六条 对罚款、停业整顿及吊销"卫生许可证"的行政处罚不服的,在接到处罚通知之日起 15 天内,可以向当地人民法院起诉。但对公共场所卫生质量控制的决定应立即执行。对处罚的决定不履行又逾期不起诉的,由卫生防疫机构向人民法院申请强制执行。

第十七条 公共场所卫生监督机构和卫生监督员必须尽职尽责,依法办事。对玩忽职守,滥用职权,收取贿赂的,由上级主管部门给予直接责任人员行政处分。构成犯罪的,由司法机关依法追究直接责任人员的刑事责任。

第五章 附 则

第十八条 本条例的实施细则由国务院卫生行政部门负责制定。

第十九条 本条例自发布之日起施行。

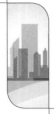

附录二
公共场所卫生管理条例实施细则

第一章 总 则

第一条　根据《公共场所卫生管理条例》的规定,制定本细则。

第二条　公共场所经营者在经营活动中,应当遵守有关卫生法律、行政法规和部门规章以及相关的卫生标准、规范,开展公共场所卫生知识宣传,预防传染病和保障公众健康,为顾客提供良好的卫生环境。

第三条　卫生部主管全国公共场所卫生监督管理工作。

县级以上地方各级人民政府卫生行政部门负责本行政区域的公共场所卫生监督管理工作。

国境口岸及出入境交通工具的卫生监督管理工作由出入境检验检疫机构按照有关法律法规的规定执行。

铁路部门所属的卫生主管部门负责对管辖范围内的车站、等候室、铁路客车以及主要为本系统职工服务的公共场所的卫生监督管理工作。

第四条　县级以上地方各级人民政府卫生行政部门应当根据公共场所卫生监督管理需要,建立健全公共场所卫生监督队伍和公共场所卫生监测体系,制定公共场所卫生监督计划并组织实施。

第五条　鼓励和支持公共场所行业组织开展行业自律教育,引导公共场所经营者依法经营,推动行业诚信建设,宣传、普及公共场所卫生知识。

第六条　任何单位或者个人对违反本细则的行为,有权举报。接到举报的卫生行政部门应当及时调查处理,并按照规定予以答复。

第二章 卫 生 管 理

第七条　公共场所的法定代表人或者负责人是其经营场所卫生安全的第一责任人。

公共场所经营者应当设立卫生管理部门或者配备专(兼)职卫生管理人员,具体负责本公共场所的卫生工作,建立健全卫生管理制度和卫生管理档案。

第八条 公共场所卫生管理档案应当主要包括下列内容:

(一)卫生管理部门、人员设置情况及卫生管理制度;

(二)空气、微小气候(湿度、温度、风速)、水质、采光、照明、噪声的检测情况;

(三)顾客用品用具的清洗、消毒、更换及检测情况;

(四)卫生设施的使用、维护、检查情况;

(五)集中空调通风系统的清洗、消毒情况;

(六)安排从业人员健康检查情况和培训考核情况;

(七)公共卫生用品进货索证管理情况;

(八)公共场所危害健康事故应急预案或者方案;

(九)省、自治区、直辖市卫生行政部门要求记录的其他情况。

公共场所卫生管理档案应当有专人管理,分类记录,至少保存两年。

第九条 公共场所经营者应当建立卫生培训制度,组织从业人员学习相关卫生法律知识和公共场所卫生知识,并进行考核。对考核不合格的,不得安排上岗。

第十条 公共场所经营者应当组织从业人员每年进行健康检查,从业人员在取得有效健康合格证明后方可上岗。

患有痢疾、伤寒、甲型病毒性肝炎、戊型病毒性肝炎等消化道传染病的人员,以及患有活动性肺结核、化脓性或者渗出性皮肤病等疾病的人员,治愈前不得从事直接为顾客服务的工作。

第十一条 公共场所经营者应当保持公共场所空气流通,室内空气质量应当符合国家卫生标准和要求。

公共场所采用集中空调通风系统的,应当符合公共场所集中空调通风系统相关卫生规范和规定的要求。

第十二条 公共场所经营者提供给顾客使用的生活饮用水应当符合国家生活饮用水卫生标准要求。游泳场(馆)和公共浴室水质应当符合国家卫生标准和要求。

第十三条 公共场所的采光照明、噪声应当符合国家卫生标准和要求。

公共场所应当尽量采用自然光。自然采光不足的,公共场所经营者应当配置与其经营场所规模相适应的照明设施。

公共场所经营者应当采取措施降低噪声。

第十四条 公共场所经营者提供给顾客使用的用品用具应当保证卫生安全,可以反复使用的用品用具应当一客一换,按照有关卫生标准和要求清洗、消毒、保洁。禁止重复使用一次性用品用具。

第十五条　公共场所经营者应当根据经营规模、项目设置清洗、消毒、保洁、盥洗等设施设备和公共卫生间。

公共场所经营者应当建立卫生设施设备维护制度,定期检查卫生设施设备,确保其正常运行,不得擅自拆除、改造或者挪作他用。公共场所设置的卫生间,应当有单独通风排气设施,保持清洁无异味。

第十六条　公共场所经营者应当配备安全、有效的预防控制蚊、蝇、蟑螂、鼠和其他病媒生物的设施设备及废弃物存放专用设施设备,并保证相关设施设备的正常使用,及时清运废弃物。

第十七条　公共场所的选址、设计、装修应当符合国家相关标准和规范的要求。

公共场所室内装饰装修期间不得营业。进行局部装饰装修的,经营者应当采取有效措施,保证营业的非装饰装修区域室内空气质量合格。

第十八条　室内公共场所禁止吸烟。公共场所经营者应当设置醒目的禁止吸烟警语和标志。

室外公共场所设置的吸烟区不得位于行人必经的通道上。

公共场所不得设置自动售烟机。

公共场所经营者应当开展吸烟危害健康的宣传,并配备专(兼)职人员对吸烟者进行劝阻。

第十九条　公共场所经营者应当按照卫生标准、规范的要求对公共场所的空气、微小气候、水质、采光、照明、噪声、顾客用品用具等进行卫生检测,检测每年不得少于一次;检测结果不符合卫生标准、规范要求的应当及时整改。

公共场所经营者不具备检测能力的,可以委托检测。

公共场所经营者应当在醒目位置如实公示检测结果。

第二十条　公共场所经营者应当制定公共场所危害健康事故应急预案或者方案,定期检查公共场所各项卫生制度、措施的落实情况,及时消除危害公众健康的隐患。

第二十一条　公共场所发生危害健康事故的,经营者应当立即处置,防止危害扩大,并及时向县级人民政府卫生行政部门报告。

任何单位或者个人对危害健康事故不得隐瞒、缓报、谎报或者授意他人隐瞒、缓报、谎报。

第三章　卫　生　监　督

第二十二条　国家对公共场所实行卫生许可证管理。

公共场所经营者应当按照规定向县级以上地方人民政府卫生行政部门申请卫生许可证。未取得卫生许可证的,不得营业。

公共场所卫生监督的具体范围由省、自治区、直辖市人民政府卫生行政部门公布。

第二十三条　公共场所经营者申请卫生许可证的,应当提交下列资料:

(一)卫生许可证申请表;

(二)法定代表人或者负责人身份证明;

(三)公共场所地址方位示意图、平面图和卫生设施平面布局图;

(四)公共场所卫生检测或者评价报告;

(五)公共场所卫生管理制度;

(六)省、自治区、直辖市卫生行政部门要求提供的其他材料。

使用集中空调通风系统的,还应当提供集中空调通风系统卫生检测或者评价报告。

第二十四条　县级以上地方人民政府卫生行政部门应当自受理公共场所卫生许可申请之日起 20 日内,对申报资料进行审查,对现场进行审核,符合规定条件的,作出准予公共场所卫生许可的决定;对不符合规定条件的,作出不予行政许可的决定并书面说明理由。

第二十五条　公共场所卫生许可证应当载明编号、单位名称、法定代表人或者负责人、经营项目、经营场所地址、发证机关、发证时间、有效期限。

公共场所卫生许可证有效期限为四年,每两年复核一次。

公共场所卫生许可证应当在经营场所醒目位置公示。

第二十六条　公共场所进行新建、改建、扩建的,应当符合有关卫生标准和要求,经营者应当按照有关规定办理预防性卫生审查手续。

预防性卫生审查程序和具体要求由省、自治区、直辖市人民政府卫生行政部门制定。

第二十七条　公共场所经营者变更单位名称、法定代表人或者负责人的,应当向原发证卫生行政部门办理变更手续。

公共场所经营者变更经营项目、经营场所地址的,应当向县级以上地方人民政府卫生行政部门重新申请卫生许可证。

公共场所经营者需要延续卫生许可证的,应当在卫生许可证有效期届满 30 日前,向原发证卫生行政部门提出申请。

第二十八条　县级以上人民政府卫生行政部门应当组织对公共场所的健康危害因素进行监测、分析,为制定法律法规、卫生标准和实施监督管理提供科学依据。

县级以上疾病预防控制机构应当承担卫生行政部门下达的公共场所健

康危害因素监测任务。

第二十九条 县级以上地方人民政府卫生行政部门应当对公共场所卫生监督实施量化分级管理,促进公共场所自身卫生管理,增强卫生监督信息透明度。

第三十条 县级以上地方人民政府卫生行政部门应当根据卫生监督量化评价的结果确定公共场所的卫生信誉度等级和日常监督频次。

公共场所卫生信誉度等级应当在公共场所醒目位置公示。

第三十一条 县级以上地方人民政府卫生行政部门对公共场所进行监督检查,应当依据有关卫生标准和要求,采取现场卫生监测、采样、查阅和复制文件、询问等方法,有关单位和个人不得拒绝或者隐瞒。

第三十二条 县级以上人民政府卫生行政部门应当加强公共场所卫生监督抽检,并将抽检结果向社会公布。

第三十三条 县级以上地方人民政府卫生行政部门对发生危害健康事故的公共场所,可以依法采取封闭场所、封存相关物品等临时控制措施。

经检验,属于被污染的场所、物品,应当进行消毒或者销毁;对未被污染的场所、物品或者经消毒后可以使用的物品,应当解除控制措施。

第三十四条 开展公共场所卫生检验、检测、评价等业务的技术服务机构,应当具有相应专业技术能力,按照有关卫生标准、规范的要求开展工作,不得出具虚假检验、检测、评价等报告。

技术服务机构的专业技术能力由省、自治区、直辖市人民政府卫生行政部门组织考核。

第四章 法 律 责 任

第三十五条 对未依法取得公共场所卫生许可证擅自营业的,由县级以上地方人民政府卫生行政部门责令限期改正,给予警告,并处以五百元以上五千元以下罚款;有下列情形之一的,处以五千元以上三万元以下罚款:

(一)擅自营业曾受过卫生行政部门处罚的;

(二)擅自营业时间在三个月以上的;

(三)以涂改、转让、倒卖、伪造的卫生许可证擅自营业的。

对涂改、转让、倒卖有效卫生许可证的,由原发证的卫生行政部门予以注销。

第三十六条 公共场所经营者有下列情形之一的,由县级以上地方人民政府卫生行政部门责令限期改正,给予警告,并可处以二千元以下罚款;逾期不改正,造成公共场所卫生质量不符合卫生标准和要求的,处以二千元以上二万元以下罚款;情节严重的,可以依法责令停业整顿,直至吊销卫生许可证：

（一）未按照规定对公共场所的空气、微小气候、水质、采光、照明、噪声、顾客用品用具等进行卫生检测的；

（二）未按照规定对顾客用品用具进行清洗、消毒、保洁，或者重复使用一次性用品用具的。

第三十七条　公共场所经营者有下列情形之一的，由县级以上地方人民政府卫生行政部门责令限期改正；逾期不改的，给予警告，并处以一千元以上一万元以下罚款；对拒绝监督的，处以一万元以上三万元以下罚款；情节严重的，可以依法责令停业整顿，直至吊销卫生许可证：

（一）未按照规定建立卫生管理制度、设立卫生管理部门或者配备专（兼）职卫生管理人员，或者未建立卫生管理档案的；

（二）未按照规定组织从业人员进行相关卫生法律知识和公共场所卫生知识培训，或者安排未经相关卫生法律知识和公共场所卫生知识培训考核的从业人员上岗的；

（三）未按照规定设置与其经营规模、项目相适应的清洗、消毒、保洁、盥洗等设施设备和公共卫生间，或者擅自停止使用、拆除上述设施设备，或者挪作他用的；

（四）未按照规定配备预防控制鼠、蚊、蝇、蟑螂和其他病媒生物的设施设备以及废弃物存放专用设施设备，或者擅自停止使用、拆除预防控制鼠、蚊、蝇、蟑螂和其他病媒生物的设施设备以及废弃物存放专用设施设备的；

（五）未按照规定索取公共卫生用品检验合格证明和其他相关资料的；

（六）未按照规定对公共场所新建、改建、扩建项目办理预防性卫生审查手续的；

（七）公共场所集中空调通风系统未经卫生检测或者评价不合格而投入使用的；

（八）未按照规定公示公共场所卫生许可证、卫生检测结果和卫生信誉度等级的；

（九）未按照规定办理公共场所卫生许可证复核手续的。

第三十八条　公共场所经营者安排未获得有效健康合格证明的从业人员从事直接为顾客服务工作的，由县级以上地方人民政府卫生行政部门责令限期改正，给予警告，并处以五百元以上五千元以下罚款；逾期不改正的，处以五千元以上一万五千元以下罚款。

第三十九条　公共场所经营者对发生的危害健康事故未立即采取处置措施，导致危害扩大，或者隐瞒、缓报、谎报的，由县级以上地方人民政府卫生行政部门处以五千元以上三万元以下罚款；情节严重的，可以依法责令停业整顿,直至吊销卫生许可证。构成犯罪的,依法追究刑事责任。

第四十条 公共场所经营者违反其他卫生法律、行政法规规定,应当给予行政处罚的,按照有关卫生法律、行政法规规定进行处罚。

第四十一条 县级以上人民政府卫生行政部门及其工作人员玩忽职守、滥用职权、收取贿赂的,由有关部门对单位负责人、直接负责的主管人员和其他责任人员依法给予行政处分。构成犯罪的,依法追究刑事责任。

第五章 附 则

第四十二条 本细则下列用语的含义:

集中空调通风系统,指为使房间或者封闭空间空气温度、湿度、洁净度和气流速度等参数达到设定的要求,而对空气进行集中处理、输送、分配的所有设备、管道及附件、仪器仪表的总和。

公共场所危害健康事故,指公共场所内发生的传染病疫情或者因空气质量、水质不符合卫生标准、用品用具或者设施受到污染导致的危害公众健康事故。

第四十三条 本细则自 2011 年 5 月 1 日起实施。卫生部 1991 年 3 月 11 日发布的《公共场所卫生管理条例实施细则》同时废止。

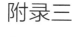

附录三
新冠肺炎流行期间公共场所相关防控指引

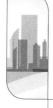

防控指引1

关于印发新冠肺炎流行期间办公场所和公共场所空调通风系统运行管理指南的通知

时间:2020-02-12　来源:疾病预防控制局

肺炎机制综发〔2020〕50号

各省、自治区、直辖市及新疆生产建设兵团应对新型冠状病毒肺炎疫情联防联控机制(领导小组、指挥部):

为指导办公场所和公共场所安全合理使用空调通风系统,阻止疫情蔓延和扩散,现将《新冠肺炎流行期间办公场所和公共场所空调通风系统运行管理指南》印发给你们,请参照执行。

国务院应对新型冠状病毒肺炎疫情联防联控机制综合组

(代　章)

2020年2月12日

新冠肺炎流行期间办公场所和公共场所空调通风系统运行管理指南

一、目的

为保证新冠肺炎流行期间,办公场所和公共场所空调通风系统的安全合理使用,防止因空调通风系统开启而导致新冠肺炎疫情的传播和蔓延,最大限度地保护使用者,特制定本指南。

二、运行要求

(一)当空调通风系统为全空气系统时,应当关闭回风阀,采用全新风方式运行。

(二)当空调通风系统为风机盘管加新风系统时,应当满足下列条件:

1. 应当确保新风直接取自室外,禁止从机房、楼道和天棚吊顶内取风;

2. 保证排风系统正常运行;

3. 对于大进深房间,应当采取措施保证内部区域的通风换气;

4. 新风系统宜全天运行。

(三)当空调通风系统为无新风的风机盘管系统(类似于家庭分体式空调)时,应当开门或开窗,加强空气流通。

三、管理要求

(一)新风采气口及其周围环境必须清洁,确保新风不被污染。

(二)对于人员流动较大的商场、写字楼等场所,不论空调系统使用运行与否,均应当保证室内全面通风换气;并且,每天下班后,新风与排风系统应当继续运行 1h,进行全面通风换气,以保证室内空气清新。

(三)人员密集的场所应当通过开门或开窗的方式增加通风量,同时工作人员应当佩戴口罩。

(四)建议关闭空调通风系统的加湿功能。

(五)加强对风机盘管的凝结水盘、冷却水的清洁消毒。

(六)下水管道、空气处理装置水封、卫生间地漏以及空调机组凝结水排水管等的 U 型管应当定时检查,缺水时及时补水,避免不同楼层间空气掺混。

(七)当场所出现下列情况时应当停止使用空调通风系统:

1. 发现疑似、确诊新型冠状病毒感染的肺炎病例;

2. 集中空调通风系统的类型、供风范围等情况不清楚。

(八)空调通风系统的清洗消毒应当符合下列要求:

1. 空调通风系统的常规清洗消毒应当符合《公共场所集中空调通风系统清洗消毒规范》(WS/T 396-2012)的要求。可使用 250mg/L~500mg/L 含氯(溴)或二氧化氯消毒液,进行喷洒、浸泡或擦拭,作用 10min~30min。对需要消毒的金属部件建议优先选择季铵盐类消毒剂。

2. 当发现新冠肺炎确诊病例和疑似病例时,在疾病预防控制中心的指导下,对空调通风系统进行消毒和清洗处理,经卫生学评价合格后方可重新启用。

防控指引2

关于印发公众科学戴口罩指引（修订版）和夏季空调运行管理与使用指引（修订版）的通知

发布时间：2020-05-21　来源：疾病预防控制局

联防联控机制综发〔2020〕174号

各省、自治区、直辖市及新疆生产建设兵团应对新型冠状病毒肺炎疫情联防联控机制（领导小组、指挥部）：

根据当前常态化疫情防控形势和复工复产复学需要，我们对《公众科学戴口罩指引》《新冠肺炎流行期间办公场所和公共场所空调通风系统运行管理指南》进行了修订调整，形成了《公众科学戴口罩指引（修订版）》和《夏季空调运行管理与使用指引（修订版）》。现印发给你们，请参照执行。

附件：1. 公众科学戴口罩指引（修订版）

　　　2. 夏季空调运行管理与使用指引（修订版）

国务院应对新冠肺炎疫情联防联控机制综合组

2020年5月21日

解读关于《公众科学戴口罩指引（修订版）》《夏季空调运行管理与使用指引（修订版）》

发布时间：2020-05-21　来源：疾病预防控制局

在疫情防控常态化条件下，为科学指导公众科学戴口罩、使用空调，有效落实疫情防控措施、有序推进复工复产复学复课，严防严控聚集性疫情发生，在充分分析研判疫情风险基础上，紧紧围绕"外防输入、内防扩散"的总体防控策略，结合当前夏季来临、天气变热等实际情况，我们组织中国疾控中心环境所、职卫所等单位分别对前期印发的《公众科学戴口罩指引》《新冠肺炎流行期间办公场所和公共场所空调通风系统运行管理指南》进行了修订调整，形成了《公众科学戴口罩指引（修订版）》和《夏季空调运行管理与使用指引（修订版）》。

《公众科学戴口罩指引（修订版）》适用于低风险地区，以降低人群感染风险为目标，对近期疫情防控和复工复产复学中公众如何戴口罩进行了重点细化分类,特别是对公众不同场景下的戴口罩与否进行指导,调整或增加了出入境口岸、工厂企业、学校等重点场所和人群的口罩使用内容,提出了现阶段口罩防护措施。同时强调,中、高风险地区仍参照原版指引实施。

《夏季空调运行管理与使用指引(修订版)》规定了夏季办公场所、公共场所和住宅等集中空调通风系统和分体式空调的运行管理和使用要求,与原版相比,增加了使用过程中的细化技术要求。提出了开启前应检查设备是否正常运行,对开放式冷却塔、空气处理机组、空调滤网等进行清洗、消毒;运行过程中应加强通风换气和空调系统冷凝水和冷却水等易污染区域的卫生管理,定期对冷却塔设备和部件进行清洗、消毒或更换,检查卫生间地漏等 U 型管水封等技术要求。

公众科学戴口罩指引(修订版)

为引导公众科学戴口罩,有效防控新冠肺炎疫情发生,保护公众健康,在前期印发的《公众科学戴口罩指引》基础上,根据当前常态化疫情防控形势和全面复工复产复学复课情况,对指引内容进行了修订调整。本指引只适用于新冠肺炎疫情低风险地区,中、高风险地区仍参照原版指引实施。

一、普通公众

(一)居家

防护建议:无需戴口罩。

(二)户外、公园

防护建议:建议随身备用一次性使用医用口罩或医用外科口罩,保持 1 米以上社交安全距离,无需戴口罩。

(三)交通工具

防护建议:骑车、自驾车时,无需戴口罩;乘坐公交、地铁、长途汽车、火车、轮船、飞机等公共交通工具时,戴一次性使用医用口罩或医用外科口罩。

(四)公共场所

1. 超市、商场、餐厅、展馆 / 博物馆、体育馆 / 健身房等场所

防护建议:公众需随身备用一次性使用医用口罩或医用外科口罩。在无人员聚集、通风良好、保持 1 米以上社交安全距离情况下,无需戴口罩。

2. 剧场、影剧院、地下或相对封闭购物场所、网吧及乘坐厢式电梯等通风不良的公共场所

防护建议:戴一次性使用医用口罩或医用外科口罩。

（五）会议室

防护建议:确保有效通风换气,保持人员 1 米以上社交安全距离情况下,无需戴口罩。

二、特定场所人员

（一）办公场所及厂房车间人员

防护建议:确保有效通风换气,作业岗位工作人员保持 1 米以上安全距离情况下,无需戴口罩。

（二）公共场所服务人员

如商店、公共交通工具、餐馆、食堂、旅馆、单位社区进出口、企业前台等场所工作服务人员。

防护建议:戴一次性使用医用口罩或医用外科口罩。

（三）校园内人员

1. 托幼机构人员。防护建议:因幼儿特殊生理特征,不建议戴口罩。托幼机构教师、值守人员、清洁人员及食堂等工作人员,戴一次性使用医用口罩或医用外科口罩。

2. 中小学校人员。防护建议:需随身备用一次性使用医用口罩或医用外科口罩。在校园内,学生和授课老师无需戴口罩;学校进出值守人员、清洁人员及食堂工作人员等服务人员,戴一次性使用医用口罩或医用外科口罩。

3. 大中院校人员。防护建议:确保有效通风换气、保持 1m 以上安全距离情况下,教职员工和学生无需戴口罩;在封闭、人员密集或与他人近距离接触(小于等于 1 米)时,需戴口罩;学校进出值守人员、清洁人员及食堂工作人员等服务人员,戴一次性使用医用口罩或医用外科口罩。

（四）医院就诊、探视或陪护人员

防护建议:戴一次性使用医用口罩或医用外科口罩。

（五）养老院、福利院、监狱和精神卫生机构人员

防护建议:此类机构内人员无需戴口罩;外来人员、提供服务的工作人员戴一次性使用医用口罩或医用外科口罩。

三、重点人员

（一）新冠肺炎疑似病例、确诊病例和无症状感染者;新冠肺炎密切接触者;入境人员（从入境开始到隔离结束）

防护建议:戴医用外科口罩或无呼气阀符合 KN95/N95 及以上级别的防护口罩。

（二）居家隔离人员

防护建议:戴一次性使用医用口罩或医用外科口罩,独处时可不戴

口罩。

（三）发热、咳嗽等症状人员

防护建议：戴医用外科口罩或无呼吸阀符合 KN95/N95 级别或以上级别的防护口罩。

（四）严重心肺疾病患者和婴幼儿

防护建议：严重心肺疾病患者，在医生指导下戴口罩。3 岁以下婴幼儿，不戴口罩。

四、职业暴露人员

（一）出入境口岸工作人员

防护建议：戴医用外科口罩或符合 KN95/N95 防护口罩。

（二）为隔离人员提供服务的司机、定点隔离酒店服务人员、保安、清洁人员等人员

防护建议：戴医用外科口罩或符合 KN95/N95 防护口罩。

（三）普通门诊、急诊、病房等医务人员

防护建议：戴医用外科口罩或以上级别口罩。

（四）指定医疗机构发热门诊的医务人员；在新冠肺炎确诊病例、疑似病例患者的病房、ICU 工作的人员；流行病学调查、实验室检测、环境消毒人员；转运确诊和疑似病例人员

防护建议：戴医用防护口罩。

（五）从事呼吸道标本采集的操作人员；进行新冠肺炎患者气管切开、气管插管、气管镜检查、吸痰、心肺复苏操作，或肺移植手术、病理解剖的工作人员

防护建议：头罩式（或全面型）动力送风过滤式呼吸防护器，或半面型动力送风过滤式呼吸防护器加戴护目镜或全面屏；两种呼吸防护器均需选用 P100 防颗粒物过滤元件，过滤元件不可重复使用，防护器具消毒后使用。

五、使用注意事项

（一）注意卫生，佩戴前、脱除后应做好手部卫生。

（二）需重复使用的口罩，使用后悬挂于清洁、干燥的通风处。

（三）备用口罩建议存放在原包装袋，如非独立包装可存放在一次性使用食品袋中，并确保其不变形。

（四）如佩戴口罩感觉胸闷、气短等不适时，应立即前往户外开放场所，摘除口罩。

（五）废气口罩归为其他垃圾进行处理，医疗卫生机构、人员密集场所工作人员或其他可疑污染的废弃口罩，需单独存放，并按有害垃圾进行处理。

夏季空调运行管理与使用指引(修订版)

为科学指导、规范办公场所、公共场所和住宅等空调的运行管理和使用,有效降低新冠肺炎传播风险,特制定本指引。

一、适用范围

本指引适用于夏季办公场所、公共场所和住宅等集中空调通风系统(包括全空气空调系统、风机盘管加新风系统、无新风的风机盘管系统、多联机系统)和分体式空调。

二、全空气空调系统

(一)开启前准备

1. 掌握新风来源和供风范围等,加强人员培训。

2. 应检查过滤器、表冷器、加热(湿)器等设备是否正常运行。对开放式冷却塔、空气处理机组等进行清洗、消毒,有条件时对风管进行清洗。首选由专业机构对空调系统进行清洗、消毒。有条件时应对送风卫生质量进行检测,检测结果应符合《公共场所集中空调通风系统卫生管理规范》(WS 394—2012)等国家标准规范要求。

3. 保持新风采气口及其周围环境清洁,新风不被污染。

4. 新风采气口与排气口要保持一定距离,避免短路。

(二)运行中的管理与维护

1. 中高风险地区应关闭回风。如在回风口(管路)或空调箱使用中高效及以上级别过滤装置,或安装有效的消毒装置,可关小回风。

2. 室内温度调节建议不低于 26 摄氏度。如能满足室内温度调节需求,建议空调运行时门窗不要完全闭合。

3. 人员密集的场所使用空调系统时,要加强室内空气流动,可优先开窗、开门或开启换风扇等换气装置,或者空调每运行 2~3 小时须通风换气约 20~30 分钟。

4. 对于人员流动较大的商场、写字楼、地下车库等场所应加强通风换气;并且每天营业结束后,空调系统新风与排风系统应继续运行一段时间。

5. 加强对空气处理机组和风机盘管等冷凝水、冷却塔冷却水的卫生管理。

6. 对运行的空调系统的过滤器、风口、空气处理机组、表冷器、加热(湿)器、冷凝水盘等设备和部件进行定期清洗、消毒或更换。

7. 下水管道、空气处理装置水封、卫生间地漏以及空调机组凝结水排水管等的 U 型管应定时检查,缺水时及时补水。

三、风机盘管加新风系统

（一）开启前准备

1. 掌握新风来源和供风范围等。

2. 应检查过滤器、表冷器、加热（湿）器、风机盘管等设备是否正常运行。对开放式冷却塔、空气处理机组、冷凝水盘等进行清洗、消毒，有条件时对风管进行清洗。空调系统的清洗、消毒首选由专业机构进行作业。

3. 保证新风直接取自室外，禁止从机房、楼道和天棚吊顶内取风。保证新风采气口及其周围环境清洁，新风不被污染。

4. 新风系统宜全天运行。

5. 新风采气口与排气口要保持一定距离，避免短路。

6. 保证排风系统正常运行。

7. 对于大进深房间，应采取措施保证内部区域的通风换气；如新风量不足［低于 $30m^3/(h\cdot人)$ 国家标准要求)］，则应降低人员密度。

（二）运行中的管理与维护

1. 室内温度调节建议不低于 26 摄氏度。如能满足室内热舒适性，建议空调运行时开门或开窗。

2. 加强人员流动较大的商场、写字楼、地下车库等场所的通风换气；并且每天营业结束后，空调系统应继续运行一段时间。

3. 增加人员密集的场所的通风换气频次，在空调系统使用时，可开窗、开门或开启换风扇等换气装置，或者每运行2~3小时通风换气约20~30分钟。

4. 加强空调系统冷凝水和冷却水等易污染区域的卫生管理。

5. 应定期对运行的空调系统的冷却塔、空气处理机组、送风口、冷凝水盘等设备和部件进行清洗、消毒或更换。

6. 加强对下水管道、空气处理装置水封、卫生间地漏等的 U 型管检查，及时补水，防止不同楼层空气掺混。

四、分体式空调

（一）开启前准备

1. 断开空调机电源。

2. 用不滴水的湿布擦拭空调机外壳上的灰尘。

3. 按空调使用说明打开盖板，取下过滤网，用自来水将过滤网上的积尘冲洗干净，晾干或干布抹干。

4. 装好过滤网，合上盖板。

5. 合上电源，然后开启空调制冷模式，检查空调能否正常运行。

（二）运行中的管理与维护

1. 每天使用分体空调前，应先打开门窗通风20~30分钟，再开启空调、建议调至最大风量运行 5~10 分钟以上才能关闭门窗；分体空调关机后，打开门窗，通风换气。

2. 长时间使用分体空调、人员密集的区域（如会议室），空调每运行 2~3 小时须通风换气约 20~30 分钟。

3. 室内温度调节建议不低于 26 摄氏度。如能满足室内温度调节需求，建议空调运行时门窗不要完全闭合。

五、无新风的风机盘管系统或多联机（VRV）系统

相关运行管理要求，参照分体式空调。

六、空调系统的停止使用

当场所发现新冠肺炎确诊病例和疑似病例时，应采取以下措施：

1. 立即关停确诊例和疑似病例活动区域对应的集中空调通风系统。

2. 在当地疾控部门的指导下，立即对上述区域内的集中空调通风系统进行强制消毒、清洗，经卫生学检验、评价合格后方可重新启用。

3. 集中空调通风系统的清洗消毒应符合《公共场所集中空调通风系统清洗消毒规范》（WS 396—2012）的要求。

防控指引 3

新冠肺炎疫情期间办公场所和公共场所空调通风系统运行管理卫生规范（WS 696—2020）

1　范围

本标准规定了新冠肺炎疫情期间空调通风系统的卫生质量要求、运行管理要求以及日常检查与监测要求。

本标准适用于新冠肺炎疫情期间办公场所和公共场所的空调通风系统的卫生管理，其他传染病流行期间可参照执行。

2　规范性引用文件

下列文件对于本文件的应用是必不可少的。凡是注日期的引用文件，仅注日期的版本适用于本文件。凡是不注日期的引用文件，其最新版本（包括所有的修改单）适用于本文件。

GB/T 18204.5 公共场所卫生检验方法　第 5 部分：集中空调通风系统

GB 37488 公共场所卫生指标及限值要求

GB 50365 空调通风系统运行管理标准

GB 50736 民用建筑供暖通风与空气调节设计规范

WS 394 公共场所集中空调通风系统卫生规范

WS/T 395 公共场所集中空调通风系统卫生学评价规范

WS/T 396 公共场所集中空调通风系统清洗消毒规范

3　术语和定义

下列术语和定义适用于本文件。

3.1　办公场所 office buildings

供机关、团体和企事业单位办理行政事务和从事各类业务活动的建筑物。

3.2　低、中、高风险地区 low-, medium-, and high-risk regions

以县(市、区、旗)为单位,依据人口、发病情况综合研判,科学划分的疫情风险等级。

3.3　空调通风系统 air conditioning ventilation system

以空气调节和通风为目的,对工作介质进行集中处理、输送、分配,并控制其参数的所有设备、管道及附件、仪器仪表的总和。

3.4　全空气空调系统 all-air air conditioning system

空气调节区的室内负荷全部由经过加热或冷却处理的空气来负担的空调系统。

3.5　风机盘管加新风系统 fan coil system with fresh air

空气和水共同来承担空调房间冷、热负荷的系统,除了向房间内送入经处理的室外空气外,还在房间内设有以水作介质的末端设备对室内空气进行冷却或加热。

3.6　无新风的风机盘管系统 fan coil system without fresh air

风机推动室内空气流动,末端设备对室内空气进行冷却或加热,使室内空气温度降低或升高,以满足人们的舒适性要求。

3.7　多联机空调 multi-connected air conditioning system

由一台或数台风冷室外机连接数台不同或相同型式、容量的直接蒸发式室内机构成的单一制冷循环系统,它可以向一个或数个区域直接提供处理后的室内空气。

3.8　分体式空调 split air conditioner

由室内机和室外机组成,分别安装在室内和室外,中间通过管路和电线连接。

3.9　新风量 air change flow

单位时间内由空调通风系统进入室内的室外空气的量,单位为 $m^3/(h \cdot 人)$。

4　卫生质量要求

4.1　公共场所空调通风系统的卫生质量应符合 WS 394 的要求。

4.2 公共场所空调通风系统的新风量应符合 GB 37488 的要求。

5　运行管理要求

5.1　空气空调系统

5.1.1　开启前准备

5.1.1.1 应掌握新风来源和供风范围等。当空调通风系统的类型、供风范围等情况不清楚时,应暂时关闭空调系统。

5.1.1.2 应检查过滤器、表冷器、加热(湿)器等设备是否正常运行,风管内表面是否清洁。应对开放式冷却塔、空气处理机组等设备和部件进行清洗、消毒或者更换。应对风管内表面和送风卫生质量进行检测,合格后方可运行。

5.1.1.3 应保持新风口及其周围环境清洁,新风不被污染。

5.1.1.4 应对新风口和排风口的短路问题或偶发气象条件下的短路隐患进行排查。如短期内无法进行物理位置整改,应关闭空调通风系统。

5.1.1.5 寒冷地区冬季开启新风系统之前,应确保机组的防冻保护功能安全可靠。

5.1.2　运行中的管理与维护

5.1.2.1 低风险地区应以最大新风量运行,并尽量关小回风;中、高风险地区应关闭回风,如在回风口(管路)或空调箱使用中高效及以上级别过滤装置,或安装有效的消毒装置,可关小回风。如具有混风结构,开启前应关闭系统的混风组件,停止混风模式。

5.1.2.2 人员密集的场所使用空调通风系统时,应加强室内空气流动;应开窗、开门或开启换风扇等换气装置,或者在空调每运行 2h~3h 自然通风 20min~30min。

5.1.2.3 对于人员流动较大的商场、写字楼等场所应加强通风换气;每天营业开始前或结束后,空调通风系统新风与排风系统应提前运行或延迟关闭 1h。

5.1.2.4 应加强对空气处理机组和风机盘管等冷凝水、冷却塔冷却水的卫生管理。

5.1.2.5 应每周对运行的空调通风系统的过滤器、风口、空气处理机组、表冷器、加热(湿)器、冷凝水盘等设备和部件进行清洗、消毒或更换。

5.1.2.6 应每周检查下水管道、空气处理装置、卫生间地漏以及空调机组凝结水排水管等的 U 型管水封,缺水时及时补水。

5.2　风机盘管加新风系统

5.2.1　开启前准备

5.2.1.1 应暂时关闭空调类型、新风来源或供风范围等不清楚的空调通风系统。

5.2.1.2　应检查过滤器、表冷器、加热(湿)器、风机盘管等设备是否正常运行。对开放式冷却塔、空气处理机组、冷凝水盘等设备和部件进行清洗、消毒或者更换。应对风管内表面和送风卫生质量进行检测,合格后方可运行。

5.2.1.3　应保证新风直接取自室外,禁止从机房、楼道和天棚吊顶内取风。应保证新风口及其周围环境清洁,新风不被污染。

5.2.1.4　新风系统应在场所启用前 1h 开启。

5.2.1.5　应对新风口和排风口的短路问题或偶发气象条件下的短路隐患进行排查。如短期内无法进行物理位置整改,应关闭空调通风系统。

5.2.1.6　应保证排风系统正常运行。

5.2.1.7　对于进深≥14m 的房间,应采取措施保证内部区域的通风换气;如新风量不足,低于 $30m^3/(h\cdot 人)$ 国家标准要求,应降低人员密度。

5.2.1.8　寒冷地区冬季开启新风系统之前,应确保机组的防冻保护功能安全可靠。

5.2.2　运行中的管理与维护

5.2.2.1　应加强人员流动较大的公共场所的通风换气;每天营业开始前或结束后,应提前开启或推迟关闭空调系统 1h。

5.2.2.2　应增加人员密集办公场所的通风换气频次,在空调通风系统使用时,应开窗、开门或开启换风扇等换气装置,或者空调每运行 2h~3h 自然通风 20min~30min。

5.2.2.3　应加强对空调通风系统冷凝水和冷却水等的卫生管理。

5.2.2.4　应每周对运行的空调通风系统冷却塔、空气处理机组、送风口、冷凝水盘等设备和部件进行清洗、消毒或更换。

5.2.2.5　应每周检查下水管道、空气处理装置、卫生间地漏等的 U 型管的水封,及时补水,防止不同楼层空气掺混。

5.3　分体式空调

5.3.1　开启前准备

用清水清洗空调室内机过滤网,有条件时应对空调散热器进行清洗消毒。

5.3.2　运行中的管理与维护

5.3.2.1　每日使用分体式空调前,应先打开门窗通风 20min~30min,再开启空调,调至最大风量运行至少 5min 后关闭门窗;分体式空调关机后,打开门窗通风换气。

5.3.2.2　长时间使用分体式空调、人员密集的办公场所,应空调每运行

2h~3h 通风换气 20min~30min。

5.4 无新风的风机盘管系统或多联机系统

5.4.1 开启前准备。应核查无新风风机盘管系统或多联机系统的每个独立温控空间,其送、回风是否具有封闭的风管与表冷器连接,避免从连通吊顶内取回风。无新风的风机盘管系统或多联机系统的清洗消毒应符合5.3.1 的要求。

5.4.2 运行中的管理与维护应符合 5.3.2 的要求。

5.5 其他运行管理要求

空调通风系统还应满足 GB 50365 和 GB 50736 等现行国家标准的要求。

5.6 空调系统的停止使用

出现新冠肺炎确诊病例、疑似病例或无症状感染者时,应采取以下措施:

a) 立即关停确诊病例、疑似病例或无症状感染者活动区域对应的空调通风系统;

b) 在当地疾病预防控制机构的指导下,立即对上述区域内的空调通风系统进行消毒、清洗,经卫生学检验、评价合格后方可重新启用。

5.7 空调系统的卫生学评价、清洗消毒

公共场所空调通风系统卫生学评价、清洗消毒应符合 WS/T 395 和 WS/T 396 的要求,办公场所空调通风系统卫生学评价、清洗消毒可参照 WS/T 395 和 WS/T 396 的要求执行。

6 日常检查与卫生监测

6.1 日常检查

6.1.1 收集空调通风系统基本情况资料,包括空调通风系统类型、供风区域、设计参数、冷却塔数量、消毒方式等。

6.1.2 检查卫生管理制度和卫生管理档案完整性。

6.1.3 新风口是否设置防护网和初效过滤器,是否远离建筑物的排风口、开放式冷却塔和其他污染源。

6.1.4 送风口和回风口是否设置防鼠装置,并定期清洗,保持风口表面清洁。

6.1.5 机组是否有应急关闭回风和新风的装置、控制空调系统分区域运行的装置等,并且能够正常运行。空气处理机组、送风管、回风管、新风管、过滤网、过滤器、净化器、风口、表冷器、加热(湿)器、冷凝水盘等是否按要求清洗并保持洁净。

6.1.6 空气处理机房内是否清洁、干燥,是否存放无关物品。

6.1.7 空调系统冷却水、冷凝水、新风量、送风、风管内表面等卫生质量检测报告。

6.2　卫生监测

6.2.1　公共场所空调通风系统的卫生监测指标和结果判定应符合 WS 394 的要求,办公场所空调通风系统卫生监测指标和结果判定可参照 WS 394 的要求执行。

6.2.2　公共场所空调通风系统的卫生检验方法应符合 GB/T 18204.5 的要求,办公场所空调通风系统卫生检验方法可参照 GB/T 18204.5 的要求执行。

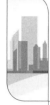

附录四
消毒剂使用指南

国卫办监督函〔2020〕147 号

各省、自治区、直辖市及新疆生产建设兵团卫生健康委，中国疾病预防控制中心：

为科学指导公众正确使用消毒剂，充分发挥消毒剂在新冠肺炎疫情防控中的有效作用，我们组织消毒标准专业委员会编制了《消毒剂使用指南》。现印发你们，请参照执。

国家卫生健康委办公厅
2020 年 2 月 18 日

消毒剂使用指南

2020 年 2 月

前　言

新型冠状病毒属于 β 属冠状病毒，基因特征与 SARSr-CoV 和 MERSr-CoV 有明显区别。目前尚无新型冠状病毒抗力的直接资料，基于以往对冠状病毒的了解，所有经典消毒方法应都能杀灭冠状病毒。2003 年 SARS 疫情暴发时，WHO 在相关指引中仅提到紫外线对冠状病毒杀灭效果差；针对本次新型冠状病毒，仅提出氯己定对其无效。

消毒剂是用于杀灭传播媒介上的微生物使其达消毒或灭菌要求的制剂。按有效成分可分为醇类消毒剂、含氯消毒剂、含碘消毒剂、过氧化物类消毒剂、胍类消毒剂、酚类消毒剂、季铵盐类消毒剂等；按用途可分为物体表面消毒剂、医疗器械消毒剂、空气消毒剂、手消毒剂、皮肤消毒剂、黏膜消毒剂、疫源地消毒剂等;按杀灭微生物能力可分为高水平消毒剂、中水平消毒剂和低水平消毒剂。

新型冠状病毒肺炎疫情防控期间,应合理使用消毒剂,遵循"五加强七不宜",真正做到切断传播途径,控制传染病流行。"五加强":隔离病区、病人住所进行随时消毒和终末消毒;医院、机场、车站等人员密集场所的环境物体表面增加消毒频次;高频接触的门把手、电梯按钮等加强清洁消毒;垃圾、粪便和污水进行收集和无害化处理;做好个人手卫生。"七不宜":不宜对室外环境开展大规模的消毒;不宜对外环境进行空气消毒;不宜直接使用消毒剂(粉)对人员进行消毒;不宜对水塘、水库、人工湖等环境中投加消毒剂(粉)进行消毒;不得在有人条件下对空气(空间)使用化学消毒剂消毒;不宜用戊二醛对环境进行擦拭和喷雾消毒;不宜使用高浓度的含氯消毒剂(有效氯浓度大于 1 000mg/L)做预防性消毒。

1 醇类消毒剂

1.1 有效成分

乙醇含量为 70%~80%(v/v),含醇手消毒剂 >60%(v/v),复配产品可依据产品说明书。

1.2 应用范围

主要用于手和皮肤消毒,也可用于较小物体表面的消毒。

1.3 使用方法

卫生手消毒:均匀喷雾手部或涂擦揉搓手部 1~2 遍,作用 1min。

外科手消毒:擦拭 2 遍,作用 3min。

皮肤消毒:涂擦皮肤表面 2 遍,作用 3min。

较小物体表面消毒:擦拭物体表面 2 遍,作用 3min。

1.4 注意事项

如单一使用乙醇进行手消毒,建议消毒后使用护手霜。

外用消毒液,不得口服,置于儿童不易触及处。

易燃,远离火源。

对酒精过敏者慎用。

避光,置于阴凉、干燥、通风处密封保存。

不宜用于脂溶性物体表面的消毒,不可用于空气消毒。

2 含氯消毒剂

2.1 有效成分

以有效氯计,含量以 mg/L 或 % 表示,漂白粉≥20%,二氯异氰尿酸钠≥55%,84 消毒液依据产品说明书,常见为 2%~5%。

2.2　应用范围

适用于物体表面、织物等污染物品以及水、果蔬和食饮具等的消毒。

次氯酸消毒剂除上述用途外,还可用于室内空气、二次供水设备设施表面、手、皮肤和黏膜的消毒。

2.3　使用方法

物体表面消毒时,使用浓度 500mg/L;疫源地消毒时,物体表面使用浓度 1 000mg/L,有明显污染物时,使用浓度 10 000mg/L;室内空气和水等其他消毒时,依据产品说明书。

2.4　注意事项

外用消毒剂,不得口服,置于儿童不易触及处。

配制和分装高浓度消毒液时,应戴口罩和手套;使用时应戴手套,避免接触皮肤。如不慎溅入眼睛,应立即用水冲洗,严重者应就医。

对金属有腐蚀作用,对织物有漂白、褪色作用。金属和有色织物慎用。

强氧化剂,不得与易燃物接触,应远离火源。

置于阴凉、干燥处密封保存,不得与还原物质共储共运。

包装应标示相应的安全警示标志。

依照具体产品说明书注明的使用范围、使用方法、有效期和安全性检测结果使用。

3　二氧化氯消毒剂

3.1　有效成分

活化后二氧化氯含量≥2 000mg/L,无需活化产品依据产品说明书。

3.2　应用范围

适用于水(饮用水、医院污水)、物体表面、食饮具、食品加工工具和设备、瓜果蔬菜、医疗器械(含内镜)和空气的消毒处理。

3.3　使用方法

物体表面消毒时,使用浓度 50mg/L~100mg/L,作用 10min~15min;生活饮用水消毒时,使用浓度 1mg/L~2mg/L,作用 15min~30min;医院污水消毒时,使用浓度 20mg/L~40mg/L,作用 30min~60min;室内空气消毒时,依据产品说明书。

3.4　注意事项

外用消毒剂,不得口服,置于儿童不易触及处。

不宜与其他消毒剂、碱或有机物混用。

本品有漂白作用;对金属有腐蚀性。

使用时应戴手套,避免高浓度消毒剂接触皮肤和吸入呼吸道,如不慎溅入眼睛,应立即用水冲洗,严重者应就医。

4　过氧化物类消毒剂

4.1　有效成分

过氧化氢消毒剂:过氧化氢(以 H_2O_2 计)质量分数 3%~6%。

过氧乙酸消毒剂:过氧乙酸(以 $C_2H_4O_3$ 计)质量分数 15%~21%。

4.2　应用范围

适用于物体表面、室内空气消毒、皮肤伤口消毒、耐腐蚀医疗器械的消毒。

4.3　使用方法

物体表面:0.1%~0.2% 过氧乙酸或 3% 过氧化氢,喷洒或浸泡消毒作用时间 30min,然后用清水冲洗去除残留消毒剂。

室内空气消毒:0.2% 过氧乙酸或 3% 过氧化氢,用气溶胶喷雾方法,用量按 $10ml/m^3$~$20ml/m^3$($1g/m^3$)计算,消毒作用 60min 后通风换气;也可使用 15% 过氧乙酸加热熏蒸,用量按 $7ml/m^3$ 计算,熏蒸作用 1~2h 后通风换气。

皮肤伤口消毒:3% 过氧化氢消毒液,直接冲洗皮肤表面,作用 3~5min。

医疗器械消毒:耐腐蚀医疗器械的高水平消毒,6% 过氧化氢浸泡作用 120min,或 0.5% 过氧乙酸冲洗作用 10min,消毒结束后应使用无菌水冲洗去除残留消毒剂。

4.4　注意事项

液体过氧化物类消毒剂有腐蚀性,对眼睛、黏膜和皮肤有刺激性,有灼伤危险,若不慎接触,应用大量水冲洗并及时就医。

在实施消毒作业时,应佩戴个人防护用具。

如出现容器破裂或渗漏现象,应用大量水冲洗,或用沙子、惰性吸收剂吸收残液,并采取相应的安全防护措施。

易燃易爆,遇明火、高热会引起燃烧爆炸,与还原剂接触,遇金属粉末有燃烧爆炸危险。

5　含碘消毒剂

5.1　有效成分

碘酊:有效碘 18g/L~22g/L,乙醇 40%~50%。

碘伏:有效碘 2g/L~10g/L。

5.2　应用范围

碘酊:适用于手术部位、注射和穿刺部位皮肤及新生儿脐带部位皮肤消毒,不适用于黏膜和敏感部位皮肤消毒。

碘伏:适用于外科手及前臂消毒,黏膜冲洗消毒等。

5.3　使用方法

碘酊:用无菌棉拭或无菌纱布蘸取本品,在消毒部位皮肤进行擦拭 2 遍以上,再用棉拭或无菌纱布蘸取 75% 医用乙醇擦拭脱碘。使用有效碘

18mg/L~22mg/L,作用时间 1~3min。

碘伏:

外科术前手及前臂消毒:在常规刷手基础上,用无菌纱布蘸取使用浓度碘伏均匀擦拭从手指尖擦至前臂部位和上臂下 1/3 部位皮肤;或直接用无菌刷蘸取使用浓度碘伏从手指尖刷手至前臂和上臂下 1/3 部位皮肤,然后擦干。使用有效碘 2g/L~10g/L,作用时间 3min~5min。

黏膜冲洗消毒:含有效碘 250mg/L~500mg/L 的碘伏稀释液直接对消毒部位冲洗或擦拭。

5.4 注意事项

外用消毒液,禁止口服。

置于儿童不易触及处。

对碘过敏者慎用。

密封、避光,置于阴凉通风处保存。

6 含溴消毒剂

6.1 有效成分

溴氯 -5,5- 二甲基乙内酰脲,质量分数 92%~95%,有效卤素(以 Cl 计)质量分数 54%~56%。

1,3- 二溴 -5,5- 二甲基乙内酰脲,质量分数 96%~99%,有效溴(以 Br 计)质量分数 107%~111%。

6.2 应用范围

适用于物体表面的消毒。

6.3 使用方法

物体表面消毒常用浸泡、擦拭或喷洒等方法。溴氯 -5,5- 二甲基乙内酰脲总有效卤素 200mg/L~400mg/L,作用 15min~20min;1,3- 二溴 -5,5- 二甲基乙内酰脲有效溴 400mg/L~500mg/L,作用 10min~20min。

6.4 注意事项

含溴消毒剂为外用品,不得口服。本品属强氧化剂,与易燃物接触可引发无明火自燃,应远离易燃物及火源。禁止与还原物共贮共运,以防爆炸。未加入防腐蚀剂的产品对金属有腐蚀性。对有色织物有漂白褪色作用。

本品有刺激性气味,对眼睛、黏膜、皮肤有灼伤危险,严禁与人体接触。如不慎接触,则应及时用大量水冲洗,严重时送医院治疗。操作人员应佩戴防护眼镜、橡胶手套等劳动防护用品。

7 酚类消毒剂

7.1 有效成分

依据产品说明书。

7.2 应用范围

适用于物体表面和织物等消毒。

7.3 使用方法

物体表面和织物用有效成分1 000mg/L~2 000mg/L擦拭消毒15min~30min。

7.4 注意事项

苯酚、甲酚对人体有毒性,在对环境和物体表面进行消毒处理时,应做好个人防护,如有高浓度溶液接触到皮肤,可用乙醇擦去或大量清水冲洗。

消毒结束后,应对所处理的物体表面、织物等对象用清水进行擦拭或洗涤,去除残留的消毒剂。

不能用于细菌芽孢污染物品的消毒,不能用于医疗器械的高中水平消毒,苯酚、甲酚为主要杀菌成分的消毒剂不适用于皮肤、黏膜消毒。

8 季铵盐类消毒剂

8.1 有效成分

依据产品说明书。

8.2 应用范围

适用于环境与物体表面(包括纤维与织物)的消毒。

适用于卫生手消毒,与醇复配的消毒剂可用于外科手消毒。

8.3 使用方法

物体表面消毒:无明显污染物时,使用浓度1 000mg/L;有明显污染物时,使用浓度2 000mg/L。

卫生手消毒:清洁时使用浓度1 000mg/L,污染时使用浓度2 000mg/L。

8.4 注意事项

外用消毒剂,不得口服。置于儿童不易触及处。

避免接触有机物和拮抗物。不能与肥皂或其他阴离子洗涤剂同用,也不能与碘或过氧化物(如高锰酸钾、过氧化氢、磺胺粉等)同用。

9 参考文献

[1]《乙醇消毒剂卫生标准》(GB 26373—2010)

[2]《含氯消毒剂卫生要求》(GB/T 36758—2018)

[3]《二氧化氯消毒剂卫生标准》(GB 26366—2010)

[4]《过氧化物类消毒剂卫生标准》(GB 26371—2010)

[5]《含碘消毒剂卫生标准》(GB 26368—2010)

[6]《含溴消毒剂卫生标准》(GB 26370—2010)

[7]《酚类消毒剂卫生要求》(GB 27947—2011)

[8]《季铵盐类消毒剂卫生标准》(GB 26369—2010)

[9]《疫源地消毒剂卫生要求》(GB 27953—2011)

[10]《普通物体表面消毒剂的卫生要求》(GB 27952—2011)

参考文献

［1］吕海琴．健康教育与健康促进．北京：北京医科大学出版社，中国协和大学出版社，1999.

［2］World Health Organization. Division of health promotion, education and communications health education and health promotion unit. Health Promotion Glossary. Geneva：WHO, 1998.

［3］聂静虹．健康传播学．广州：中山大学出版社，2019.

［4］国家卫生计生委卫生和计划生育监督中心．卫生监督现场快速检测技术指南．北京：中国质检出版社，2015.

［5］卫生监督培训系列教材：公共场所卫生分册．北京：工商出版社，1999.

［6］李滟滟，郭亚菲，刘凡．公共场所空气质量卫生标准的探讨［J］．环境与健康杂志［J］，2008，25（9）：830-831.

［7］Committee on the Medical Effects of Air Pollutants. Guidance on the effects on health of indoorair Pollutants. Department of Health, 2004.

［8］Ministry of Environment. Guidelines for good indoor air quality in office premises. Singapore, 1996.

［9］Decree of the Ministry of Environment on the indoor Climateand ventilation of building. Indoor climate and ventilation Of building. Ministry Of the Enviornment Housing and Building Department, 2003.

［10］室内空气质素管理小组．办公室及公众场所室内空气质素管理指引．香港特别行政区政府，2003.

［11］World Health Organization. WHO guidelines for indoor air quality：selected pollutants. Geneva：WHO, 2010.

［12］吕阳，胡光耀．集中式空调系统生物污染特征、标准规范及防控技术综述［J］．建筑科学，2016，32（6）：151-157.

［13］杨博，刘凡，张宝莹．深圳、沈阳两市健康服务业相关场所环境卫生状况调查［J］．中国卫生监督杂志，2017，24（1）：52-56.

［14］陈卫中，楼晓明，任丽华，等．2011年浙江省公共场所集中空调通风系统污染状况分析［J］．中国卫生检验杂志，2012，22（10）：2477-2480.

［15］张丽霞,张宝堂,刘凡.公共场所集中空调卫生管理现状及其冷却水嗜肺军团菌污染状况调查[J].环境与健康,2010,27(3):208-210.

［16］张宝莹,刘凡,白雪涛,等.2009年-2014年五地区公共场所嗜肺军团菌环境污染现况调查[J].中国卫生检验杂志,2016,26(19):2841-2843.

［17］吴忠标,赵伟荣.室内空气污染及净化技术.北京:化学工业出版社,2004.

［18］赵雪芳,吴晓川,黄金娥.中央空调导致105例群体性皮肤过敏事件的控制与管理[J].中国感染控制杂志,2008,7(1):20-22.

［19］樊新颖,陈滨,陈宇,等.我国现行标准中室内环境主要指标依据来源探讨[J].建筑科学,2018,34(2):140-145.

［20］李莉,孙波,程义斌,等.《公共场所卫生管理条例》实施效果调查与问题分析[J].中国卫生监督杂志,2019,26(06):568-576.

［21］谭和平,钱杉杉,孙登峰,等.室内环境中有害有机物污染现状及标准研究[J].中国测试,2015,41(1):1-5.

［22］唐丽莉.民用建筑工程室内环境污染的危害分析[J].建材与装饰,2016,05:190-191.

［23］范慧祺,杨志坚.室内空气污染及治理研究概述[J].上海环境科学,2019,38(6):243-246.

［24］刘俊杰.公共场所发生一氧化碳中毒事故的思考[J].世界最新医学信息文摘,2015,15(68):245-246.

［25］吴永兵,张莉,袁海艳,等.一起酒店会议室CO中毒事件调查[J].环境与健康杂志,2017,34(10):910-911.

［26］陈春静,唐彦钊,张景山,等.南京青奥会期间公共场所和生活饮用水的风险评估[J].环境与职业医学,2015,32(7):642-645.

［27］章乐怡,陈仁裕,李毅,等.室内游泳池水中各种病原菌的研究[J].中国卫生检验杂志,2008,18(2):335-337.

［28］倪朝荣,张晓铭,孙宝昌,等.一起游泳池腺病毒感染暴发疫情的流行病学调查[J].中国公共卫生管理,2018,34(6):845-848.

［29］钱小朋,唐小燕.一起火锅店造成就餐者一氧化碳中毒案件的分析与思考[J].中国卫生监督杂志,2015,22(2):191-193.

［30］梁晓军,张建新,宋文磊.一起公共场所急性一氧化碳中毒的调查报告[J].职业与健康,2013,29(5):615-616.

［31］中华预防医学会新型冠状病毒肺炎防控专家组.新型冠状病毒肺炎流行病学特征的最新认识[J].中华流行病学杂志,2020,41(2):139-144.DOI:10.3760/cma.j.issn.0254-6450.2020.02.002.

［32］中华人民共和国卫生部卫生监督司.预防性卫生监督指南.北京:中国医药科技出版社,1993.

［33］中华人民共和国卫生部卫生监督司.预防性卫生监督建筑识图.北京:中国环境科学出版社,1997.

［34］金腊华,邓家泉,吴小明.环境评价方法与实践.北京:化学工业出版社,2005.

［35］杨乐华.建设项目职业病危害因素识别.北京:化学工业出版社,2006.

［36］苏志.建设项目职业病危害评价.北京:中国人口出版社,2003.

［37］吴世达,仲伟鉴.建设项目卫生学评价.北京:化学工业出版社,2009.

［38］卫生部卫生监督局,中国疾病预防控制中心环境与健康相关产品安全所.集中空调污染与健康危害控制.北京:中国标准出版社,2006:1.

［39］罗建波,刘礼平.公共卫生检验抽采样技术.广州:中山大学出版社,2003.

［40］张建鹏,潘尚霞,邓峰.广东省某市地铁六号线工程建设项目卫生学预评价[J].预防医学论坛,2007,13(12):1069-1071.

［41］张建鹏,潘尚霞,陈炳耀,等.南方某市轨道交通四号线工程建设项目卫生学预评价[J].中国卫生工程学,2007,6(6):331-333.

［42］胡坤元,刘忠华,张玉慧.建设项目环境医学评价工作现状及对策[J].中国卫生工程学,1995,4(1):26-28.

［43］周宁晖,喻义勇,石勇.南京市地铁噪声影响调查[J].环境监测管理与技术,2006,18(1):20-22.

［44］沈圣,陆正刚.地铁车轮振动声辐射特性和车轮降噪[J].计算机辅助工程,2013,22(5):19-23,30.

［45］张健,张颖,吴继彬,等.2006—2013年广州地铁集中空调系统嗜肺军团菌的污染状况[J].华南预防医学,2014,40(5):490-492.

［46］陈健,唐颖,倪骏,等.模糊综合评价法在轨道交通卫生学评价中的应用[J].环境与职业医学,2013,30(6):427-430.

［47］姜彩霞,王耀澜,吴小辉,等.某地铁综合体建设项目集中空调通风系统卫生学预评价[J].环境与职业医学,2012,29(8):531-533.

［48］刘国红,慈捷元,余淑苑,等.深圳地铁1~5号线地下车站运营前空气卫生质量调查[J].环境与健康杂志,2013,30(12):1094-1095.

［49］党辉.城市轨道交通项目竣工环保验收中噪声振动工作应注意的问题[J].铁道劳动安全卫生与环保,2009,36(5):225-227.

［50］辜小安,刘扬.城市轨道交通列车运行噪声预测模式的确定.铁道劳动安全卫生与环保,2004,31(1):10-12.

［51］龙德环,孙贤理.公共场所卫生管理.北京:北京出版社,1989.

［52］张利伯.公共场所卫生学.上海:上海医科大学出版社,1991.

［53］马小燕,王玉琴,彭晓晏,等.一起空调系统导致上呼吸道感染样军团病暴发的调查[J].中华流行病学杂志,1998,19(4):200-204.

［54］江思力,石同幸,刘俊华,等.广州市办公大楼集中空调通风系统卫生状况分析[J].预防医学论坛,2014,20(4):250-252.

［55］徐锡权.现代水传播病学.北京:军事医学科学出版社,2002.

［56］江思力,马林,冯文如,等.医院军团菌污染状况及其防制对策[J].疾病监测,2005,20(7):347-349.

［57］蔡宏道.现代环境卫生学.北京:人民卫生出版社,1995.

［58］杨克敌.环境卫生学.8版.北京:人民卫生出版社,2017.

[59] 李寿俊,董维波,夏颖苹,等.一起腺病毒 3 型引起的咽结膜热暴发疫情流行病学调查[J].疾病监测,2017,32(8):703-705.

[60] 梁晓军,张建新,杨海兵.游泳池水中氰尿酸的研究进展[J].环境卫生学杂志,2017,7(04):315-320.